U0144879

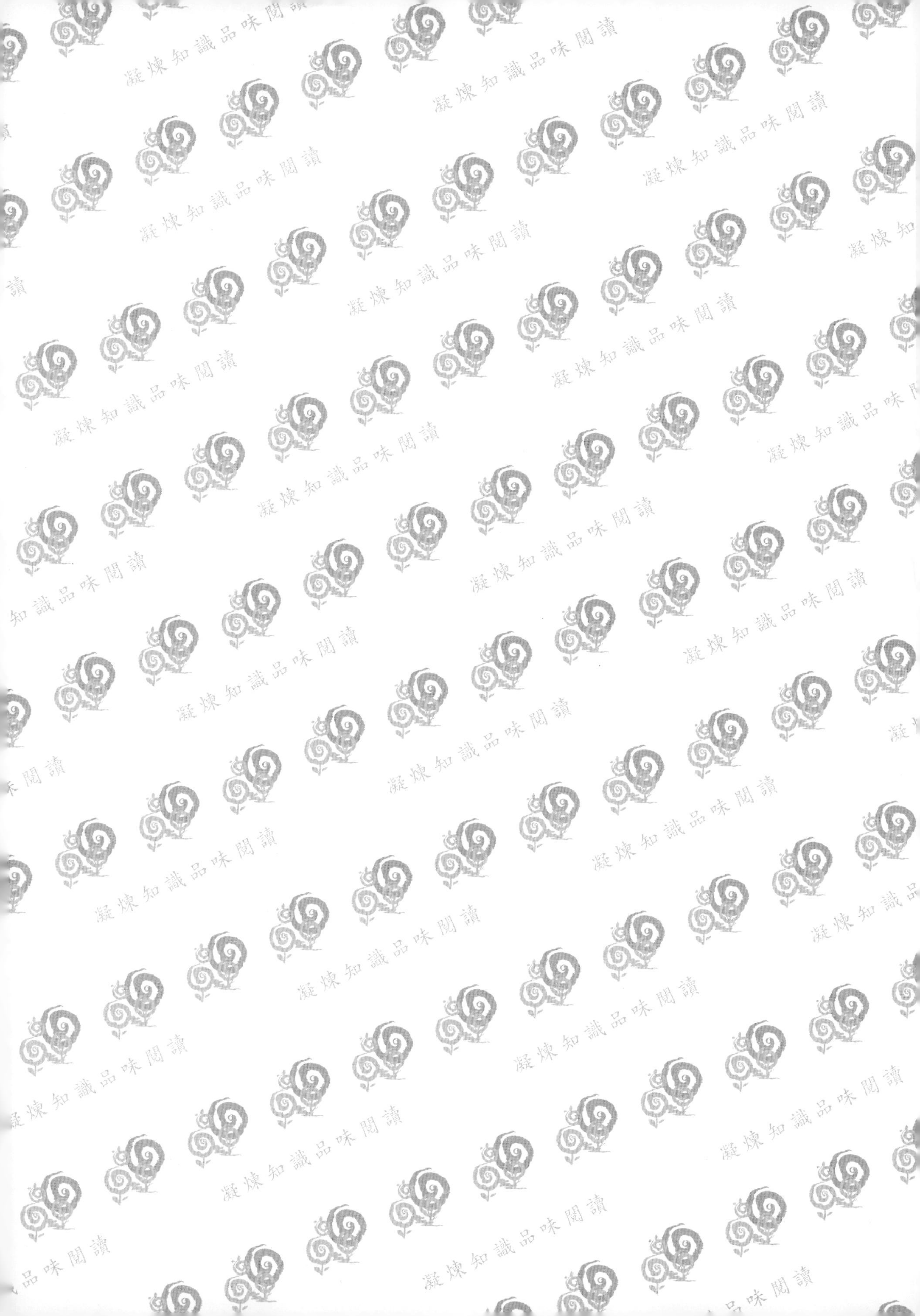
凝煉知識品味閱讀

凝煉知識品味閱讀

Transfusion Medicine

A

輸血醫學

AB

米田堡

亞孟買

O

B

B_3

Rh-

五南圖書出版公司 印行

作者簡介

（依姓名筆畫排序）

朱正中

- **學歷**

國立臺灣大學生化科學所博士

- **經歷**

馬偕紀念醫院醫研部免疫基因組研究員

馬偕紀念醫院醫研部技術主任

中央研究院生物化學所博士後研究員

朱芳業

- **現職**

亞東紀念醫院臨床病理科主任

亞東紀念醫院品質管理中心主任

亞東紀念醫院家庭醫學科主治醫師

- **學歷**

中國醫藥大學醫學系學士

- **經歷**

國家輸血實驗室研究進修

省立桃園醫院實驗診斷科主治醫師

省立桃園醫院實驗診斷科副主任

行政院衛生署桃園醫院臨床病理科／檢驗科主任

美國哈佛大學甘迺迪政府學院菁英領導班進修

何國維

- **現職**

台灣血液基金會台南捐血中心醫務組醫師

- **學歷**

國立成功大學醫學系學士

- **經歷**

國立成功大學醫學院附設醫院放射線診斷部醫師

余榮熾

- **現職**

國立臺灣大學生命科學院生化科學研究所教授

- **學歷**

國立臺灣大學生化科學研究所博士

國立臺灣大學生化科學研究所碩士

國立臺灣大學動物學系學士

- **經歷**

馬偕紀念醫院醫學研究部輸血醫學研究室研究員

國立臺灣大學總務處副總務長

國立臺灣大學生化科學研究所所長

藥華醫藥股份有限公司（國發基金官

股代表）董事

李俊億

• **現職**

國立臺灣大學法醫學研究所教授

林冠州

• **現職**

台灣血液基金會台中捐血中心主任

• **學歷**

國立中山大學企管碩士

中國醫藥大學醫技系理學士

• **經歷**

台北捐血中心資訊、檢驗、採血課課長、成分課副課長、站長

高雄捐血中心技術、業務組組長、檢驗課課長

台灣血液基金會業務處長

台灣血液基金會新竹捐血中心主任

林尊湄

• **現職**

國立成功大學醫事檢驗生物技術學系兼任副教授

台灣輸血學會監事

• **學歷**

國立臺灣大學醫事技術學系學士

國立成功大學基礎醫學研究所博士

• **經歷**

義守大學醫學檢驗技術系教授、主任

義大醫院醫學檢驗部部長

義大醫院醫學研究部研究員、副部長

國立成功大學醫事檢驗生物技術學系講師、副教授

台灣輸血學會理事

林惠淑

• **學歷**

國立臺灣大學醫事技術學系學士

美國AABB 血庫專門領域醫事檢驗師SBB課程結業

美國臨床病理學會血庫專門領域醫事檢驗師SBB（ASCP）

• **經歷**

臺大醫院輸血醫學科組長

台灣輸血學會理事

台灣輸血學會血庫工作人員在職訓練班講師

林媽利

• **現職**

馬偕紀念醫院名譽顧問醫師

• **學歷**

美國病理學院（CAP）及臺灣臨床病理、解剖病理專科醫師

國立臺灣大學病理研究所碩士

高雄醫學院醫學系學士

• **經歷**

國立臺灣大學醫學院病理科助教、講師、副教授

馬偕紀念醫院檢驗科主任、醫學研究部輸血醫學研究中心主任

台灣輸血學會理事長、榮譽理事長

國際輸血學會理事、國際輸血學會西太平洋區1999年大會會長及2011年大會榮譽會長

洪英聖

• **現職**

台灣血液基金會業務處長

• **學歷**

國立臺灣大學流行病學研究所

國立臺灣大學醫事技術學系學士

• **經歷**

台北捐血中心業務組長、技術組長、採血課長、供應課長、成分課長、檢驗課長

孫建峰

• **現職**

未來醫檢臨床病理科專科診所院長

• **學歷**

國立臺灣大學醫學院醫學系畢業

美國病理學院解剖病理暨臨床病理專科醫師

美國病理學院輸血醫學次專科醫師

• **經歷**

美國喬治亞史都華堡美國陸軍醫院病理科主治醫師及主任

林口長庚醫院臨床病理科主任

長庚大學醫學院病理科教授

台灣輸血學會理事長

台灣臨床病理暨檢驗醫學會理事長

台灣病理學會理事長

涂玉青

• **現職**

國立陽明交通大學醫學生物技術暨檢驗學系暨研究所教授

• **學歷**

國立臺灣大學生化科學所博士

國立陽明大學醫學生物技術研究所碩士

國立陽明大學醫學生物技術檢驗學系學士

• **經歷**

馬偕紀念醫院醫學研究科研究助理

國立陽明大學醫學生物技術暨檢驗學系助理教授

國立陽明交通大學醫學生物技術暨檢驗學系副教授

張小琳

• **現職**

馬偕紀念醫院血庫資深醫檢師

• **學歷**

元培醫事科技大學醫事技術科

• **經歷**

臺大醫院血庫研究助理

張志昇

• **現職**

台灣輸血學會秘書長

• **學歷**

臺北醫學大學生物醫學資訊研究所碩士

中國醫藥大學醫事技術學系學士

• **經歷**

臺大醫院輸血醫學科組長

台灣輸血學會理事，監事，副秘書長

台灣組織相容免疫基因學會理事，監事

台灣醫事檢驗學會血庫醫檢學專家

台灣醫事檢驗學會血庫專門領域醫事檢驗師

張建國

• **現職**

中國醫藥大學精準醫學中心副院長

• **學歷**

高雄醫學院醫學系學士

• **經歷**

臺灣臨床病理內科及血液科專科醫師

高雄醫學大學教授及附設醫院副院長

中國醫藥大學教授及附設醫院副院長

國科會傑出特約研究員

張鳳娟

• **現職**

台北馬偕紀念醫院血庫資深醫檢師

• **學歷**

中台科技大學醫事技術科

• **經歷**

台北馬偕紀念醫院檢驗科血庫組組長

台灣輸血學會理事

台灣輸血學會血庫工作人員在職訓練班講師

陳定平

• **現職**

長庚大學醫技系兼任教授

林口長庚紀念醫院檢驗醫學部特殊醫檢師

台灣輸血學會理事

台灣組織免疫學會理事

• **學歷**

長庚大學醫學院生物醫學研究所博士

國立陽明大學公共衛生學研究所碩士

國立陽明大學醫事技術學系學士

• **經歷**

長庚大學醫技系兼任副教授

長庚大學醫技系兼任助理教授

長庚大學醫技系兼任講師

林口長庚紀念醫院檢驗醫學部教學醫檢師

林口長庚紀念醫院檢驗醫學部專業醫檢師

陳淑惠

- **現職**

雙和醫院小兒科

臺北醫學大學醫學系小兒學科副教授

- **學歷**

高雄醫學大學醫學系學士

- **經歷**

馬偕紀念醫院小兒科主治醫師

美國聖猶達兒童研究醫院骨髓移植臨床研究員

美國波士頓兒童醫院及Dana-Farber Cancer Institute 造血幹細胞移植臨床研究員

花蓮慈濟醫院小兒科主治醫師

花蓮慈濟醫院骨髓幹細胞中心暨骨髓資料庫醫務主任

中華民國血液及骨髓移植學會副秘書長

陳瀅如

- **現職**

臺北榮民總醫院內科部輸血醫學科組長

台灣輸血學會理事

- **學歷**

國立陽明大學醫事技術學系學士

- **經歷**

台灣輸血學會監事

台灣輸血學會血庫工作人員在職訓練班講師

台灣醫事檢驗學會血庫專門領域醫檢師

國立陽明大學醫學生物技術暨檢驗學系兼任講師級專業技術教師

程仁偉

- **現職**

台灣血液基金會研究處處長

- **學歷**

國立臺灣大學醫學院生化學博士

- **經歷**

台灣血液基金會研究處處長

黃仰仰

- **現職**

瑞安國際股份有限公司顧問

- **學歷**

國立臺灣大學醫技系學士

- **經歷**

臺北國泰綜合醫院檢驗科主任

新竹國泰綜合醫院檢驗科主任

台灣醫事檢驗學會常務理事

台灣輸血學會理事、監事

美國阿拉巴馬州立大學（UAB）醫學
中心血庫進修

楊孟樺

- **現職**

台灣血液基金會研究處技正

- **學歷**

國立陽明交通大學臨床醫學研究所博士

國立陽明交通大學遺傳學研究所碩士

臺北醫學院醫事技術學系學士

- **經歷**

台北捐血中心技術組技正

楊國梁

- **現職**

佛教慈濟醫療財團法人花蓮慈濟醫院骨髓幹細胞中心主任

- **學歷**

西北奧克拉荷馬州立大學學士

西北奧克拉荷馬州立大學碩士

渥太華大學碩士

加拿大實驗室技術學會研究員

- **經歷**

佛教慈濟醫療財團法人花蓮慈濟醫院骨髓幹細胞中心主任

佛教慈濟醫療財團法人花蓮慈濟醫院免疫遺傳學中心骨髓幹細胞中心主任

佛教慈濟醫療財團法人花蓮慈濟醫院臍帶血庫幹細胞中心主任

佛教慈濟大學副教授

加拿大紅十字國家實驗室科學家

萬祥麟

- **現職**

佛教慈濟醫療財團法人台北慈濟醫院檢驗科主任，血液腫瘤科醫師

- **學歷**

阿拉巴馬大學伯明罕分校(UAB), MSCLS

國防醫學院醫學士

- **經歷**

三軍總醫院臨床病理科、內科、血液腫瘤科醫師

葉庭吉

- **現職**

馬偕兒童醫院兒童血液腫瘤科主任

馬偕醫學院醫學系副教授

- **學歷**

中國醫藥大學醫學系學士

- **經歷**

美國聖裘德兒童研究醫院 骨髓移植與細胞治療部進修

兒童腦瘤聯盟理事

馬偕醫學院醫學系助理教授

詹詠絜

- **現職**

  馬偕紀念醫院檢驗科血庫組組長

- **學歷**

  中臺科技大學醫事技術科

- **經歷**

  國立臺灣大學公共衛生研究所研究助理

劉大智

- **現職**

  彰濱秀傳紀念醫院血液腫瘤科主任暨彰化院區癌症醫院副院長

  國立中山大學學士後醫學系合聘教授

- **學歷**

  高雄醫學大學醫學士

  高雄醫學大學醫學研究所博士

- **經歷**

  高雄醫學大學醫學院講師、副教授、教授

  高雄醫學大學附設醫院血液腫瘤科主任

  高雄醫學大學附設醫院血庫主任

  美國哈佛大學醫學院Dana-Farber Cancer Institute 研究員

  台灣輸血學會理事

黎蕾

- **現職**

  台灣血液基金會公關處長

  中華捐血運動協會宣傳組長

  台灣輸血學會常務理事

- **學歷**

  國立陽明大學生化暨分子生物研究所分子醫學組博士

- **經歷**

  台北捐血中心品保組長，技術組長，供應課長，檢驗課長

  長庚大學醫學生物技術暨檢驗學系講師

闕宗熙

- **現職**

  林口長庚紀念醫院檢驗醫學部主任

  長庚大學醫學系兼任教授

  台灣輸血學會理事長

- **學歷**

  國防醫學院醫學士

  美國科羅拉多州立大學微生物學博士

- **經歷**

  國防醫學院預防醫學研究所研究員、組長

  美國疾病管制中心研究員

  國防醫學院醫學科學研究所副教授、教授

  三軍總醫院健康管理中心主任醫師

三軍總醫院臨床病理科主任醫師、血
庫中心主任

羅仕錡

- **現職**

臺大醫院檢驗醫學部主治醫師
國立臺灣大學醫學院檢驗醫學科助理
教授
台灣輸血學會理事

- **學歷**

國立臺灣大學醫學院醫學士
國立臺灣大學醫學院藥理學科博士

- **經歷**

臺大醫院輸血醫學科主任

六版序

2005年《輸血醫學》改版好第三版時，我想到將來第四版的撰寫，恐怕我的體力和時間不足以完成任務。因爲當時我已經知道我必須把注意力與精力轉移到急需從事的分子人類學的工作上，特別是有關「臺灣族群的來源」。這是個充滿爭議，也是耗時的工作。在我猶豫不決，且不知如何分出時間做分子人類學研究的時候，我看到manual polybrene法在全臺血庫教育訓練推廣後，已成爲臺灣標準的作業；我也看到年輕的余榮熾教授，還有其他醫院（如長庚醫院、臺北榮民總醫院等）優秀的研究人員進一步做了許多讓大家興奮、眼睛一亮的分子生物學的研究；新的血型紛紛被發現；既有的"I"血型抗原，因爲我們發現I基因，而成功的變成爲國際上第27個血型系統。全臺的輸血醫學更上一層樓，這時我覺得上帝給我的階段性的使命已經告一個段落，我可以放心去做分子人類學的研究了！

2018年第四版的改寫，我把原本第三版的14章分別交給當時活躍在輸血醫學的新秀來完成，並且增加新的四章：1.米田堡血型及其單株抗體和MNS血型系統；2.捐血機構作業；3.血庫的品質管理；4. P1PK血型系統/ I血型系統與i抗原。這版還有一個特徵就是把原本血型的免疫血液學提升到分子生物學。2021年第五版的輸血醫學是在突然中被改版而成，原因是因爲我不小心刪除一部分很少使用的附錄造成的。所以第四版出版後五年，我們改寫新版的輸血醫學，就變成第六版。

目前這第六版由作者群1年多的努力順利寫成新的20章，完成改版。這20

章是原來第四版的18章中移走臺灣的族群這章（因爲和輸血醫學有點距離，加上爲了控制書本的篇幅。臺灣的族群相關文章請見〈台灣人的來源—DNA的探索〉（臺灣醫界2023;66(5):21-26）），並將新生兒溶血症改爲新生兒及小兒輸血，將血庫檢驗與作業的品質管理改爲輸血醫學的品質管理，再加上新的3章：1.血液幹細胞移植及血庫作業；2.輸血後感染；3.分子生物技術在血庫的應用。我們的作者群都是輸血醫學各領域的一時之秀，我看到完整的文章構造及思維，更樂見我一再期望的「要盡量保存臺灣的資料，而且寫成易懂易讀的書」的目標也達成。

我寫《輸血醫學》的原始初衷是「讓醫學院學生的臨床輸血醫學、醫技系學生的免疫血液學及醫院血庫的工作人員有一本易懂的中文資料」。現在我把原本從臺灣社會得到的靈感和資料寫成這本教科書，再回贈給臺灣社會。我很慶幸這個傳承已順利完成，也要感謝余榮熾教授和黃仰仰主任的協助校閱，最後願榮耀歸於上帝、天佑臺灣。

林媽利

2023年3月27日

四版序

自2005年出版第三版的《輸血醫學》到現在已過了13年，到了急需改版的時候，但因爲這些年我爲了「臺灣族群來源」的工作非常忙碌，需要借助別人來完成改版，因此我把原本第三版的14章分別交給現今活躍在輸血醫學的新秀改寫，再增加新的四章：1.米田堡血型及其單株抗體和MNS血型系統；2.捐血機構作業；3.血庫的品質管理；4.臺大生化研究所所長余榮熾長期研究的「P1PK血型系統／I血型系統與i抗原」，而成爲第四版的《輸血醫學》，這版還有一個特徵，就是把原本血型的免疫血液學提升到分子生物學。希望以後的改版也用這樣的模式下去，把臺灣新的發現繼續放進去，讓這本書變成大家的書，讓我寫這本書的原始初衷：「讓醫學院學生的臨床輸血醫學、醫技系學生的免疫血液學及醫院血庫的工作人員有一本易懂的中文資料」，得以繼續下去。

1981年我從美國學成回臺後，因應當時馬偕醫院是血庫與鏡驗同時作業的情況，我最初的挑戰是思考如何教導唯一的血庫醫檢師在從事原先的玻片交叉試驗及「血牛」抽血工作外，教她如何正確的進行試管交叉試驗及如何正確的搖試管。爾後有英國的宣教師血庫專家鮑博瑞（Richard E. Broadberry, FILM）1983年在祈禱中上帝呼召他到臺灣的馬偕醫院血庫工作，因此我得到從天而降的幫助，下來的幾年我們有了許多重要發現，發現臺灣人有B_3血型、亞孟買血型、米田堡血型及稀有血型，而我們發現的B_3血型竟然是華人世界第一次發現的亞血型。因爲1980年代以前的臺灣是一個開發中的國家，有關輸血的資料，差不多只有ABO及Rh血型的頻率，與已開發的國家歐、美、日相差一大節，當時我努力把臺灣的新發現寫成論文，刊登在國際知名的刊物如Transfusion、Vox Sanguinis，讓國際知道臺灣的新資料，也同時整理新的發現在1990年寫成了初版的《輸血醫學》。後來我們馬偕醫院和其他醫院有更多新發現，隨後我們在輸血醫學加入血小板、HLA及親子鑑定，在1996寫成第二版及2005年第三版的《輸血醫學》。

臺灣醫院的血庫在1980年代初充斥著賣血的「血牛」，因爲捐血不足，輸血醫學中重要的安全供血「捐血」，變成全臺醫療上最重要的課題，孫建峰、李正華、林媽利及後來成立的中華民國輸血學會（後改名台灣輸血學會），在1980年代協助當時的衛生署建立臺灣的國家血液政策，包括健全捐血系統及統一全臺醫院的醫院輸血作業，我把經過過程發表在「中華民國臺灣的國家血液政策The national blood program of Taiwan ROC, Vox Sang 1994; 66:299」，內容如下：

在1980年初，有價供血提供了國內大部分的需要，當時的捐血系統並沒有企劃單位做有系統開拓血源的規劃，且捐血系統是由內政部所管轄，而不是在衛生署監督之下。

然而，因爲臺灣民眾B型肝炎的帶原率非常高，且因B型肝炎的病毒感染與臺灣最常見的惡性腫瘤——肝癌有密切的關係，所以發展一個健全的捐血系統以提供安全的血液，變成是國家醫療政策的一個重要方向。

臺灣血液方案的成功有賴於許多人的努力，包括國策顧問李國鼎先生、已過世前衛生署長許子秋先生和現任的衛生署長張博雅先生，還有許多衛生署的同仁、臺灣醫界的同仁，及捐血機構的同仁都對發展臺灣的國家血液政策投入很大的心力。

另一方面，當時國內醫院血庫輸血前的配合試驗，發現需做很大的修改，而且全國血庫作業也需要有統一及標準的作業。在1984年我們發現manual Polybrene不加做免疫球蛋白試驗的方法是最適合國人的作業，這種方法快速可節省人力、敏感可增加輸血的安全，同時因能自行泡製試藥，不必仰賴昂貴的進口試藥而降低了醫療成本。我們同時也開始著手做血庫醫檢師的在職訓練，包括爲期一星期的講課與實際操作，藉由此訓練教導manual Polybrene法，而促成現在國內血庫的統一作業。同時也進行醫師的在職訓練，使捐贈的血液取代有價供血，並介紹血液成分治療的觀念。繼而做血庫醫師的在職訓練，並舉辦自體免疫溶血性貧血及血小板的交叉試驗的研討會。

在1985年開始做醫院血庫的評鑑，以確定適當的血液貯存設備及正確的輸血前配合試驗。捐血機構的評鑑也跟著開始。隨後，醫院血庫的評鑑逐漸變成衛生署醫院評鑑的主要項目之一，評鑑的重點包括醫院血液成分的使用情形，使用捐血而不使用有價供血的血液，醫院輸血委員的成立及功能，及從1988年開始的全國血庫精確度調查的結果。因評鑑的結果影響醫院的保險給付高低，所以評鑑促使醫院改進輸血作業及各種血液成分的使用，同時也有助於消滅有價供血。

中華民國輸血學會（台灣輸血學會）在1987年成立。輸血的諮詢實驗室是在1988年由衛生署委託成立於馬偕醫院血庫，是用來幫助國內醫院解決輸血遇到的困難。

衛生署的國家血液科技諮詢小組成立於1988年，以制定國家的血液政策。這個小組的成員是由醫院的血庫主管及大型教學醫院的血液專家組成。1989年這個小組制定了捐血機構的設置標準，且在1990年捐血機構因衛生署的要求與諮詢小組的建議而改組，中華血液基金會（台灣血液基金會）於是自中華民國捐血運動協會成立，並由衛生署監督，同時中華血液基金會所屬之捐血中心遂有開拓血源的企劃課成立 。

我們已成功的逐漸建立了臺灣的國家血液政策，這點可由1992年捐血的數量達1,180,463單位，捐血人的比率占全國人口的5.72%看到，捐血提供了近百分之百國內醫院用血的需要。

1992年臺灣的捐血提供全臺醫院所需要的用血，消滅了血液的買賣。臺灣的成就受到國際肯定，1996年臺灣捐輸血的成就以「臺灣」之名刊登在「已開發國家的血液政策National blood programs in developed countries, Transfusion 1996; 36:1019～1032」，與美、英、法、日等15個已開發的國家並列、評比。最後讓我們互相勉勵，繼續努力，天祐臺灣。

林媽利

2018年3月於馬偕紀念醫院

目錄

第2章　ABO、H、Lewis血型系統（余榮熾）　15

第4章 ｜ MNS血型系統（楊孟樺） 89

第6章 ｜ 其他血型系統（Kidd、Duffy、Kell、Diego及Lutheran）（余榮熾）

第7章 ｜ 直接抗球蛋白檢驗陽性與免疫性溶血

第11章 ｜ 血小板與中性球抗原系統（羅仕錡） 227

第17章 ｜ 臺灣造血幹細胞移植及移植病人的血庫輸血作業，細胞治療（陳淑惠） 329

附錄C　慈濟骨髓幹細胞中心自願捐髓者HLA的資料

第一章　紅血球的抗原抗體反應

林尊湄

學習目標

1. 說明紅血球血型抗原的組成。
2. 說明血型抗體的分類。
3. 了解紅血球的抗原抗體反應。
4. 影響紅血球的抗原抗體反應的因素。
5. 增強紅血球凝集反應的方法。

1.1 血型抗原

血液中主要存在著 3 種血球細胞：紅血球、白血球、血小板。人體所有的細胞表面結構都會表現出抗原，作為細胞特有的標記，輸血時當有與自己不同抗原的血球細胞進入體內時，身體就會發生免疫反應，引發特定的抗體產生。而紅血球（red blood cell, RBC）是血液中含量最多的細胞，主要功能是將氧氣運輸到體內組織並將二氧化碳輸送到肺部；紅血球具有雙凹形狀，細胞膜主要由雙層的脂質所構成，中間內嵌一些蛋白質結構，紅血球表面的蛋白質可以分成 3 種形式 (1) 穿膜一次的蛋白質、(2) 穿膜多次的蛋白質、(3) 多醣磷脂肌醇錨定（glycosylphosphatidylinositol anchor, GPI-anchor）蛋白質；紅血球細胞表面的結構如圖 1-1 所示[1, 2]。人類血型主要由紅血球表面上是否存在某些標識物決定，在輸血醫學我們依 RBC 表面抗原的差異分類成各種血型；而構成血型抗原主要是紅血球細胞膜上含各種醣基短鏈的醣脂（glycolipid）和醣蛋白（glycoprotein）及不同結構的蛋白質（protein）（圖 1-2）。血型抗原如果與醣基種類有關，則決定血型的基因就是特定醣基轉移之酵素（transferase），可製造具特異性醣分子結構的醣脂和醣蛋白；但血型抗原如果是蛋白質，其基因產物就能直接表現在紅血球的膜蛋白。雖然目前紅血球表面抗原有些是細胞膜內的結構蛋白、轉運蛋白、受器和黏附因子（表 1-1）[3, 4]，但有些血

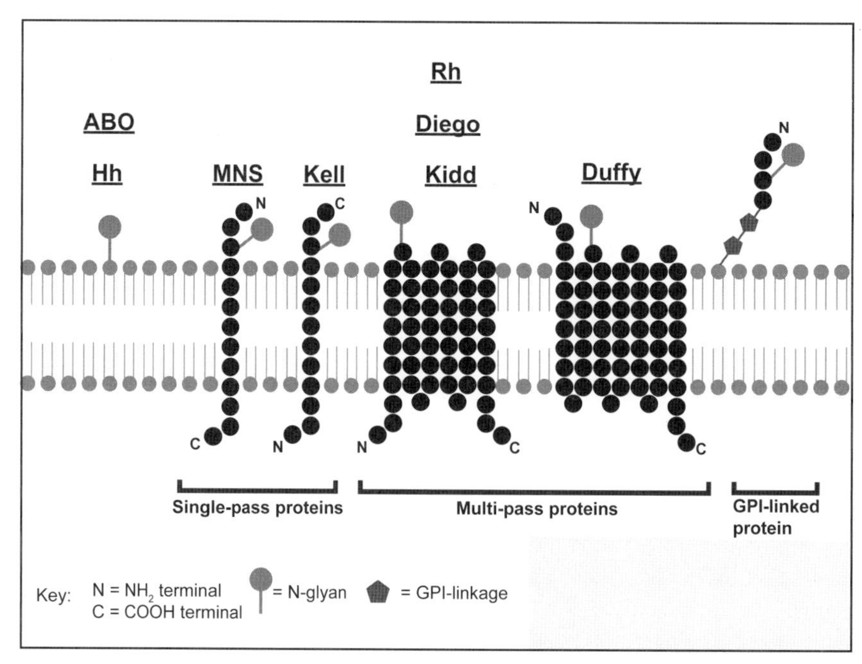

圖 1-1 蛋白質在紅血球細胞膜的結構可以分成穿過細胞膜、多次穿過細胞膜和藉由多醣磷脂肌醇錨定連結

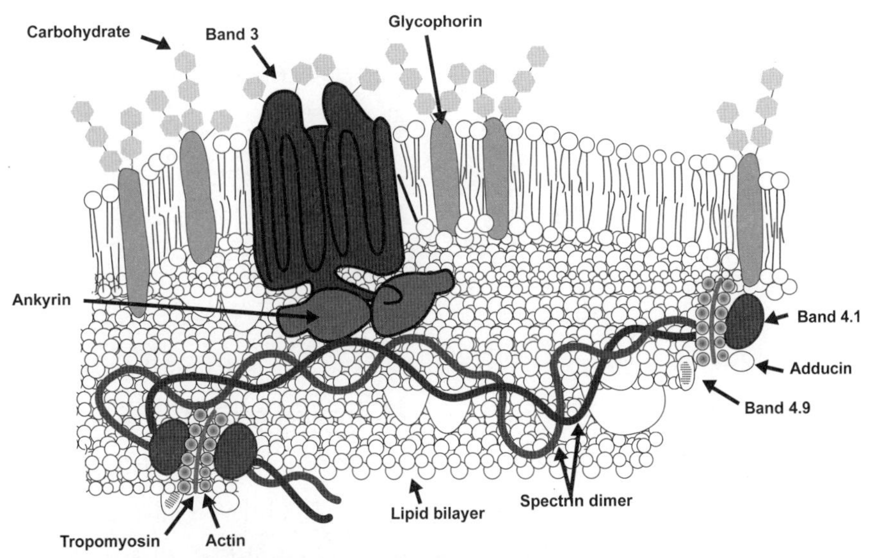

圖 1-2　紅血球細胞膜由脂雙層模構成，細胞表面有許多醣分子連到 phospholipid 或蛋白質，形成 glycolipid 和 glycoprotein 為血型抗原的主要結構

表 1-1　血型抗原的功能

Antigen	Gene	Gene product	Function
P, P^K, P_1	P	Globoside	Parvovirus B19 and enteric bacteria receptor
MNSs	Mm	Glycophorin A and B	*P*. falciparum and virus receptor Red cell shape and integrity
LW	LW	I9SF protein (ICAM-4)	Ligand for integrins (CD11/CD18)
Rh	RH	Transport protein structure	CO_2/O_2 or $NH4^+/NH3$ transporter
Lutheran	LU	I9SF protein (B-CAM)	Laminin ligand
Kell	KEL	Glycoproteins	Zn-metalloproteinases
Duffy	FY	Receptor protein	*P*. *vivax* receptor and Chemokines
Lewis	LE	Glycoconjugates	*B*. pertussis and *S*. aureus receptors
Kidd	JK	Transporter protein	Urea transport
Diego	DI	Band 3	Anion exchanger (HCO_3^-/Cl^- exchange)
Cartwright	YT	GPI-linked protein in RBC integral protein in cells of the nervous system	Acetylcholinestrase
Gerbich	GE	Glycophorins C/D	Red cell shape and integrity
Colton	CO	Aquaporin-1	Water transport
Kx	XK	Transport protein	Neurotransporter
Cormer	CROM	DAF (complement)	Complement regulation to inhibit C3 convertase
Knops	KN	CR1 (CD35) protein	Complement receptor

資料來源：Pourazar A. Red cell antigens: Structure and function. Asian J Transfus Sci. 2007 Jan-Jun; 1(1):29

型抗原的功能目前有些還不清楚；有報告證實當紅血球完全不表現某些血型抗原（null 表現型），會影響紅血球細胞膜結構，改變血球型態引起溶血現象[5]；有些紅血球抗原已被證實跟寄生蟲和病原菌的感染有關，不表現這些抗原就可減少被感染的機會，例如在瘧疾流行區會出現一些缺乏瘧原蟲接受器的特殊血型[6]。

1900 年卡爾．藍斯泰納（Karl Landsteiner）發現不同個體的血球跟血清交叉混合後，有些會產生血球的凝集現象，進而發現了 ABO 血型，因此開啟了紅血球血型的研究大門。國際輸血學會（International Society of Blood Transfusion, ISBT）的紅血球血型命名委員會，將紅血球的血型系統歸類為血型系統（blood group systems）、血型集合（blood group collection）、低發生率抗原 700 系列（發生率低於 1%）和高發生率抗原 901 系列（發生率高於 90%）等四大類。當一種血型抗原是由一個基因或多個密切連結的基因組所掌控，則定義為血型系統。如果一個血型抗原只有血清學和生化學發現其相關性，但基因尚未明確，我們就把它稱為血型集合。至 2021 年 10 月為止共有 43 個血型系統，由 48 個遺傳基因決定共有 345 種抗原（表 1-2）[7]。

1.2 血型抗體

人類免疫系統會經由抗原刺激後產生抗體，而紅血球表面上存有數百種抗原，因此人類在輸血或懷孕後，可能接受帶有不同抗原之外來的紅血球進體內，刺激免疫系統產生對抗紅血球的抗體；因此當需要進行輸血治療前，必須確認輸入血液的主要紅血球抗原與病患相同（主要血型分析），且患者體內並無產生特異的紅血球抗體（抗體篩檢），才能夠進行安全輸血。

人類的血型抗體可以分成 (1) 自然抗體（natural antibody）是不經過輸血或懷孕等已知的免疫刺激所引起的抗體，如血型抗體 anti-A、anti-B 等，是因 A 或 B 血型抗原的構造和消化道中細菌的構造很接近，所以人類在嬰兒時期血漿就會出現相對應的 ABO 的血型抗體，因此 ABO 血型的抗體也稱為規則抗體（regular antibodies）。(2) 免疫抗體（immune antibody）是由於異體抗原（alloantigen）刺激免疫系統後產生，可能經由輸血免疫和由胎兒的紅血球免疫（在懷孕時或生產時發生），接受與自己血球上不同的血型抗原進入體內刺激而產生，我們稱它為不規則抗體（irregular antibodies）。(3) 自體抗體（autoantibody）為對抗自體抗原（autoantigen）的抗體，自己血球可能是經藥物或病毒作用引起表面抗原的改變，而刺激免疫系統所產生。

一般抗體的產生過程可分為原發及繼發兩個階段，原發反應是個體第一次接觸到抗原後，在 7～14 天內可以測到低力價的 IgM 抗體；繼發反應是個體再接觸到同樣抗原時，在一星期內出現高力價的 IgG 抗體（圖 1-3）。抗體就是免疫球蛋

表 1-2　血型系統（2021 年 10 月）

No.	System name	System symbol	Gene name (s)*	Number of antigens	Chromosomal location
001	ABO	ABO	*ABO*	4	9q34.2
002	MNS	MNS	*GYPA, GYPB, (GYPE)*	50	4q31.21
003	P1PK	P1PK	*A4GALT*	3	22q13.2
004	Rh	RH	*RHD, RHCE*	56	1p36.11
005	Lutheran	LU	*BCAM*	27	19q13.2
006	Kell	KEL	*KEL*	36	7q33
007	Lewis	LE	*FUT3*	6	19p13.3
008	Duffy	FY	*ACKR1*	5	1q21-q22
009	Kidd	JK	*SLC14A1*	3	18q11-q12
010	Diego	DI	*SLC4A1*	23	17q21.31
011	Yt	YT	*ACHE*	5	7q22
012	Xg	XG	*XG, CD99*	2	Xp22.32
013	Scianna	SC	*ERMAP*	9	1p34.2
014	Dombrock	DO	*ART4*	10	12p13-p12
015	Colton	CO	*AQP1*	4	7p14
016	Landsteiner-Wiener	LW	*ICAM4*	3	19p13.2
017	Chido/Rodgers	CH/RG	*C4A, C4B*	9	6p21.3
018	H	H	*FUT1; FUT2*	1	19q13.33
019	Kx	XK	*XK*	1	Xp21.1
020	Gerbich	GE	*GYPC*	13	2q14-q21
021	Cromer	CROM	*CD55*	20	1q32
022	Knops	KN	*CR1*	12	1q32.2
023	Indian	IN	*CD44*	6	11p13
024	Ok	OK	*BSG*	3	19p13.3
025	Raph	RAPH	*CD151*	1	11p15.5
026	John Milton Hagen	JMH	*SEMA7A*	8	15q22.3-q23
027	I	I	*GCNT2*	1	6p24.2
028	Globoside	GLOB	*B3GALNT1*	2	3q25
029	Gill	GIL	*AQP3*	1	9p13
030	Rh-associated glycoprotein	RHAG	*RHAG*	4	6p12.3
031	FORS	FORS	*GBGT1*	1	9q34.13-q34.3

No.	System name	System symbol	Gene name (s)*	Number of antigens	Chromosomal location
032	JR	JR	*ABCG2*	1	4q22.1
033	LAN	LAN	*ABCB6*	1	2q36
034	Vel	VEL	*SMIM1*	1	1p36.32
035	CD59	CD59	*CD59*	1	11p13
036	Augustine	AUG	*SLC29A1*	4	6p21.1
037	Kanno	KANNO	*PRNP*	1	20p13
038	SID	SID	*B4GALNT2*	1	17q21.32
039	CTL2	CTL2	*SLC44A2*	2	19p13.2
040	PEL	PEL	*ABCC4*	1	13q32.1
041	MAM	MAM	*EMP3*	1	19q13.33
043	EMM	EMM	*PIGG*	1	4p16.3
043	ABCC1	ABCC1	*ABCC1*	1	16p13.11

*As defined by theHUGO GeneNomenclature Committee http://www.genenames.org/

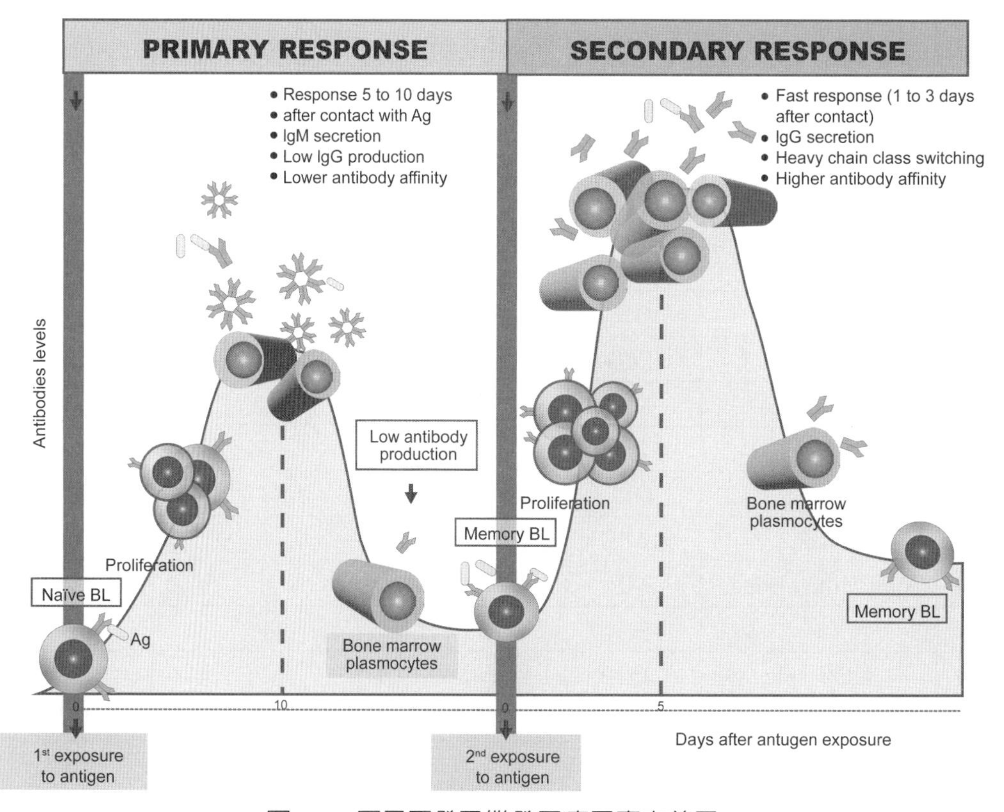

圖 1-3 圖示原發及繼發免疫反應之差異

白（immunoglobin）；可以依據不同的重鏈種類可分成五大類，血清中 5 種免疫球蛋白之比較列於表 1-3，其中含量最多的是 IgG，而 IgG 可以分成 4 個亞型；IgM 由 5 個分子組成，分子最大主要發生在原發反應。IgG 和 IgM 是血庫中較有意義的抗體，兩者都可引起補體固定，在體內引起紅血球破壞，而且結合血球造成凝集反應。而 IgG 因為可以通過胎盤，如果母親與胎兒血型不同可能引起新生兒溶血症[7]。

1.3 紅血球的抗原抗體反應

可以用來偵測紅血球抗原抗體的反應，包括紅血球凝集試驗（hemagglutination）、溶血反應（hemolysis）或紅血球凝集抑制試驗（hemagglutination inhibition）。其中以紅血球凝集試驗是實驗室最常用的檢測方法，血庫可以利用已知的抗體來偵測血球抗原，或以已知血型的血球細胞測定血清中的抗體。

紅血球的凝集試驗之抗原抗體反應，可以分成兩個階段來進行：第一階段

表 1-3　Properties of immunoglobulin isotypes/subclasses

	Serum (%)	Structure	Complement Fixation	Opsonizing	Cross Placenta	Other Functions
IgG	75	Monomer	+	+++	+	For all IgG subclasses
IgG1	67% IgG	Monomer	Yes	Yes	+	Secondary response
IgG2	22% IgG	Monomer	Yes	Yes	+	Neutralize toxins
IgG3	7% IgG	Monomer	Yes	Yes	+	virus
IgG4	4% IgG	Monomer	No	No	+	
IgM	10	Pentamer	+++	+	-	Primary response
IgA	15	Monomer, Dimer	-	-	-	Mucosal response
IgA1		Monomer, Dimer	-	-	-	
IgA2		Monomer, Dimer	-	-	-	
IgD	< 0.5	Monomer	-	-	-	Homeostasis
IgE	< 0.01	Monomer	-	-	-	Allergy

資料來源：Schroeder HW, Cavacini L, Structure and Function of Immunoglobulins. Allergy Clin Immunol. 2010; 125 (202): S48

是抗體與紅血球的抗原產生結合並附著在紅血球細胞膜上，我們稱之為致敏作用（sensitization），此階段無法用肉眼看到血球凝集。第二階段是紅血球凝集反應，也就說一個抗體可以藉由兩個或多個抗原的決定位置同時結合在不同的紅血球細胞膜上面的抗原，而造成紅血球跟紅血球聚集在一起，就可以用肉眼觀察到。血型抗體可以依其反應特性分成完全抗體（complete antibody）和不完全抗體（incomplete antibody）兩大類。完全抗體主要為免疫球蛋白 IgM，因抗體分子長度大於 35 nm，因此很容易和數個紅血球凝結在一起，而且只要在室溫就可以產生明顯的凝集反應。而免疫球蛋白 IgG 為不完全抗體，因分子長度小於 25 nm，往往需要藉由其他的誘導技術才能夠加強其凝集反應（圖 1.4）。

紅血球表面因帶有相當多的唾液酸（sialic acid），所以形成負電荷，在血液中 RBC 會彼此排斥，因此不會凝集一起，在溶液中這些負電荷會吸附溶液中的陽離子圍繞紅血球形成電子雲，紅血球細胞膜表面的陰電荷與外層陽離子之間的電位差，我們稱它為界達電位（zeta potential）（圖 1.5）[9]，界達電位大小會限制紅血球彼此之間接近的最小距離，將會影響到紅血球抗原抗體作用的第二階段的凝集反應。而會影響到紅血球界達電位的因素，第一個是紅血球細胞膜所表現的負電荷的多寡，第二個是溶液中離子的強度，第三個就是溶液的介電常數。所以在實驗室進行血球凝集反應實驗時，可以藉由減少紅血球的細胞膜的電荷，增加溶液的介電常數或降低溶液的離子強度，造成界達電位下降，以縮短血球間的距離，讓

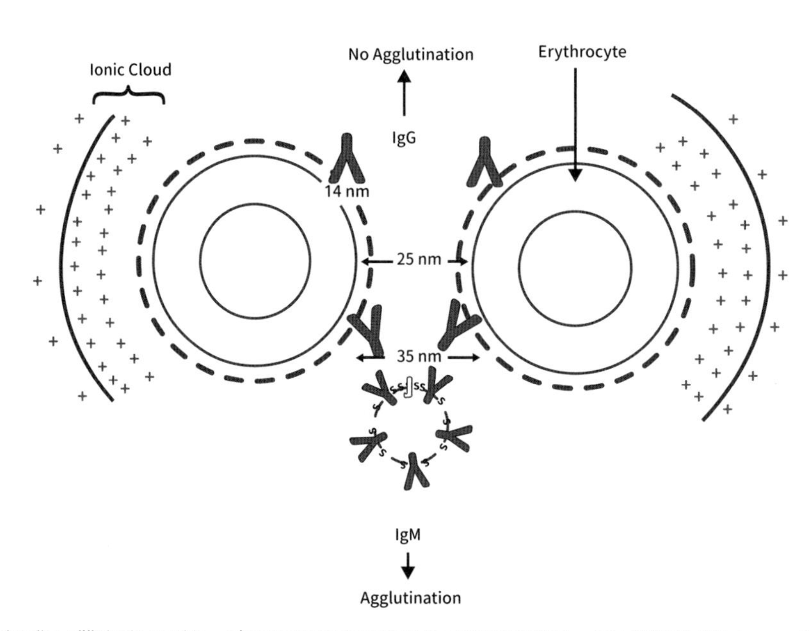

圖 1-4　紅血球因帶有負電荷，容易吸引正電荷離子圍繞周圍，形成細胞間 25nm 距離，IgG 無法造成凝集但 IgM 分子較大可以凝集紅血球

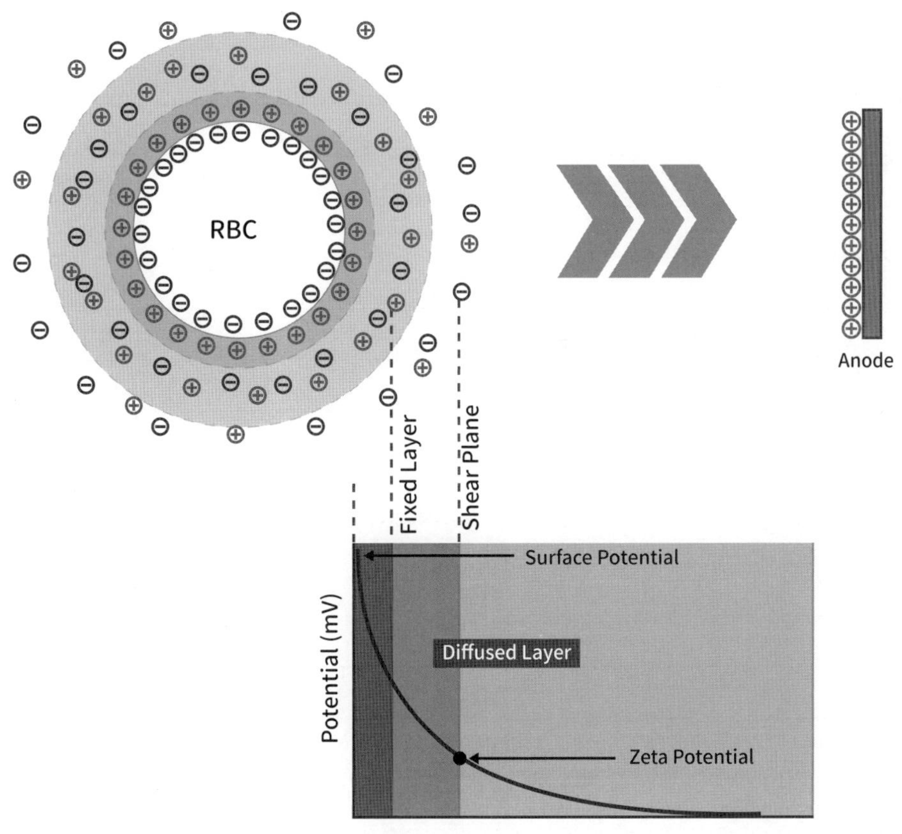

圖 1-5　界達電位（Zeta potential）是紅血球細胞膜表面的陰電荷與外層陽離子之間的電位差，隨著紅血球的距離下降

血球凝集反應容易產生，進而提升凝集檢測的敏感性 [10]。

紅血球表面的抗原和抗體結合是一種可逆的反應，其中凝集反應是藉由免疫球蛋白將兩個以上的血球拉在一起，主要影響反應的因素為：

1. **抗原特性與濃度**：紅血球表面的每一種抗原特性（大小、化學成分與立體結構）和表現的密度都不盡相同，所以和相對引起抗體反應的強度也會不同，不同血型抗原引發抗體的能力如表 1-4。大多數的紅血球抗原量與年齡有關，如 ABO 抗原在出生時比較少，而到了 2 歲以後才會和成人一樣多；但 ABO 抗原的密度相當高，每個紅血球約含有 1,000,000 個抗原，相對 RH 抗原在每個紅血球大概只有 50,000 個抗原，所以在體外 RH 產生的凝集反應強度會比 ABO 血型弱。有些血型抗原表現呈現基因配對效應（dosage effect），也就是說基因量與抗原量表現量成正比，因此會影響血球凝集的強度。
2. **抗體種類**：IgG 抗體分子較小無法直接使紅血球產生凝集反應，需要加上抗球蛋白抗體（antiglobulin antibody,

表 1-4 Relative Immunogenicity of Different Blood Group Antigens

Blood Group Antigen	Blood Group System	Immunogenicity (%)*
D (Rh_o)	Rh	50.00
K	Kell	5.00
C (hr')	Rh	2.05
E (rh")	Rh	1.69
k	Kell	1.50
e (hr")	Rh	0.56
Fy^a	Duffy	0.23
C (rh')	Rh	0.11
Jk^a	Kidd	0.07
S	MNSs	0.04
Jk^b	Kidd	0.03
S	MNSs	0.03

資料來源：Adapted from Williams, WJ, et al (eds): Hematology. McGraw-Hill, New York, 1983, p 1491

*Percentage of transfusion recipients lacking the blood group antigen (in the first column) who are likely to be sensitized to a single transfusion of red cells containing that antigen

AHG）作為第二抗體，凝集反應才能夠顯現出來。反之 IgM 則分子較大可以直接引起血球凝集反應（圖 1-4）。

3. **抗原與抗體的比率**：血球凝集反應之最適當的抗原抗體比率，通常要根據做實驗的條件來決定，若加入過濃的血球懸浮液會吸收所有的抗體，分散抗體分子數目而妨礙可見的凝集反應；而過淡的血球懸浮液因抗原量太少也會影響凝集反應的效果。美國血庫學會（American Association of Blood Bank, AABB）建議利用試管法鑑定血型和篩檢不規則抗體時，使用 3～5% 的血球懸浮液 1 滴，加上受檢者的血清 2 滴，就可以達到較佳的抗原與抗體的比率[13]。
4. **反應溫度**：抗原抗體之間作用的化學鍵結包括氫鍵（hydrogen bond）、厭水性效應（hydrophobic interaction）、離子鍵（electrostatic interactions）和凡德瓦力（van der Waals forces），這些化學鍵發生時會產生不同的熱力學變化；因此體外血球凝集反應的適當的溫度，可以因作用抗體的不同分成三類，一種是冷型抗體反應在 4～25℃，大多數是屬於 IgM 抗體；第二種是溫型抗體主要是作用在 30～40℃，主要是屬於 IgG 抗體；第三種是廣溫型抗體反應，溫度可以從 4～35℃。冷型抗體主要與血球醣基抗原發生反應會產生放熱反應，而溫型抗體主要與蛋白質抗原反應為吸熱反應。但如果將已經產生抗原抗體反應血球再經過 56℃ 加熱後，結合的抗體就會和 RBC 抗原分開並游離出來，再進行已知抗原鑑定稱為沖出試驗。

5. **酸鹼值**：各種免疫球蛋白的 pI 介於 6.0～9.5，當溶液 pH 低於 pI 時，免疫球蛋白就會帶正電荷，適合與帶有負電荷的紅血球反應，所以進行紅血球抗原抗體反應最適當的 pH 值在 6.0～7.0 左右，在此 pH 值下紅血球表面帶有負電荷，而免疫球蛋白帶有正電荷，有利於兩者產生反應。
6. **離子強度**：溶液所含的離子種類與離子強度會影響紅血球抗原與抗體反應的速度。生理食鹽水中含有 Na^+ 跟 Cl^- 會成離子雲，可以中和部分紅血球及抗體分子的帶電性，因此阻礙兩者之間的作用發生。若降低介質的離子強度，可以減少血球間的界達電位和加強靜電吸引作用，就可以拉近抗原和抗體的距離，提高凝集反應的敏感度。
7. **物理因素**：影響血球的凝集反應的物理因素包括進行反應的溫度和作用時間，離心的時間和速度。因為離心可以增加抗原抗體碰撞的機會，當然也可以提高抗原抗體反應的機會，同時離心也能幫助抗體穿越包圍在紅血球外圍的離子雲的障礙，可以增加抗原抗體反應的速度。紅血球抗原和抗體引起較弱的凝集反應，就需延長孵育時間才能增加其敏感度。例如抗球蛋白試驗（antihuman globulin test, AHG）需要在 37℃培育 30～60 分鐘，才可以測得得到臨床上有意義的抗體。

1.4 體外增強紅血球凝集反應的方法

因為血球凝集反應是以抗體作為橋梁將紅血球連在一起，所以我們可以藉由一些方法縮短 RBC 的間距，或者我們添加抗人類球蛋白抗體（AHG）當作橋梁將附著在紅血球的 IgG 或者補體連結起來進而產生凝集反應。實驗室想要加強紅血球抗原抗體凝集反應，可以藉由下列兩個機轉達成：

1.4.1 縮短血球間的距離

1. 可以用酵素將紅血球表面 sialic acid 去除，減少紅血球表面的負電荷，這樣紅血球就可以互相靠近，讓 IgG 也可以形成凝集。所以酵素處理紅血球後，可以加強 Rh、Kidd、P_1、Lewis、I 等抗原及抗體的作用，但是會破壞與 sialic acid 有關的 Fy^a、Fy^b、M、N、S 等抗原。
2. 溶液中添加介質，如白蛋白（22% albumin）、聚乙二醇（polyethylene glycol, PEG）等，可以增加溶液的介電係數，相對減少離子聚積在紅血球周圍，而降低紅血球的界達電位。
3. 加入多聚胺（polybrene）提供大量陽離子，可以將帶有負電的紅血球抓住，讓紅血球緊靠在一起產生非免疫性的凝集，使得分子較短的 IgG 抗體有機會和兩個以上的紅血球接觸，引起特異性的免疫凝集反應。然後我們再加入帶有負電的檸檬酸（citric acid）中和 polybrene 的正電荷作用，就會將非免疫性凝集打開，但如有紅血球間有特異性的免疫反應產生，原來凝集的血球就不會分開。

1.4.2 添加第二抗體

添加抗人類球蛋白抗體（AHG）可以結合已經有抗體或補體附著的紅血球，讓細胞表面的抗體間多添加一個橋梁促進紅血球凝集。AHG 分成由免疫動物所製造的多株抗體（anti-IgG 和 anti-C3b, anti-C3d），或者由雜交瘤技術製造的單株抗體。

學習評量

1. 紅血球抗原的組成與種類主要分成幾種？
2. 體內紅血球的抗體產生的原因？
3. 影響血球凝集的因素為何？
4. 實驗室如何增加血球凝集反應？

參考文獻

1. Dean L. Chapter 2 Blood group antigens are surface markers on the red blood cell membrane. in Blood Groups and Red Cell Antigens. Bethesda, Md.: National Center for Biotechnology Information (US); 2005.
2. Pourazar A. Red cell antigens: Structure and function. Asian J Transfus Sci. 2007 Jan-Jun; 1(1): 24-32.
3. Reid ME, Yahalom V. Blood groups and their function. Baillieres Best Pract Res Clin Haematol. 2000 Dec; 13(4): 485-509.
4. Reid ME, Mohandas N. Red blood cell blood group antigens: structure and function. Semin Hematol. 2004 Apr; 41(2): 93-117.
5. Anstee DJ, Tanner MJA. Blood group antigen deficiencies associated with abnormal red cell shape. Blood Reviews 1988 June; 2(2): 115-120
6. David. J. Anstee. The relationship between blood groups and disease. Blood 2010; 115 (23): 4635-4643.
7. International Society of Blood Transfusion. Table of blood group systems [Available at http://www.isbtweb.org/Users/user/Downloads/Table ofbloodgroupsystemsv 10030-JUN-2021withLRGandrevisedan tigens]
8. Schroeder HW, Cavacini L, Structure and Function of Immunoglobulins. Allergy Clin Immunol. 2010 Feb; 125(202): S41-S52.
9. Fontes A, Fernandes HP, de Thomaz AA, et al. Measuring electrical and mechanical properties of red blood cells with double optical tweezers. J Biomed Opt. 2008 Jan-Feb; 13(1): 014001.
10. Tokumasua F, Osterab GR, Amaratungaa C, Fairhurst RM. Modifications in Erythrocyte Membrane Zeta Potential by *Plasmodium falciparum* Infection Exp Parasitol. 2012

June ; 131(2): 245-251.

11. Reverberi R, Reverberi L. Factors affecting the antigen-antibody reaction Blood Transfus. 2007 Oct; 5(4): 227-240.

12. Caruccio L. Lerret NM. Chap 3. Fundamentals of Immunology. In Modern Blood Banking & Transfusion Practices. 7th ed, Editor Denise M Harmening 2018, F. A. David, Philadelphia

13. TECHNICAL MANUAL, 20TH EDITION.

14. Blood group systems Original authors: Elizabeth Smart & Beryl Armstrong. Reviewer for Second Edition: Edmond Lee SBT Science Series (2020) 15, 123-150.

第二章 ABO、H、Lewis血型系統

余榮熾

學習目標

1. 了解ABO、H和Lewis血型系統及抗原。
2. 了解ABO、H和Lewis血型抗原結構及合成途徑。
3. 了解影響ABO、H和Lewis抗原生成的基因及基因型對血型表現的影響。
4. 了解ABO抗體、臨床意義與輸血。
5. 了解如何辨別ABO亞血型。
6. 認識後天ABO血型的改變。
7. 了解H缺乏血型（孟買、亞孟買血型）。
8. 了解H缺乏血型之抗體、其臨床意義與輸血。
9. 了解分泌基因與ABO、H和Lewis血型抗原表現之關係。
10. 了解Lewis抗原有哪些表現型及頻率。
11. 了解Lewis抗體、臨床意義與輸血。

本章包含 3 個血型系統，ABO、H 及 Lewis（表 2-1）。決定這 3 個血型系統抗原的基因相互獨立（這是成為各別血型系統的條件之一），但由於這 3 個系統的抗原的生成路徑有上下游的關係，導致各系統抗原的表現和各系統基因的基因型有密切的關聯，所以將此 3 個血型系統彙整於同一章。

2.1 ABO 血型

在 1900 及 1901 年，當時奧匈帝國的維也納醫師卡爾・藍斯泰納（Karl Landsteiner；1868-1943）首先發現，將不同人的血球與血清混合時，會發生固定的凝集組別模式，而歸納出現在大家熟悉的不同 ABO 血型的血球與血清型態。

現在我們了解，藍斯泰納所發現的固定模式的凝集組別，是因為如表 2-2 所呈現的，4 種不同 ABO 血型的人的血球上有 A 抗原或 B 抗原的表現，而血清中則帶有血球所不具備的抗原的相對應 anti-A 或 anti-B 抗體。這些抗體是凝集力強的抗體，所以 A 型人的紅血球會和 B 及 O 型人的血清直接產生凝集，B 型的血球會和 A 及 O 型人的血清凝集；AB 型的血球會和其他 3 型人的血清都產生凝集，而 O 型的血球不會和其他 3 型的血清產生凝集。

藍斯泰納的研究發現了 ABO 血型，也開啟了我們對「血型」的認識。他的發現，是紅血球抗原研究和輸血醫學的里程碑；更重要的是，他的發現開啟了輸血安全的可能。

2.1.1 ABO 血型系統抗原

ABO 是最早被發現的血型系統，因此為目前已知的 43 個人類血型系統中的第 1 血型系統。ABO 系統共包含 4 種抗原，除了 A 抗原和 B 抗原外，還有「A,B 抗原」及「A1 抗原」（表 2-1）。

「A,B 抗原」的存在來自 O 型人血清中抗體的特異性的發現。O 型的血清具有 anti-A 及 anti-B 的活性，可凝集 A 型、B 型及 AB 型的紅血球；但是 O 型血清中的抗體不是把 B 型血清中的 anti-A 抗體和 A 型血清中的 anti-B 抗體混和相加那樣單純，O 型血清中的抗體具有除了 anti-A 和 anti-B 之外的第 3 種不同特異性。以吸附—沖出（absorption-elution）的方法研究 O 型的血清時發現，若將 O 型的血清以 A 型紅血球吸附，再將吸附於血球上的血清抗體沖出，所沖出的抗體，除了可凝集 A 型血球，也可凝集 B 型血球；同樣，將 O 型的血清抗體以 B 型的紅血球吸附，沖出後的抗體不但可凝集 B 型紅血球，也同時可以凝集 A 型紅血球。因此 O 型人的血清中帶有「anti-A,B」抗體的活性。不同於 A 型血清的 anti-B 及 B 型血清中的 anti-A 抗體，anti-A,B 抗體的特異性定義了「A,B 抗原」的存在。

ABO 系統的第 4 種抗原、A1 抗原，就要先說到普遍存在於歐美白種人的兩種 A 型的亞型（subtype）、A_1 及 A_2 亞血型。

藍斯泰納發現 ABO 血型後，很快就有學者發現，一部分 A 型人的紅血球用

表 2-1　ABO、H、Lewis 血型系統

系統編號	系統名稱	系統符號	抗原數	抗原	基因
001	ABO	ABO	4	A、B、A,B、A1	*ABO*
018	H	H	1	H	*FUT1*
007	Lewis	LE	6	Le^a、Le^b、Le^{ab}、Le^{bH}、ALe^b、BLe^b	*FUT3*

*ABO*基因全名：ABO α-1-3-*N*-acetylgalactosaminyltransferase and α-1-3-galactosyltransferase
*FUT3*基因全名：Fucosyltransferase 3 (Lewis blood group)；*FUT1*基因全名：Fucosyltransferase 1 (H blood group)

表 2-2　ABO 血型的抗原、抗體與基因型的簡化呈現

血型	血球表面抗原	血清中抗體	基因型
A	A	anti-B	*A/A*或*A/O*
B	B	anti-A、anti-A_1	*B/B*或*B/O*
AB	A及B	無	*A/B*
O	無	anti-A、anti-B、anti-A,B	*O/O*

B 型血清凝集時所呈現的凝集強度比其他多數 A 型人的血球弱了許多。藍斯泰納將這兩種明顯不同的 A 型血球凝集型態以 A_1 及 A_2 來區別，A_1 代表多數、呈現較強凝集的 A 型，A_2 代表呈現較弱凝集的 A 型。從那時候起，大家就已了解 A 血型在歐美的白種人中普遍存在兩種不同的表現型，現在稱為 A_1 及 A_2 亞血型。

【註：我們將屬於同一血型（例如同爲 A 血型）但呈現不同凝集形態的表現型，稱爲該血型的亞血型（如 A_1 及 A_2 亞血型）。後面會說到更多不同的 ABO 亞血型。】

發現 A_1 及 A_2 這兩種 A 型亞血型後，也進一步發現 B 型人的血清中有兩種不同的 A 型相關抗體：一種可凝集包括 A_1 及 A_2 的 A 型紅血球，稱為 anti-A 抗體；另外一種只會凝集 A_1 型紅血球，不會凝集 A_2 型紅血球，因此將此種特異性的抗體稱為 anti-A1。如同 O 型血清中的 anti-A,B 抗體特異性定義「A,B 抗原」，B 型血清中的 anti-A1 抗體的特異性定義 ABO 血型 A1 抗原的存在。

【問題 1：A1 被納入 ABO 血型系統的 4 種抗原之一，為什麼沒有包括A2抗原？】

【問題 2：只存在於 A_1 血球的 A1 抗原，和存在於 A_1 及 A_2 血球的 A 抗原，差別是什麼？】

根據以白種成年人的紅血球所做的研究，每個 A 型血球上帶有 80～100 萬分子的 A 抗原，B 型的血球上帶有 60～80 萬分子的 B 抗原。

新生兒血球上 A 或 B 的抗原量較成人少。由於新生兒血球上連接 ABO 抗原的醣鏈結構「未成熟」（和新生兒與成人紅血球 I/i 血型的直鏈型與分支型醣鏈轉變有關，於第 5 章討論），抗原量為成人的 20～30%，導致 A_1 型的新生兒血球和 anti-A_1 不起反應而呈現 A_2 血型的反應，有時反應更弱。新生兒自出生到約 2 歲以後，血球上的 A 及 B 抗原才會到逐漸達成人的抗原表現量。

2.1.2 ABO 血型的分布頻率

ABO 血型在不同族群中出現的頻率不同（表 2-3a）；A 型在歐美白種人有較高的頻率，而亞洲人相對其他族群有較高 B 血型頻率。最高 B 血型頻率位於中亞地區，自中亞往西進入歐洲 B 血型頻率遞減，至西歐地區 B 血型頻率降到最低。A_2 血型在歐美白種人及非洲族群有較顯著的分布，在亞洲人非常少有（表 2-3b）。

2.1.3 ABO 血型的測定

ABO 系統的抗體是凝集力強的抗體，所以發生輸錯血，例如將 A 血型的血球輸給 B 型病人，輸進去的 A 型血球會被凝集、破壞、溶血，引起溶血性的輸血反應。因此 ABO 血型是輸血作業上最重要的血型。

目前的常規檢測都使用 anti-A 及 anti-B 的單株抗體。同時，由於正常的 ABO 血型除了血球上抗原的表現外，血清中也會存在如表 2-2 所示的相對應的抗體，因此為了對 ABO 血型更準確的判斷，除了對病人的紅血球以抗體試劑凝集的方式，檢測血球表面抗原的「血球分型」（cell typing，又稱為「forward typing」）外，也需分別以標準的 A_1、B 及 O 型血球（cells）對病人的血清進行「血清分型」（serum typing，又稱為「reverse typing」），呈現如表 2-4 的病人血球及血清的凝集反應模式才是正常的 ABO 血型表現型，據以判定病人的 ABO 血型。

2.2 ABO 血型抗體

2.2.1 Anti-A 及 anti-B

Anti-A 及 anti-B 的活性幾乎毫無例外、規則的出現在不具該抗原者的血漿中（表 2-2）；此種血型抗體稱為「規則抗體（regular antibodies）」，也常被稱為「自然發生」的抗體（naturally occurring antibodies 或 natural antibodies）。

相對於規則抗體的為「不規則抗體（irregular antibodies）」。

【問題：什麼是不規則抗體？】

所謂人體的自然發生抗體，是由於在胎兒發育或嬰幼兒生長時期，接觸到來自生長環境普遍存在的抗原物質，而自然產生的對抗某種血型抗原的抗體。ABO 血型的抗體即是最典型的自然發生的抗體。現在認為，由於許多微生物表面帶有和 A 或 B 抗原在結構上相似的醣分子，因此在嬰兒出生後，無可避免的接觸到這些微生物，而引發抗體的產生。

表 2-3a　不同族群 ABO 血型頻率（%）

血型	英國人	美國白種人	美國非裔黑人	日本人	中國人	臺灣人
A	44.7	40.9	26.8	38.6	30.5	26.6
B	8.6	10.4	19.5	22.2	29.4	24.0
O	43.4	44.8	49.5	29.2	30.4	43.2
AB	3.3	3.9	4.1	10.0	9.7	6.1

表 2-3b　不同族群 ABO 血型頻率（%）

血型		英國人		美國白種人		美國非裔黑人		美國華裔	
A	A_1	44.7	34.8	40.9	32.0	26.8	19.5	27.0	27.0
	A_2		10.0		8.9		7.3		0
B		8.6		10.4		19.5		25.2	
O		43.4		44.8		49.5		43.0	
AB	A_1B	3.3	2.6	3.9	2.9	4.1	2.5	4.8	4.8
	A_2B		0.6		1.0		1.6		0

英國人資料來自英格蘭南部共3,459人[1]；美國白種人和非裔黑人資料綜合自美國全境數個大城市分別共26,220及4,901人[2]；日本人資料來自日本全境共4,464,394人[3]；中國人資料綜合中國多個族群共3,832,034人（包括漢人3,473,527人）[4]；臺灣人資料來自台灣血液基金會共5,149,313捐血人次；美國華裔資料來自紐約市400位華人[2]

表 2-4　ABO 血型的測定

血型	血球分型		血清分型		
	Anti-A	Anti-B	A_1 cells	B cells	O cells
A	+	-	-	+	-
B	-	+	+	-	-
O	-	-	+	+	-
AB	+	+	-	-	-

動物實驗的結果也支持此論點。就像 O 型和 A 型人體內自然會有 anti-B 一樣，來亨雞的體內也自然存在著 anti-B 抗體。在 1959 年，研究者將來亨雞自出生就養育在無菌的環境，結果顯示，這樣的雞隻體內並不會產生 anti-B 抗體。若再對這些在無菌環境下長大的雞隻，餵食混有 B 抗原物質（來自大腸桿菌或人類胎兒的糞

便）的飼料，雞的體內很快會產生很強的anti-B 抗體[5]。這樣的研究顯示，人類身體內的 anti-A、anti-B 及 anti-A,B 抗體也可能是因為出生後所接觸到的微生物上的相似的醣結構而「自然」引發的。

血液中對抗不同血型的抗體，可能是前述的「自然發生」，也可能因「異體免疫」（alloimmunization）所引發而來。異體免疫可因懷孕、輸血、細菌感染等原因，受到與自身不同抗原的刺激所引發，所產生的抗體稱為「異體抗體（alloantibodies）」，也相對於前述的自然發生抗體（natural antibodies）而稱為「免疫抗體（immune antibodies）」。

A 型及 B 型血清中自然發生的 anti-B 及 anti-A 抗體主要是 IgM，少數存在 IgG 或 IgA；O 型血清中的 anti-A,B 則主要為 IgG 抗體（表 2-5）。ABO 的抗體也可能出現在人體分泌液中，如唾液、乳汁、尿液、眼淚、子宮頸分泌液等，出現在這些分泌液中的主要為 IgA 抗體。

嬰兒初生到 1 個月大，血清中的 anti-A、anti-B 大都是由母體經胎盤過來的 IgG 抗體。雖然出生後幾個月內嬰兒自己已開始製造 IgM 抗體，然而到 4 個月大所測到的抗體有可能部分還是從母體過來的。忠孝醫院和馬偕醫院合作測臺灣不同年齡層的人的 anti-A 及 anti-B 力價，結果如圖 2-1，在出生後一星期內出現的抗體是通過胎盤從母體過來，之後這抗體漸漸消失，取而代之的是嬰兒自己製造的抗體，到 2 個月大時已逐漸出現，到 1 歲時已達成人的強度，在 3 歲到達高點[6]。白種人的資料則是要等到青春期抗體力價才達到高點。圖 2-1 也顯示，anti-A、anti-B 抗體力價隨年齡增長從高點漸漸下降，在 50 歲的抗體力價和 1 歲時相似，到 80 歲時下降到接近嬰兒期 6 個月大時的強度。所以有時可看到老年人輸錯血時溶血性輸血反應並不嚴重。

2.2.2 Anti-A,B

O 型血清中的 anti-A,B 並不是等於 anti-A 加 anti-B。Anti-A,B 和 A_1 血球做吸附 - 沖出後，沖出液和 A_2 血球及 B 型血球有反應。Anti-A,B 主要為 IgG 抗體（表 2-5），雖然也可能出現 IgM 或 IgA 抗體。

根據對 O 型者血液中 B 淋巴球進行單株化的分析研究顯示，有近 8 成的單株 B 淋巴細胞產生的是單特異性（monospecific）的 anti-A 或 anti-B 的抗體，也有相當比例的單株 B 淋巴細胞產

表 2-5　ABO 血型的自然發生抗體

血型	抗體	出現頻率	主要的免疫球蛋白
B	anti-A	100%	IgM
A	anti-B	100%	IgM
O	anti-A,B	100%	IgG

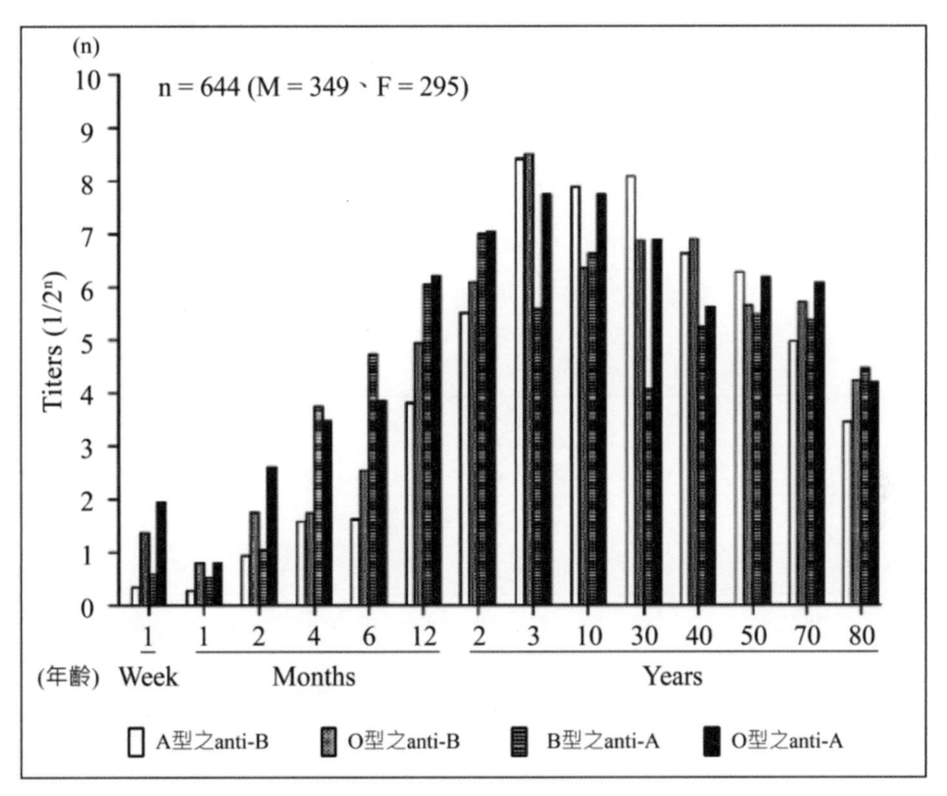

圖 2-1　國人不同年齡 ABO 血型抗體力價的高低

生可結合 A 抗原結構及 B 抗原結構的雙特異性（bispecific）抗體，證明 O 型血清中單株來源的 anti-A,B 抗體的存在[7]。

2.2.3 Anti- A1

Anti-A1 可凝集 A_1 血球，不會和 A_2 血球反應。O 型血清中含有 anti-A 和 anti-A1。少數 A_{el}、$A_{el}B$、A_2、A_2B 亞血型者血清中會出現異體抗體（allo）anti-A1，通常是 IgM 抗體，反應溫度在室溫或更低溫，被認為不具臨床意義。如果反應溫度在 37℃，輸注紅血球時必須給予 O 或 A_2 血型。

血庫一般使用的 anti-A1 試劑是用由二花扁豆（*Dolichos biflorus*）的種子萃取出來的「凝集素（lectins）」，稱為 *Dolichos* lectin 來取代。

【註：許多物種會表現對特定醣結構具有特異性結合能力的蛋白，此類蛋白質稱爲凝集素。各種不同來源的凝集素，特別是來自植物，成爲研究及檢驗不同醣結構的的工具。*Dolichos* lectin 被發現對 A_1 血球具有特異性的凝集能力，因此成爲血庫檢驗 A_1 血球的方便試劑。】

2.3 ABH 和 Lewis 醣抗原結構

H 血型抗原是生成 A 抗原和 B 抗原的前驅物，因此這 3 抗原常合併稱為 ABH 抗原。ABH 和 Lewis 抗原是由連接於醣鏈末端，呈現在細胞表面的特定醣結構所構成。

ABH 抗原所連接的醣鏈，依其末端雙醣結構的不同，可分為 type 1～type 4 chains（稱為 ABH 抗原的 peripheral core structures）（表 2-6）。和 ABH 及 Lewis 抗原結構相關醣單元的全名、簡稱及結構的對照列於表 2-7。

紅血球上的 ABH 抗原主要為連接於 type 2 chain 的結構；而分泌液（如唾液、

表 2-6　攜帶 ABH 抗原主要的 4 型末端雙醣結構

Type chains
Type 1 chain： Galβ1→3GlcNAcβ1→R
Type 2 chain： Galβ1→4GlcNAcβ1→R
Type 3 chain： Galβ1→3GalNAcα1→R
Type 4 chain： Galβ1→3GalNAcβ1→R

R表示連接的其餘醣鏈

表 2-7　ABH 及 Lewis 抗原結構相關醣單元

全名	縮寫	中文	結構
D-Glucose	Glc	葡萄糖	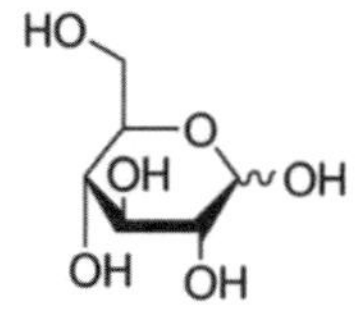
D-Galactose	Gal	半乳糖	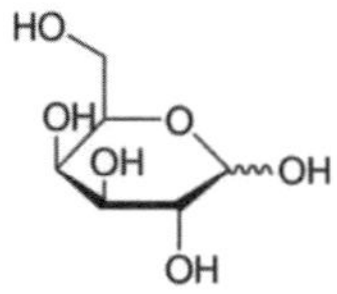
N-Acetyl-D-galactosamine	GalNAc	乙醯半乳糖胺	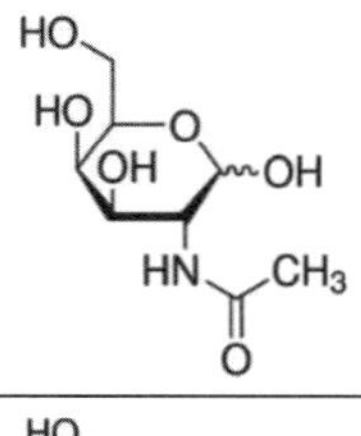
N-Acetyl-D-glucosamine	GlcNAc	乙醯葡萄糖胺	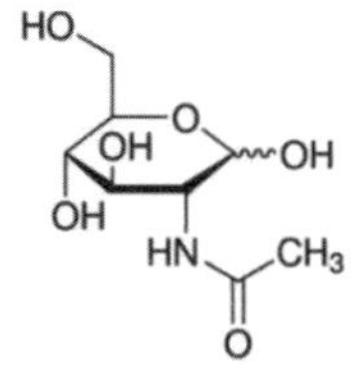
L-Fucose (6-deoxy-L-galactose)	Fuc	岩藻糖	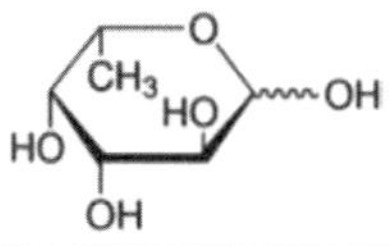

表 2-8　ABH 及 Lewis 血型抗原相關基因、基因型及表現的醣轉化酶

基因	基因別名	基因型	表現的醣轉化酶活性	醣轉化酶簡稱	註
FUT1	*H*	*H*	α-1,2-fucosyltransferase	H α2FUT、H-transferase、H轉化酶	主要作用於血球的type 2 chain
		h	無		
FUT2	*Secretor*、*Se*、分泌基因	*Se*	α-1,2-fucosyltransferase	Se α2FUT、Se-transferase、Se轉化酶	作用於分泌液的type 1 chain
		se	無		
ABO		*A*	α-1,3-*N*-acetyl-galactosaminyltransferase	α3GalNAcT、A-transferase、A轉化酶	
		B	α-1,3-galactosyltransferase	α3GalT、B-transferase、B轉化酶	
		O	無		
FUT3	*Lewis*、*Le*	*Le*	α-1,3/1,4-fucosyltransferase	α3/4FUT、Le-transferase、Le轉化酶	
		le	無		

*FUT2*基因全名：Fucosyltransferase 2

血漿）中的 ABH 抗原，以及 Lewis 血型抗原則建構於 type 1 chain 上。血球上也有少量建構於 type 3 chain 和 type 4 chain 的 A 及 B 抗原（此點特別和 A_1、A_2 亞血型的不同有關，於後詳述）。

ABO、H 和 Lewis 分屬 3 個血型系統，分別由 3 個獨立的基因座（locus），*ABO*、*FUT1*（*H*）及 *FUT3*（*Lewis*）的基因型負責各系統抗原的生成。除了這 3 個基因外，還有第 4 個基因座、*FUT2*（*Secretor*）基因，參與決定 ABH 及 Lewis 抗原在分泌液的表現。這 4 個基因，它們的基因型和表現的醣轉化酶活性整理列於表 2-8。

圖 2-2(a) 及 2-2(b) 分別顯示 ABH 及 Lewis 血型抗原於 type 2 chain 和 type 1 chain 的合成路徑，以及各反應路徑參與的醣轉化酶與基因。

2.3.1 ABH 抗原生成路徑

以下抗原合成路徑的解說，參照圖 2-2，並同時參考表 2-6、表 2-7、表 2-8 可幫助大家理解。

紅血球上的 A、B 及 H 抗原主要表現在 type 2 chain 上（圖 2-2(a)）。首先由 type 2 chain 的 type 2 precursor 開始，在 *H* 基因表現的 α-1,2-fucosyltransferase（H α2FUT）的作用下，type 2 precursor 的末端（galactose）以 α1 → 2 的鍵結連結 fucose 單元，形成 H 抗原的醣結構。

H 抗原為生成 A 抗原及 B 抗原的前驅受質。在 *A* 基因表現的 α-1,3-*N*-acetylgalactosaminyltransferase（α3GalNAcT、α3- 乙醯半乳糖胺轉化酶）和 *B* 基因所表現的 α-1,3-galactosyltransferase（α3GalT、α3- 半

乳糖轉化酶）作用下，以 α1 → 3 的鍵結再於 H 抗原的 galactose 分別加上 *N*-acetylgalactosamine（GalNAc）及 galactose（Gal）醣單元，分別生成 A 及 B 抗原。

除了 type 2 chain 外，ABH 抗原也可生成在 type 1 chain 末端（圖 2-2(b)）。

Type 2 chain 和 type 1 chain 的差異在末端的 galactose 分別以 β1 → 4 和 β1 → 3 不同鍵結方式連結；此結構的不同造成 *H* 基因表現的 α2FUT 以 type 1 precursor 作為反應受質的活性大為降低。Type 1 precursor 由另外一個基因，*FUT2*（*Secretor*、分泌基因）所表現的 α-1,2-fucosyltransferase（Se α2FUT）加上 fucose，形成 type 1 chain 的 H 抗原。Type 1 H 抗原同樣可在 *A* 及 *B* 基因產物的 α3GalNAcT 和 α3GalT 作用下，分別形

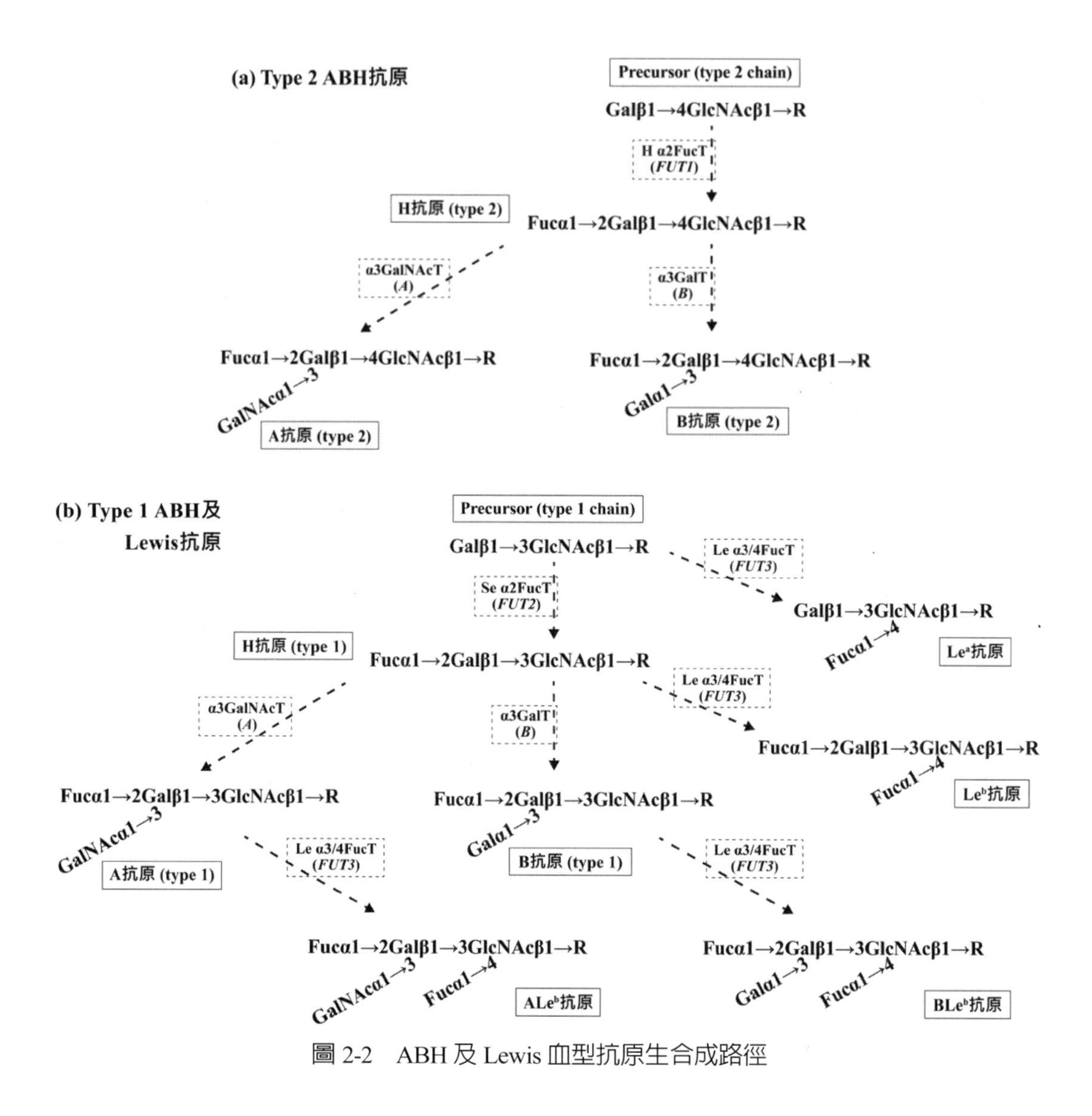

圖 2-2 ABH 及 Lewis 血型抗原生合成路徑

成A抗原及B抗原（type 1 A及type 1 B）。

H 基因的 H α2FUT 主要表現於外胚層及中胚層（如骨髓造血細胞）來源的組織；同時，H α2FUT 反應時對 type 2 precursor 受質比對 type 1 precursor 具有更高的親和力與反應作用，因此紅血球上的 H 抗原多數為由 H α2FUT 所生成的 type 2 H，也因此紅血球上的 A 和 B 抗原主要為 type 2 A 和 type 2 B 的結構。

Secretor 基因的 Se α2FUT 主要表現於內胚層來源的組織，如腺體、呼吸道、消化道的上皮細胞。和 H α2FUT 不同，Se α2FUT 反應時對 type 1 precursor 受質有明顯的偏好，因此分泌液中（如唾液、血漿等）的 H 抗原，以及下游的 A 及 B 抗原，為 type 1 chain 的結構。也因此，一個人 *Secretor* 基因的基因型決定這個人分泌液是否表現 H 抗原，及相應此人紅血球的 A 或 B 抗原（這也是 *Secretor* 基因名稱的由來）。個體的唾液中若表現和紅血球上相對應的 ABH 抗原，稱為「分泌型（Secretors）」；若個體遺傳到不具 α2FUT 活性的分泌基因同合子型（*se/se*），此人紅血球有 ABH 抗原表現，但唾液中測不到 ABH 抗原，為「非分泌型（non-secretors）」。

H 基因和 *Secretor* 基因的 DNA 序列有 70% 的相似性，兩個基因同樣位於第 19 號染色體 19q13.33 位置，相差僅 35 kb 的距離；顯然兩基因為演化過程基因重製（gene duplication）所產生。但兩基因間 DNA 序列的改變，導致產生的 α2FUT 對不同的醣鏈受質結構，type 2 precursor 和 type 1 precursor 具有不同的親和選擇及反應活性。

紅血球的 ABH 抗原建構於細胞膜表面的醣脂質（glycolipids）或醣蛋白（glycoproteins）上的醣鏈結構。過去認為 glycolipid 是血球上帶 ABH 抗原的主要構造，但近年來已經知道 ABH 抗原主要攜帶在醣蛋白上（～90%）（主要是 band 3 [anion exchanger 1、AE1] 及 band 4.5 [glucose transporter 1、GLUT1] 蛋白），醣脂質上相對沒那麼多（～10%）[8]。

2.3.2 Lewis 血型抗原生成路徑

ABH 抗原可同時出現在 type 2 和 type 1 chain，和血型相關的 Lewis 抗原則僅出現在 type 1 chain 上。Lewis 血型抗原的生成由 *FUT3*（*Lewis*）基因所表現的 α-1,3/1,4-fucosyltransferase（α3/4FUT）活性決定。α3/4FUT 具有將 fucose 以 α1 → 3 及 α1 → 4 兩種鍵結方式連結上醣鏈受質的活性。

Le α3/4FUT 將 fucose 以 α1 → 4 鍵結連接上 type 1 precursor，形成 Lewis a（Le^a）抗原；Le α3/4FUT 的 fucose（α1→4）轉化活性也作用於 type 1 H 上，形成 Lewis b（Le^b）抗原（圖 2-2(b)）。由此路徑可看出，要生成 Le^b 抗原，需先有 Se α2FUT 生成 type 1 H 抗原。

【註：Le α3/4FUT 的 fucose（α1 → 3）活性則可作用於 type 2 precrusor 及 type 2 H，分別形成重要的 Lewis x（Le^x）和 Lewis y（Le^y）抗原。Le^x 和 Le^y 不是血型抗原，就不在此討論。】

Le α3/4FUT 的作用可再延伸至由 type 1 H 合成的 type 1 A 及 type 1 B 抗原上；再加上 fucose（α1 → 4）連結後，type 1 A 及 type 1 B 分別形成稱為 ALe^b 和 BLe^b 的抗原結構。

除了 Le^a 和 Le^b 兩個 Lewis 血型系統最主要的抗原，以及在個體 *ABO* 基因型別的協同作用下所可能衍生出的 ALe^b 和 BLe^b 抗原外，Lewis 血型系統還包括 Le^{ab} 及 Le^{bH} 抗原（表 2-1）。如同 O 血清中的 anti-A,B 及 B 血清中的 anti-A_1 分別定義了 ABO 系統的 A,B 抗原及 A1 抗原的存在，Le^{ab} 和 Le^{bH} 抗原同樣存在相對應的特異性抗體，anti-Le^{ab} 和 anti-Le^{bH}。

由於 Lewis 血型抗原建構在出現於分泌液、血漿及內胚層組織所表現的 type 1 chain 上，並非紅血球內生性的來源，所以在紅血球上出現的 type 1 chain 醣鏈構造，包括 Lewis 血型抗原及 type 1 ABH 抗原，是紅血球自血漿吸附上去的。

ABH 及 Lewis 抗原除了在紅血球外，也廣泛的分布在人體各組織，所以也稱為「組織血型抗原（histo-blood group antigens）」。

2.4 ABO 血型的分子遺傳學

1901 年藍斯泰納發現 ABO 血型後，1924 年即有遺傳學者推論出 ABO 血型的遺傳只需要有 3 個等位基因（allele），*A*、*B* 及 *O*，在 *ABO* 基因座上的兩兩組合就可完全解釋 A、B、O 和 AB 四種血型的遺傳（表 2-2）。

由 A 和 B 抗原的合成路徑（圖 2-2）可看出，帶有 *A* 基因的人應表現乙醯半乳糖胺轉化酶（α3GalNAcT）活性，帶有 *B* 基因的人應表現半乳糖轉化酶（α3GalT）活性，遺傳到 *A* 基因的人才能生成 A 抗原醣結構，遺傳到 *B* 基因的人生成 B 抗原醣結構。*O* 基因則應是無法產生任何其中一種酵素活性。

直到 1990 年，*ABO* 基因被成功選殖（cloning），3 個等位基因的 DNA 序列分析比較後，由 *A*、*B*、*O* 等位基因之間 DNA 序列的差異，到基因所製造的醣轉化酶活性的不同，進而影響 ABO 血型形成的分子機制才得以揭曉。

ABO 基因的蛋白質編碼區域（coding region）是由 1,065 個核苷酸組成的 DNA 序列（圖 2-3）。*A* 基因和 *B* 基因編碼區的 1,065 個核苷酸之間中僅有 7 個核苷酸不同，其中 3 個為「同義」的核苷酸置換（synonymous nucleotide substitution）（第 297、657、930 核苷酸，以轉譯起始點為第 1 核苷酸），4 個為「非同義」的核苷酸置換（nonsynonymous nucleotide substitution）（第 526、703、796、803 核苷酸）。因此，*A* 基因和 *B* 基因表現的蛋白質產物的 354 個胺基酸中，僅有 4 個胺基酸不同（第 176、235、266、268 胺基酸）。

經由蛋白質結構分析顯示，這 4 個胺基酸位於 A 轉化酶和 B 轉化酶的酵素活性區位（catalytic domain）。以分子生物技術將 A 和 B 轉化酶的 4 個不同胺基酸進行突變或相互置換後的酵素反應分析，

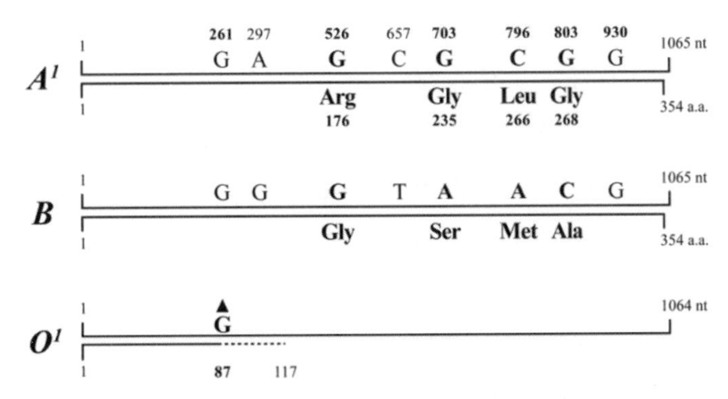

圖 2-3 *A*¹、*B* 和 *O*¹ 等位基因的 cDNA 序列及表現的蛋白質胺基酸序列比較

也進一步顯示這 4 個胺基酸位置顯著的影響反應活性；同時，A 和 B 轉化酶的不同胺基酸的組合改變了轉化酶反應時對兩個不同醣單元受質，GalNAc 和 Gal 的選擇與親和。

綜而言之，*A* 基因和 *B* 基因間 4 個「非同義」核苷酸置換的不同，導致產生的由 354 個胺基酸聯結成的蛋白質產物上分別帶有 4 個不同的胺基酸：A 轉化酶所特有的 4 個胺基酸（Arg^{176}、Gly^{235}、Leu^{266}、Gly^{268}）和 B 轉化酶所特有的 4 個胺基酸（Gly^{176}、Ser^{235}、Met^{266}、Ala^{268}）（圖 2-3）使得它們對不同醣受質，乙醯半乳糖胺（GalNAc）和半乳糖（Gal）分別有較高的親和力及反應活性，而分別將 GalNAc 及 Gal 連接至 H 抗原上，進而製造出 A 和 B 兩種不同、具有抗原性的醣結構。

【註：H 抗原醣結構是 A 轉化酶和 B 轉化酶進行反應的 acceptor substrate，而 A 轉化酶和 B 轉化酶眞正的 donor substrates 爲 UDP-GalNAc 和 UDP-Gal，不是 GalNAc 和 Gal。醣單元作爲醣轉化酶的 donor substrate 時，皆需要以苷二磷酸（如 UDP、ADP）與之結合，活化醣單元，才能進行後續的醣鏈合成反應。】

O 基因的分子機制呢？*O* 基因的蛋白質編碼區 DNA 序列和 *A* 基因基本上完全相同，但 *O* 基因缺失了第 261 的 G 核苷酸（標示為 261delG）（圖 2-3）。編碼區內單一核苷酸的缺失，將導致基因轉譯時編碼讀取時的「移碼」現象（frameshift，或稱「框移」）。*O* 基因的 261delG 缺失，導致之後的 DNA 編碼讀取的移碼，造成所轉譯的蛋白質產物在第 87 個胺基酸之後和 *A* 及 *B* 基因所產生的不同，同時也在第 117 個胺基酸後碰到「終止轉譯」（stop codon）信號而停止蛋白質的轉譯生成。*O* 基因產生的蛋白質所帶的胺基酸序列既不正確且僅片段，沒有任何醣轉化酶的功能，因此 *O* 基因型（*O*/*O*）的人無法生成 A 或 B 抗原，血球上維持原本的 H 抗原。

【註 1：白人族群中另發現一個不同的 *O* 基因，命名爲 *O*²；上述帶有 261delG 的 *O* 基因較普遍且最早發現，因此命名爲

O^1。O^2 基因沒有 O^1 基因的 261delG 缺失，但是 O^2 基因第 802 核苷酸帶有 G 變成 A 的突變（標示為 802G>A），導致第 268 胺基酸由 Gly 變異為 Arg（標示為 Gly268Arg）。O^2 等位基因在不同的白種人族群中有約 1～3% 的分布。】

【註 2：生成 A_1 血型的 A^1 基因，因 cDNA 序列些微的差異，可再區分為 A^1 及 A^{1v} 基因，兩者的差別僅在第 467 核苷酸位置分別為 C（A^1）或 T（A^{1v}）的不同。雖然 467C/T 不同導致表現的 A 轉化酶第 156 胺基酸不同（156Pro/Leu），但是此胺基酸的不同並不影響 A 轉化酶的特性及活性，皆生成 A_1 血型。O^1 基因也因 cDNA 序列的差異，區分為 O^1 及 O^{1v} 基因，兩者皆帶有 261delG，但 O^{1v} 基因另有 5 個核苷酸位點和 O^1 基因不同。因此常見的 *ABO* 等位基因有 A^1、A^{1v}、B、O^1、O^{1v}，白人及非裔族群還有 A^2 和 O^2 基因。】

2.5 ABO 亞血型

血球和 anti-A 或 anti-B 的試劑沒有正常的 4+ 反應，則為 ABO 亞血型。表 2-9 及表 2-10 列出多種 A 亞血型及 B 亞血型的血清學反應與特徵。

以下先討論白種人普遍的 A_2 亞血型，再分別討論幾個臺灣常見或特殊的 ABO 亞血型。

2.5.1 A_2 血型

A_2 是白種人及非洲族群最常見的亞血型。在英國人、美國白人及非裔黑人的 A 血型中 A_2 的占比都超過 2 成（表 2-3b）。

A_2 紅血球和 anti-A 試劑呈現 3+ 的反應，和用來作為 anti-A1 試劑的 *Dolichos* lectin 不反應。A_2 血型者的口水中有正常量的 H 及 A 抗原（表 2-9）。1～8% 的 A_2 血型者，22～35% 的 A_2B 血型者的血

表 2-9 各種 A 亞血型特徵

血型	血球反應				血清中抗體		口水中抗原	血清A-transferase活性
	anti-A	anti-B	anti-A, B	anti-H		anti-A1		
A_1	4+	-	4+	1+	anti-B	-	A、H	陽性（最佳於pH 5.6）
A_2	3+	-	3+	3+	anti-B	有時	A、H	弱陽性（最佳於pH 7～8）
A_3	$2+^{mf}$	-	$3+^{mf}$	4+	anti-B	少見	A、H	弱陽性
A_x	±/-	-	2+	4+	anti-B	常見	(A)、H	極弱陽性
*A_m	-	-	-	4+	anti-B	-	A、H	弱陽性
*A_{el}	-	-	-	4+	anti-B	常見	H	陰性

mf混合反應　±弱反應　-無反應　*以吸附沖出法才找到抗原　( ) 量減少

表 2-10　各種 B 亞血型特徵

血型	血球反應				血清中抗體		口水中抗原	血清B-transferase活性
	anti-A	anti-B	anti-A, B	anti-H		anti-B		
B	-	4+	4+	2+	anti-A	-	B、H	陽性
B_3	-	$2+^{mf}$	$3+^{mf}$	4+	anti-A	少見	B、H	弱陽性
B_x	-	±	2+	4+	anti-A	常見	(B)、H	極弱陽性
*B_m	-	-	±/-	4+	anti-A	-	B、H	弱陽性
*B_{el}	-	-	-	4+	anti-A	有時	H	陰性

mf混合反應　±弱反應　-無反應　*以吸附沖出法才找到抗原　( ) 量減少

清會產生 alloanti-A1 抗體。

A_1 和 A_2 兩種 A 亞血型最早是由兩者紅血球表面 A 抗原強度的明顯差異而區別；後來的研究計算也證實，每個 A_1 紅血球表面的 A 抗原平均數目遠多於 A_2 紅血球表面的 A 抗原，達數倍之多（A_1 估計為 8～15×10^5；A_2 估計為 1～4×10^5）。

然而，若是 A_1 與 A_2 間僅有 A 抗原數量上的差別，而沒有 A 抗原質性上的不同，就不會有特定的 A1 抗原的存在（也就是，就不會有區別 A_1 及 A_2 紅血球的 anti-A1 抗體）。

確實，進一步的生化分析發現，A_1 紅血球表面連結 A 抗原的醣鏈結構和 A_2 血球上連結 A 抗原的醣鏈結構不完全相同。一般紅血球的 A 抗原多為建構在 type 2 chain 的 type 2 A 抗原結構，type 2 A 抗原普遍表現於 A_1 及 A_2 紅血球。但是，A_1 紅血球表面除了 type 2 A 外，還發現帶有部分建構於 type 3 chain 及 type 4 chain（表 2-6）的 A 抗原（即 type 3 A 和 type 4 A）。部分 A_2 血球可發現微量 type 3 A 抗原，但是 type 4 A 抗原結構在 A_2 紅血球則不存在。因此，anti-A1 抗體的專一性可能是辨識結合只出現在 A_1 血球上的 type 4 A 醣結構的 A 抗原。

在 *A*、*B*、*O* 等位基因的 DNA 序列發表後（當時 *A* 基因分析的是占比較高的 A_1 血型的 *A* 基因），很快的白種人 A_2 血型的 *A* 基因序列（兩者應分別稱為 A^1 基因及 A^2 基因）即被定序分析。結果發現，相對於 A^1 基因，白種人 A^2 基因的編碼序列少了第 1061 核苷酸的 C（1061delC 或 1059_1061CCC>CC）。由於 1061 核苷酸是 *ABO* 基因編碼區（共 1065 核苷酸）的尾端，因此 A^2 基因所轉譯產生的 A_2 轉化酶仍帶有絕大部分和 A^1 基因產生的 A_1 轉化酶相同的胺基酸序列（354 個胺基酸中的前 353 個相同），但是因 1061delC 所導致移碼突變的關係，A_2 轉化酶比 A_1 轉化酶於尾端多出 21 個胺基酸。由於 A_2 轉化酶仍保有絕大部分 A_1 轉化酶相同的胺基酸序列，使它仍保有生成 type 2 A 抗

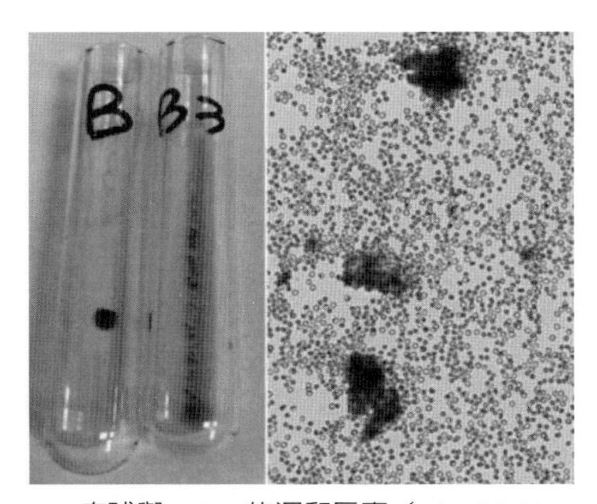

圖 2-4　B3 血球與 anti-B 的混和反應（mixed field reaction）

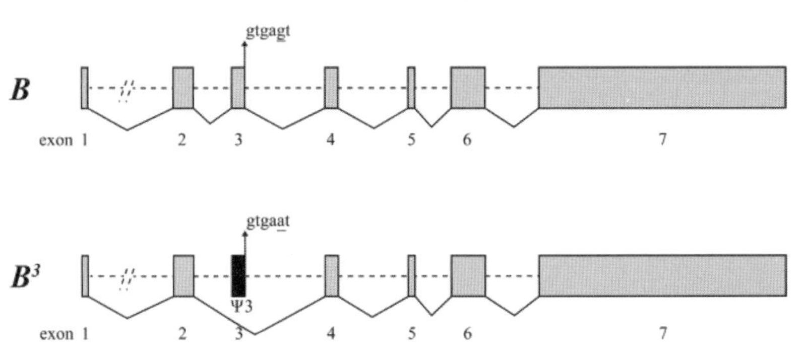

圖 2-5　臺灣人的 B^3 基因：IVS3+5g>a 突變導致 exon 3 成為 pseudoexon

原的轉化酶活性；但是位於它尾端部分和 A_1 轉化酶的胺基酸序列差異，使得它的轉化酶活性降低，也失去作用於 type 4 H 醣鏈生成 type 4 A 抗原的能力，因此造成 A_2 血球相對於 A_1 血球在 A 抗原數量上明顯減少，以及不表現 type 4 A 抗原結構，因而造成 A_1 和 A_2 紅血球在 A 抗原的量和質性上的差異。

A_2 在臺灣非常少見，臺灣人的 A 型幾乎 100% 為 A_1 型；根據台灣血液基金會統計近 20 年臺灣捐血者資料，在 5,149,313 的捐血人次中，僅發現 A_2 或 A_2B 血型共 146 例，每 3 萬 5 千人中才發現 1 例。

2005 年長庚醫院發表第一個臺灣 A^2 基因型的分析。他們在兩個 A_2 表現型個案中，發現他們的 *A* 基因帶有 539G>C（Arg180Pro）突變 [9]。而後臺北榮民總醫院的研究團隊，發現一個 A_2 血型臺灣人的 *A* 基因帶有白種人 A^2 基因的 1061delC，但同時還帶有另一個 527G>A（Arg176His）突變 [10]。

由上述的例子可看出，不同的基因型可導致相同（或相似）的血型表現型；同

樣的 A_2 表現型可由不同的突變、不同的分子機制造成。幾乎所有的 ABO 亞血型都可看到此現象，同樣的 ABO 亞型可由不同的分子機制造成。

2.5.2 B_3 血型

B_3 血型是臺灣最常見的ABO亞血型。

根據台灣血液基金會的資料，在 5,149,313 的捐血人次中，共發現 3,148 例 ABO 亞血型。ABO 亞血型在臺灣人中占比約萬分之 6.1；也就是大約每 1,600 位臺灣人就有 1 位是 ABO 亞血型。

在 3,148 例 ABO 亞血型中，B_3 及 AB_3 血型共有 2,516 例（B_3 1,927 例，AB_3 589 例），顯示 B_3 占臺灣 ABO 亞型高達 8 成。在臺灣人中，約每 2,000 人就有 1 位為 B_3 或 AB_3 血型。

B_3 血型的血球和 anti-B 不像正常的 B 型血球有 4+ 凝集反應，而只有 2+～3+ 反應（表 2-10），且在顯微鏡觀察下可看到血球凝塊與沒凝集的血球混合存在，此種凝集狀態稱為「混合反應（mixed field reaction，mf）」（圖 2-4）。B_3 血型者的血清中少見出現 anti-B（因 B_3 仍有相當量的 B 抗原表現）。B_3 血型之命名得自 A_3 血型（A_3 血球和 anti-A 呈混合反應）。

馬偕醫院輸血醫學研究室於 2002 年發表 14 個臺灣人 B_3 血型案例的基因分析[11]。

ABO 基因的編碼區由 7 個 exon 組成；在完整分析 B_3 血型者 *ABO* 基因的 7 個 exon，以及 exon-intron 交界區的 DNA 序列後，發現 14 個 B_3 案例中有 13 位的 *B* 基因的蛋白質編碼區為正常的 *B* 基因序列，但是在 intron 3 的 +5 核苷酸位置發生 G>A 的突變（IVS3+5g>a、IVS：intervening sequence）。IVS3+5g>a 突變破壞了 exon-intron 剪接（splicing）的 5’ splice donor site 的共通序列（consensus sequence），自原本的 gtgagt 變成 gtgaat。此 splice donor site 共通序列的破壞，導致帶有 IVS3+5g>a 突變的 B^3 基因轉錄後，進行 exon-intron 剪接時 exon 3 被跳過，成為 pseudoexon，沒有被剪接入 mRNA 中（圖 2-5）。Exon 3 包含 57 個核苷酸；不包含 exon 3 區域的 B^3 mRNA 轉譯產生的 B_3 轉化酶缺少靠近 N 端區域 19 個胺基酸，但仍保有位於 C 端的主要酵素活性區域；相信是此不完整的 B_3 轉化酶導致 B_3 血型的形成。

臺灣人 14 個 B_3 血型案例中的 1 案例不帶有 IVS3+5g>a 突變，其 *B* 基因帶有 247G>T（Asp83Tyr）突變[11]。其他國家也發表許多 B_3 血型的分子生物學研究報告，證實多種不同的 *B* 基因突變導致 B_3 血型的發生，如 1054C>T（Arg352Trp）、646T>A（Phe216Ile）、425T>C（Met142Thr）、410C>T（Ala137Val）、938A>C（His313Pro）、28G>A（Gly10Arg）等。

臺灣有全世界最高的 B_3 血型頻率。在臺灣人的研究顯示，絕大部分臺灣人的 B_3 血型是由 *B* 基因上 IVS3+5g>a 變異所造成，這也是目前唯一因 mRNA splicing 變異導致 B_3 血型的分子機制。

(a)

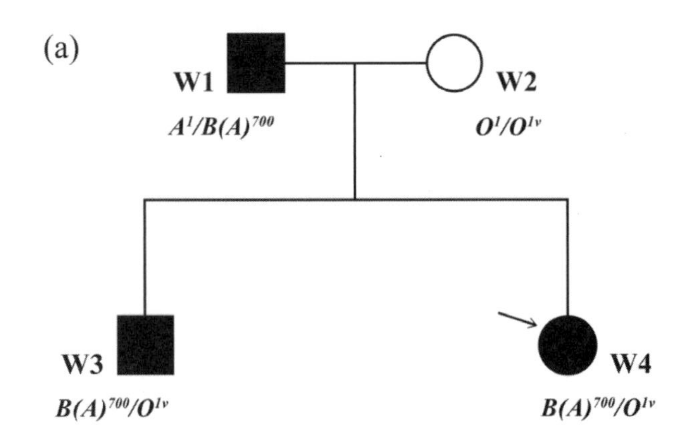

(b)

	血球反應		血清反應	
	Monoclonal anti-A	Monoclonal anti-B	A_1 cells	B cells
W1	4+	2+ ～ 3+	—	—
W2	—	—	4+	4+
W3	2+ ～ 3+	4+	1+	—
W4	2+ ～ 3+	4+	1+	—
	Polyclonal anti-A	Polyclonal anti-B		
W3	—	4+		
W4	—	4+		

圖 2-6　B(A) 血型家譜及家族成員的血清學反應

2.5.3 B(A) 及 cisAB 血型——A 轉化酶和 B 轉化酶專一性重疊所造成的亞血型

A 抗原和 B 抗原的產生是由於 A 轉化酶和 B 轉化酶之間 4 個胺基酸的不同（第 176、235、266、268 胺基酸）（圖 2-3），而影響它們對不同醣單元受質，GalNAc 和 Gal 的親和選擇及反應效率，而產生 A 和 B 不同的醣結構。

過去在試管中（*in vitro*）的實驗中發現，B 轉化酶在適當的情況下可合成微量的 A 抗原。在開始利用單株抗體作為血型的判斷後，發現高效能的單株 anti-A 抗體不只可以和 A 型血球反應，同時也可以和 B 型血球產生微弱的反應；此現象顯示，過去在 *in vitro* 的實驗中所發現的 B 轉化酶可合成微量的 A 抗原的情況，也可能在體內（*in vivo*）發生，也就是 B 血型者血球上有微量的 A 抗原存在。反之，使用高效能的單株 anti-B 抗體不只可以和 B 型血球反應，也會和 A 型血球產生微弱的反應；顯示 A 血型者血球上有微量的 B 抗原存在。這現象顯示，A 轉化酶和 B 轉化酶在選擇各自的不同醣單元轉化受質時，並不完全精準，可能發生些微的重疊。畢竟 GalNAc 和 Gal 兩個醣單元在結構上差異不大（表 2-7）。

B(A) 及 cisAB 血型的生成，即是因 *A* 基因或 *B* 基因的突變，導致表現的 A 或 B 轉化酶在選擇 GalNA 及 Gal 作為反應受質產生更顯著的重疊而導致。

1999 年，馬偕醫院發現一個臺灣的 B(A) 血型家族（圖 2-6(a) 及 2-6(b)）。家族中母親（W2）的血清學反應為正常 O 型，父親（W1）似乎為 AB 型，但 B 抗原減弱。兩個小孩不應為 AB 型，卻同時表現 A 和 B 抗原，狀似 AB 型。和父親不同的是，小孩是 A 抗原減弱，血清中也帶有弱 anti-A。W3 及 W4 的血球和 anti-B 單株抗體呈現 4+ 反應，和 anti-A 單株抗體呈現 2+～3+ 反應，但若改用多株抗體（包括試劑及捐血人的血漿），檢測時呈現為 B 型，和 anti-A 的多株抗體則沒有反應[12]。

進一步將 W4 的紅血球與正常 A 型和 B 型血球進行 A 和 B 抗原的半定量（semi-quantitative）分析比較；在分別與序列稀釋的 anti-A 和 anti-B 單株抗體的反應下，結果 W4 紅血球，相對於正常 A 型和 B 型血球，在更高的 anti-A 和 anti-B 的稀釋倍數下，凝集即明顯漸為減弱（例如，W4 血球在 anti-A 單株抗體試劑稀釋倍數至 1:8～1:16 時，呈現 1+ 反應，而正常 A 型血球要到 1:512～1:1024 的稀釋倍數，凝集才減弱成 1+ 反應；W4 血球和 anti-B 於稀釋倍數 1:256～1:512 呈現 1+ 反應，正常 B 型血球要到 1:1024～1:2048 的稀釋倍數，凝集才減弱成 1+ 反應）。此半定量分析比較，顯示 W4 血球表面的 B 抗原遠較正常的 B 型血球的為低[12]。

W 家族的家譜及血清學的結果顯示，兩個小孩帶有來自媽媽的 *O* 基因，來自爸爸的基因同時表現出 A 轉化酶和 B 轉化酶的雙重活性，但是和正常的 A 和 B 轉化酶的活性都較為減弱。

在 *ABO* 基因的序列被證實後，國外 B(A) 血型的分子遺傳研究也很快被發表。國外的案例在分析 2 位非裔黑人 B(A) 血型者的 *ABO* 基因發現，他們擁有 *B* 基因型，但他們的 *B* 基因的第 703 核苷酸並不是 *B* 基因原有的核苷酸 A，而是置換成 *A* 基因的核苷酸 G（圖 2-7）。此 *B* 基因上的 703A>G 變異，導致表現的 B 轉化酶的第 235 胺基酸，由屬於 B 轉化酶的 serine 轉變成為屬於 A 轉化酶的 glycine，形成 B-A 轉化酶混合型的蛋白質產物。

若以字母 A 及 B 分別代表 A 轉化酶及 B 轉化酶個別專屬、決定他們親合哪種受質的 4 個胺基酸（即 A 轉化酶以 AAAA 表示，B 轉化酶以 BBBB 表示），這兩個國外案例的 B(A) 轉化酶為帶有 BABB 形式的 B 轉化酶及 A 轉化酶的混合型（B-A hybrid）（表 2-11）。此 B 轉化酶及 A 轉化酶的混合型，使原本就對醣單元受質有微弱重疊的轉化酶活性，對受質辨識上的專一性由 B 轉化酶特性（結合轉化 Gal）更為部分轉移為 A 轉化酶

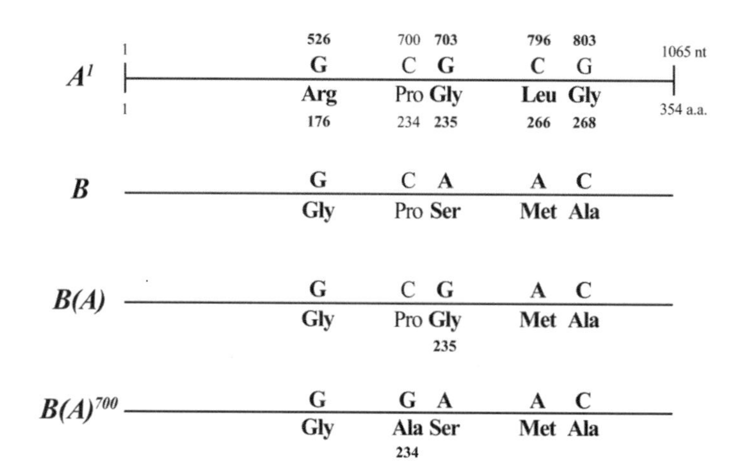

圖 2-7 A^1、*B*、國外 *B(A)* 及臺灣 $B(A)^{700}$ 基因的 cDNA 與表現的胺基酸序列比較

表 2-11 造成 B(A) 和 cisAB 血型的 A 或 B 轉化酶的胺基酸置換

表現型	胺基酸位置					速記標示	備註
	176	234	235	266	268		
A	Arg	Pro	Gly	Leu	Gly	AAAA	
B	Gly	Pro	Ser	Met	Ala	BBBB	
B(A)	Gly	Pro	Gly	Met	Ala	BABB	非裔黑人
B(A)	Gly	Ala	Ser	Met	Ala	BBBB	臺灣人
cisAB	Arg	Pro	Gly	Leu	Ala	AAAB	日本人
cisAB	Gly	Pro	Ser	Leu	Ala	BBAB	白人
cisAB	Arg	Pro	Gly	Met	Gly	AABA	臺灣人
cisAB	Gly	Pro	Ser	Met	Gly	BBBA	中國人

特性（結合轉化 GalNAc），而造成 B(A) 血型的形成。

臺灣 B(A) 家族的分子遺傳機制和國外的案例不相同。

分析 W 家族成員的 *ABO* 基因，呈現十分有趣的結果。W4 及 W3 皆帶有 *B*/*O* 基因型，但他們的 *B* 基因帶有 700C>G 核苷酸變異，導致表現的 B 轉化酶帶有 Pro234Ala 的胺基酸置換。研究團隊將此基因命名為 $B(A)^{700}$（圖 2-7）。由 $B(A)^{700}$ 基因表現的 B 轉化酶帶有完整 4 個 B 轉化酶特有的胺基酸（即 B 轉化酶保留原本的 BBBB 形式），但在第 235 胺基酸位置之前的第 234 位置，因 700C>G 突變，使原本的 proline 變成 alanine（表 2-11）。國外所報告的 B(A) 案例是 B 轉化酶的第 235 胺基酸由 B 轉化酶的 serine 轉變為屬於 A 轉化酶的 glycine；在臺灣的 B(A) 家族所發現的 B 轉化酶第 235 胺基酸仍是 serine，但前一個胺基酸轉變為和 glycine 結構相近、同屬於非極性（non-polar）的胺基酸 alanine。

A 及 B 轉化酶的第 235 胺基酸原本就是對各別的醣轉化受質的結合有重要影響的胺基酸；臺灣人的 B(A) 案例顯示，B 轉化酶的第 234 位置 proline，變換成和 A 轉化酶第 235 胺基酸 glycine 的結構與化學性質相近的 alanine，導致其 B 轉化酶活性（對受質 Gal 的親和與轉化能力）下降，但 A 轉化酶的活性（對受質 GalNAc 的親和與轉化能力）上升，導致了 B(A) 血型。

此家族案例中 B 轉化酶活性的下降，除了前述以序列稀釋的 anti-B 單株抗體反應，顯示 W4 血球表面的 B 抗原遠較一般正常的 B 型血球的 B 抗原為低可證實外，父親 W1（基因型為 $A^1/B(A)^{700}$）的血清學反應亦證實此點：W1 的血球對 anti-B 單株抗體僅有 2+～3+ 的反應，B 抗原的表現比 W3 及 W4 的 B 抗原更弱。這是由於 W1 另帶有一正常 *A* 基因（而 W3 及 W4 帶的是 *O* 基因），$B(A)^{700}$ 所表現活性減弱的 B 轉化酶，在與 A 轉化酶競爭使用 H 抗原時其效能減弱的現象更明顯所致。此現象即「allelic competition」，*A*、*B* 等位基因產物競爭同樣的 H 抗原受質所呈現的現象。

除了 B(A) 血型外，還有稱為 cisAB 的亞血型同樣是因 A/B 轉化酶專一性重疊所造成。B(A) 血型的血清學表現是呈現顯著的 B 抗原而相對減弱的 A 抗原（所以稱為 B(A)），而 cisAB 則是表現出相近的 A 和 B 抗原強度（可能都相當強或都相當弱，所以稱為 cisAB）。

表 2-11 彙整國外及臺灣 B(A) 案例，以及日本、美國、中國及臺灣（林口長庚醫院及臺北榮民總醫院）所發現的 cisAB 案例的基因分析結果 [12-14]。由此表可看出，B(A) 及 cisAB 亞血型因 *A* 或 *B* 基因的核苷酸置換，造成表現的 A 或 B 轉化酶，4 個影響其反應受質選擇的胺基酸（或鄰近胺基酸）間的置換，使對其各別醣轉化受質專一性原本就有些微重疊的情形，產生更顯著的重疊的狀況所導致。這些基因製造出單一的轉化酶具有 A 及 B 轉化酶的雙重活性，在紅血球上同時產生 A 和 B 抗原，但卻又不像正常 AB 血型有那麼強的凝集反應的 B(A) 及 cisAB 亞血型。

2.5.4 A_m 及 B_m 血型——血球和分泌液 ABH 抗原表現量不吻合的亞血型

A_m 及 B_m 血型最主要的特徵在這兩種血型紅血球上 A 或 B 抗原幾乎不存在，或僅非常微弱的表現，但他們的唾液中卻分泌和一般 A 或 B 型者依樣多的 H 及 A 或 B 抗原（表 2-9 及 2-10）。此點特徵和其他亞血型非常不同，其他的亞血型紅血球上 A 或 B 抗原表現減弱，皆伴隨唾液中的 A 或 B 抗原也同時減弱。同時，A_m 血型者的血清中無 anti-A 抗體，B_m 血型的血清中無 anti-B 抗體，此點亦不同於其他多種亞血型；這應是由於他們表現和一般人等量的 type 1 A 或 type 1 B 抗原。

1999 年馬偕醫院遇到血球分型為 O 型，但血清分型為 A 型（只有 anti-B）的病人；此人唾液中 A 及 H 的含量和一般的 A 型者相當，因此判定為 A_m 血型。基因分析發現此 A_m 案例的 *A* 基因帶有 664G>A（Val222Met）的突變[15]。

由於紅血球的 A 和 B 抗原主要是建構於 type 2 H 的抗原結構，而分泌液中的 A 和 B 抗原是建構於 type 1 H 抗原結構上；同時日本也曾報告 A 基因帶有錯義突變（missense mutation）（761C>T、Ala254Val）的 A_m 案例，因此研究團隊推測是否因 *A* 基因的變異，導致所表現的 A 轉化酶仍有作用在 type 1 H 的活性，但失去作用在 type 2 H 的活性（類似 H 和 Se 轉化酶對 type 2 和 type 1 precursor 有不同活性），而導致 A_m 表現型？但是，對臺灣案例所表現帶有 Val222Met 胺基酸置換的 A 轉化酶進行酵素反應分析，看是否對 type 1 H 及 type 2 H 受質呈現不同的反應活性，分析的結果無法證明此點[15]。

B_m 血型的血清學和 A_m 相似；B_m 血型的紅血球和 anti-B 及 anti-A,B 試劑無反應，可從吸附沖出反應證明 B 抗原的存在，但血清中不含 anti-B，唾液中有和一般 B 血型者一樣多的 B 抗原。

日本 B_m 血型的發生率遠高於其他族群，他們的 B_m 和 AB_m 血型占全部 B 血型約 4 千分之 1（0.0244%）。2012 年日本的研究團隊對 B_m 亞血型進行大規模的分子遺傳學研究，進而提出了對 B_m 及 A_m 血型形成的分子遺傳機制[16-18]。

他們共分析 112 位 B_m 或 AB_m 血型者的 *ABO* 基因，發現其中的 111 位 *B* 基因的 intron 1 區域內有約 5.8 kb（自第 +5,137 至 +10,914 核苷酸）的 DNA 片段缺失，而在其他的亞血型及正常 ABO 血型者並未發現有此段 DNA 缺失，顯示這 5.8 kb 片段的缺失和 B_m 血型形成可能有密切關聯。[20] 他們進一步分析缺失片段的 DNA 序列，發現片段內包含一個轉錄因子 GATA binding protein 1（GATA1）的結合序列。GATA1 轉錄因子為調控紅血球分化、生成及紅血球相關基因表現（如 *ABO*）的關鍵轉錄因子之一，GATA1 和 *ABO* 基因上此 DNA 序列的結合參與了調控 *ABO* 基因於紅血球生成時的表現[17]。他們的研究顯示，B^m 基因的 DNA 片段缺失區域包含轉錄因子 GATA1 的結合序列，導致 *B* 基因於紅血球生成時無法表現或表現量大幅下降；但是此 GATA1 結合序列的缺失，並不影響 *B* 基因於黏膜上皮細胞（如唾液腺）的表現（相同基因在不同組織或細胞中可能由不同的轉錄調控機制調控表現），因此造成 B_m 血型者紅血球上 B 抗原無表現，但唾液中含有和一般 B 血型者一樣多的 B 抗原的特殊表現型。

後續，日本團隊分析兩位 A_m 血型者，發現他們的 *A* 基因的 intron 1 區域內皆帶有 23 bp 核甘酸（自第 +5,892 至 +5,914）的缺失；此缺失的 23 bp 片段位於 B^m 基因所缺失的 5.8 kb 區域內，包含同樣參與調控血球生成的轉錄因子 RUNX family transcription factor 1（RUNX1）的結合序列[18]。

A_m 及 B_m 血型有別於其他 A 和 B 亞血型的特殊性在於它們僅影響 A 或 B 抗原在血球上的生成，但不影響在分泌液中的表現。綜合日本團隊的研究，A_m 及 B_m 血型的形成，導因於 *A* 或 *B* 基因 DNA 片段（位於 intron 1）的缺失，失去了調控 *ABO* 基因於紅血球表現的特定轉錄因子（GATA1 和 RUNX1）的結合序列，導致 *A* 或 *B* 基因於紅血球中無表現或表現量大為下降。但此調控區域的缺失不影響 *ABO* 基因於黏膜分泌細胞的表現，因此 A_m 及 B_m 血型者的唾液有和一般 A 和 B 血型者相同量的 A 或 B 抗原。

2.5.5 A_{el} 血型

A_{el} 的血球和 anti-A 沒反應，但以吸附 - 沖出法（adsorption-elution）可證明 A 抗原的存在（所以稱為 $A_{el(ution)}$），血球上有大量 H 抗原，血清中含弱 anti-A，口水中有正常量的 H 抗原，但沒有 A 抗原（表 2-9）。

1984 年馬偕醫院血庫在探討疑似母子 ABO 血型不配合引起的新生兒溶血症個案時，由於嬰兒為 A 型，檢測原以為是 O 型母親的 anti-A IgG 力價，結果發現母親血清中無 anti-A，只有 anti-B，進一步檢測才發現母親及外祖母是 A_{el} 血型（圖 2-8）。

A_{el} 是臺灣次常見的 ABO 亞血型。在台灣血液基金會 5,149,313 捐血人次的資料，所發現的 3,148 位 ABO 亞血型者中，有 212 位 A_{el} 血型，24 位為 $A_{el}B$ 血型，占臺灣 ABO 亞血型約 7.5%。

2003 年，長庚醫院及馬偕紀念醫院共同合作臺灣 A_{el} 血型的分子遺傳學研究，共分析 6 例 A_{el} 血型的 *ABO* 基因，發現此 6 例的 *A* 基因皆在 intron 6 的 +5 核苷酸位置發生 G>A 的突變（IVS6+5g>a），導致 *A* 基因 intron 6 作為 exon-intron 剪接的 5' splice donor site 序列由 gtaagt 變成 gtaaat，破壞了原本的共通保守序列[19]。

後續分析多例臺灣 A_{el} 血型，發現 *A* 基因都帶有 IVS6+5g>a 突變。此外，臺北榮民總醫院也報告一例因 *A* 基因上的 insertion 造成的 A_{el} 血型[20]，長庚醫院報告一例源於 *A* 和 *O* 的 hybrid allele 所造成

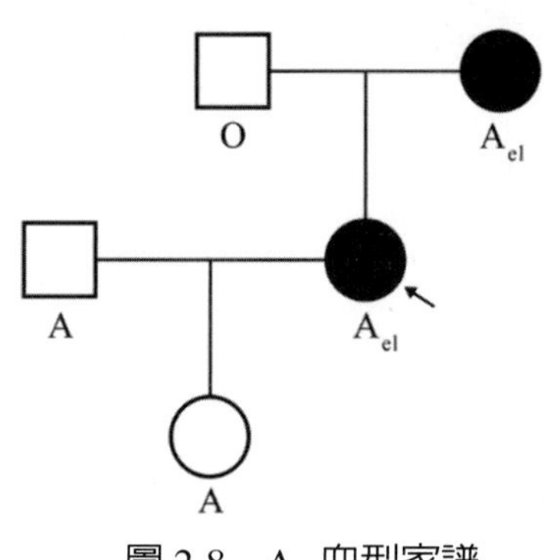

圖 2-8 A_{el} 血型家譜

的 A_{el} 表現型[21]。

2.5.6 B_{el}、A_3、A_x、B_x 和 allelic enhancement

B_{el} 血型的反應如同 A_{el}（表 2-10）；A_3 血型的反應如同 B_3（表 2-9）。

台北捐血中心和長庚大學以及林口長庚醫院和馬偕醫院共分析 13 例的臺灣 B_{el} 血型，發現他們的 *B* 基因都帶有 502C>T（Arg168Trp）的突變。[22,23] 兩團隊於臺灣 3 個 A_3 血型的個案或家族的 *A* 基因則分別發現 3 種不同的「錯義突變」（838C>T [Leu280Phe]、745C>T [Arg249Trp]、820G>A [Val274Met]）[19,24]。

在台北捐血中心和長庚大學合作的報告中，發現兩個判定為 A_x 血型者的 *A* 基因都帶著 860C>T（Ala287Val）的突變。有趣的是，在家族研究中發現，帶此 860C>T 突變的 A^x 基因在 A^x/O 基因型的女兒表現為 A_x 血型，但在帶 A^x/B 基因型的父親卻表現為 A_3B 血型；該 A^x 基因在 *B* 基因存在下，呈現更強的 A 抗原表現，成為 A_3 血型。這是稱為「allelic enhancement」的現象（圖 2-9）[24]。

Allelic enhancement 和前述見於 B(A) 血型家族的 allelic competition 所呈現的結果恰為相反。

出現 allelic enhancement 的現象多報告發生於 A^x 基因。過去有多個報告顯示帶 A^x/O 基因型表現為 A_x 血型，但其家人帶有 A^x/B 基因型表現為 A_2B 血型。亦另有報告，某 A^x 基因型和 O^1 及 O^{1v} 基因（帶有 261delG 的 *O* 基因）配對時呈現為 O 血型，但是和 *B* 基因、甚至和 O^2 基因（不具 261delG 的 *O* 基因）配對時呈現 A_xB 和 A_x 血型[1]。

A_x 和 B_x 血型呈現多樣形態，不像其他的亞血型有較清楚特定的表徵，過去也出現各種不同的命名。近年大家對 A 或 B 抗原變弱，但又不符合特定亞血型特徵的表現型，常以 A_w 或 B_w 稱之，A_x 和 B_x 名稱的使用也越來越少。

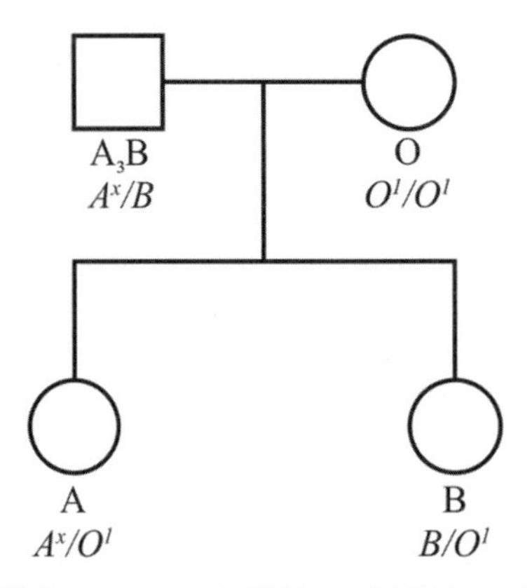

圖 2-9 Allelic enhancement：帶有 860C>T 突變的 A^x 基因在 *B* 等位基因存在下，呈現更強的 A 抗原表現，成為 A_3 血型

2.6 後天 ABO 血型的改變

2.6.1 後天 B 血型（Acquired B antigen）

後天 B 血型發生在 A 型血球，主要為 A_1 血球。國外有少數 A_2 血型出現 acquired B 的案例。

報告顯示大部分產生後天 B 抗原的為胃腸疾病的病人，多數為大腸癌。在腸道阻塞及感染下，細菌的脫乙醯酶（deacetylase）經過腸壁進入到血液中，將 A 抗原的決定醣單元 *N*-acetylgalactosamine 上的乙醯基切除，成為 galactosamine（圖 2-10）。由於 galactosamine 在構造上接近 galactose（B 抗原的決定醣單元），造成失去乙醯基的 A 血球和部分血清的 anti-B 產生反應，此時原為 A_1 血型的病人呈現類似 AB 血型的表現。

後天 B 抗原通常反應不強；後天 B 抗原的血球常呈現多重凝集（polyagglutination）現象，可和大部分 AB 型的血清呈現弱凝集。病人血清中原本所含的 anti-B 不會和自己血球上的後天 B 抗原反應。

1985 年馬偕醫院在轉檢的檢體發現 acquired B 個案。病人是 70 歲大腸癌病人，生病前檢測為 A 血型，開刀備血時發現血球分型是 AB 型（和 anti-A、anti-A,B 呈 4 + 反應；和 anti-B 呈 3 + 反應），但血清分型為 A 型，只凝集 B 血球。唾液中只有 A 及 H 抗原。繼以單株抗體和血球反應，和 anti-A 及 anti-A,B 有反應，和 anti-B 單株抗體沒反應，所以診斷為 acquired B。病人原來的血型應該是 A 型，所以輸給 A 型的血，病人輸血當時及後續的情況良好。這種病人在腸道的阻塞及感染控制以後，後天 B 抗原的 AB 型血球，會還原成原來的 A 型血球。

1990 年代後 ABO 血型的試劑紛紛改用單株抗體。美國 Gamma 公司的 monoclonal anti-B 與前述個案使用的單

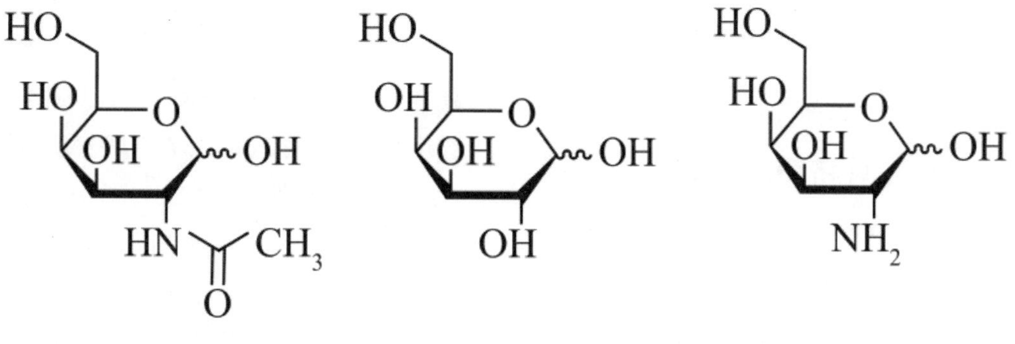

N-Acetylgalactosamine （*N*-乙醯半乳糖胺）	d-Galactose （半乳糖）	d-Galactosamine （半乳糖胺）

圖 2-10　決定 A 抗原的 N-acetylgalactosamine、B 抗原的 galactose 和 acquired B 的 galactosamine

株抗體特異性不同，Gamma monoclonal anti-B 會和血球上的後天 B 抗原反應，引起血型上辨斷的困擾。馬偕醫院曾經歷 2 例，如下：

個案 1，病人 67 歲，因慢性呼吸道阻塞合併肺炎入院，之後有急性腎衰竭和敗血病症狀出現。住院約一個半月中均有備血，血型測定原為 A 型，就在敗血症出現 2 天後，發現血型變為 AB_w 型，血球和 Gamma monoclonal 的 anti-A 呈 4 + 反應，和 monoclonal anti-B 呈 1 + 反應，血清分型為 A 型。繼以數種別的 monoclonal anti-B 和血球反應，均呈陰性反應。經諮詢 Gamma，證實為 acquired B 抗原。

個案 2，病人 68 歲，有惡性卵巢瘤，住院 3 個月後併發腸道穿孔和敗血症，住院期間多次備血及輸血，血型均為 A 型，之後發現血型呈 AB_w 型反應，血球和 Gamma monoclonal anti-A 呈 4 + 反應，和 anti-B 呈 $1+^{mf}$ 反應，血清為 A 型反應。血球和其他 4 種不同來源的 anti-B 單株抗體均呈陰性反應。這個案也為 acquired B。

不同的單株抗體因為對抗的 epitope 不同，所以有些廠牌的 anti-B 單株抗體會和後天 B 抗原反應。

2.6.2 A 或 B 抗原之減弱（Weakened A or B antigen）

紅血球之 ABH 抗原可因疾病，特別是急性白血病（acute leukemia），導致抗原表現變弱，使血球凝集呈現出亞血型的反應。白血病減緩期時 ABH 抗原會恢復到原來正常的反應。例如 A_1 血型的白血病患者在疾病活動期可能呈現為 A_2 或 A_3 血型，減緩期再恢復到原來的 A_1 型。

馬偕醫院曾在一個急性骨髓性白血病病人發現了 A_3 血型，病人在半年後再做血型的測定時已恢復為正常的 A_1 血型。也曾發現一個 AB 型的 myelomonocytic leukemia 病人，在疾病的活動期變成 B_3 血型，A 抗原幾乎測不出來。

雖然 A 和 B 抗原減弱常見於急性白血病，也常出現於白血病被診斷前的前期，例如在 acute myeloid leukemia（AML）的癌化前期常可觀察到 A 或 B 抗原的減弱。報告顯示，有近 6 成的 AML 病人出現 ABH 抗原表現的減弱，而其中有超過 7 成是因為 *ABO* 基因的啟動子區域受到甲基化（hypermethylation）而導致。[1]

除 ABH 外，其他血型系統抗原，包括 Rh、Kidd、MNS、Lewis 及 I 血型系統，也在急性骨髓性白血病時可觀察到減弱的現象。

2.7 H 血型系統

H 為第 18 血型系統，僅包含 1 個抗原 H（表 2-1）。紅血球上的 H 抗原主要為 type 2 H，由 *FUT1*（*H*）基因表現的 H α2FUT 負責製造（圖 2-2(a)）。H 抗原為 A 和 B 抗原的前驅物；因此，*H* 基因的基因型除了影響 H 抗原在紅血球上的表現，也同時影響下游 A 和 B 抗原在紅血球上的表現。

在章節 2.3.1「ABH 抗原生成路徑」中已敘述，人體中還有另一個可生成 H 抗原的酵素、Se α2FUT，由 *FUT2*（*Secretor*、*Se*、分泌）基因表現（表 2-8）。Se α2FUT 主要作用在 type 1 precursor，生成各種分泌液（如唾液、乳汁等）及血漿中的 type 1 H 抗原（圖 2-2(b)）。*Se* 基因的基因型影響分泌液中的 H 抗原，及分泌液中 H 抗原下游的 A 或 B 抗原。

2.7.1 H 抗原缺乏血型——孟買及亞孟買血型

血球上完全或部分缺少 H 抗原的血型稱為 H 缺乏血型。H 缺乏血型源於 *H* 基因座為同合子型的 h 突變基因，*h/h* 基因型所導致。

H 缺乏血型依 H 抗原在血球及分泌液中的表現情況，可分為 3 種表現型（表 2-12）。

第 1 種為 H 缺乏、非分泌型（H-deficient，non-secretor），為帶 *h/h* 基因型且為非分泌型（基因型 *se/se*）的人。此表現型的血球及分泌液完全不表現 H（及 A 或 B）抗原，血清中有 anti-A、anti-B 外，還有 anti-H。這種血型最先在孟買的印度人發現，因此又稱為「孟買（Bombay）血型」。孟買血型為稀有血型，但是在印度孟買地區有較高的頻率（估算約 1/7,600）。

第 2 種為 H 部分缺乏、非分泌型（H-partially deficient，non-secretor）。這種表現型和孟買血型最大不同在於，若帶 *A* 或 *B* 基因的人，血球上會出現少量但清楚的 A 或 B 抗原，H 抗原無或有時有微量（表 2-12）。此種表現型，就基因型而言，和孟買血型同為 *h/h* 基因型且為非分泌型的人，主要發現於歐洲白種人（捷克、法國）。在法屬留尼旺島（Reunion Island）的法裔家族的研究發現，他們的 *h* 基因帶有 349C>T（His117Tyr）突變，表現出的 H α2FUT 帶有弱轉化酶活性；相信是由此弱 H α2FUT 所產生的少量的 H 抗原，在 A 或 B 轉化酶存在下大部分被轉化生成 A 及 B 抗原。此種表現型血清中同樣帶有 anti-H；帶 *A* 基因者除了 anti-B 外，常帶有 anti-A_1；帶 *B* 基因者也常有 anti-B。

第 3 種 H 抗原缺乏血型為 H 部分缺乏、分泌型（H-partially deficient，Secretor），為 *h/h* 基因型且為分泌型（基因型 *Se/Se* 或 *Se/se*）的人。特徵為血球上 H 抗原無或有時有微量，帶 *A* 或 *B* 基因的人血球上有少量 A 或 B 抗原，但分泌液表現正常的 H（及 A 或 B）抗原。血清中會出現低力價、低溫反應的 anti-HI/H。此種血型又稱為「亞孟買（para-Bombay）血型」。亞孟買血型血球上少量的 H 抗原反應多應是吸附自血漿的 type 1 H。

早期所發現的 H 缺乏血型都是白種人中的非分泌型，並將第 2 種表現型（血球上有弱 H 抗原，但分泌液無 H 抗原）稱為亞孟買血型。但在分泌型的 H 缺乏血型被發現後，現在亞孟買血型已被用來專指分泌型的 H 缺乏血型。

2.7.2 臺灣的亞孟買血型

由於臺灣人幾乎 100% 為分泌型（部

表 2-12　H 缺乏血型

血型	標誌		抗原						血清中抗體	H轉化酶活性					
			血球			分泌液				血清			紅血球細胞膜		
			A	B	H	A	B	H		A	B	H	A	B	H
H缺乏—非分泌型（孟買血型）	O_h	O_h^O	-	-	-	-	-	-	anti-H, -A, -B, -A,B	-	-	-	-	-	-
		O_h^A	-	-	-	-	-	-	anti-H, -A, -B, -A,B	+	-	-	+	-	-
		O_h^B	-	-	-	-	-	-	anti-H, -A, -B, -A,B	-	+	-	-	+	-
H部分缺乏—非分泌型	O_h		-	-	-/w	-	-	-	anti-H, -A, -B, -A,B	-	-	-/+	-	-	-
	A_h		+/w	-	-/w	-	-	-	anti-H, -B	+	-	-/+	+	-	-
	B_h		-	+/w	-/w	-	-	-	anti-H, -A	-	+	-/+	-	+	-
H部分缺乏—分泌型（亞孟買血型）	O_h^O-Secretor (O_{Hm})		-	-	-/w	-	-	+	anti-HI, -A, -B, -A,B	-	-	-/+	-	-	-
	O_h^A-Secretor (O^A_{Hm})		+/w	-	-/w	+	-	+	anti-HI, -B	+	-	-/+	+	-	-
	O_h^B-Secretor (O^B_{Hm})		-	+/w	-/w	-	+	+	anti-HI, -A	-	+	-/+	-	+	-

取自*Human Blood Groups*[1]

分臺灣原住民族群有非分泌型分布），臺灣發現的 H 抗原缺乏血型全部是分泌型的亞孟買血型。這種血型帶 *O* 基因型者為 O_h-Secretor（以前習慣使用 O_{Hm} 血型為記號），帶 *A* 基因者為 O_h^A-Secretor，帶 *B* 基因者 O_h^B-Secretor，*AB* 基因型者為 O_h^{AB}-Secretor。

在台灣血液基金會於 5,149,313 捐血人次的資料中，共發現 544 位亞孟買血型者，在臺灣出現率約 9 千 5 百分之 1，出現率僅次於 B_3 血型，高於 A_{el}。長庚醫院的團隊分析 249,779 位臺灣人後，共發現 30 位亞孟買血型者，推估的臺灣亞孟買血型的發生率約 8 千 3 百分之 1，略高於血液基金會的統計 [25]。

亞孟買血型首先於 1965 年在美國原住民身上發現。泰國血液中心以 *Ulex* lectin anti-H 試劑篩檢，發現每 5,000 個捐血人中即有 1 個捐血人屬於這血型。日本人約每 12 萬人中才有 1 個。

1985 年馬偕醫院血庫為一個大腸肌肉瘤病人備血時發現國人的第一個案。病人是帶 *B* 基因的亞孟買血型 O_h^B-Secretor。血球和 anti-A、anti-B、anti-A,B 在室溫沒反應，但和 anti-A,B 在 AHG（anti-human globulin）phase 有 1 + 反應。以 anti-B 和病人血球做吸附沖出試驗，沖出液和 B cells 有 2 + 反應，表示血球上有 B 抗原。以 anti-H 試劑做吸附沖出試驗，沖出液和 O cells 有 2 + 反應。病人血清含有正常力價的 anti-A，含低溫反應的弱 anti-B 及 anti-H/HI，唾液含正常量的 H 及 B 抗原。

在 1985 及 1986 年馬偕醫院嬰兒室相繼發生因嬰兒及父母的 ABO 血型不配合引起的家庭糾紛，後來才檢驗出雙親中的一個是屬於亞孟買血型而自認為是 O 型。他們隱而不表現的 A 或 B 抗原表現在他們子女的血球上，而引起遺傳上 ABO 血型的不配合。兩個亞孟買血型家族遺傳家譜如圖 2-11。

孟買及亞孟買血型因 *H* 基因的突變，無法表現出有完整功能的 H α2FUT 轉化酶而導致。分析臺灣的亞孟買血型者，已找到 7 個帶有不同 missense mutation 或 deletion 的 *h* 基因 [25,26]。國際上已找到超過 50 個不同的 *h* 基因，顯示造成 *h* 基因變異的隨機與多樣性（heterogeneity）。

2.7.3 Anti-H

自荊豆（*Ulex europaeus*）種子萃取出來的凝集素 *Ulex* lectin，對 H 抗原呈現特異型的辨識結合，因此 *Ulex* lectin 普遍被用來作為 anti-H 的試劑。

2.7.3.1 Alloanti-H（孟買和亞孟買血型）

Anti-H 和 O 型血球有強的反應，和 ABO 的亞型也有強的反應。孟買血型者有強力 anti-H，但國人亞孟買血型的 anti-HI/H 力價低。

2.7.3.2 Autoanti-H和Autoanti-HI

在正常人體內可以發現對 H 和 HI 抗原產生的自體抗體，這種自體抗體較常出現在 A_1 血型者，因為紅血球上的 H 量較少。Autoanti-H 和 autoanti-HI 的抗體於室溫反應，通常為 IgM 抗體。

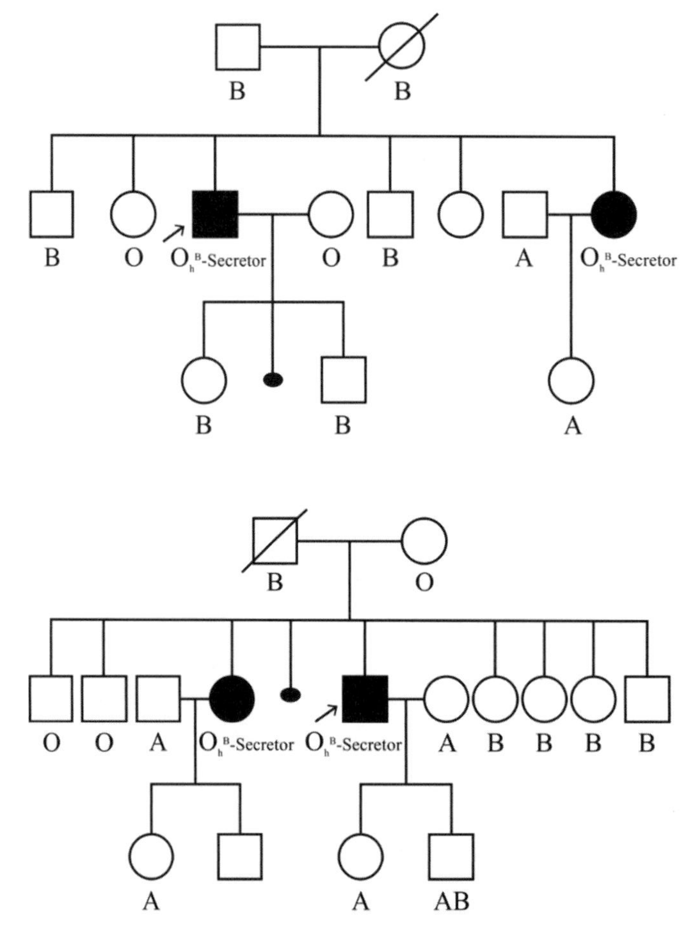

圖 2-11 兩個臺灣亞孟買血型家族的家譜

2.7.4 亞孟買血型的輸血

由於孟買血型者的血清中出現強力 anti-H，再加上強力 anti-A 及 anti-B，所以孟買血型者須輸同樣為孟買血型的血。也因此，一般認為亞孟買血型一定要輸亞孟買血型的血。但由於亞孟買血型者帶有 Se 基因，所以血清中的抗體相對弱。如 O_h^B-Secretor 血清中 anti-B 的力價低，anti-H/HI 的力價也低，這些抗體在 37℃ 常不反應，所以理應可輸一般 B 及 O 型血。實際的情況是已有報告這種血型的病人在緊急狀況下成功的輸入一般 ABO 血型的血。除了在其他國家的例子外，臺灣彰化基督教醫院曾將 1,500 ml B 型血輸給一 O_h^B-Secretor，500 ml O 型血給另一個 O_h^B-Secretor；這些病人的血紅素有預期的上升，無任何不良反應，haptoglobin（結合 hemoglobin 的蛋白）在輸血後保持正常，表示沒有溶血。

亞孟買血型者在緊急或需要大量輸血時很難找到同樣血型的血，在此情形下應可以用預溫技術法（IAT）找適合的血，如 O_h^A-Secretor 可輸 A 或 O 型的血（均指

表 2-13　國人亞孟買血型病人緊急備血的選擇

亞孟買血型	可輸的紅血球濃厚液*	可輸的血漿
O_h^A-Secretor	O、A	A
O_h^B-Secretor	O、B	B
O_h^{AB}-Secretor	O、A、B、AB	AB

*配合試驗需以預溫技術法，沒反應時可輸注

紅血球濃厚液），帶 37℃反應的 anti-A 者可輸 O 型的血，帶 37℃反應的 anti-H/HI 者可以找 A 型的血。其他帶 B、AB、O 基因的亞孟買血型者的輸血以此類推，如表 2-13。

由於捐血中心平常只備少數亞孟買血型的冷凍紅血球以供開刀的需要，緊急輸血時則來不及供應。馬偕醫院曾以 ^{51}Cr 標定 B 型的紅血球濃厚液，再把標定的血液輸給 O_h^B-Secretor，輸血過程順利，無輸血反應，且輸入的 B 型血球在該亞孟買血型者的體內存活接近正常。此人體試驗的結果顯示，在緊急狀況下，亞孟買血型者可以輸交叉試驗適合的一般人的血。

2.8 臺灣 ABO 亞血型及 H 缺乏血型的頻率

根據台灣血液基金會於捐血人中統計臺灣人 ABO 亞血型及 H 缺乏血型出現頻率見表 2-14，其中以 B 亞型居多。白種人主要出現 A 的亞型，B 亞型罕見。

2.9 Lewis 血型系統

Lewis 血型為第 7 血型系統，共包含 6 個抗原（表 2-1），其中最重要的是 Lewis a（Le^a）及 Lewis b（Le^b）抗原。

Lewis 血型抗原建構於 type 1 chain 上，不是由紅血球內生性的酵素所製造，而是自血漿中吸附到紅血球上。除血漿外，分泌物中，如唾液、乳汁、腸胃道分泌液、尿液等也含有 Lewis 抗原。

Lewis 血型抗原的合成路徑說明及圖示於前章節 2.3.2「Lewis 血型抗原生成路徑」。簡要綜合，Lewis 抗原的生成由 *FUT3*（*Lewis*、*Le*）基因所表現的 α3/4FUT 活性決定；但是除了 Le^a，其他 5 個 Le^b 相關抗原的生成，需先有 *Se*（*FUT2*）基因表現的 Se α2FUT 的作用才得以生成（圖 2-2b）；ALe^b 和 BLe^b 抗原的生成也須 *A* 及 *B* 基因的作用；因此，Lewis 抗原的生成與否由 *Le* 基因的基因型決定，但其中多數抗原（除 Le^a 外）的生成還仰賴 *Se* 基因型和 *ABO* 基因型的協同作用。

2.9.1 Lewis 血型的表現型和遺傳

紅血球的 Lewis 表現型依照血球和 anti-Le^a 和 anti-Le^b 抗體試劑的凝集結果，分為 Le(a-b+)、Le(a+b-)、Le（a-b-）、及 Le(a+b+)4 型。

Le 基因型（*Le* 或 *le*）決定所有 Le 抗原的生成與否，而 Le^b 抗原的生成還受

表 2-14　臺灣 ABO 亞血型及 H 缺乏血型出現頻率（台灣血液基金會提供）

	亞血型	人數	總亞型%	總捐血人%
亞孟買型	O^{AB}_{Hm}	41	1.11%	0.00080%
	O^{A}_{Hm}	195	5.28%	0.00379%
	O^{B}_{Hm}	203	5.50%	0.00394%
	O_{Hm}	105	2.84%	0.00204%
A亞型	A subtype	1	0.03%	0.00002%
	A_2	10	0.27%	0.00019%
	A_3	18	0.49%	0.00035%
	A_{el}	212	5.74%	0.00412%
	A_{int}	11	0.30%	0.00021%
	A_m	11	0.30%	0.00021%
	A_{mos}	1	0.03%	0.00002%
	$AO_{chimera}$	1	0.03%	0.00002%
	A_x	12	0.32%	0.00023%
B亞型	B_3	1,927	52.18%	0.03742%
	B_{el}	129	3.49%	0.00251%
	B_m	1	0.03%	0.00002%
	$BO_{Chimera}$	1	0.03%	0.00002%
	B_w	1	0.03%	0.00002%
AB亞型	A_2B	136	3.68%	0.00264%
	A_3B	20	0.54%	0.00039%
	A_3B_3	1	0.03%	0.00002%
	AB_3	589	15.95%	0.01144%
	AB_{el}	3	0.08%	0.00006%
	AB_m	7	0.19%	0.00014%
	AB_x	1	0.03%	0.00002%
	$A_{el}B$	24	0.65%	0.00047%
	$A_{int}B$	16	0.43%	0.00031%
	A_mB	6	0.16%	0.00012%
	A_xB	1	0.03%	0.00002%
	B(A)	1	0.03%	0.00002%
	cisAB	8	0.22%	0.00016%
亞血型合計		3,693		0.07172%
捐血人合計		5,149,313		100%

Se 基因型（*Se* 或 *se*）的影響；因此血球的不同 Lewis 表現型，也分別連結到個體唾液中 ABH 和 Lewis 抗原的表現狀態。圖 2-12 呈現 *Le* 基因型、唾液中 ABH 抗原的分泌狀態（*Se* 基因型）和血球 4 種 Lewis 表現型的關係。

血球的 Le(a-b+) 和 Le(a+b+) 表現型特別說明如下。

血球 Le(a-b+) 表現型感覺是不合邏輯的；在 *Le* 基因表現有功能的 Le 轉化酶的作用下，才可能會有 Le(b+) 表現型，但同時血球卻為 Le(a-)？

Le(a-b+) 表現型的生成，是因為在 Se 轉化酶的競爭下，大量的 type 1 precursor 受質被合成為 H 抗原（圖 2-12），Le 轉化酶僅能合成為量不多的 Le^a。此點可由 Le^a 抗原在 Le(a+b-) 者的血漿中大量存在，但在 Le(a-b+) 者的血漿中僅有微量，以及 Le(a+b-) 者的唾液比 Le(a-b+) 者的對 anti-Le^a 抗體有更強的抑制效果，這兩個現象得到證明。因此在 Se 的競爭下，血漿中僅有微量的 Le^a 存在，導致血球呈現 Le(a-b+) 的表現型。

當 *Se* 基因 DNA 序列發生變異，無法表現具功能的 Se 轉化酶，成為無功能的 *se* 基因，導致帶 *se/se* 基因型的人變成非分泌型，也導致血球 Le(a+b-) 表現型的生成。

血球 Le(a+b+) 表現型則由分泌基因（*Se*）和非分泌基因（*se*）之外的第 3 型，「弱分泌基因（*weak Secretor*、Se^w）」決定。

在 1946 及 1948 年分別發現 anti-Le^a 和 anti-Le^b 抗體而建立 Lewis 血型後，也發現歐美族群中普遍分布著 Le(a-b+)、Le(a+b-)、Le(a-b-)3 種紅血球表現型。1951 年，首先在紐西蘭的毛利人注意到 Le(a+b+) 血型，且有相當高的頻率（11.3%），而這種表現型在歐美族群非常稀有。後續在澳洲原住民、玻里尼西亞及臺灣人等各族群中也發現 Le(a+b+) 血型相當普遍[27]。

ABH 抗原不只表現於紅血球表面，ABH 抗原也以水溶的形式存在人體分泌液中。在 ABH 抗原是否表現於分泌液中的遺傳學研究，很早即知道歐美白種人有約 8 成為分泌型（唾液有 ABH 抗原），2 成為非分泌型（唾液無 ABH 抗原），也推論建立此兩種分泌狀態由顯性的分泌基因（*Se*）和隱性的非分泌基因（*se*）控制。

於 1957 年，研究進一步觀察到有部分人的分泌液中雖有 ABH 抗原的分泌，但分泌量較一般分泌型的人為低，呈現不定量的減少的現象，而提出「部分分泌」型（partial Secretor）的概念。由於 Le^a 和 Le^b 抗原同樣表現於分泌液中，後續一連串的研究觀察到這種唾液中 ABH 抗原呈不定量減少的「部分分泌」型和血球的 Le(a+b+) 表現型的連結，進而於 1970 年學者提出 Le(a+b+) 血型是由弱分泌基因（Se^w）所造成的推測。

被推測多年的 Se^w 基因型的分子機制是什麼？1995 年 *Se* 基因的 DNA 序列被訂出後，馬偕醫院的研究團隊也在同年年底首先成功的訂出 Se^w 基因的序列。

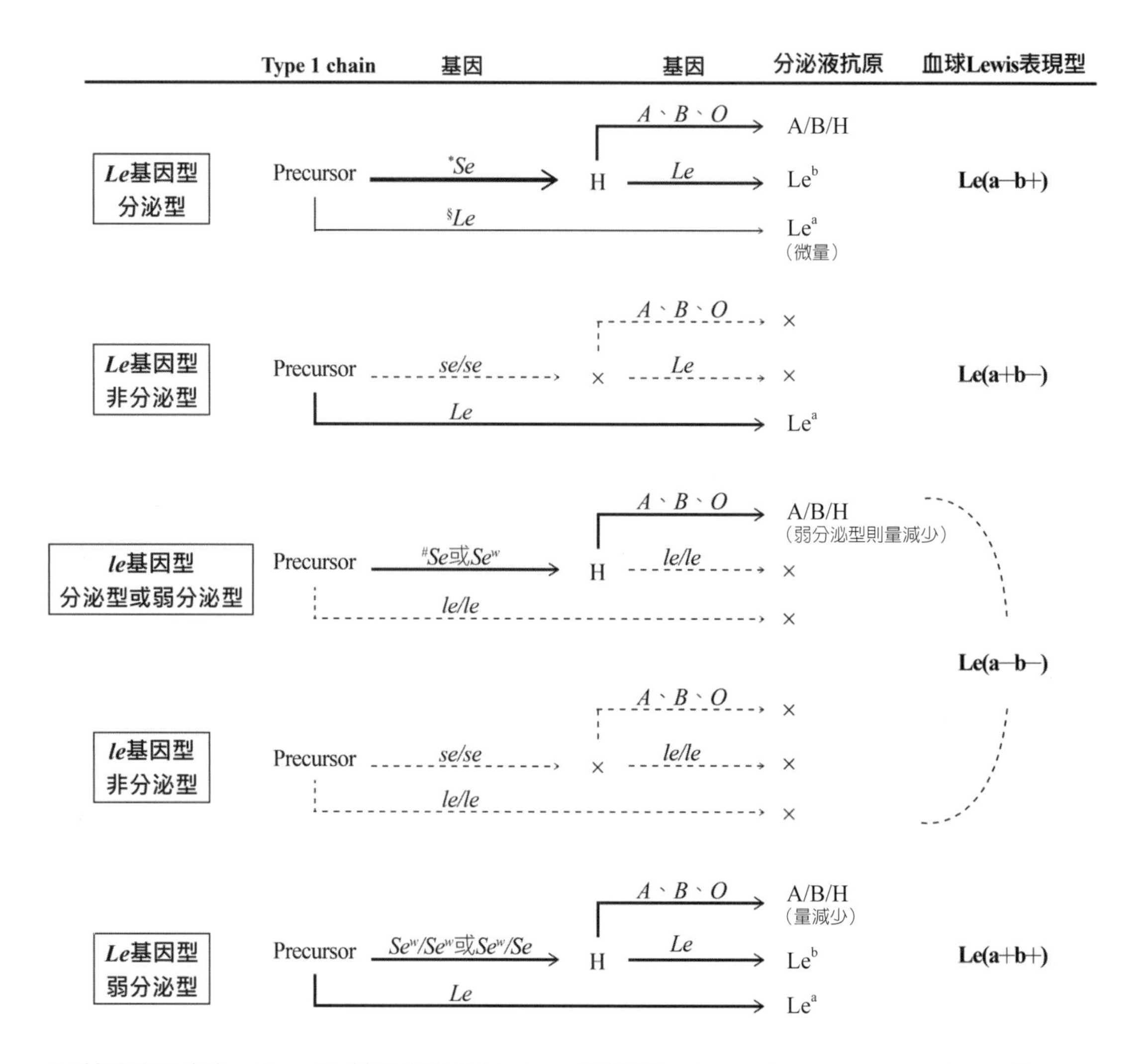

*Se基因座至少有一Se　§Le基因座至少有一Le　#基因型Se/Se、Se/Se^w、Se/se、Se^w/Se^w、或Se^w/se

圖 2-12　Le 基因型、分泌狀態和血球 Lewis 表現型的關係

Se^w 和 *Se* 基因的不同之處在 *Se*^w 基因帶有 385A>T 置換，導致表現的 Se 轉化酶帶有 Ile129Phe 的胺基酸置換，而造成弱功能的 Se^w 轉化酶。在分泌型的 Se 轉化酶與 Le 轉化酶共同競爭 type 1 precursor 受質下，Le^a 抗原僅能有微量生成（圖 2-2(b)、圖 2-12），而生成 Le(a-b+) 表現型；但相對於 Se 轉化酶，弱功能的 Se^w 轉化酶製造 H 抗原的功能下降，使 Le^a 抗原生成量有機會增加，進而形成血球 Le(a+b+) 表現型[28]。

帶有 385A>T 置換的 *Se*^w 基因廣泛的分布在亞洲及南太平洋地區，證明這是一個存在於亞洲的古老突變。

表 2-15 Lewis 血型在各族群的頻率

血球Lewis表現型	歐美白種人	非洲裔黑人	日本人	中國人（香港）	臺灣人
Le(a-b+)	70～72%	52～55%	73.0%	62%	72.2%
Le(a+b-)	19～22%	19～23%	0.2%	0%	0%
Le(a-b-)	4～11%	22～29%	10.0%	11%	9.6%
Le(a+b+)	0%	0%	16.8%	27%	18.2%

白人、黑人及中國人的資料來自*Human Blood Groups*[1]。日本人資料來自*The Blood Group Antigen FactsBook*[8]。臺灣人資料來自馬偕醫院測400位臺灣閩南人及100位臺灣客家人[29]

2.9.2 臺灣各族群 Lewis 血型分布

白人及非裔黑人族群普遍約有 20% 的人為非分泌型（形成 Le(a+b-) 血型）；而非分泌型在亞洲族群極少，非分泌型的 Le(a+b-) 血型在臺灣人的閩南及客家族群幾乎不存在（表 2-15）。相對的，由弱分泌型（Se^{w}）造成的 Le(a+b+) 血型在亞洲族群相當普遍，在白人及黑人族群相當稀有。

弱分泌型的唾液中的 ABH 抗原呈現不定量的減少，Le(a+b+) 血球上 Le^{b} 的抗原強度也因個案不同，反應的強度可由 ±～4+，較缺乏經驗的檢驗人員有可能某些個案會誤判為 Le(a+b-) 型。

在臺灣原住民族群中 Le(a+b+) 也是普遍的血型（不同族群約 10%～30% 間）；但是和閩南及客家人不同的是，Le(a+b-) 血型在部分原住民族群中存在，包括阿美、泰雅、排灣、魯凱，在鄒族和布農族比例最高（約 8%）[29]。

Le(a-b-) 血型在原住民中的比例（不同族群約 15%～50% 間），也明顯高於閩南及客家人（約 10%）[29]。

歐美族群非分泌型的 *se* 基因為基因上的 428G>A 無義突變（nonsense mutation）所造成（se^{428}）。由於多個臺灣原住民族群有 Le(a+b-) 血型的分布，這是在閩南和客家族群中稀有的；經馬偕醫院的基因序列分析，發現臺灣原住民族群的 *se* 基因和歐美族群的 se^{428} 基因不同。臺灣原住民族群分布著帶有 571C>T（se^{571}）或 849G>A（se^{849}）的無義突變，和帶有 685-687GTG 三核苷酸缺失（se^{685}、導致 Val^{229} 缺失）的三型不同 *se* 基因。歐美的 se^{428} 基因在臺灣原住民族群未被發現到[30-32]。

在歐美族群的 se^{428} 基因及臺灣原住民族群的 se^{571}、se^{849} 和 se^{685} 被發現後，國外其他族群也接續發現多種不同的 *se* 基因型。同時也發現 se^{571} 在日本人、菲律賓人、紐西蘭毛利人中也存在，se^{849} 也在菲律賓人發現。se^{685} 只有在三族臺灣原住民（排灣族、阿美族、卑南族）中發現。

引起 Le(a-b-) 血型的 *le* 基因型國外也有許多不同的報告。臺灣不同族群的 *le* 基因型還有待分析研究。

2.9.3 Lewis 血型抗體及輸血

Lewis 相關抗體雖然是發生率很高的抗體，是常見的不規則抗體之一，但基本上 Lewis 系統的抗體為冷凝集抗體，絕大多數在 37℃不反應。但有少數 anti-Le^a 案例造成溶血性輸血反應的報告。

Lewis 抗體主要發生在 Le(a-b-) 血型者，是自然發生的 IgM 抗體，可以固定補體，不通過胎盤。少數 anti-Le^a 為 IgG 抗體。多數凝集力強的 anti-Le^a 血清帶有 IgG 抗體的成分。

Lewis 抗原在新生兒紅血球上很少，所以 Lewis 抗體不引起新生兒溶血症。

由於 Lewis 抗原是從血漿吸附到紅血球，所以不同 Lewis 表現型間的輸血，輸入的紅血球很快被改變成病人的表現型，病人血漿中若有抗體也很快會被輸入的血漿中的抗原中和，所以罕見 Lewis 抗體破壞血球；但是在西方國家還是建議用 Le(a-) 的紅血球輸給有 anti-Le^a 的病人。在臺灣曾經發生過 anti-Le^a（力價 1:512）引起即時性血管內溶血的輸血反應，病人的血清及尿中均出現血紅素，病人的臨床症狀有發燒及發冷，病人很快恢復。泰國也發表過類似的報告。所以對帶有 anti-Le^a 的病人需要給 Le(a-) 的血液。

學習評量

1. ABO、H 和 Lewis 血型抗原結構之生成途徑及身體分布？
2. ABO、H 和 Lewis 血型抗原決定位為何？
3. ABO、H 和 Lewis 血型的表現型有哪些？
4. ABO、H 和 Lewis 血型的基因及基因型如何影響血型的表現？
5. ABO、H 和 Lewis 血型表現型頻率的概念？
6. ABO 血型檢測結果如何判讀？
7. 如何判別 ABO 亞血型？
8. ABO 亞血型病患之輸血，紅血球血型選擇？
9. 後天 ABO 血型改變的成因？
10. 如何鑑定 H 缺乏血型（孟買、亞孟買血型）？
11. H 缺乏血型病患之輸血，紅血球血型選擇？
12. Lewis 抗體的臨床意義與輸血選擇？

參考文獻

本章許多內容取材參考自林媽利醫師所著前版本《輸血醫學》及 Geoff Daniels 所著 *Human Blood Groups*（3rd ed. Oxford: Wiley-Blackwell, 2013）。

其他較細的參考出處標註於內文，如下：

1. Daniels G. Human blood groups. 3rd ed. Oxford: Wiley-Blackwell, 2013.
2. Gaensslen RE, Bell SC, Lee HC. Distributions of genetic markers in United States Populations: I. Blood group and secretor systems. J Forensic Sci 1987; 32 (4): 1016-1058.
3. Fujita Y, Tanimura M, Tanaka K. The distribution of the ABO blood groups in Japan. Jap J Human Genet 1978; 23: 63-

109.

4. Liu J, Zhang S, Wang Q, Shen H, Zhang Y, Liu M. Frequencies and ethnic distribution of ABO and RhD blood groups in China: a population-based cross-sectional study. BMJ Open 2017; 7: e018476.
5. Issitt PD, Anstee DJ. Applied blood group serology. 4th ed. Durham, North Carolina: Montgomery Scientific Publications, 1998.
6. Liu YJ, Chen W, Wu KW, Broaberry RE, Lin M. The development of ABO isohemagglutinins in Taiwanese. Hum Hered 1996; 46: 181-184.
7. Coner JD, Chan MM, DePalma L. Analysis of the repertoire of human B-lymphocytes specific for type A and type B blood group terminal trisaccharide epitopes. Transfusion 1993; 33: 200-207.
8. Reid ME, Lomas-Francis C, Olsson ML. The Blood Group Antigen FactsBook. 3rd ed. Academic Press, 2012.
9. Chen DP, Tseng CP, Wang WT, Sun CF. Identification of a novel A^2 allele derived from the A transferase gene through a nucleotide substitution G539C. Vox Sang 2005; 88: 196-199.
10. Chen YJ, Chen PS, Liu HM, Lyou JY, Hu HY, Lin JS, Tzeng CH. Novel polymorphisms in exons 6 and 7 of *A*/*B* alleles detected by polymerase chain reaction-single strand conformation polymorphism. Vox Sang 2006; 90: 119-127.
11. Yu LC, Twu YC, Chou ML, Chang CY, Wu CY, Lin M. Molecular genetic analysis for the B^3 allele. Blood 2002; 100: 1490-1492.
12. Yu LC, Lee HL, Chan YS, Lin M. The molecular basis for the *B(A)* allele: an amino acid alteration in the human histoblood group B α-(1,3)-galactosyltransferase increase its intrinsic α-(1,3)-*N*-acetylgalactosaminyltransferase activity. Biochem Biophys Res Commun 1999; 262: 487-493.
13. Chen DP, Tseng CP, Wang WT, Wang MC, Tsao KC, Wu TL, Sun CF. A novel *cis-AB* allele derived from the *A* transferase gene by nucleotide substitution C796A. Ann Clin Lab Sci 2004; 34: 437-442.
14. Tzeng CH, Chen YJ, Lyou JY, Chen PS, Liu HM, Hu HY, Lin JS, Yu LC. A novel *cis-AB* allele derived from a unique 796C>A mutation in exon 7 of *ABO* gene. Transfusion 2005; 45: 50-5.
15. Lin M, Hou MJ, Twu YC, Yu LC. A novel *A* allele with 664G>A mutation identified in a family with the A_m phenotype. Transfusion 2005; 45: 63-69.
16. Sano R, Nakajima T, Takahashi K, Kubo R, Kominato Y, Tsukada J, Takeshita H, Yasuda T, Ito K, Maruhashi T, Yokohama A, Isa K, Ogasawara K, Uchikawa M. Expression of ABO blood-group genes is dependent upon an erythroid cell-specific regulatory element that is deleted in persons with the B_m phenotype. Blood 2012; 119:

5301-5310.

17. Nakajima T, Sano R, Takahashi Y, Kubo R, Takahashi K, Kominato Y, Tsukada J, Takeshita H, Yasuda T, Uchikawa M, Isa K, Ogasawara K. Mutation of the GATA site in the erythroid cell-specific regulatory element of the ABO gene in a B_m subgroup individual. Transfusion 2013; 53: 2917-2927.
18. Takahashi Y, Isa K, Sano R, Nakajima T, Kubo R, Takahashi K, Kominato Y, Tsuneyama H, Ogasawara K, Uchikawa M. Deletion of the RUNX1 binding site in the erythroid cell-specific regulatory element of the ABO gene in two individuals with the A_m phenotype. Vox Sang 2014; 106: 167-175.
19. Sun CF, Yu LC, Chen DP, Chou ML, Twu YC, Wang WT, Lin M. Molecular genetic analysis for the A^{el} and A^3 alleles. Transfusion 2003; 43: 1138-1144.
20. Liu HM, Chen YJ, Chen PS, Lyou JY, Hu HY, Ho YT, Lin JS, Tzeng CH. A novel A^{el} allele derive from a unique 816insG in exon 7 of the *ABO* gene. J Formos Med Assoc 2007; 106: 969-674.
21. Sun CF, Chen DP, Tseng CP, Wang WT, Lin JP. Identification of a novel A^{1v}-O^{1v} hybrid allele with G829A mutation in a chimeric individual of $A_{el}B_{el}$ phenotype. Transfusion 2006; 46: 780-789.
22. Lin PH, Li L, Lin-Tsai SJ, Lin KT, Chen JM, Chu DC. A unique 502 C>T mutation in exon 7 of ABO gene associated with the B_{el} phenotype Taiwan. Transfusion 2003; 43: 1254-1259.
23. Sun CF, Chen DP, Lin KT, Wang WT, Wang YC, Yu LC. Molecular genetic analysis of the B_{el} phenotype. Vox Sang 2003; 85: 216-220.
24. Li L, Yang MH, Chak KF, Lin PH, Lai CH, Lin KT, Lin-Tsai SJ, Lin KS, Chu DC. Three missense mutations, including a novel 860C>T transition, and allelic enhancement phenomenon associated with ABO blood subgroups A in Taiwan. Transfusion 2007; 47: 1014-1021.
25. Chen DP, Tseng CP, Wang WT, Peng CT, Tsao KC, Wu TL, Lin KT, Sun CF. Two prevalent *h* alleles in para-Bombay haplotypes among 250,000 Taiwanese. Ann Clin Lab Sci 2004; 34: 314-318.
26. Yu LC, Yang YH, Broadberry RE, Chen YH, Lin M. Heterogeneity of the human *H* blood group α(1,2) fucosyltransferase gene among para-Bombay individuals. Vox Sang 1997; 72: 36-40.
27. Broadberry RE, Lin M. Comparison of the Lewis phenotypes among the different population groups of Taiwan. Transfus Med 1996; 6: 255-260.
28. Yu LC, Yang YH, Broadberry RE, Chen YH, Chan YS, Lin M. Correlation of a missense mutation in the human *Secretor* α(1,2) -fucosyltransferase gene with the Lewis (a+b+) phenotype: a potential

molecular basis for the weak *Secretor* allele (Se^{w}) . Biochem J 1995; 312: 329-332.

29. Lin M, Broadberry RE. Immunohematology in Taiwan. Transfus Med Rev 1998; 12: 56-72.

30. Yu LC, Broadberry RE, Yang YH, Chen YH, Lin M. Heterogeneity of the human *Secretor* α(1,2) fucosyltransferase gene among Lewis (a+b-) non-secretors. Biochem Biophys Res Commun 1996; 222: 390-394.

31. Yu LC, Lee HL, Chu CC, Broadberry RE, Lin M. A newly identified nonsecretor allele of the human histo-blood group α(1,2) fucosyltransferase gene (FUT2). Vox Sang 1999; 76: 115-119.

32. Yu LC, Chu CC, Chan YS, Chang CY, Twu YC, Lee HL, Lin M. Polymorphism and distribution of the Secretor α(1,2)-fucosyltransferase gene in various Taiwanese populations. Transfusion 2001; 41: 1279-1284.

第三章 Rh血型系統

陳定平、孫建峰

學習目標

1. 介紹Rh血型系統之命名及由來。
2. 了解Rh血型抗原、抗體及基因結構。
3. RhD之分生機制。
4. 探討臺灣人Rh血型系統之表現型。
5. 多種D抗原表現型，如Rh陰性、Del、Weak D、Partial D之血型系統抗原、抗體。
6. 輸血前，檢測Rh血型系統之必要性。
7. 探討臺灣新生兒溶血與RhD之相關性。
8. 描述臺灣Rh血型鑑定的程序和方法。

3.1 RH 血型系統命名

最早在 1939 年，Levine 和 Stetson 於一個新生兒溶血症母親的血清中發現紅血球抗體，同時發現這個抗體可凝集 85% 白種人的血球。1940 年，Landsteiner 及 Wiener 以恆河猴（Rhesus monkey）的紅血球免疫兔子產生抗體，這抗體也發現可以凝集 85% 白種人的血球；他們以為兩種抗體對抗的抗原是相同的，所以他們命名為 Rh 抗原，表示人類和猴子是有共同的血球抗原。後來證明恆河猴的抗原和人類的 Rh 抗原並不是同一種，所以把猴子的抗原另命名為 LW 抗原。

Rh 血型系統是由 *RHD* 和 *RHCE* 基因控制，兩者皆位在第一對染色體短臂上（1p36.11），同質性非常高，距離相當近。兩基因未醣化的蛋白質產物，分別是 RhD(CD240D) 及 RhCE(CD240CE)，僅表現在紅血球表面，具抗原性。*RHD* 的基因產物具 D 抗原而 *RHCE* 的基因產物具 Cc 及 Ee 抗原。Rh 血型系統是一個很複雜的系統，現已命名的抗原共有 56 個，Rh001～Rh063，其中 Rh013～016, 024, 025, 038 等 7 個被捨棄。[1,2]（如表 3-1）。

Rh 抗原的命名有很長久的爭論存在著，其爭論來源是根據不同的基因或遺傳理論而來：

1. Fisher-Race **理論**：Fisher-Race 認為 Rh 基因組是由具有 3 個相當近距離聯結的 *C*、*D*、*E* 基因座所組成，每個基因各有兩個等位基因 *C/c*、*D/d*、以及 *E/e*，所以會有 C/c、D/d 及 E/e 等 6 種抗原。雖然很快地發現了 D、C、c、E、e 等 5 種抗原的存在，但卻無法證明有 d 抗原之存在。因此修正為 *D/d* 乃是決定有 D 抗原或無 D 抗原的製造，而 *C/c* 及 *E/e* 為等位基因。這個命名法在血清學上一直被廣泛應用。
2. Wiener **命名**：Wiener 則認為基因應只有一個，但會製造出來一個複雜的凝集原（agglutinogen），此凝集原上不同的區域具有複雜的抗原表位（epitopes），能夠表現出不同的抗原，但這些抗原是聯結在一起以等位基因半套體（haplotypes）來遺傳。雖然主要抗原能有 Rh_0(D)、rh'(C)、rh''(E)、hr'(c) 或 hr''(e) 等多種，但凝集原則可使用一個代號來表示，如 Rh_0 會具有 Rh_0、hr' 及 hr'' 等抗原；Rh_1 會具有 Rh_0、rh' 及 hr'' 等抗原；rh 會有 hr' 及 hr'' 等抗原；rh' 會有 rh' 及 hr'' 等抗原。但後來因為 Wiener 的系統太複雜，很多人都無法適應此種凝集原表示法，現 Wiener 的 RH 命名除了基因半套體（haplotypes）表示法廣泛的被使用外，其凝集原及抗原表示僅具歷史意義。
3. Rosenfield **數目表式法**：Rosenfield 為了使 Rh 血型抗原系統的表式容易電腦化，因而採用了數目系統，現 ISBT 所發表的抗原系統即將所有的抗原以 Rh001～Rh063 來表示。（表 3-1）另外，以實際所使用的抗體所做免疫測試的結果來表示相對應的抗原是否存在。這種以實際測得的抗原來表

表 3-1　RH 血型抗原系統及白種人分布頻率＊

RH抗原（ISBT, Rosenfield）	抗原（Fisher & Race）	抗原（Wiener）	白種人頻率（%）^{2}#
RH1	D	Rh^{0}	85
RH2	C	rh’	70
RH3	E	rh”	30
RH4	c	hr’	80
RH5	e	hr”	98
RH6	ce(f)	hr	64
RH7	Ce	rh^{i}	70
RH8	C^{w}	rh^{w1}	2
RH9	C^{x}	rh^{x}	<1
RH10	$V(ce^{s})$	Hr^{v}	Rare
RH11	E^{w}	Rh^{w2}	<1
RH12	G	Rh^{G}	85
RH17		Hr_{0}	100
RH18		Hr	100
RH19		hr^{s}	98
RH20	$VS(e^{s})$		Rare in Caucasian; Frequent in Black(26～40%)
RH21	C^{G}		70
RH22	CE		<1
RH23	D^{w}(Wiel)		<1
RH26	c-like		80(antithetical To LOCR)
RH27	cE		30
RH28		hr^{H}	Rare
RH29		RH(‘total RH’)	100
RH30	D^{Cor}(Go^{a}, Gonzales)		<1(DIVa, marker for DIV))
RH31		hr^{B}	>99
RH32			<1
RH33			<1
RH34	Bastiaan	Hr^{a}	100
RH35			<1

RH抗原（ISBT, Rosenfield）	抗原（Fisher & Race）	抗原（Wiener）	白種人頻率（%）^{2}#
RH36	Be^{a}(Berrens)		<1
RH37	Evans		<1
RH39	C-like		>99
RH40	Tar(Targett)		<1
RH41	Ce-like		70
RH42	Ce^{s}	hr^{H}-like	Rare in Caucasian; Frequent in Black(20～25%)
RH43	Crawford		<1
RH44	Nou		>99
RH45	Riv		rare
RH46	Sec		>99
RH47	Dav		>99
RH48	JAL		<1
RH49	STEM		<1
RH50	FPTT		<1
RH51	MAR		>99
RH52	BARC		<1
RH53	JAHK		<1
RH54	DAK		rare
RH55	LOCR		<1(antithetical to RH026)
RH56	CENR		rare
RH57	CEST		>99(antithetical to RH048)
RH58	CELO		>99(antithetical to RH043)
RH59	CEAG		rare
RH60	PARG		rare
RH61	CEVF		
RH62	CEWA		rare(G-like?)
RH63	CETW		

*現已命名的抗原共有56個，RH013 Rh^{A}, RH014 Rh^{B}, RH015 Rh^{C}, RH016 Rh^{D}, RH024 E^{T}, RH025, RH038等7個等被捨棄

#白種人資料取自# Helmut Schenkel-Brunner. Human Blood Groups, 2nd ed., 2000, Springer. p410 Table 13.1

示表現型，如 rr（Rh:-1, -2, -3, 4, 5 或 $R^{-1,-2,-3,4,5}$）代表使用 5 種抗體的測試結果（D-C-E-c+e+）；如果是 rr（Rh:-1, -2, -3, 4）則代表僅以 4 種抗體來測試紅血球抗原，其抗原表現型為（D-C-E-c+），e陽性則係由推測得知（因E為陰性，必然有 e）。

4. Tippett **兩基因理論**：Tippett 在 1980 年代分析 Rh 抗原血清學證據分析推論到 Rh 應只有兩個基因存在：(1) 第 1 個基因有兩個主要等位基因（D+ 或 D-），會呈現是否有 RhD 抗原的存在；(2) 第 2 個基因則有 4 個等位基因（*Ce*, *cE*, *ce*, 與 *CE*）。因此，Rh 應有 8 種主要基因半套體（haplotypes）：*DCe*, *DcE*, *Dce*, *DCE*, *dCe*, *dcE*, *dce* 與 *dCE*。

3.2 Rh 血型抗原 D, C/c, E/e 抗原頻率與半套體（haplotypes）

Rh 血型系統在臨床上常用到的（約 99%）只限於 5 種，即 D、C、E、c、e，由這 5 種 Rh 抗原的測定得的表現型（表 3-2）。根據白種人半套體（haplotypes）出現的頻率白種人的表現型在這一個表中能推測到白種人的基因型。由表 3-2，我們知道白種人 Rh 陽性率約 85%，而國人 Rh 陽性率在 3 家醫院為 98.96～99.63%，血液基金會則為 98.99%。[3-6] Rh 抗原中以 D（RH1; Rh0）、C（RH2; rh'）、E（RH3; rh"）、c（RH4; hr'）及 e（RH5; hr"）等 5 種最重要，其抗原頻率如表 3-2。在臺灣國人 D 抗原頻率約為 99.0～99.6%（相對的，白人為 85%）、C 抗原頻率約為 90.2～91.6%（相對的，白人為 70%）、E 抗原頻率約為 40.0～43.5%（相對的，白人為 30%）、c 抗原頻率約為 47.9～51.6%（相對的，白人為 30%）、而 e 抗原頻率約為 93.8～94.8%（相對的，白人為 98%）。

由表 3-3，國人最常見到的表現型是：1. R^1R^1（DCe/Dce）46～50%、2. R^1R^2（DCe/DcE）32%、3. R^1R^0（DCe/Dce）8～8.7%、以及 4. R^2R^2（DcE/DcE）5～8%。白種人最常見表現型是：1. R^1r（DCe/dce）33%、2. R^1R^1（DCe/DCe）18%、3. rr

表 3-2 Rh 抗原的分布頻率

Rh抗原	長庚醫院	馬偕醫院	臺北榮總醫院	白種人*
D(Rh^0)	0.9963	0.994	0.9896	0.85
C(rh')	0.9042	0.916	0.9024	0.70
E(rh")	0.4328	0.435	0.4000	0.29
c(hr')	0.4917	0.516	0.4787	0.30
e(hr")	0.9466	0.938	0.948	0.98

*資料取自 Helmut Schenkel-Brunner. Human Blood Groups, 2nd ed., 2000, Springer. p410 Table 13.1

表 3-3 Rh 表現型及可能基因型及其分布頻率

抗原					Phenotype 表現型	Genotype 基因型	白種人頻率	馬偕醫院頻率	台灣血液基金會頻率	長庚醫院頻率
D	C	c	E	e						
+	+	-	-	+	DCCee	$DCe/DCe(R^1R^1)$	17.68%	45.99	49.58	49.44
						$DCe/dCe(R^1r')$	0.82%			
+	-	+	+	-	DccEE	$DcE/DcE(R^2R^2)$	1.99%	7.98	4.96	5.52
						$DcE/dcE(R^2r'')$	0.34%			
+	-	+	-	+	Dccee	$DCe/DCe(R^0r)$	2.00%	0.25	0.24	0.15
						$DCe/dce(R^0R^0)$	0.07%			
+	+	-	+	-	DCCEE	$DCE/DCE(R^zR^z)$	<0.01%	0	0.01	0
						$DCE/dCE(R^zr^y)$	<0.01%			
+	+	+	-	+	DCcee	$DCe/dce(R^1r)$	32.68%	8.67	8.65	7.98
						$DCe/Dce(R^1R^0)$	2.16%			
						$Dce/dCe(R^0r')$	0.05%			
+	-	+	+	+	DccEe	$DcE/dce(R^2r)$	10.97%	2.64	2.79	3.28
						$DcE/Dce(R^2R^0)$	0.73%			
						$Dce/dcE(R^0r'')$	0.06%			
+	+	-	+	+	DCCEe	$DCe/DCE(R^1R^z)$	0.20%	1.32	0.81	0.97
						$DCE/dCe(R^zr')$	<0.01%			
						$DCe/dCE(R^1r^y)$	<0.01%			
+	+	+	+	-	DCcEE	$DcE/DCE(R^2R^z)$	0.07%	0.50	0.28	0.30
						$DCE/dcE(R^zr'')$	<0.01%			
						$DcE/dCE(R^2r^y)$	<0.01%			
+	+	+	+	+	DCcEe	$DCe/DcE(R^1R^2)$	11.87%	32.23	31.67	31.92
						$DCe/dcE(R^1r'')$	1.00%			
						$DcE/dCe(R^2r')$	0.28%			
						$DCE/dce(R^zr)$	0.19%			
						$Dce/DCE(R^0R^z)$	0.01%			
						$Dce/dCE(R^0r^y)$	<0.01%			
-	+	-	-	+	ddCCee	$dCe/dCe(r'r')$	0.01%	0.02	0.06	0.07
-	-	+	+	-	ddccEE	$dcE/dcE(r''r'')$	0.01%	0	0	0
-	-	+	-	+	ddccee	$dce/dce(rr)$	15.10%	0.23	0.52	0.22

抗原					Phenotype 表現型	Genotype 基因型	白種人頻率	馬偕醫院頻率	台灣血液基金會頻率	長庚醫院頻率
D	C	c	E	e						
-	+	-	+	-	ddCCEE	$dCE/dCE(r^yr^y)$	<0.01%	0	0	0
-	+	+	-	+	ddCcee	$dCe/dce(r'r)$	0.76%	0.16	0.38	0.15
-	-	+	+	+	ddccEe	$dcE/dce(r''r)$	0.92%	0.1	0.02	0
-	+	-	+	+	ddCCEe	$dCe/dCE(r'r^y)$	<0.01%	0	0	0
-	+	+	+	-	ddCcEE	$dcE/dCE(r''r^y)$	<0.01%	0	0	0
-	+	+	+	+	ddCcEe	$dcE/dCe(r''r')$	0.02%	0	0.01	0
						$dCE/dce(r^yr)$	<0.01%			

表 3-4　主要的 Rh 基因（Gene Complexes）之頻率

Wiener基因	Fisher-Race基因	臺灣			白種人#
		馬偕醫院	臺北榮總	長庚醫院	
R^1	*DCe*	0.651	0.6918	0.6938	0.4205*
r	*dce*	0.054	0.0668	0.0473	0.3886
R^2	*DcE*	0.255	0.2228	0.2321	0.1411
R^o	*Dce*	0.017	0.0025	0.0140	0.0257
r'	*dCe*	0.011	0.0111	0.0159	0.0098
r''	*dcE*	0	0	0	0.0119
R^z	*DCE*	0.0097	0.0050	0.0069	0.0024
r^y	*dCE*	0	0	0	0

Helmut Schenkel-Brunner. Human Blood Groups, 2nd ed., 2000, Springer. p422 Table 13.3
*包含有R^{1w}(DC^we)0.0129

（dce/dce）15%、及 4. R^1R^2（DCe/DcE）12%。從表現型資料可推測國人最常見的半套體（haplotypes）可能是 R^1 及 R^2。

臺灣幾家醫院曾發表過國人的半套體（haplotypes）資料，如表 3-4 來看，最多的兩個半套體（haplotypes）為 R^1（*DCe*）及 R^2（*DcE*）共占了 0.2278～0.255，其次是 *r*（*dce*）約 0.473～0.0668。相對地，白種人為 R^1（*DCe*）：0.4205、*r*（*dce*）：0.3886 及 R^2（*cDE*）：0.1411。國人 *r* 的頻率只有白種人的 *r* 半套體（haplotypes）頻率的 6 分之 1 至 8 分之 1。

3.3 Rh 基因

事實上在 1990 年代，分子生物學蓬勃發展之後，很快地學界即發現 Tippett 的理論是正確的。*RHCE* 基因在 1990 年被發現，[7] 而 *RHD* 基因在 1992 年使用選殖（Clone）的方法被成功做出來，[8,9] 自此開始對 Rh 基因學有更深入了解。現今我們對於位在第一染色體上（1p36-p34）的 *RHD* 及 *RHCE* 兩基因排列順序逐漸了解：*RHD* 和 *RHCE* 兩基因是 Rh 系統的重要基因。另外，在第 6 對染色體上有一個與 *RHD* 及 *RHCE* 基因同源的 *RHAG*（RHAG030），其基因產物是 RHAG 醣蛋白是 Rh 血型在紅血球上正常表現所需要的。*RHD*、*RHCE* 及 *RHAG* 皆由 10 個外顯子組成，其外顯子（exons）與內插子（introns）的長度如表 3-5 所示。[10,11] *RHD* 及 *RHCE* 兩基因（75kb 以上）同質性很高，但是兩者轉譯及排列方向是相反的，即 *RHD* 的 5' 端是在著絲粒（centromere）方向，而 *RHCE* 的 5' 端是在端粒（telomere）方向（圖 3-1）。兩基因間相距約 30,000bp，兩基因間含有第 3 個基因 *TMEM50A*（舊稱 *SMP1*）。此外，還有一個長度約 9,000bp 的 Rhesus Box 在 *RHD* 上下游處，這兩個 Rhesus Box 具有高同源性，轉譯的方向一致。[12] 白種人常見的 Rh 陰性為整個 *RHD* 基因的缺損，此種缺損都伴隨有 Hybrid Rhesus Box 存在。

RHD 與 *RHCE* 的基因結構有以下特點，會造成變異抗原的原因：

1. *RHD* 及 *RHCE* 兩個基因結構排列與轉譯方向相反，因此 *RHD* 及 *RHCE* 間的不等交換（unequal crossing over）不會發生。
2. *RHD* 及 *RHCE* 兩個基因結構排列與轉譯方向相反，同一染色體之 *RHD* 及 *RHCE* 可以經由髮夾環的形成而

表 3-5　RHD、RHCE 及 RHAG 基因之組成

Exon	Codons		Intron長度（bp）		
	RHD & RHCE	**RHAG**	**RHD**	**RHCE**	**RHAG**
1	1-49	1-49	11857	11758	17700
2	50-112	53-114	5269	5575C, 5318c	1000
3	113-162	115-164	10131	10437	2300
4	163-211	165-213	426	1075	800
5	212-267	214-269	1627	1627	2100
6	268-313	270-315	3134	3133	1200
7	314-358	316-356	10276	10268	3800
8	359-384	357-379	4843	4826	200
9	385-409	380-404	6942	7918	900
10	410-417	405-409			

*取材自 Geoff Daniels. Chapter 5, Human Blood Groups. 3rd ed, 2013, Wiley-Blackwell

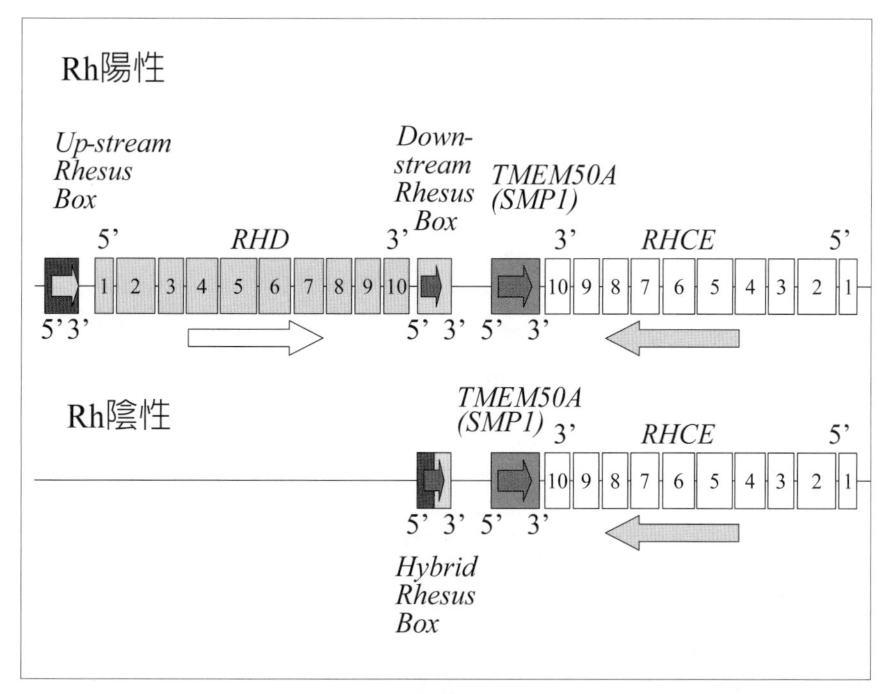

圖 3-1 *RHD* 與 *RHCE* 基因結構示意圖：兩個基因排列轉譯的方向相反。兩基因之間有第3 個基因 *TMEM50A*（以前稱作 *SMP1*）。在 *RHD* 上下游各有 1 個同源性相當高的 Rhesus Box 存在。白種人常見的 Rh 陰性為整個 *RHD* 基因的缺損，此種缺損都伴隨有 Hybrid Rhesus Box 存在 [12]

配對在一起，發生基因轉換（gene conversion）（圖3-2）。事實上此機制是 Rh 血型抗原如此複雜的主要原因之一，例如許多雜合蛋白 Rh（D-CE-D）或 Rh（CE-D-CE）是 D 或 E 變異抗原的原因。

3. *RHD* 及 *RHCE* 間的不等交換不會發生。但是，在 *RHD* 上下游的高同源性 Rhesus Box 如果配對（見圖 3-3），則不等交換即有可能發生，造成整段 *RHD* 基因發生缺損，這就是白種人的 Rh 陰性的主要基因變化。

當然，與 *RHD* 與 *RHCE* 的基因特殊結構無關的其他一般基因變異，當然也可能會在 *RHD* 與 *RHCE* 的基因造成變化，如核苷酸錯義突變（missense mutation）、無義突變（nonsense mutation）、移位性突變（frame shift mutation）或修飾基因（modifying gene）等變異也都是 RhD 或 RhCE 變異抗原發生的原因。

以上所提基因變異，不管是 *RHD* 與 *RHCE* 的基因結構有關的，或其他一般 DNA 變異，將在 RHD 與 RHCE 變異抗原中敘述。

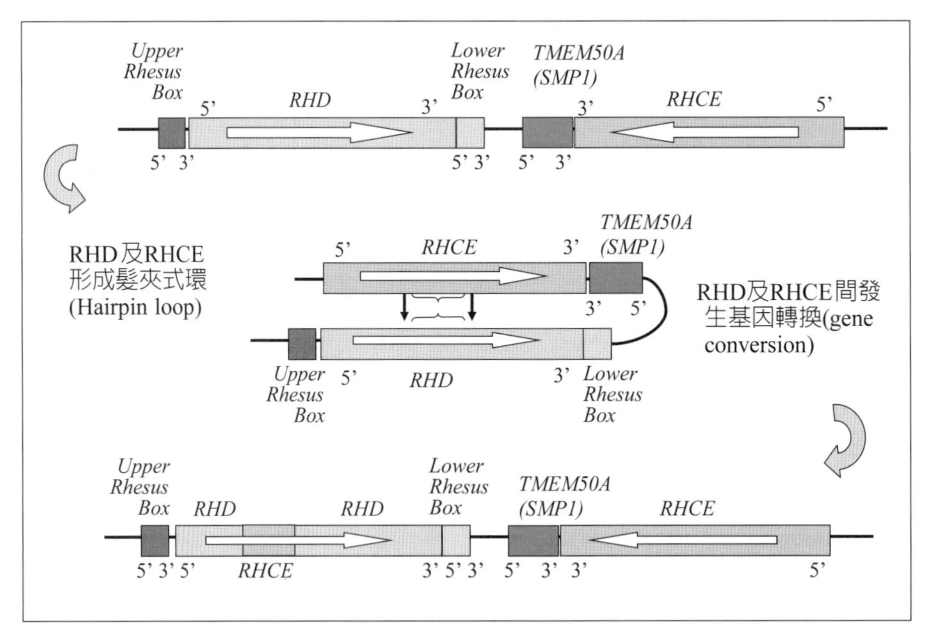

圖 3-2 RHD 及 RHCE 兩個基因方向相反，這兩個基因可以經由髮夾環的形成而配對在一起，發生基因轉換（gene conversion）的機會

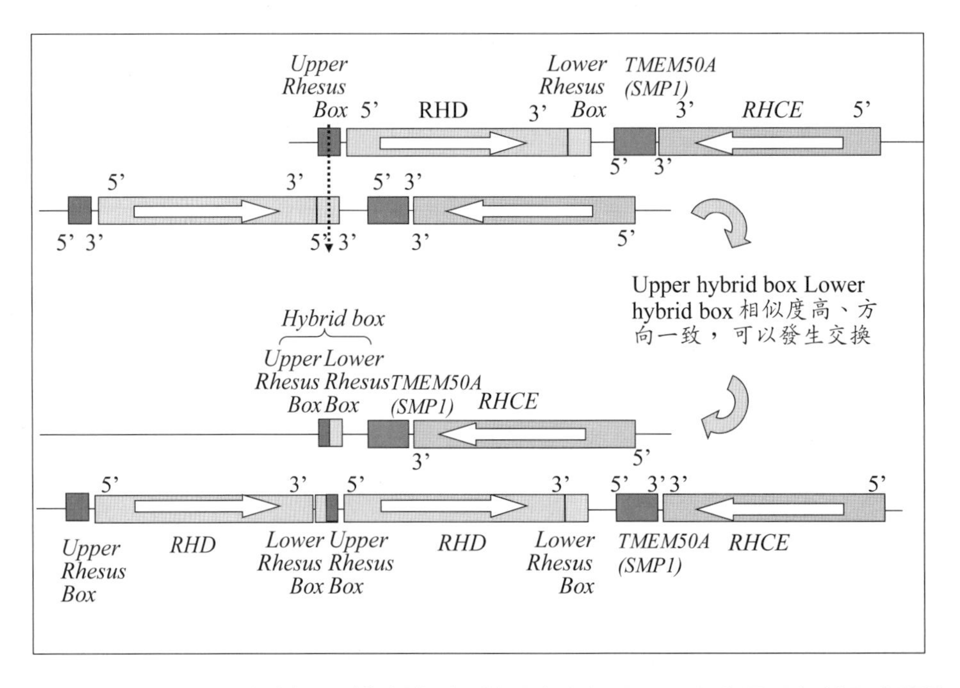

圖 3-3 RHD 及 RHCE 兩個基因的構造排列及轉譯方向相反，因此在這兩個基因之間的不等交換（unequal crossing over）不會發生。但是在 RHD 上下游都具有 1 個同源性極高、排列方向一致的 Rhesus 盒（Rhesus Box），兩個 Rhesus Box 可以配對在一起發生不等交換[12]

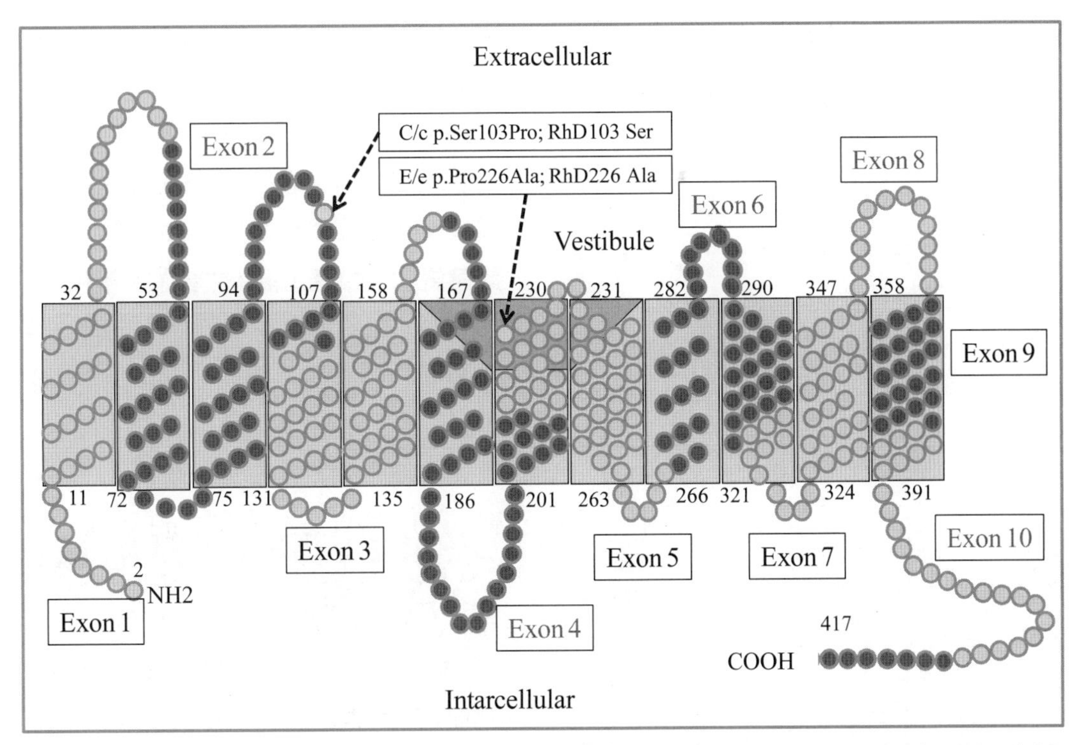

圖 3-4 RhD 及 RhCE 蛋白鏈在紅血球膜上來回穿梭 12 次，在細胞膜外有 6 個胜肽環，在細胞質內有 5 個環，NH_3 端及 COOH 端都在細胞質內。胜肽鏈胺基酸序列分別由 10 個外顯子的密碼子核苷酸序列來控制，其對應如圖示。RhD 與 RhCE 立體結構反應其為膜內外通運功能之蛋白質，穿膜螺旋（helix）組成通道，黃色標示之部分為通道在膜外前室（vestibule）位置，Pro226Ala 即是位在此位置，因此也是抗體能反應的部位[3]（此圖仿自 Geoff Daniels. Chapter 5, Human Blood Groups. 3rd ed, 2013, Wiley-Blackwell）

3.4 RhD/RhCE 蛋白與 Rh 血型抗原 D, C/c 與 E/e

3.4.1 RhD/RhCE 蛋白在細胞膜上結構——RhAG 影響 RhD 與 RhCE 抗原表現

RHD 及 RHCE 基因產物 Rh 血型蛋白 RhD 與 RhCE 表現在紅血球膜上，為 30-32 kDalton、沒有磷酸基結合、未糖化及忌水性的一個細胞膜內在性蛋白質。Rh 蛋白經由半胱胺酸（cysteine）結合細胞膜上的脂肪酸（fatty acid）。紅血球上的 Rh 抗原蛋白不會被酵素酵解。

Rh 蛋白質與細胞膜上的 band 3、血型醣蛋白 A 及 B（glycophorin A & B）、LW 蛋白、Duffy 蛋白、Rh 相關醣蛋白（RhAG, Rh-associated glycoprotein）或 CD47 等聚合在一起，會在紅血球膜上建構成巨大複合物（macrocomplex）。而此種 RhAG 與 RhD/RhCE 的結合，對 Rh 蛋白的表現相當重要，如果細胞膜上沒有 RhAG（Rh50），則 RhD 及 RhCE 抗原不會表現，會有 Rh_{null} 的情形發生。另外，Rh 蛋白在細胞膜內的 COOH 端，也直接聯接於錨蛋白（ankyrin），此種結合也是維持 Rh 蛋白抗原性及安定性的重要條件。

RhCE 及 RhD cDNA 所轉譯的 RhD 與 RhCE 蛋白鏈具 417 個胺基酸（成熟的 RhD 或 RhCE 蛋白則為 416 個胺基酸，2～417），大多數是屬於忌水性的（hydrophobic）胺基酸。Rh30（RhCED）在紅血球膜上來回穿梭 12 次，胜肽鏈胺基酸序列分別由 10 個外顯子的密碼子核苷酸序列來控制，其對應如圖示（圖 3-4）。在細胞膜外有 6 個胜肽環，在細胞質內也有 5 個環，而 NH_3 端及 COOH 端都在細胞質內。RhD 與 RhCE 之立體結構反應其為膜內外通運功能之蛋白質，穿膜螺旋（helix）組成通道。

3.4.2 RhD 抗原表位主要來自細胞膜外 RHD 蛋白與 RHCE 蛋白胺基酸差異之處

RhD 蛋白鏈表現 D 抗原；而 RhCE 蛋白鏈表現 C/c 與 E/e 。RhD 與 RhCE 兩者之間相似處則達 92%，僅有 32～36 個胺基酸的差異（因不同的 CE 抗原而異）。尤其是在膜外及前室（vestibule）的約 8 個胺基酸差異更是重要，這些胺基酸更構成了 RhD 主要抗原表位（epitope）來源，這些胺基酸分別位在第 3、4、及 6 個環上及前室（vestibule）。（圖 3-4、圖 3-5）RhD/RhCE 間多個胺基酸差異是 RhD 抗原表位的主要來源，而細胞外各環的交互作用也會擴增抗原表位，更構成了 RhD 眾多的抗原表位的複雜性，這也說明了為何 RhD 會有相當強的抗原性和致敏性的原因。也由於 RhD 是由眾多的抗原表位所構成，某些抗原表位的缺失可能就說明了為何 RhD 抗原為何會有許多部分 D（partial D）抗原存在的原因。而 RhD 蛋白鏈雖也有構成 C 及 e 抗原所需的胺基酸 103Ser 及 206Ala（見下段），但 RhD 蛋白鏈不會表現 C 及 e。

3.4.3 RhCE 蛋白 C/c 與 E/e 胺基酸差異

RhCE 蛋白鏈表現 C/c 及 E/e。在 RhCE 蛋白鏈之 c 蛋白鏈和 C 蛋白鏈之間相差 4 個胺基酸 p.Trp16Cys、p.Leu60Ile、p.Asn68Ser、p.Pro103Ser，但只有 103 位置的胺基酸是在膜外第 2 個環上。所以，第 2 個環上第 103 個胺基酸是決定 c/C 抗原的主要因素：c/C vs Pro/Ser；脯胺酸（Proline）決定 c 抗原，而絲胺酸（Serine）決定 C 抗原。（圖 3-5）

在 RhCE 蛋白鏈，e 和 E 型蛋白鏈只相差一個胺基酸 p.Ala226Pro，而此 226 的胺基酸是位在膜外第 4 個環上；所以，位於第 4 個環上第 226 個胺基酸決定 e/E 抗原的主要因素：e/E vs Ala/Pro，丙胺酸（alanine）決定 e 抗原，而脯胺酸（proline）決定 E 抗原。（圖 3-5）

對 RhCE 蛋白本身而言，也存在有第 2 個環上第 103 胺基酸是可以決定 C 或 c 抗原性的重要胺基酸（serine vs proline）；第 4 個環上第 226 胺基酸

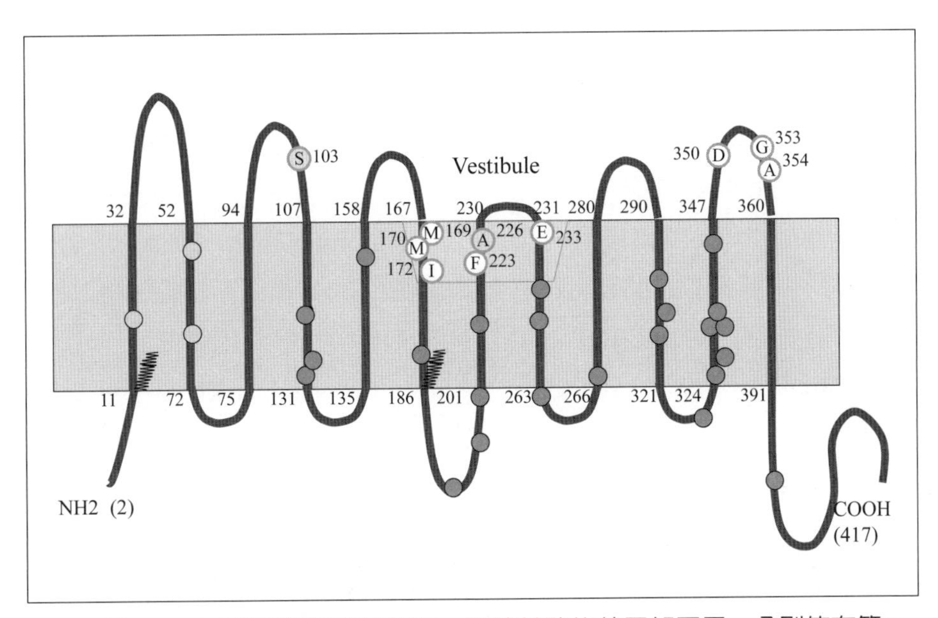

圖 3-5　RhD 與 RhCE 兩者在細胞膜外約有 8 個胺基酸的差異如圖示，分別位在第 3、4、及 6 等 3 個膜外環及前室（vestibule）上，此 3 個環對 RhD 的抗原性最重要。第 2 環上的絲胺酸（Serine）為決定 C 抗原性的胺基酸（103Proline 則為 c）；第 4 環上的丙胺酸（alanine）則是決定 e 抗原的胺基酸（226 如果是 proline 則為 E）。RhD 與 RhCE 之立體結構反應其為膜內外通運功能之蛋白質，穿膜螺旋（helix）組成通道，黃色標示之部分為通道在膜外前室（vestibule）位置，p.Pro226Ala 即是位在此位置，因此印證前室（vestibule）也是抗體能反應的部位[3]

是可以決定 E 或 e 抗原性的重要胺基酸（Proline vs Alanine）。

3.5 D 抗原變異表現型（D variants）與 Rh 陰性

3.5.1 D 抗原

D 抗原在白種人血庫作業中，是除了 ABH 抗原外最重要的紅血球抗原。Anti-D 是白種人最常見的不規則抗體，其原因是因為陰性者約有 15～17%，而且 D 之抗原性高，RhD 陰性的人可經由輸血或懷孕產生抗體。在 RhD 陰性的白種人中輸入 500 ml 的陽性血液將會有 50 ～ 75% 的機會產生 anti-D 抗體。

歐洲及北美洲的白種人約有 82 ～ 88% 為 D 陽性，黑種人 92% 為 D 陽性，在遠東地區 D 陽性更高，有些地方高達 100%。以一般測試法得到香港及臺灣的 D 陽性率為 98.96～99.63%，只有 0.36～1.04% 屬於 Rh 陰性；[7-8] 日本人陽性率為 99.5%。不過，在亞洲一部分的 D 陰性者事實上為 D 的微弱陽性，稱為 DEL，譬如在日本、香港或臺灣，RhD 陰性的人當中約有 10～30% 的人雖然他們的紅血球是 D^u 陰性，但如果進一步做 anti-D 吸附沖出法（adsorption-elution test）的話則可證明有微弱的 D 抗原存在，稱為 DEL 型。因此，在亞洲 RhD 陽性比率是更高的，而 RhD 陰性比率是更低的。

D 的抗原數量會因表現型不同而略有不同，D-- 的 D 抗原量最多（約為 110,000～200,000），Del 血型最少（僅數十或數百），在這兩者之間有各種不同程度的案例，如常見的 DcE/DcE 之 D 抗原量就比 DCe/DCe 來得多（在 C 出現時 D 的表現減弱），由流式細胞儀（flow cytometry）測到 D 抗原量的多寡為 DcE/DcE > DCe/DcE > DCe/DCe > DcE/dce > DCe/dce。

除了 Rh 陰性外，D 也會有各類變異表現型：如上述的 DEL 表現型呈現 D 數量變化我們稱之為弱 D 型（weak D），這類弱 D 大多是屬於純 D 抗原量的減少，並未能證明有抗原表位的缺失，因此預測在輸 Rh 陽性血液後不會有 anti-D 發生。但是有些 D 變異型，除了 D 抗原數量的差異外（如弱 D、DEL 及弱部分 D），某些變異體也會有質的差異因部分缺抗原表位（如部分 D 及弱部分 D）如輸用 Rh 陽性血液後會有 anti-D 發生的可能。表 3-6 中分析 D 變異型（包括 Rh 陰性、DEL、部分 D、弱部分 D、弱 D 及 DEL）的分生機制及臨床意義，為以下的討論重點。

3.5.2 Rh 陰性

紅血球上如不具 D 抗原稱為 Rh 陰性。如前述，白種人有 12～18% 為 Rh 陰性，（表 3-1）而國人 Rh 陰性的比率甚低，大約 0.37～1.04%。但在日本、香港或臺灣，RhD 陰性的人當中約有 10～30% 的人雖然他們的紅血球是 D^{u} 陰性，但如果進一步做 anti-D 吸附沖出法（Absorption-elution test）的話則可證明有微弱的 D 抗原存在稱為 DEL 的。因此，RhD 陰性比率是更低的。

RhD 陰性病人由於不具 D 抗原，如果輸到 D+ 血液或女性懷孕 D+ 胎兒則有可能產生 anti-D 抗體，因此輸血時必須使用 D 陰性血液，女性懷孕 D+ 胎兒時需使用 RhIgG 預防產生抗體。D 陰性個人捐血時的血袋可供 D 陰性人輸血之用。（表 3-6）

會造成 Rh 陰性主要有 1. 無 RhD 蛋白表現及 2. 雜合蛋白（hybrid *RhD/RHCE* gene）無 D 基因表位兩種情形：（表 3-6）

3.5.2.1 無RhD蛋白表現

1. 基因缺損（Gene deletion）：整個 *RHD* 缺損此一等位基因在白人的頻率即幾乎高達 4 成。
2. 無義突變（Nonsense mutation）：無義突變造成終止密碼子，像 *RHD*（p.Y330X）、*RHD*（p.W185X）、*RHD*（p.W90X）、*RHD*（p.Q41X）或 *RHD*（p.W16X）等均被報告過。
3. 移位性突變（Frame shift mutation）：非 3 倍數的核苷酸插入或缺損會造成終止密碼子提前到來，如 *RHD*（c.325delA）（T108fs, 118X）或 *RHD*（c.600delG）（201fs, 228X）。
4. 修飾基因（Modifying gene）：RhAG

表 3-6 *RHD* 變異等位基因的 D 抗原表現型、分生機制及臨床意義

抗原變異分類	D抗原表現機制	分生基礎		代表性範例		新抗原	測試D抗原方法	病人			捐血者
		蛋白變異	機制	RHD等位基因（舉例）	通俗名稱			可經由輸血或懷孕產生抗體	需輸血時適用之紅血球	需使用RhIgG預防產生抗體	可能會使D-受血者產生抗體
D陽性（D+）	正常	正常	正常	*RHD*	D+	無	直接凝集	不會	D+	不需	會
部分D（Partial D）	抗原表位質的變化	細胞膜外胺基酸變化	錯義突變（Missense mutation）	*RHD* (p.Gly355Ser)	DNB	未知	直接凝集或抗球蛋白測試	會	D-	需要	會
		雜合蛋白：細胞膜外蛋白交換	基因轉換（Gene conversion）：雜合蛋白	*RHD-CE(3-6)-D*	D第六類第3型（DVI type 3）	BARC					
弱D（Weak D）	抗原表位量的變化	細胞膜內或細胞內胺基酸變化	錯義突變（Missense mutation）	*RHD* (p.Val270Gly)	弱D第1型（Weak D type 1）	未知	抗球蛋白測試（少數直接凝集）	不會	D+	不需	會
弱部分D（Weak partial D）	抗原表位質量變化	細胞膜內或細胞內胺基酸變化	錯義突變（Missense mutation）	*RHD* (p.Gly282Asp)	弱部分D第15型（Weak partial D type 15）	未知	直接凝集或抗球蛋白測試	會	D-	需要	會*
DEL	抗原表位量驟減	蛋白表現或轉譯量極低	剪接位點突變（Missense mutation at splicing site）	*RHD* (p.Lys409Lys)	無	未知	抗球蛋白測試	不會	D+	不需	會*
D陰性（D-）	D陰性	無蛋白表現	基因缺損（Gene deletion） 無義突變（Nonsense mutation） 移位性突變（Frame shift mutation） 修飾基因（Modifying gene）	*RHD*缺損 *RHD*(Y330X) *RHD*(*325delA*) *RHAG*基因缺損	D陰性 無 無 Rhnull	無	間接球蛋白以偵測anti-D	會	D-	需要	不會
		雜合蛋白：細胞膜外蛋白交換	基因轉換（Gene conversion）：雜合蛋白	RHD-CE(3-7)-D	Cde^{s}	VS, V					

*Floch, A. Molecular genetics of the Rh blood group system: alleles and antibodies—a narrative review. Ann Blood 2021; 6: 29. http://dx.doi.org/10.21037/aob-20-84

醣蛋白為 RhD 抗原表現所必須，因此當 RHAG 如有 *RHAG*（c.IVS1+1g>a）而使 *RHAG* 無法表現時，會有調節型 Rh_{null} 發生。

3.5.2.2 雜合蛋白（hybrid RHD/RHCE gene）

如雜合基因 *RHD-CE(3-7)-D* 或 *RHD-CE(2-8)-D* 所轉譯的雜合蛋白其細胞膜外環第 3 至第 6 環的部分為 RhCE 的特異性胺基酸，因而無 RhD 的抗原表位之表現，為 D 陰性。但是像 *RHD-CE(3-7)-D*，由於有 *RHD(1-2)* 之存在，雖無 *D* 但會表現 *C*（Serine103）。

在歐洲及北美白種人約 99.7% 是屬於 *D* 基因整個缺損。在南非黑人中只有約有 3～7% 為 RhD 陰性：在這些 RhD 陰性的個人中有 80% 可以偵測到 *RHD* 基因的存在：66% 具有 *RHDψ*（為具有 37 bp 插入的假基因），有 15% 為 *RHD-CE(3-7)-D*（C）cde^{s}。（圖 3-6）非裔美國人則約有 54% 為 *RHD* 缺損，其餘則為 *RHDψ* 或 *RHD-CE(3-7)-D*(C) cde^{s}。

3.5.3 弱 D 抗原（Weak D）

1946 年，有研究指出弱 D（D^{u}）血型之紅血球膜上的 D 抗原數減少，甚至會少至正常的 5 ～ 10%。[13] D^{u} 血型定義為可偵測出弱 D 抗原但需藉由抗球蛋白反應方式偵測，此外於血庫學中也將其再細分為高度 D^{u}（high-grade D^{u}）及低度 D^{u}（low grade D^{u}）兩類，高度 D^{u} 是因相對基因位置上有 C 而無 D，如 *dCe* 將原位置上的 *D* 基因加以抑制，所以遺傳上是

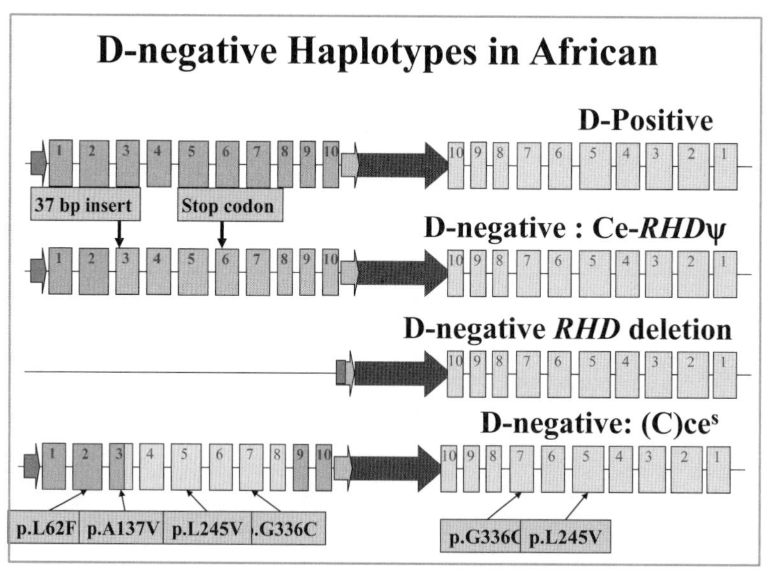

圖 3-6　在南非黑人的 RhD 陰性個人中 20% 為整個 *RHD* 缺損，約有 80% 可以偵測到 *RHD* 基因的存在：66% 具有 *RHDψ*（為具有 37 bp 插入的假基因），有 15% 為 *RHD-CE(3-7)-D*(C)cde^{s}

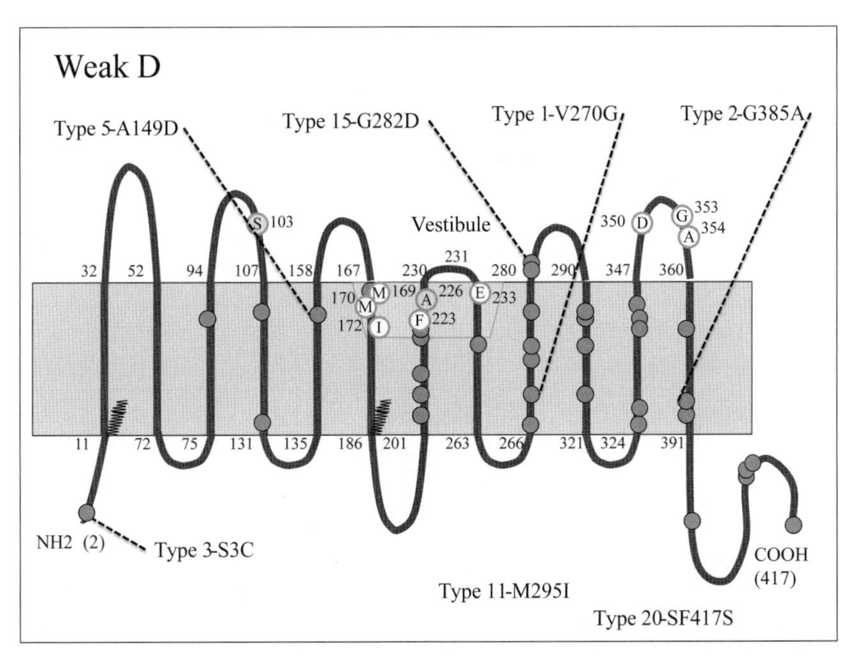

圖 3-7　弱 D 抗原為 RHD 錯義性突變以至於細胞膜上或細胞內部位胺基酸改變所造成，已超過 80 種被報告過，第一型 p.Val270Gly 為歐洲白人最常見的弱 D 型

不規則的出現，與一些 anti-D 試劑可引起直接凝集反應。低度 D^u 是顯性的遺傳，黑種人較白種人常見（1.7% 與 0.3%），在黑種人的基因型為 $R^o(D^uce)$，在白種人為 $R^1(D^uCe)$ 或 $R^2(D^ucE)$，在臺灣捐血中心 40 萬袋的捐血中，曾找到 17 袋低度 D^u 血型，分別由 10 個捐血人捐贈，表現型的分類為 7 例 D^uCcee、2 例 D^uCcEe 及 1 例 D^uCCEe，因沒做家族研究，所以不知道其基因型。低度 D^u 和 anti-D 反應不會看到凝集反應，必須做到 AHG phase 才會看到陽性反應。然而現今僅有低度 D^u 才需藉由抗球蛋白反應或其他敏感的方法偵測，因單株抗體的效價增強，現今不稱它為 D^u，改命名為弱 D 型（Weak D）。[14]（表 3-7）

這類弱 D 大多是屬於純 D 抗原量的減少，並未有抗原表位的缺失，因此預測在輸 Rh 陽性血液後不會有 anti-D 發生。弱 D 紅血球上的 D 抗原數大約有 60～5,200 不等。這類弱 D 表現型被命名為弱 D 型 -1 至弱 D-81 型（weak D type-1 to weak D-type 81），但數目持續在增加。弱 D 第 1 型、第 2 型及第 3 型是歐洲白人最常見的弱 D 型。不過，這群弱 D 中，弱 D-type 4.2（DAR）、弱 D-type 11、弱 D-type 15、弱 D-type 21、弱 D-type 33、弱 D-type 41、弱 D-type 42、弱 D-type 45 等病人被報告發生有異體 anti-D 發生，這些弱 D 型應歸類為弱部分 D（weak partial D）。[15]

弱 D 個人由於仍具 D 抗原（雖然抗原較弱），因此輸血時是仍可使用 D+ 陽性血液，女性懷孕 D+ 胎兒也不會產

表 3-7　弱 D（Weak D）（舉例）

弱D型	突變位置	細胞內或細胞膜部位	註
Weak D type 1	Val270Gly	細胞膜	
Weak D type 2	Gly385Ala	細胞膜	
Weak D type 3	Ser3Cys	細胞內	
Weak D type 4.2	Thr201Arg, Phe223Val, Ile342Thr	細胞膜／細胞膜／細胞膜	臨床上有案例產生anti-D，歸類為弱部分D（weak partial D）
Weak D type 5	Ala149Asp	細胞膜	
Weak D type 6	Arg10Gly	細胞內	
Weak D type 7	Gly339Glu	細胞膜	
Weak D type 8	Gly307Arg	細胞膜	
Weak D type 9	Ala294Pro	細胞膜	
Weak D type 10	Trp393Arg	細胞內	
Weak D type 11	Met295Ile	細胞膜	臨床上有案例產生anti-D，歸類為弱部分D（weak partial D）
Weak D type 12	Gly277Glu	細胞膜	
Weak D type 13	Ala276Pro	細胞膜	
Weak D type 14	Ser182Thr, Lys198Asn, Thr201Arg	細胞膜／細胞內／細胞膜	
Weak D type 15	Gly282Asp	細胞外第 4 環近細胞膜處	臨床上有案例產生anti-D，歸類為弱部分D（weak partial D）
Weak D type 16	Trp220Arg	細胞膜	
Weak D type 17	Arg114Trp	細胞膜	
Weak D type 18	Arg7Trp	細胞內	
Weak D type 19	Ile204Thr	細胞膜	
Weak D type 20	Pen417Ser	細胞內	
Weak D type 21	Pro313Leu	細胞膜	臨床上有案例產生anti-D，歸類為弱部分D（weak partial D）
Weak D type 33	Val174Met	細胞膜	臨床上有案例產生anti-D，歸類為弱部分D（weak partial D）

生 anti-D 抗體。因此，懷孕時不需使用 RhIgG 來預防產生抗體。弱 D 個人捐血時的血袋若未篩檢出來而當作 D 陰性血使用時，就有可能誘發 anti-D 抗體。但是

血液中心是否將弱D測試列入例常血袋測試是值得評估的。

會造成弱D主要有幾種分生機制：位在相對應的染色體上的C（無D）會抑制D抗原之產生（transposition inhibition），基因變異也會造成弱D（weak D）

至少有2種情形可以產生弱D（weak D），其分生機制如下：

1. 位在相對應的染色體上的C（無D）會抑制D抗原之產生（transposition inhibition）如R^1r'，這種位置性的抑制並不會遺傳給下一代，遺傳是會不規則的顯現。
2. 基因變異：弱D型遺傳可能相當多元，現被報告過的超過80種，而且數目會不斷的增加。其分生機制主要是以RhD蛋白在**細胞膜**或**細胞內**部位胺基酸因*RHD*錯義突變（missense mutation）所造成（圖3-7），如c.*T809G*（p.Val270Gly，exon 6相關，位在膜上）、c.*C8G*（p.Ser3Cys，exon 1相關，位在細胞內）、c.*T667G*（p.Thr201Arg，exon 4相關，位在細胞膜）等。圖3-7可約略看到弱D分布成數群，很可能這些膜上或細胞內胺基酸的變異會影響RhD蛋白在膜上結合或RhD蛋白與細胞骨架的結合。〔尤其是細胞內COOH端，此部分為RhD與錨蛋白（ankyrin）結合的地方。〕p.V270G是歐洲白種人較常見的弱D。

3.5.4 弱部分D（weak partial D）

弱D而產生alloanti-D的血型稱為那弱部分D（weak partial D），包括弱D-type 4.2（DAR）、type 11、type 15、type 21、type 33、type 41、type 42、type 45等，其臨床表現與測試則與部分D相同，應遵照部分D指引：弱部分D個人由於仍具D抗原但缺部分D抗原表位（epitope），因此輸血時是必須使用D陰性血液，女性懷孕D+胎兒可能會產生anti-D抗體（對抗自己所缺抗原表位）。因此，懷孕時需使用RhIgG來預防產生抗體。弱部分D個人捐血時的血袋仍須標示為D陽性血使用時。

3.5.5 DEL表現型

最近的研究知道，黃種人的RhD陰性和白種人的RhD陰性不太相同，RhD陰性的日本人，有一部分人（10.3%）當他們的紅血球和anti-D做吸附及沖出反應（adsorption and elution）時，可以證明這些RhD陰性的血球上帶有微弱的D抗原，即RhD微弱陽性，稱為「D-elution」或DEL。而在中國人中約有28.9%的人屬於Rh陰性血型中的DEL型，因此其實際上含有弱D抗原，這或許可以解釋此種DEL表現型在RhD陰性的中國人中為什麼很少發生anti-D的原因。在馬偕醫院及台北捐血中心，對RhD陰性者做同樣的anti-D的吸附及沖出試驗，結果臺灣DEL血型占RhD陰性者中的32.6%，這和香港捐血人的D_{el}頻率是D陰性者中的

30% 相近，但和日本人 DEL 占 RhD 陰性人口中的 10.3% 不同，DEL 在白種人之中發現的較少。

我們發現國人的 *RHD-Del* 基因序列產生變化，也發現屬於 DEL 型的人其 *RHD* 基因 Coding RhD 表位（epitope）主要存在於外顯子上，如 exon 4、5、7 及 10 等。長庚醫院孫建峰等人做了臺灣 230 個 RhD 陰性者的基因研究，發現有 63% 無 *RHD* 基因（即真正的 RhD 陰性），33% 屬於 DEL 血型（有 *RHD* 基因）主要的基因變異是，4% 屬於 *RHD-CE-D* 的 hybride 基因。[16] 中國醫藥學院張建國等人做了 DEL 的基因研究發現在 *RHD* 基因的 intron 8 及 9 間發生 1013 鹼基包含 exon 9 的缺少。[17] 長庚與成大更進一步發現，D 檢體的 *RHD* 基因序列上的 *1227G>A* 具多型性變化。[18] 這些具有 *RHD* 基因者稱為 *DEL*，因其會表現出較為微弱的 RhD 抗原，我們推測此種變異在轉譯時會跳過第 9 個外顯子，導致 *RHD* 尾端基因序列產生變異。當細胞質內的 RhD 蛋白尾端與錨蛋白（Ankyrin）結合，具有安定 RhD 蛋白的作用，若 RhDEL 蛋白在尾端發生改變，則可能影響 RhDEL 抗原的表現。弱 D（Weak D）中最極端弱的就是 DEL 型。

2016 年，長庚醫院最新發現國人 Rh 血型中，DEL 個案皆具有 *1227G>A* 多型性。此外，也發現這些 DEL 個案中，皆發現無法有完整外顯子 1 ～ 10 的且產生正常 *RHD* 產物，至少有 9 種不同類型的 *RHD* 剪接產物，包括：(1) 外顯子 7 ～ 9 缺失；(2) 外顯子 7 和 9 缺失；(3) 外顯子 8 ～ 9 缺失；(4) 外顯子 9 缺失；(5) 外顯子 2、3、7、9 缺失；(6) 外顯子 2、3、7、8、9 缺失；(7) 外顯子 3 替換成 *RHCE* 外顯子 3 且外顯子 7 ～ 9 缺失；(8) 內含子 7（+170bp）且外顯子 9 缺失；(9) 內含子 3（+117bp）及外顯子 7 ～ 9 缺失。其中，以外顯子 7 ～ 9 缺失占最大宗（38.18%）。這些點突變導致移碼異常（aberrant frame shift）或外顯子缺失轉錄產物（exon deletion transcripts），由於外顯子 7 ～ 9 是 288 bp，剛好是 3 的倍數，因此剩餘的基因仍可轉譯弱抗原呈現功能的 D 蛋白。[19]

有一部分的紅血球上 D 的紅血球上 D 的數量會減少，在亞洲一部分的 D 陰性者事實上為 D 的微弱陽性，稱為 D_{el}。

特殊的 D 陽性者因缺少部分的 D 抗原決定位，稱為部分 D 抗原，簡稱部分 D（partial D antigen），這種人可因免疫產生 anti-D 而與大部分 D 陽性的血球反應，但不會與自己的血球反應，RhD 抗原與其分生機制詳細內容如表 3-6 所示。

3.5.6 部分 D（Partial D）

若為 Rh 陽性者，但在血清中含 anti-D 抗體，則 Tippett 及 Sanger 將其稱為部分 D（Partial D），推測可能是因紅血球上缺少一部分的 D 抗原而引發對該部分之抗體，因此若輸注正常人 RhD 陽性血時，會對所缺乏的部分產生抗體。現今已有文獻指出，部分 D 的變化大多與發生在細胞膜外胺基酸被取代有關；另一方面，前面所述 weak D 之變化則多與細胞膜或細胞內胺基酸的變異有關。然而部分 D 的變異會形成雜合基因（hybrid gene），可能是因 *RHD/RHCE* 基因間轉換形成的雜合蛋白有關，即 *RHCE* 基因相對部分的外顯子會取代 *RHD* 基因的部分外顯子。因此，這種雜合基因 *RHD-RHCE* 產物會因加入部分新的 RhCE 胺基酸序列，可能產生有別於 RhD 或 RhCE 表位（epitope）的新抗原。這可能解釋為什麼部分 D（partial D）喪失了部分 RhD 的表位（epitope），還可能產生新抗原的原因。

Tippett 及 Sanger 將部分 D 的紅血球與部分 D 者產生的 anti-D 交叉反應後，可分類為 6 類（Ⅰ - Ⅵ），後來取消Ⅰ，增加Ⅶ、DFR、DBT 及 DHAR，所以部分 D 血型分類為Ⅱ、Ⅲ a、Ⅲ b、Ⅳ a、Ⅳ b、Ⅴ a、Ⅴ b、Ⅵ、Ⅶ、DFR、DBT 及 DHAR 等類群，如表 3-8 即是此種相互反應模式。可以說，anti-D 抗原是由多種抗原表位（antigenic epitope）組成的鑲嵌組合，這些部分 D 族群各自便會有不同的抗原表位組合，各自部分 D 與不同單株抗體的反應便有不同。先是在 1989，Lomas 利用 29 種 anti-D 單株抗體與這些部分 D 類群紅血球的反應模式歸納出 epD1～epD7 抗原表位出來（不過 8/29 是 anti-epD6/7），稱為 epD，以後再增加 2 個抗原表位 epD8 及 epD9。後來抗原表位再細分，已將其擴展至 30 個抗原表位（antigenic epitope）。表 3-9 即是各部分 D 反應類群 9 抗原表位分類的反應模式。

因最近有許多 anti-D 人類單株抗體的生產，最後以 29 個單株抗體訂定出 7 個 D 抗原的抗原決定位置（epD1-epD7），以後再增加 2 個抗原決定位置 epD8 及 epD9，所以完整的 D 抗原應包含這些 9 個抗原表位（epD1-epD9），部分 D 靠著這些單株抗體而能推測出在不同類群的部分 D 紅血球上所缺特定抗原表位，如表 3-9。在臺灣曾發現的 D Ⅵ部分 D，只具備 epD3、epD4 及 epD9 3 個抗原表位（antigenic epitope），是具備最少 D 抗原的部分 D，只和 20 ～ 35%D 陰性者產生的 anti-D 反應。DVI 者大部分屬於白種人，且和 Ce 一起遺傳，並具低頻率抗原 BARC（RH52）。D Ⅵ phenotype 的血球可和一般 FDA 通過的 anti-D 試藥在室溫有 0 ～ 1+ 的反應，在 AHG phase 呈 1 ～ 3+ 的反應。D Ⅵ, *RHD-CE-D*, 是因 exon 4-6 為 *RHCE* 之 exon 4-6 所取代，因而缺少 *RHD* 之 exons 4、5 及 6 所引起的。

在白種人 DVI 的頻率為 0.02 ～ 0.04%，日本在 500 萬捐血人當中只找到 1 個。在臺灣發現的個案為 30 歲男性，因十二指腸潰瘍出血曾經輸血 4 次，在中部醫院備血發現有不規則抗體，檢體送至台中捐血中心發現 RhD 陽性卻帶 anti-D，馬偕醫院血庫也有相同的發現，推測為 DVI 血型，檢體送英國 MRC 證實為 DVI phenotype，帶低頻率抗原，為 BARC 陽性。病人的姊姊亦為 DVI 表現型，雖然曾經生過兩個小孩，其中一個為正常 RhD 陽性，血清中並無 anti-D。病人的父母及另外兩個姊姊均為正常的

表 3-8 不同的 RhD 陽性帶 anti-D 者（部分 D）的血球與其他部分 D 者的 anti-D 各別相互反應的結果，將部分 D 分類如下

血球分類（部分D）	不同部分D者anti-D							
	II	III		IV		V		VI
		a	c	a	b	a	b	
II	0	+	+	+	w	+	+	+
IIIa	+	0	0	+	+	+	+	+
IIIb	+	0	0	+	+	w	+	+
IIIc	+	0	0	+	+	+	+	+
IVa	0	w	0	0	0	+	+	+
IVb	0	w	w	0	0	0	+	*
Va	+	0	0	+	+	0	w	*
Vb	+	0	0	+	0	0	0	0
VI	0	0	0	*	*	0	0	0
VII	+	w	*	+	+	*	+	+
DFR	+	0	*	+	+	0	0	0
DBT	0	H	H	*	0	*	+	*

*：血球和一些部分D的anti-D呈+反應，和一些別的anti-D呈0反應
H：和血球的反應不一致；W：弱反應

表 3-9 以 anti-D 單株抗體定出的 D 抗原的 9 個抗原表位（antigenic epitope）

部分D血球的分類	測到的D epitope							
	epD1	epD2	epD3	epD4	epD5	epD6/7	epD8	epD9
II	+	+/0	+	0	+	+	+	0
IIIa	+	+	+	+	+	+	+	+
IIIb	+	+	+	+	+	+	+	+
IIIc	+	+	+	+	+	+	+	+
IVa	0	0	0	+	+	+	+	0
IVb	0	0	0	0	+	+	+	0
Va	0	+	+	+	0	+	+	+
VI	0	0	+	+	0	0	0	+
VII	+	+	+	+	+	+	0	+
DFR	+/0	+/0	+	+	+/0	+/0	0	+
DBT	0	0	0	0	0	+/0	+	0
DHAR	0	0	0	0	+/0	+/0	0	0

RhD 陽性。接著陸續有 2 例 DVI 在送到馬偕醫院諮詢實驗室的個案中找到，顯示 DVI 在臺灣並不罕見。

目前部分 D 主要的分生機制分為兩種：[20]

1. 細胞膜外胺基酸有錯義突變（missense mutation）：*RHD* 基因若在單點發生錯義突變（missense mutation）而表現出部分 D 的情形，則可能是因影響到 *RHD* 在細胞膜外部分胺基酸造成抗原表位的喪失，或甚至會增加新的抗原表位。歐洲白種人最常見的部分 D 抗原為 DNB p.Gly355Ser。這類因細胞膜外胺基酸變異而造成部分 D 抗原的案例，其發生變異的位置在以第 3、第 4、及第 6 環為主，但發生在第 1、第 2 或第 5 環的也有。（圖 3-8，表 3-10、表 3-11）
2. 雜合蛋白（hybrid protein）：*RHD* 及 *RHCE* 兩個基因經由夾環的形成而配對在一起，可能會產生基因轉換（gene conversion）。若比較 RhD 蛋白與 RhCE 蛋白，且只考慮細胞膜外的胺基酸，則會發現只有在第 3、第 4 及第 6 環的位置 8 個胺基酸差異。因此，當基因轉換（gene conversion）且有 RHD-CE-D 雜合蛋白發生時，如果這 3 環全部被取代了（如 RHD-CE(3-7)-D）則會變成 Rh 陰性，但如果這 3 環只有一部分被取代，則 D 抗原表位不會完全消失，會形成部分 D 抗原。如圖 3-9，D VI 類第 2 型部分 D 為 *RHD-CE(4-6)-D* 雜合基因，在第 3 及第 4 環的位置是 RHCE 特性的胺基酸結構，只第 6 環屬於 RHD 結構，此型 D 抗原僅保留第 6 環部分，也有新的抗原 BARC 發生。

3.6 D-- 及相關血型

C/c 及 E/e 之抗原表位可能就位在 RHCE 蛋白第 2 及 4 環的位置，也就是 *RHCE* 基因 exon 2 和 exon 5 的地方，而第 3 環可能也會影響到抗原的表現。因此，當發生雜合蛋白時如影響到這些地方，如 RH（CE-D-CE）就有可能發生 C/c 及 E/e 不表現 D-- 或 Dc- 的現象。圖 3-10 例舉一些實例，如 D-- 為 RH（$D_{1\text{-}7}$-CE）、D. 為 RH（$D_{1\text{-}6}$-CE）及 Dc- 為 RH（CE-$D_{4\text{-}9}$-CE）的雜合蛋白。

屬這血型的紅血球可能只缺 E 及 e 抗原（Dc-），或同時缺少 C 及 e 抗原（D--），在同合子（homozygous）的情況下成 D-- 血型。臺大醫院血庫在 1995 年發現一個 Dc^{+w}- 血型，女性，曾做過一次人工流產，血球為 D+C-c^{+w} E-e-、RH29(+)。病人血清中含對抗 Rh 高頻率抗原之 anti-Hr_o，經送馬偕醫院血庫諮詢實驗室，和馬偕醫院許多保存的稀有血型之血球均有反應，但和 3 個 O 型 D--/D-- 及 2 個 O 型 Rh_{null} 血球沒反應，所以肯定為 Dc^{+w}- 血型。這種血型首例 1960 年在白種人之中發現，後來在日本人身上也發現，紅血球的 D 抗原量較一般多，所以反應較強。這種血型的基因型可能為 *Dc^{w}-/Dc^{w}-* 或 *Dc^{w}-/D--*。三軍總醫院王炯中等人在 2002 年發現一個 25 歲的母親，O

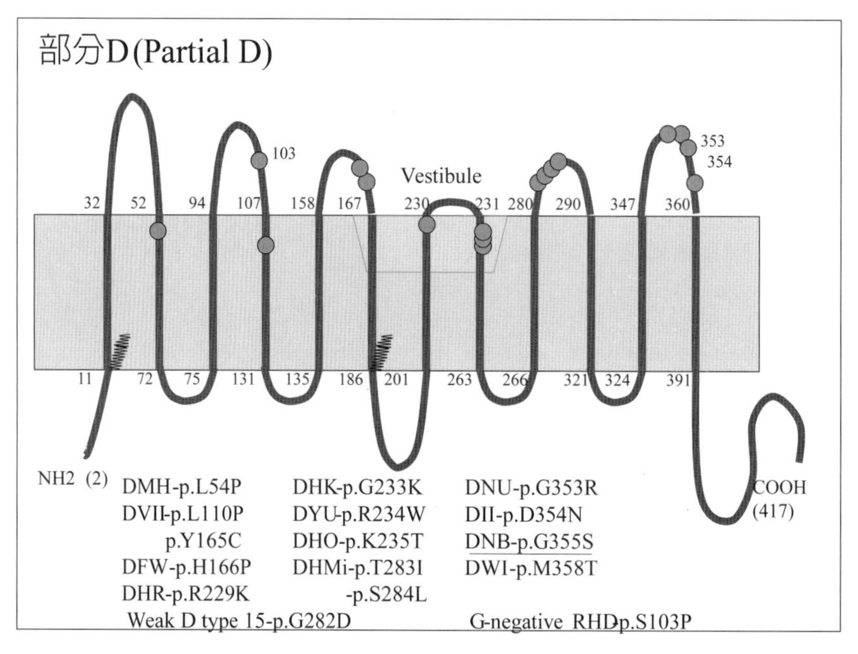

圖 3-8　RHD 發生錯義突變影響到 RHD 在細胞膜外部分或前室（vestibule）胺基酸，造成抗原表位的喪失，或增加新的抗原表位。雖然大多仍以細胞外第 3、4、6 環為主，但位在其他細胞外環的也有。歐洲白種人部分 D 以 DNB p.Gly355Ser 最常見

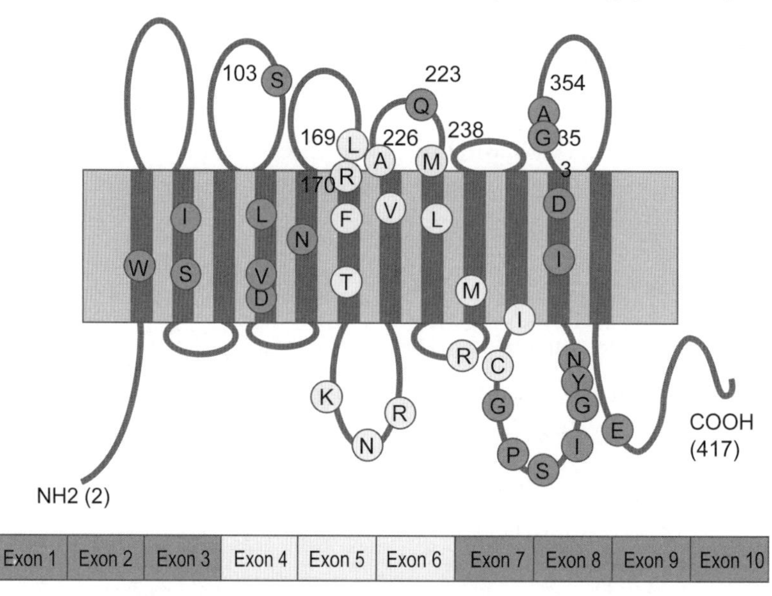

圖 3-9　DVI 類第 2 型部分 D(DVI type 2)，為 RHD-CE(4-6)-D 雜合基因，在第 3 及第 4 環的位置是 RHCE 特性的胺基酸結構，第 6 環屬於 RHD 結構，這一型有增加新的抗原 BARC

表 3-10 錯義突變（missense mutation）發生於細胞膜外或細胞表面造成部分 D（partial D）（舉例）

部分D名稱	位置及胺基酸變化	細胞外環位置	註
DMH	p.L54P	第1環（細胞表面）	
DVII	p.L110P	第2環（近細胞表面）	
DVII type 2	p.S103P, p.L110P	第2環（近細胞表面）	
DFW	p.H166P	第3環	
DHR	p.R229K	第4環（前室vestibule）	
DHK	p.E233K	第4環（前室vestibule）	
DYU	p.R234W	第4環（前室vestibule）	
DHO	p.K235T	第4環（前室vestibule）	
DHMi	p.T283I	第5環	
DLO	p.S284L	第5環	
DIM	p.C285T	第5環	
Weak D type 15	p.G282D	第5環	弱部分D
DNU	p.G353R	第6環	
DII	p.D354N	第6環	
DNB	p.G355S	第6環	歐洲最常見的部分D
DWI	p.M358T	第6環	

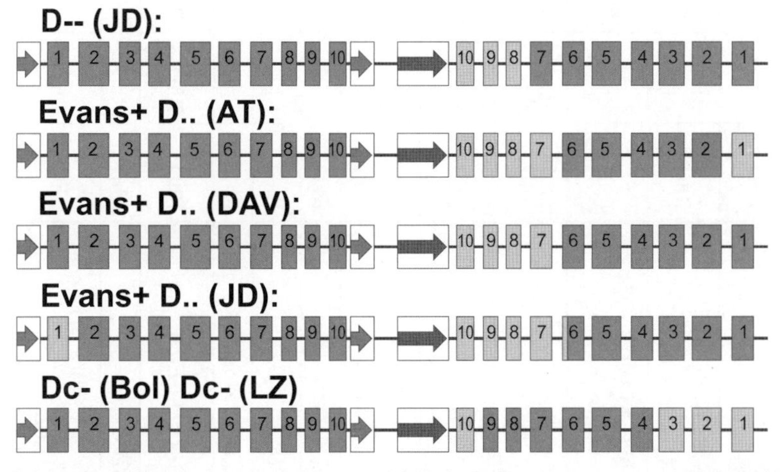

圖 3-10 雜合基因如影響到 exon 2 和 exon 5 其雜合蛋白 RH(CE-D-CE) 就有可能發生 C/c 及 E/e 不表現 D-- 或 Dc- 的現象。圖 3-10 例舉一些實例，如 D-- 為 RH($D_{1\text{-}7}$-CE)、D.. 為 RH($D_{1\text{-}6}$-CE) 及 Dc- 為 RH(CE-$D_{4\text{-}9}$-CE) 的雜合蛋白

表 3-11 部分 D：在細胞外第 3-4-6 環（exon 4-5-8）段落替代 RHD-CE-D 雜合蛋白表現型

部分D類別（Partial D Category）	Exon 1	Exon 2	Exon 3	Exon 4	Exon 5	Exon 6	Exon 7	Exon 8	Exon 9	Exon 10	新低頻率抗原
DII（單點突變exon 7）	RhD	RhD	RhD	RhD	RhD	RhD	RhD*	RhD	RhD	RhD	-
DIIIa（多種胺基酸變異，可能*微基因轉換exon 2,3,4,5）	RhD	RhD*	RhD*	RhD*	RhD*	RhD	RhD	RhD	RhD	RhD	DAK(RH54)+
DIIIb（多種胺基酸變異，可能微基因轉換, exon 2）	RhD	RHD/RhCE	RhD	RhD	RhD	RhD	RhD	RhD	RhD	RhD	G-
DIIIc（多種胺基酸變異，基因轉換）	RhD	RhD	RhCE	RhD	RhD	RhD	RhD	RhD	RhD	RhD	
DIVa(*RHD-CE-D*)	RhD	RhCE	RhD/RhCE	RhD	RhD	RhD	RhD/RhCE	RhD	RhD	RhD	Go[a](RH30)+, Riv(RH45)+
DIVb type 3(*RHD-CE-D*)	RhD	RhD	RhD	RhD	RhD	RhD	RhD/RhCE	RhCE	RhCE	RhD	Evans+
DVa type 2（基因轉換exon 5）	RhD	RhD	RhD	RhD	RhCE	RhD	RhD	RhD	RhD	RhD	D[w]+
DVI type 1(*RHD-CE-D*)	RhD	RhD	RhD	RhCE	RhCE	RhD	RhD	RhD	RhD	RhD	BARC(RH52)-, G+/-
DVI type 2(*RHD-CE-D*)	RhD	RhD	RhD	RhCE	RhCE	RhCE	RhD	RhD	RhD	RhD	BARC(RH52)+
DVI type 3(*RHD-CE-D*)	RhD	RhD	RhCE	RhCE	RhCE	RhCE	RhD	RhD	RhD	RhD	BARC(RH52)+
DVII（單點突變exon 2）	RhD	RhD*	RhD	RhD	RhD	RhD	RhD	RhD	RhD	RhD	Tar(RH40)+
DFR type 1(*RHD-CE-D*)	RhD	RhD	RhD	RhD/RhCE	RhD	RhD	RhD	RhD	RhD	RhD	FPTT(RH50)+
DBT-1(*RHD-CE-D*)	RhD	RhD	RhD	RhD	RhCE	RhCE	RhCE	RhD	RhD	RhD	Rh32+
DHAR(D^{HAR}, R_0^{Har})(*RHD* gene-)(*RHCE-D(5)-CE*)	RhCE	RhCE	RhCE	RhCE	RhD	RhCE	RhCE	RhCE	RhCE	RhCE	Rh33+, FPTT(RH50)+
ceCF(Crawford)（多種胺基酸變異p.Q233E, p.W16C, p.L245V）	RhCE*	RhCE	RhCE	RhCE	RhCE*	RhCE	RhCE	RhCE	RhCE	RhCE	Crawford(RH43)
ceRT(p.R154T)	RhCE	RhCE	RhCE*	RhCE	RhCE	RhCE	RhCE	RhCE	RhCE	RhCE	Mimic D epitopes(epD6)

註：Cde^s(p.W16C, p.L245V)

型、D+C-c-E-e-、血清含抗體 anti-Hr_o（會對抗所有的血球，與 DcE 血球反應力價為 1：2048），此 anti-Hr_o 和馬偕醫院血庫諮詢實驗室的 D-- 及 Rh_{null} 血球沒反應，所以血球為 D-- 型。第 1 胎為女嬰，這第 2 胎男嬰足月出生後馬上有嚴重的黃疸及溶血。在 14 個家族中，發現 22 個 Rh_{null} syndrome 的個案，這些人沒有任何 Rh 抗原。RBC 的細胞膜不正常而發生各種程度的溶血，RBC 的壽命變短、貧血，且 MNSsU 及 En^a 抗原的強度改變。Rh 系統有複合的抗原，如 R_1（DCe）不只有 D、C、e，而且有複合抗原 Ce（Rh7），複合抗原尚有 ce（f 或 Rh6）、cE（Rh27）、CE（Rh22）。RhD 的測定方法有 4 種，如表 3-12，使用 B 及 C 的方法時，因抗 D 的試藥中含高蛋白及高分子量物質（如 PVP、dextran、ficoll），需要同時做 Rh control，最好是用製造廠提供的 control 試藥，如果沒有 control 試藥，則可用 6 ～ 10% albumin 代替，假如連 Rh control 都呈陽性反應時，Rh typing 需要用 saline tube test 來證明是否確實 RhD 陽性。

3.7 臺灣病人輸血前做常規 RhD 篩檢之評估

RhD 篩檢為白種人輸血前檢驗必要之常規作業，原因是約 15% 的人口為 RhD 陰性，被免疫產生抗體的機會大，而且在白種人 anti-D 為最常見的異體抗體（不規則抗體），也是他們發生新生兒溶血症（新生兒黃疸症）最主要的原因。Mollison 評估白種人臨床上有意義的異體抗體之頻率，[21] 將 1950 年代 3 個大的統計報告加在一起，共約 2 萬個個案（病人及產婦）帶有異體抗體，這 2 萬個異體抗體中的 75 ～ 85% 是屬於 anti-D，其餘異體抗體主要是 anti-E、anti-c 及 anti-K。所以過去白種人的統計至少一半以上的異體抗體是屬於 anti-D。1940 年代倫敦的 Queen Charlotte's 醫院每 1,000 個活產中，有 3.2 個嬰兒即因母親的 anti-D 死亡（大部分胎死腹中，稱 hydrops fetalis），所以可見 anti-D 在白種人的危害之大。後來白種人藉由輸血前常規的 Rh 篩檢，來避免將 Rh 陽性的血輸給陰性的婦女，及 RhIg prophylaxis 的使用（即產後 Rhogam 的注射），已讓 anti-D 的頻率下降，加上 intrauterine transfusion 等治療的發展，到 1980 年死亡率已減至每 6 萬 5 千個新

表 3-12 RhD 測定的方法

試劑（RhD的抗體）	方法	血球	Incubation
A. anti-D(IgM)	Saline tube test	Salin中	37℃，15分
B. anti-D(IgG)	Saline test	全血	42℃，2分
C. anti-D(IgG)	Modified tube test	血清中	馬上離心
D. anti-D(modified IgG)	Saline tube test	Salin中	馬上離心

生嬰兒，才有 1 個嬰兒是因母親的 anti-D 引起死亡。1986 年美國平均每 943 個新生嬰兒當中，有 1 個嬰兒因 anti-D 引起新生兒溶血症。到 1988 年英國平均每 497 個新生嬰兒中，只有 1 個嬰兒有同樣的情形，可以說是有效控制了 anti-D 引起新生兒溶血症。由此可見，Rh 血型事實上是白種人重要的公共衛生問題，許多危險是由 anti-D 引起的。白種人 anti-D 頻率的逐年下降可從以下資料中得知，在英國 1956 ～ 1957 年間，醫院病人帶 anti-D 的頻率為 0.77%，1974 ～ 1975 為 0.52%，1976 ～ 1981 為 0.29%，1982 ～ 1987 為 0.27%，即 anti-D 的頻率因對應 Rh 問題措施的改善而下降。同樣情形也在美國的統計中看到，如 1956 年（Levine 的統計）anti-D 約占所有異體抗體的 90%，1989 年（Walker 的統計）約占所有異體抗體的 40%，而到 1995 年 anti-D 只占約 20%，同時 anti-K 及 anti-E 的頻率卻遠高過 anti-D 的頻率，可見輸血前 Rh 血型的篩檢等措施，確實發揮很大功效。

國人 RhD 陰性者只占 0.33%，除了被免疫的人口鮮少是罕見 anti-D 的原因外，從這幾年的研究我們發現，國人約 30% 的 RhD 陰性者，實際上是屬於僅見於東方人的微弱 RhD 陽性（即 D_{el}），這也可能是國人罕見 anti-D 的原因。馬偕醫院在這 11 年當中有 87,040 嬰兒出生，因國人約有 15% 的新生嬰兒會發生新生兒黃疸症（neonatal hyperbilirubinemia），推測其中至少有 10,000 個嬰兒發生了新生兒黃疸症，而其中只有 5 名嬰兒的新生兒黃疸症是因母親的不規則抗體所引起，這 5 個抗體的分布如表 3-13。anti-E、-c 引起的新生兒黃疸症，和 anti-D 引起的臨床症狀及嚴重程度完全一樣。從表 3-13 之中可見，轉診到馬偕醫院造成新生兒黃疸症之不規則抗體主要是為 anti-D，可以看出大家只注意 RhD 陰性母親之嬰兒是否發生黃疸症，由前面的討論得知，國人雖常見新生兒黃疸症，但由 anti-D 引起的新生兒黃疸症罕見。馬偕醫院婦產科曾篩檢 38,136 名產婦，其中有 95 個 RhD 陰性產婦（55 名為初產婦，40 名為多產婦），只有 5 例是因曾打過 Rhogam 而引起一暫時性的 anti-D 陽性反應，這 95 人中沒有人真正帶 anti-D。前幾年德國廠生

表 3-13　臺灣新生兒溶血症的相關抗體

異體抗體	馬偕醫院	轉診／轉檢
anti-E，-E+c，-C	3	24
anti-D，-D+C	1	14
anti-Jk^b，-Jk3	0	3
anti-‘Mi^a’	1	0
合計	5	41

產的 Rhogam 讓 60% 以上接受注射的產婦變成 HCV 的 chronic hepatitis，[22] 所以 Rhogam 不是隨便打一打就算了，而是帶有風險的。

臺灣衛生署在 1987 年左右召開的血液科技諮詢委員會重新制定的「醫院血庫設置及輸血作業標準」中，接納了「輸血前病人 Rh 篩檢的設置為視情況需要才做」的建議。

自 1988 年起，馬偕醫院全面停做輸血前病人的 RhD 測定，[22-27] 後來統計 1992 ～ 2002 年的 10 年間，輸血前不做 RhD 篩檢，RhD 陰性病人都輸了陽性的血發生 anti-D 的情形，結果發現 10 年中共找到 31 個病人帶 anti-D，其中 30 人為 RhD 陰性病人，另一人為部分 D 同時帶有 anti-D。這 30 個 RhD 陰性病人中，有 11 人是因母親的 anti-D 引起新生兒溶血症而轉介到馬偕醫院小兒加護病房進行換血的，其餘 19 人中有 5 人是因過去在馬偕醫院輸過 2 ～ 4 單位 RhD 陽性血液而引起的，亦即每 2 年有 1 個病人因輸血產生 anti-D。這 5 個病人的詳細資料如表 3-14，可以看到大部分 anti-D 均呈弱反應，以 anti-D 最敏感的 MP 法測時，最強為 3+ 反應，其中第 2 個個案在發生 anti-D 後順利生下健康的嬰兒。2017 年我們再次評估馬偕醫院不做輸血前 Rh 篩檢產生 anti-D 的情形，發現從 2008 ～ 2017 年的 9 年間，只有 12 個病人是因輸血而產生 anti-D（表 3-15），顯然輸血引起 anti-D 是一樣的少。2003 年馬偕紀念醫院血庫評估由輸血引起的 anti-E 及 anti-‘Mi^{a}’ 的情形，發現每一個月因輸血有 2 個病人產生 anti-E 及 1.2 個病人產生 anti-‘Mi^{a}’。[28-29]

評估馬偕醫院在 4 個不同時段有做輸血前病人 RhD 的常規篩檢（1984 ～ 1988、1992 ～ 1996、1999 ～ 2001、2008 ～ 2017），病人產生 anti-D 的情形，結果 anti-D 的頻率不變。由此可見不管有沒做 RhD 的篩檢，anti-D 在 Rh 血型系統的異體抗體中所占的頻率均為 2 ～ 5%（即使不做篩檢而把 RhD 陽性血液輸給陰性病人的狀況下），anti-D 在病人出現的頻率保持一樣（表 3-16）。[30]

表 3-14　馬偕醫院 10 年（1992.07～2002.06）當中因輸血引起 anti-D 的 5 個病人

	年齡	性別	輸注RhD陽性血液單位數	anti-D(MP)*	註
Case 1	26	女	2	1+	外傷病人
Case 2	39	女	2	1+	產生anti-D後順利生下健康的嬰兒
Case 3	84	女	3	1+	肝硬化
Case 4	49	女	2	3+	洗腎病人
Case 5	34	男	4	3+	急性胰臟炎

*MP: manual Polybrene method

表 3-15 馬偕醫院 9 年（2008.03～2017.01）當中因輸血引起 anti-D 的 12 個病人

	性別	抗體種類	Rhphenotyping	輸注RhD陽性血液單位數
Case 1	男	anti-D+C	r r	2u
Case 2	男	anti-D	?	10u
Case 3	男	anti-D	r'r	12u
Case 4	女	anti-D	r r	10u
Case 5	女	anti-D	r'r	6u
Case 6	女	anti-D	r'r	2u
Case 7	女	anti-D+冷型抗體	r r	10u
Case 8	男	anti-D+E	r'r	4u
Case 9	男	anti-D+溫型自體抗體	r'r	10u
Case 10	男	anti-D+C+E	r r	4u
Case 11	女	anti-D+E	r r	5u
Case 12	女	anti-D+C+Jk^a+冷型抗體	r r	2u

表 3-16 比較馬偕醫院的病人在輸血前的 RhD 常規篩檢作業停做之前後所出現的 anti-D 在 Rh 血型系統的異體抗體中所占的頻率

年分	常規RhD*的篩檢	個案數	%
		anti-D/ Rh血型系統的異體抗體	
1984～1988	+	5 / 103	5
1992～1996	-	4 / 102	4
1999～2001	-	10 / 194	5
2008～2017	-	22 / 1404	2

然而最近臺灣血庫的作業趨向自動化，自歐美進口的自動儀都把 ABO 血型與 Rh 血型的測定設計成同一套作業，無法把 Rh 血型測定分割出去，加上臺灣也變成地球村的一角，考慮歐美及印度等地在臺病人，輸血前 RhD 的常規篩檢在臺灣已似乎是變成不得不做的作業。

學習評量

1. Rh 血型系統在臨床上常用到的表現型為哪 5 種？
2. 請舉例造成 Rh 陰性抗原變異之表現機制有哪些？
3. *RHD* 與 *RHCE* 基因間相似度達 92%，其相異處為何？
4. 請說明造成 Partial D、Weak D 及 Del 抗

原變異之分生機制有哪些？

5. 對偶 RHCE 蛋白抗原的 D 抗原表現具有 E 或 e，請問其蛋白變異之機制為何？
6. 請說明造成無 RhD 蛋白表現有哪些原因？
7. 請問弱 D（weak D）反應就現況來說已知的原因為何？
8. 請問主要造成部分 D（Partial D）的分生機制分為哪兩種？
9. 由 flow cytometry 測得 DcE/DcE , DCe/DCe, DCe/dce, DCe/DcE, DcE/dce D 抗原量的多寡為何？
10. 國人在 Rh 反應造成的新生兒溶血通常發生在下列何種情況？

參考文獻

1. Flegel WA. The Genetics of the Rhesus Blood Group System. Dtsch Arztebl 2007; 104: A 651-7.
2. Helmut Schenkel-Brunner. Human Blood Groups, 2nd ed., 2000, Springer. p410 Table 13.1。
3. 孫建峰著／陳定平編，輸血醫學，新北，合記出版社。
4. Lin M, Broadberry RE, Chang FJ. The distribution of blood group antigens and alloantibodies among Chinese in Taiwan. Transfusion 28: 350, 1988.
5. Lin M. The Rhesus blood group in Taiwan. J Formosan Med Assoc 83: 942, 1984.
6. Avent ND, Ridgwell K, Tanner MJ, Anstee DJ. cDNA cloning of a 30 kDa erythrocyte membrane protein associated with Rh (Rhesus)-blood-group-antigen expression. Biochem J. 1990; 271 (3): 821-5.
7. Caroline Le Van Kim, Isabelle Mouro, Baya Chérif-Zahar, Virginie Raynal, Catherine Cherrier, Jean-Pierre Cartron and Yves Colin. Molecular cloning and primary structure of the human blood group RhD polypeptide. Proc Nati Acad Sci USA. 1992; 89: 10925-9.
8. Chérif-Zahar B, Bloy C, Le Van Kim C, Blan-chard D, Bailly P, Hermand P, Salmon C, Cartron JP and Colin Y. Molecular cloning and protein structure of a human blood group Rh polypeptide. Proceedings of the National Academy of Science USA. 1990; 87: 6243-7.
9. Chérif-Zahar B, Le Van Kim C, Rouillac C et al. Organization of the gene *(RHCE)* encoding the human blood group RhCcEe antigens and characterization of the promoter region. Genomics 1994; 19: 68-74.
10. Chérif-Zahar B, Raynal V, Cartron J-P. RH gene structure reassignment of two exon-exon junctions. Blood 1997; 89: 4661-4662.
11. Wagner FF, Flegel WA. RHD gene deletion occurred in the Rhesus box. Blood 2000; 95: 3662-8.
12. Geoff Daniels. Chapter 5, Human Blood Groups. 3rd ed, 2013, Wiley-Blackwell.
13. Stratton F. A new Rh allelomorph. Nature. 1946; 158: 25-6.

14. Wethoff CM. Review: the Rh blood group D antigen,dominant, diverse, and difficult. Immunohematology, 2005; 21: 155-163.
15. Floch, A. Molecular genetics of the Rh blood group system: alleles and antibodies—a narrative review. Ann Blood 2021; 6: 29. http://dx.doi.org/10.21037/aob-20-84.
16. Sun CF, Chou CS, Lai NC, Wang WT. RHD gene polymorphisms among RhD- negative Chinese in Taiwan. Vox Sang 1998; 75: 52-57.
17. Chang JG, Wang JC, Yang TY, Tsan KW, Shih MC. Human RhDel is caused by a deletion of 1,013bp between 8 and 9 including exon of RHD gene. Blood 1998; 92: 2602-2604.
18. Liu HC, Eng HL, Yang YF, Wang YH, Lin KT, Wu HL and Lin TM. Aber-rant RNA splicing in RHD 7-9 exons of DEL individuals in Taiwan: a mechanism study. Biochimica Biophysica Acta. 2010; 1800: 565-73.
19. Chen DP, Sun CF, Ning HC, Wang WT, Tseng CP. Comprehensive analysis of RHD splicing transcripts reveals the molecular basis for the weak anti-D reactivity of Del-red blood cells. Transfus Med. 2016; 26(2): 123-129.
20. 吳俊忠等 51 位教授合著（含陳定平及孫建峰），醫學分子檢驗，臺北，五南圖書出版公司。
21. Chérif-Zahar B, Matassin G, Raynal V, et al. Rh-deficiency of the regulator type caused by splicing mutations in the human RH50 gene. Blood. 1998; 92: 2535-40.
22. Lin M, Broadberry RE. The modification of standard Western pretransfusion testing procedures for Taiwan. Vox Sang 67: 199, 1994.
23. Lin M, Broadberry RE. Elimination of Rh(D) typing and the antiglobulin test in pretransfusion compatibility tests for Taiwanese. Vox Sang 67 (suppl 5): 28, 1994.
24. Lin M. Reappraisal of pretransfusion Rh (D) typing in Chinese (abstract) . Proceedings of the Nineteenth Congress of the International Society of Blood Transfusion, Sydney, p581, 1986.
25. Lin M, Broadberry RE, Yen LS. An appraisal of Rh (D) typing in Chinese. J Formosan Med Assoc 85: 196, 1986.
26. Lin M. Taiwan experience suggests that RhD typing for blood transfusion is unnecessary in Southeast Asian populations. Transfusion (in press) .
27. 林媽利：臺灣產前檢查及輸血前配合試驗中 Rh 血型的篩檢是必要的嗎，當代醫學，1995; 22: 815-818。
28. Broadberry RE, Lin M. The incidence and significance of anti-"Mia" in Taiwan. Transfusion 34: 349, 1994.
29. Chang FJ, Chan YS, Wang CL, Chiou PY, Ho KN, Lin M. Frequency of alloantibodies in patients in Mackay Memorial Hospital.

Formosan J Med 2004; 8: 755-759.

30. Marie Lin. Share Elimination of pretransfusion RhD typing at Mackay Memorial Hospital, Taiwan-30-year experience (1988-2017). 2021 Feb; 116 (2):234-238. doi: 10.1111/vox.13000. Epub 2020 Sep 20.

第四章 MNS血型系統

楊孟樺

學習目標

1. 了解MNSsU血型抗原組成。
2. 了解MNS血型系統的基因、結構及遺傳模式。
3. 了解MNS血型系統的主要抗原抗體的臨床意義。
4. 了解MNS血型系統稀有抗原的成因。
5. 了解hybrid glycophorins的成因。
6. 了解hybrid glycophorins與Miltenberger血型系列各抗原組成。
7. 了解hybrid glycophorins與Miltenberger血型系列在臺灣各族群的分部。
8. 了解anti-'Mi^{a}'抗體在臨床的重要性。
9. 了解hybrid glycophorins血型系列的相關研究。

4.1 簡述

MNS 血型是一個複雜的血型系統，由 2 個醣蛋白（glycoprotein）所組成，目前由 ISBT 統計已知有 50 個抗原（31-MAR-2023）。其不同的抗原多由基因序列的 SNV（single nucleotide variations）或是兩個相鄰且序列相似的同源基因（homologous genes）重組（recombination）所造成。臨床上主要的 MNS 血型系統抗原有 M、N、S、s 抗原，M、N 抗原位於 gylcophorin A(GPA, CD235A)；S、s 抗原位於 gylcophorin B (GPB, CD235B)。臺灣族群較常見的 GP.Mur 血型（Miltenberger 血型系統）則屬於 hybrid glycophorins（雜合型醣蛋白）。

4.1.1 MNS 血型系統

M 及 N 抗原是繼 ABO 血型後於 1927 年被發現的。M 及 N 為對偶基因，後來增加 S、s 及 U 抗原 [1]，目前 MNS 血型系統共包含 50 個抗原，如表 4-1。[2] MNS 血型相關的基因（*GYP*）有 *GYPA*(MN)，*GYPB*(SsU) 及 *GYPE* 緊連在一起，位在 Chromosome 4q31.21 上（圖 4-1(a)），在將近 350 kb DNA 序列上的排列是 5’-*GYPA*-*GYPB*-*GYPE*-3’。這血型系統的抗原決定位置是在血球上重要的醣蛋白 glycophorin A 及 glycophorin B 的分子上。

4.2 抗原結構

4.2.1 Glycophorin A、glycophorin B、glycophorin E

4.2.1.1 Glycophorin A (GPA)

有 M、N 等抗原，可被 trypsin 酵素破壞，每個血球上約有 10^6 分子的 GPA。[3] *GYPA* 基因譯成 150 個胺基酸的 GPA，第 1～19 胺基酸為 leader sequence，[5] 插入細胞膜後，leader sequence 會被切除，成熟的 GPA 分子是由 131 胺基酸構成。第 20～91 的胺基酸是在細胞外，其中第 20 ～ 69 胺基酸共連上 15 個 O-linked 的四醣分子鏈構造，這四醣分子鏈的 2 個醣為 sialic acid。GPA 尚有 1 個 N-linked 的多醣分子鏈，所以 GPA 分子上有大量的醣分子，GPA 提供了血球膜上 67% 的 sialic acid，成為血球表面主要負電的來源。GPA 在細胞膜上與 band 3 蛋白（DI 血型系統）有關聯，且 GPA 及 GPB 屬於 band 3/Rh ankyrin macrocomplex 的一部分。

4.2.1.2 Glycophorin B (GPB)

有 S、s、U 等抗原，每個血球上約有 2×10^5 分子的 GPB。*GYPB* 基因譯成 91 個胺基酸的 GPB，第 1～19 胺基酸為 leader sequence，[4] 插入細胞膜後，leader sequence 會被切除，成熟 GPB 是由 72 個胺基酸構成。GPA 及 GPB 有很高的相似性（homology），GPB 在細胞外 N 端有 26 個胺基酸和 GPA^N（帶 N 抗原的 GPA）完全一樣，GPB 上有 11 個四醣分子鏈構造，也提供血球表面大量的負電。臨床上

表 4-1　MNS 血型系統的抗原 [2]

ISBT Number	抗原名稱	頻率	特性	醣蛋白
1	M	多樣頻率	參考序列（reference sequence）	Glycophorin A
2	N		單核苷酸變異（SNV）	
28 29 39 40 42 44 45	En^a ENKT ENEP ENEH ENAV ENDA ENEV	高頻	參考序列（reference sequence）	
12 13 14 16 18 31 37 38 41 43 46 47 50	Vr M^e Mt^a Ri^a Ny^a Or ERIK* Os^a HAG MARS MNTD SARA SUMI	低頻	單核苷酸變異（SNV）	
4	s	多樣頻率	參考序列（reference sequence）	Glycophorin B
3	S		單核苷酸變異（SNV）	
5 30 49	U 'N' JENU	高頻	參考序列（reference sequence）	
21 23 24	Mv S^D Mit	低頻	單核苷酸變異（SNV）	
6 7 10 20 26 27 32 33 34 48	He Mi^a Mur Hil Hop Nob DANE TSEN MINY KIPP	低頻	基因置換（Gene conversion）	Hybrid Glycophorin

ISBT Number	抗原名稱	頻率	特性	醣蛋白
8 9 11 19 35	M^{C} Vw Mg Hut MUT		基因置換（Gene conversion）及單核苷酸變異（SNV）	
15 25 36	St^{a*} Dantu SAT		不等交換（Unequal Crossing Over）	
17 22	Cl^{a} Far	低頻	Unknown	Unknown

修改自[2]Ekman S. (2021) Structural Studies of MNS Glycophorins to Guide the Discovery of Monoclonal Antibodies. Doctoral dissertation. University of Queensland

* GP.EBH表現St^{a}抗原爲SNV造成，見4.1.1

anti-S 及 anti-s 的發生頻率較低，可能與 GPB 位於紅血球表面的數量較少有關。[3]

4.2.1.3 Glycophorin E (GPE)

GYPE 基因譯成 78 個胺基酸的 GPE，第 1～19 胺基酸為 leader sequence。[4] *GYPE* 的 mRNA transcript 較不穩定，影響 GPE 的表現。GPE 通常不會在紅血球表面被偵測到。預測成熟的 GPE 為 59 個胺基酸的分子且推測表現 M 抗原，因為 *GYPE* 在 exon 2 的這段序列與 *GYPA* 相同。

4.2.2 MNS 系統主要抗原 M、N、S、s、U、'N' 的構造

M 及 N 抗原構造的差別只在於 GPA 的 N 端第 20 及第 24 的胺基酸在 M 抗原為 serine 及 glycine，在 N 抗原為 leucine 及 glutamic acid（圖 4-1(b)）。

S 及 s 抗原是 GPB 的 N 端第 48 個胺基酸，在 S 抗原為 methionine，在 s 為 threonine，S 及 s 是屬於對偶基因的遺傳。

U 抗原的決定位置是在 GPB 的 N 端第 52～58 胺基酸上。

'N' 抗原位於 GPB 的 N 端第 20～24 胺基酸和 GPA 的 N 端相同，會有弱 N 抗原的表現，稱為 'N' 抗原（或隱藏的 N 抗原）（圖 4-1(b)），但 S-s- 血型的血球（無 GPB 的血球）則無 'N' 表現。

用酵素（papain, ficin, bromelin, pronase）處理血球可破壞 M、N、'N'、s 抗原，但 S 抗原較不易被破壞。利用 trypsin 酵素處理血球，會破壞 GPA 上的 M、N 抗原，但不會影響 GPB 上的 S、s、'N' 抗原。唾液酸苷酶（neuraminidase, sialidase）會破壞 M、N 抗原。[1]

瘧原蟲 Plasmodium falciparum 會利用 GPA、GPB 及 GPC（glycophorin C）等入侵紅血球。[3]

(a) *GYPA*、*GYPB*、*GYPE*的基因結構

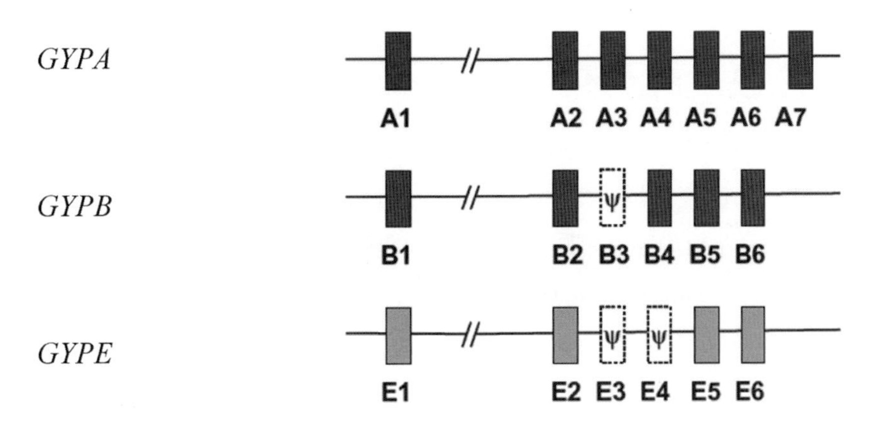

(b) GPA、GPB醣蛋白結構（修改自Cooling[24]）

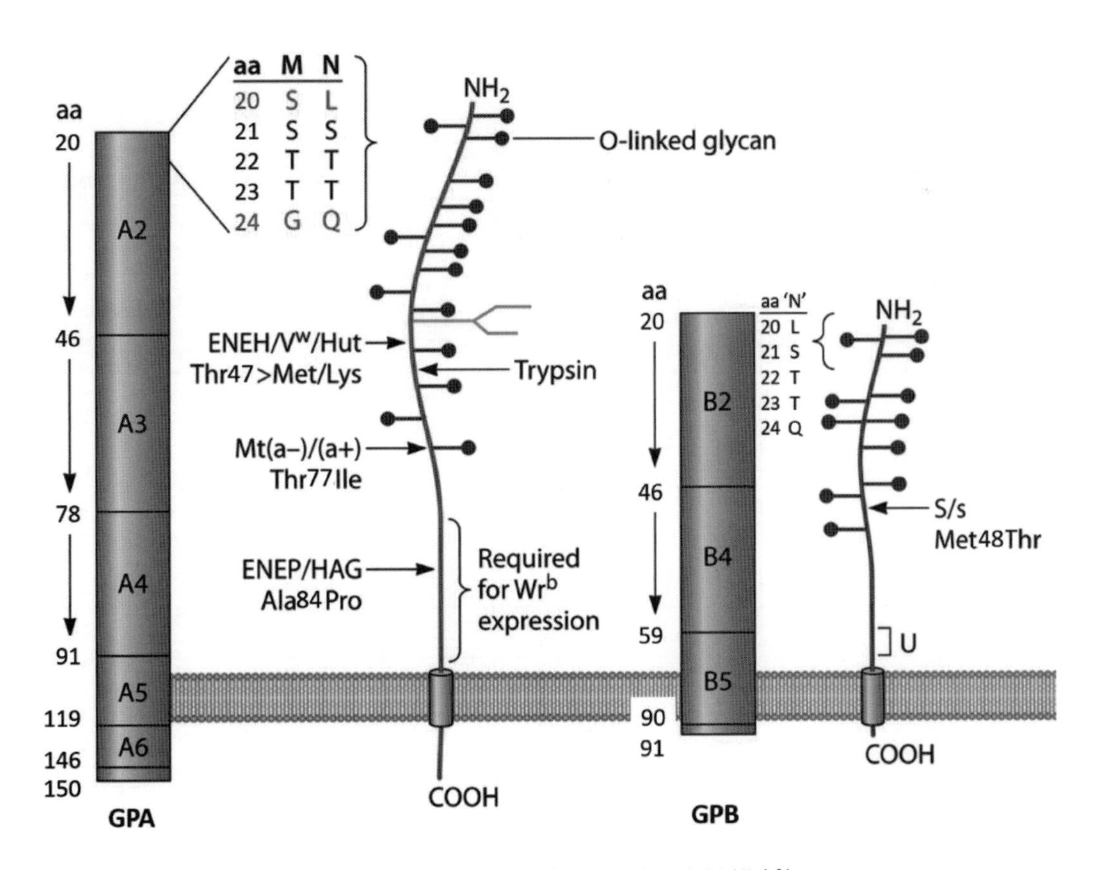

圖 4-1　MNS 血型的基因及醣蛋白結構 [1, 24]

臺灣 MNSsU 各抗原出現的頻率如表 4-2，各種表現型之頻率如表 4-3。[5]

4.3 抗體

Anti-M 是常見的不規則抗體，大部分是自然發生，在室溫反應，主要是 IgM 抗體，有些 anti-M 在 pH 下降到 6.5 時，有更強的反應。anti-M 有時可以看到在 37℃反應的 IgG 抗體，除了 37℃或 AHG 反應的抗體，anti-M 在臨床上一般不重要。通常，Anti-M 與 M+N- 紅血球的凝集反應較 M+N+ 紅血球強，同型合子（homozygosity）造成較高劑量的抗原表現，導致同型合子抗原的紅血球與抗體的凝集反應較強，稱作劑量效應（dosage effect）。Anti-N 大部分是 IgM 冷凝集抗體，臨床上不重要。Anti-S 、anti-s 抗體大部分是經紅血球的免疫產生的，這些抗體屬於 IgG 且在 37℃反應，可以引起輸血反應和新生兒溶血症，抗體的反應是在 AHG phase；需使用相合的 S 或 s 抗原陰性的紅血球血品。（S-s-U-）的病人常會經由免疫作用而產生 anti-U 抗體，可能會引起溶血性輸血反應或新生兒溶血症，需輸用 U 抗原陰性的血品。U 抗原陰性血型非常稀有，通常見於非裔族群。[3]

表 4-2　MNSsU 抗原在臺灣出現之頻率

抗原	閩南人（馬偕醫院，n=1,000）	臺灣捐血人（n=5,124）	香港中國人
M	79.7（0.549）*	84.6	85.6
N	67.4（0.429）	68.4	66.5
S	7.7（0.044）	18.09	4.9
s	100（1.000）	99.36	99.8
U	100（1.000）		

*括弧內爲基因頻率

表 4-3　臺灣 MNS 血型系統各表現型之頻率（%）

MMSSU	0	MMSsU	4.1	MMssU	28.5
MNSSU	0	MNSsU	3.4	MNssU	43.7
NNSSU	0	NNSsU	1.2	NNssu	19.1
（馬偕醫院）					
MMSS	0.35	MMSs	7.22	MMss	24.02
MNSS	0.23	MNSs	8.49	MNss	44.28
NNSS	0.06	NNSs	1.74	NNss	13.60
（台灣血液基金會，n=5,124）					

4.4 MNS 系統的稀有抗原及 hybrid glycophorins

造成稀有抗原的機制有：(1) *GYPA* 或 *GYPB* 基因上單點核苷變異（Single nucleotide variants, SNVs）造成；以及 (2) *GYPA*、*GYPB*、*GYPE* 基因不等交換（Unequal crossing-over）或基因置換（gene conversion）造成的 hybrid glycophorins。

4.4.1 單點核苷變異（SNVs）造成的稀有抗原 [6]

Exon 中的 SNVs 導致 GPA 或 GPB 發生胺基酸的改變，產生新的抗原，例如 Mit、M^g 抗原。

某些位於 splice site 的 SNVs 導致 mRNA 剪接改變，轉譯成胺基酸時缺失了一段，而產生新的 glycophorins 及不同抗原表現，例如 GP.EBH，在 *GYPA* 基因的 Exon 4 有一 SNV 為 c.232G > A，此 SNV 位點位於 intron 3 的 “gt” splice site 附近，造成幾種 transcripts。其中一種為胺基酸改變（p.Gly78Arg），產生 GPA 上的新抗原 ERIK（表 4-1）；另一種則造成 exon 3 缺失，表現出 St^a（MNS15）抗原（圖 4-3）。

SNVs 位於 intron 中，例如 *GYPB*P2* 在 intron 5 的 c.270+5G>T，轉錄時缺失 exon 5，導致 GP（P2）表現出 S-s-$U+^W$ 血型。

4.4.2 Hybrid glycophorins（米田堡血型系列，The Miltenberger series）

由於 *GYPA*、*GYPB* 及 *GYPE* 基因序列相似，因為 unequal crossing-over 及 gene conversion 而產生 hybrid genes，而製作出 hybrid glycophorins，在族群中的頻率偏低。（表 4-4）

Unequal crossing-over 造成的 hybrid glycophorins 有 GP(A-B) 及 GP(B-A) 兩種形式，其中屬於 GP(A-B) 有 GP.Hil 及 GP.JL 等，屬於 GP(B-A) 有 GP.Dantu、GP.Sch 及 GP.Mot 等（圖 4-2(a)）。

GYPA 及 *GYPB* 間的 gene conversion 造成的 hybrid glycophorins 有 GP(A-B-A) 及 GP(B-A-B)；GP(A-B-A) 有 GP.Vw、GP.Hut 及 GP.Zan 等。GP(B-A-B) 有 GP.Mur、GP.Bun、GP.Hop、GP.HF、GP.Kip 等（圖 4-2(b)）。

GYPE 會與 *GYPA* 或 *GYPB* 發生 gene conversion 形成 *GYP(A-E-A)*，例如 GP.Mar，其中 *GYPE* 的片段不會轉譯成蛋白，但 GP.Mar 表現的 M 抗原不會被 trypsin 破壞（trypsin-resistant M antigen）。*GYPE* 與 *GYPB* 重組形成 *GYP(B-E-B)*，例如在日本人族群中所發現的 *GYPB-E(2-4)-B*，此基因轉譯出 59 個胺基酸的 GP(E-B) 蛋白，其所表現的 M 抗原也不會被 trypsin 破壞（trypsin-resistant M antigen），這是目前文獻中發表第一例 *GYPE* 基因轉譯為 glycophorin 的案例。[7]

一部分的 Hybrid glycophorins 在過

表 4-4　形成 hybrid glycophrins 的機制

機制	Variant alleles
Unequal crossing-over	
GYP(A-B)	e.g., *GYP*Hil*, *GYP*JL*
GYP(B-A)	e.g., *GYP*Dantu*, *GYP*Sch*, *GYP*MOT*
Gene conversion	
GYP(A-B-A)	e.g., *GYP*Vw*, *GYP*Hut*, *GYP*Zan*
GYP(B-A-B)	e.g., *GYP*Mur*, *GYP*Bun*, *GYP*Hop*, *GYP*HF*, G*YP*Kip*
GYP(A-E-A)	e.g., *GYP*Mar*
GYP(B-E-B)	e.g., *GYP*Man*, *GYP*Ros*, *GYP*Dia*, *GYPB-E(2-4)-B*

(a) *GYP(A-B)*及*GYP(B-A)*形成機制

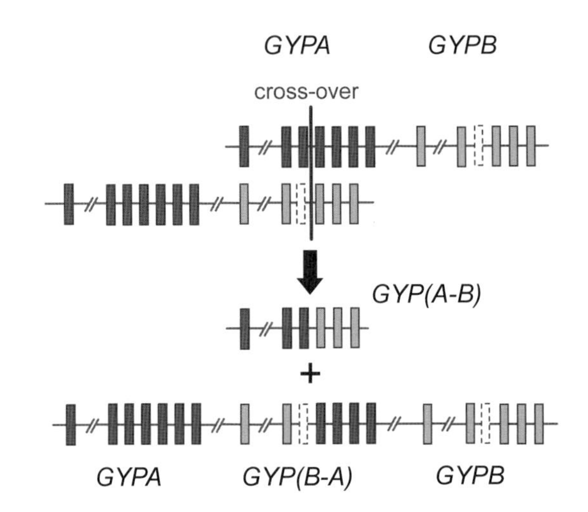

(b) *GYP(B-A-B)*及GP.Mur形成機制

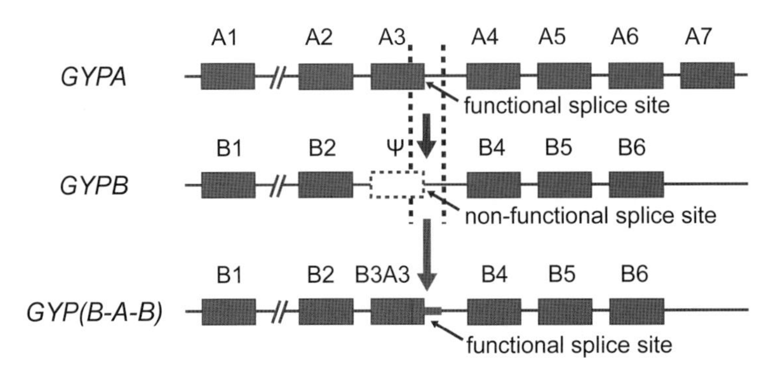

圖 4-2　Hybrid glycophorins 形成機制 [1]

去統稱為米田堡系列（The Miltenberger series），為白種人的低頻率抗原。[1] 最開始在美國發現少數血球和一個病人（Miltenberger 太太）的血清有凝集反應，後稱此抗體為 anti-Mi[a]。再根據和後來發現的 anti-Vw、anti-Mur、anti-Hil 不同反應的結果，分為 4 種米田堡「亞系統」（Miltenberger subsystem），後來這 4 種被擴大成 11 個米田堡「系列」（The Miltenberger series），即 Mi.I 到 Mi.XI 血型系列，主要以血清學的抗原表現來分類。1992 年 Tippett 等將本系列重新命名，在前面加上「GP.」，如 Mi. Ⅲ稱作 GP.Mur。目前新發表的 hybrid glycophorins 均採用此命名法，Miltenberger 分類法以及 The Miltenberger series（Mi.I-Mi.XI）已不使用。[8] 見表 4-5、圖 4-3。

由於缺乏檢測 hybrid glycophorins 低頻抗原的單株抗體試劑，研究新的 hybrid glycophorins 較不易取得相關抗體試劑以血清學法分析抗原表現，而是採用基因序列分析技術，以分析 hybrid genes 的組成，並且此類技術也廣泛應用於鑑定 hybrid glycophorins 的種類。

4.5 臺灣的 GP.Mur（Mi. Ⅲ）血型

GP.Mur 的基因 *GYP*Mur*，為 *GYPB* 的一小片段被 *GYPA* 相似的片段（包括 exon A3 以及一部分的 intron 3）所取代，而形成新的基因 *GYP(B-A-B)*。*GYPB* 上的 pseudoexon 本來是因其 intron 上的 splice site 變異導致無功能所致，在 *GYP(B-A-B)* 的情形則是這變異的 splice site，即 non-functional splice site 被 *GYPA* intron 3 的 functional splice site 取代，這有功能的 intron 3 splice site，使 pseudoexon 恢復功能而形成 *GYPB* pseudoexon 及 exon A3 的複合 exon，*GYP(B-A-B)* gene 產生 GP(B-A-B) 的 hybrid glycophorin，就是在 GP.Mur、GP.Hop、GP.HF phenotypes 看到的 *GP(B-A-B)* glycophorin。（圖 4-2(b)、圖 4-3）

臺灣 GP.Mur 血型的發現是因 1986 年馬偕醫院的病人被發現所帶抗體只對與臺灣的捐血人血球產生凝集，和白種人的血球組（panel cells）沒反應，這抗體經英國 MRC Blood Group Unit 的 Patricia Tippett 鑑定為米田堡系列抗體。林媽利醫師團隊用這病人的抗體加上泰國（Chandanayingyong）提供的 anti-Mur 及 anti-Anek（抗體特異性與 anti-Hop 相似），及日本紅十字會（Uchikawa M.）提供的 anti-Hil，和臺灣人的血球做一系列的反應，結果證明在臺灣發現的米田堡系列血球為 GP.Mur 血型。在白種人罕見這種血型，GP.Mur 在黃種人常見，泰國人 GP.Mur 血型的頻率為 9.6%，[9] 美國及瑞士華僑為 4.7%，臺灣（馬偕醫院）GP.Mur 的頻率為 7.3%，香港人 6.3%。[10]

1990 年代林媽利醫師團隊做了臺灣各族群的調查，[11] 以了解 GP.Mur 血型在臺灣的分布，探究是否因族群的不同而有所差異，調查的結果如表 4-6。根據這份結果，具高 GP.Mur 血型頻率的族群主要

表 4-5 Hybrid glycophorins（Miltenberger series) 的分類 [8]

Tippett 分類	米田堡血型	紅血球與下列抗血清反應*										
		Mi^a	Vw	Hut	MUT	Mur	Hil	Hop	Nob	DANE	TSEN	MINY
GP.Vw	Mi.I	+	+	-	-	-	-	-	-	-	-	-
GP.Hut	Mi.II	+	-	+	+	-	-	-	-	-	-	-
GP.Mur	Mi.III	+	-	-	+	+	+	-	-	-	-	+
GP.Hop	Mi.IV	+	-	-	+	+	-	+	-	-	+	+
GP.Hil	Mi.V	-	-	-	-	-	+	-	-	-	-	+
GP.Bun	Mi.VI	+	-	-	+	+	+	+	-	-	-	+
GP.Nob	Mi.VII	-	-	-	-	-	-	-	+	-	-	-
GP.Joh	Mi.VIII	-	-	-	-	-	-	+	+	-	n.t.	-
GP.Dane	Mi.IX	-	-	-	-	+	-	-	-	+	-	-
GP.HF	Mi.X	+	-	-	+	-	+	-	-	-	-	+
GP.JL	Mi.XI	-	-	-	n.t.	-	-	-	-	-	+	+

* Vw = Verweyst, Hut = Hutchinson, Mur = Murrell, Hil = Hill, Hop = Hopper, Nob = Noble

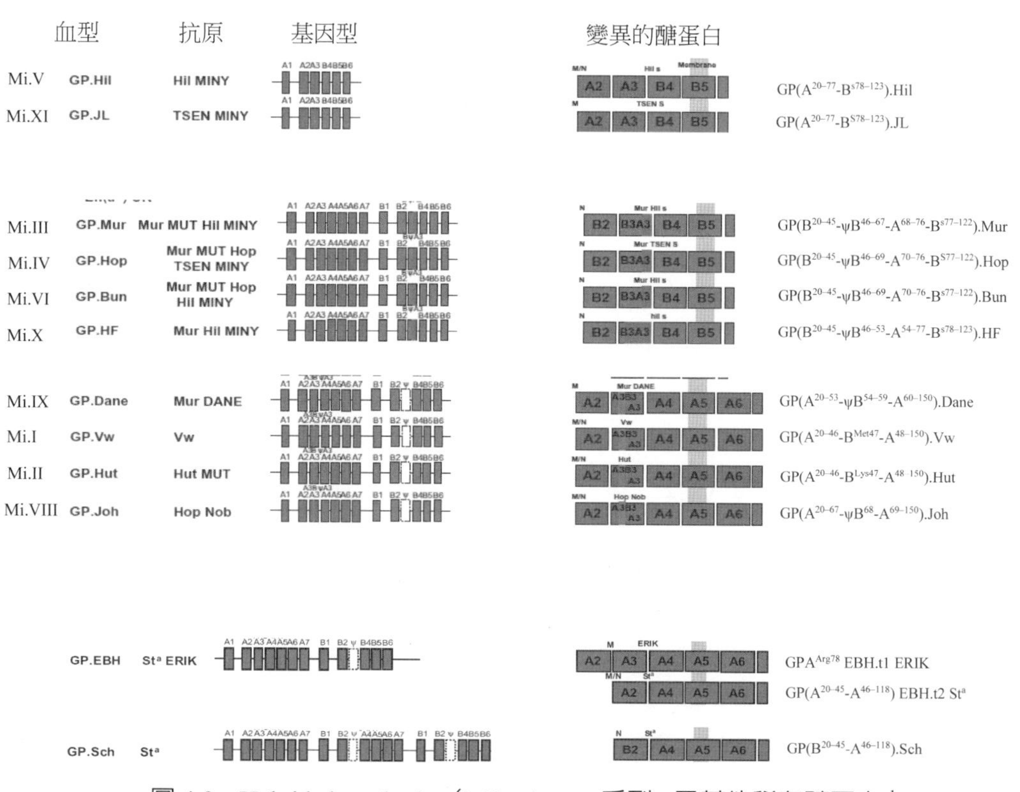

圖 4-3 Hybrid glycophorins（Miltenberger 系列) 及其他稀有醣蛋白 [1]

集中在臺灣東部，分別是阿美族 88.4%，雅美族 34.3%，以及卑南族 21.2%，為世界上最高的頻率。外省人的頻率為長江以北 0% 及長江以南 4.3%，在臺灣東部居住的閩南人的頻率則高達 11%，可能和阿美族通婚有關。國內許多知名的運動好手，如：楊傳廣、林志傑、錢薇娟、林智勝、曹錦輝、張泰山、陽岱鋼、楊俊瀚等運動健將也都是阿美族人，原住民同胞的體力較好，是有其學理上的依據。

表 4-6　GP.Mur 血型在臺灣各族群中分布情形 [11]

族群		GP.Mur（MiⅢ）（%）	
閩南人	1.臺灣北部	2.0	（100）*
	2.臺灣南部	3.0	（100）
	3.臺灣西部	2.0	（100）
	4.臺灣東部	11.0	（100）
外省人	1.長江以北	0.0	（78）
	2.長江以南	4.3	（94）
客家人		3.0	（100）
高山原住民	1.阿美族	88.4	（138）
	2.雅美族	34.3	（67）
	3.卑南族	21.2	（52）
	4.泰雅族	3.0	（101）
	5.賽夏族	3.0	（103）
	6.鄒族	1.0	（100）
	7.布農族	0.0	（100）
	8.排灣族	0.0	（101）
	9.魯凱族	0.0	（95）
平埔族	1.巴宰族	11.4	（62）
	2.邵族	0.0	（28）
泰國**		9.6	（2500）
香港**		6.28	（6241）
華裔（美國）**		4.7	（211）
日本人**		0.006	（16000）
白種人**		0.0098	（50101）

*爲檢驗人數　**數據來自參考資料

4.6 臺灣的 Anti-‘Mi^a’

在 1990 年代在臺灣使用的 anti-‘Mia’（使用‘’以和原來的做區別），是指抗體和 GP.Mur（Mi. Ⅲ）血球有凝集反應，且和原來的 anti-Mi^a 相似，也和多種別型米田堡系列的細胞反應之抗體。Anti-‘Mi^a’ 一直用到現在，一方面可和以前在歐美使用的 anti-Mi^a 區別，另一方面很難取得米田堡系列的稀有細胞，做常規的抗體鑑定，因此在考慮血庫人員每天工作上的需要下，所以用 anti-‘Mi^a’ 給臺灣最常見的抗體一個適合的名字。馬偕醫院曾有一個病人的 anti-‘Mi^a’，經 Tippett 分析為 anti-Vw+Hut+Mur+Mut+Hil，可見為具多特異性的抗體。其中 anti-Mur 較常以單一特異性抗體形式呈現，在小型的臨床文獻回顧中 [12]，共分析 16 例造成胎兒或新生兒溶血症的抗 GP.Mur 抗體，有 8 例為單一特異性的 Anti-Mur 抗體，1 例為 anti-Hil，1 例為 anti-Hut，其餘 6 例為混和型的多特異性抗體。這 16 例案例主要為亞洲人族群。

Anti-‘Mi^a’ 是臺灣最常見的異體抗體，2002 年至 2003 年，統計馬偕醫院的資料，發現有高達 1.24% 的病人帶有 anti-‘Mi^a’。統計 2008 年至 2017 年的臺灣捐血人資料，約有 0.19% 的捐血人帶有 anti-‘Mi^a’ 抗體（總捐血人數 3,510,387 人，帶有 anti-‘Mi^a’ 抗體捐血人數 7,015 人）。因國內過去所使用的抗體篩檢細胞只偶爾使用含有 GP.Mur 的細胞，所以大部分的 anti-‘Mi^a’ 沒被測到，因此過去的頻率偏低。泰國 Siriraj 醫院 anti-‘Mi^a’ 的頻率為 0.2%，anti-‘Mi^a’ 在香港捐血人的頻率約 0.065% [10]。

這些帶 anti-‘Mi^a’ 的捐血者大部分為年輕男性，所以 anti-‘Mi^a’ 可以自然產生。Anti-‘Mi^a’ 主要是 IgM 的抗體，也有 IgG 的成分，以預溫技術法發現臺灣的 anti-‘Mi^a’ 都在 37℃反應，且在 AHG 呈陽性反應。表 4-7 可以看到臺灣 10 個病人的 anti-‘Mi^a’ 全在 37℃及（或）AHG 有反應 [13]，因此臺灣的 anti-‘Mi^a’ 不僅為重要的異體抗體，且在臨床上具有意義。

臺灣衛生署在 1990 年代初期即採用「血液科技諮詢委員會」的建議，決定在國內血庫使用的抗體篩檢細胞需包含 GP.Mur 血球。隨後香港也發現 anti-‘Mi^a’ 在輸血作業上的重要 [10]，所以在 1990 年代後期東南亞及亞洲沿著太平洋的地區都學習臺灣，紛紛開始使用含有 GP.Mur 血型的抗體篩檢細胞，以確保輸血的安全。在臨床上母親的 anti-‘Mi^a’ 可引起新生兒溶血症，馬偕醫院在 1990 年有 1 個個案，經 1 次換血後嬰兒康復出院。anti-‘Mi^a’ 引起的輸血反應在臨床上像 ABO 血型不配合引起之血管內溶血的輸血反應。[14] 被證實的第一個案是病人在開始輸血後 10 分鐘即有發冷及呼吸困難等反應。由此可知 anti-‘Mi^a’ 為臺灣重要的異體抗體，所以在臺灣血庫作業所使用的抗體篩檢細胞，必須含有 GP.Mur 血型的血球。2005 年評估臺灣人對 Miltenberger 血型抗原及 D 抗原產生抗體的能力，意外發現兩者一樣，因 D 抗原一直被視為具

表 4-7　馬偕醫院病人 anti-'Mi^a' 的力價及反應的溫度[13]

個案	室溫	37°C	AHG（anti-IgG)	MP
1	16	4	32	16
2	64	16	32	32
3	2	0	1	4
4	2	1	4	8
5	4	2	8	16
6	2	1	32	32
7	1	0	8	16
8	16	1	64	32
9	2	1	0	4
10	2	1	16	16

最強的抗原性，也就是說，Miltenberger 血型抗原也具最強的抗原性，加上在臺灣 92.7% 的人口為 'Mi^a' 陰性，所以可見 Milterberger 血型的重要性了。

4.7 Mi^a 抗原的研究

自 1951 年 Dr. Levine 提出 anti-Mi^a 後，對於 Mi^a 抗原是否存在仍有爭議，主要因為一直未從 Miltenberger 太太的血漿中分離出具專一性的 anti-Mi^a 抗體。1992 年時，Dahr 等人也提出關於 Mi^a 抗原胺基酸序列的假設，[4] 但仍與 Miltenberger 系列的血清學反應不完全相符。

在 1999 年及 2000 年，分別由美國（Moulds M.）及日本（Uchikawa M.）的團隊成功的利用免疫小鼠的方法製作出 anti-Mi^a 單株抗體，利用原 Miltenberger 系列的 Mi I-XI 型血球完成血清學的特異性測試。Moulds M. 等人還完成 anti-Mi^a 單株抗體的抗原決定位分析（epitope mapping），[15] 直接證明了 Mi^a 抗原的存在（圖 4-4）。

4.8 GP.Mur 血型的生理相關研究[17]

馬偕醫院的研究團隊在 2009 ～ 2017 年發表多篇臺灣族群中的 GP.Mur 血型與運動呼吸生理相關研究，首先證實了在 GP.Mur 血型的紅血球膜上，帶有較多的 Band 3 Protein。而 Band 3 Protein 在紅血球膜上的功能，則是讓 Cl-/HCO_3- 離子通過。在體外實驗發現，GP.Mur 紅血球通透 HCO_3- 的能力會隨環境 HCO_3- 濃度升高而變大。這表示在體內 CO_2 含量高時，GP.Mur 紅血球傳送 HCO_3- 的能力也變強。因此推論 GP.Mur 血型的人能容忍體內有較多 CO_2 的產生。研究團隊進一步招募了 179 位受試者（其中有 70 位為

GP.Mur 血型）進行體適能測驗。研究發現，一般成人在測驗後 2 ～ 3 分鐘會排完這次運動產生的 CO_2，但 GP.Mur 血型的成人在運動後 1 ～ 2 分鐘就排完 CO_2，其他如心跳頻率、血氧量、乳酸等數據則沒有明顯差異。CO_2 代謝的效率與個體 CO_2 的容忍量及呼吸耐力有直接關係。因此證明 GP.Mur 血型的人有較佳的呼吸代謝和耐力。

4.9 單株抗體的製作

在臺灣的輸血作業中，GP.Mur 血型的重要性僅次於 ABO 血型，過去受限於沒有市售 Mi^a 抗血清試劑，醫院血庫僅能自捐血中心或病人血液取得少量 anti-'Mi^a' 血漿；台灣血液基金會尋求國際血液機構技術支援，自製單株抗體供作檢驗用試劑。與日本紅十字會關東甲信越區血液中心（Dr. Uchikawa M.）合作，派員學習融合瘤技術（Hybridoma technology），利用分泌 anti-'Mi^a' 抗體的人類 B 淋巴球，與骨髓瘤細胞（Myeloma cells）進行融合，製作出可穩定繼代培養並分泌米田堡單株抗體的融合瘤細胞株（hybridoma cell line），分別產生 anti-Mi^a、anti-Mur 及 anti-MUT 3 種單株抗體。此三株單株抗體均使用日本紅十字會血液中心保存之一系列的確認 Miltenberger series 紅血球（GP.Vw、GP.Hut、GP.Mur、GP.Hil、GP.Bun、GP.HF 等）進行特異性鑑定。

4.10 Mi^a 抗原及 hybrid glycophorins 在各國捐血人的頻率

2019～2020 年以單株抗體 anti-Mi^a 全面篩檢臺灣捐血人的 Mi^a 抗原共 1,444,541 人，其中 Mi（a+）占 67,348 人，頻率為 4.66%。在各縣市分布，以花蓮及台東頻

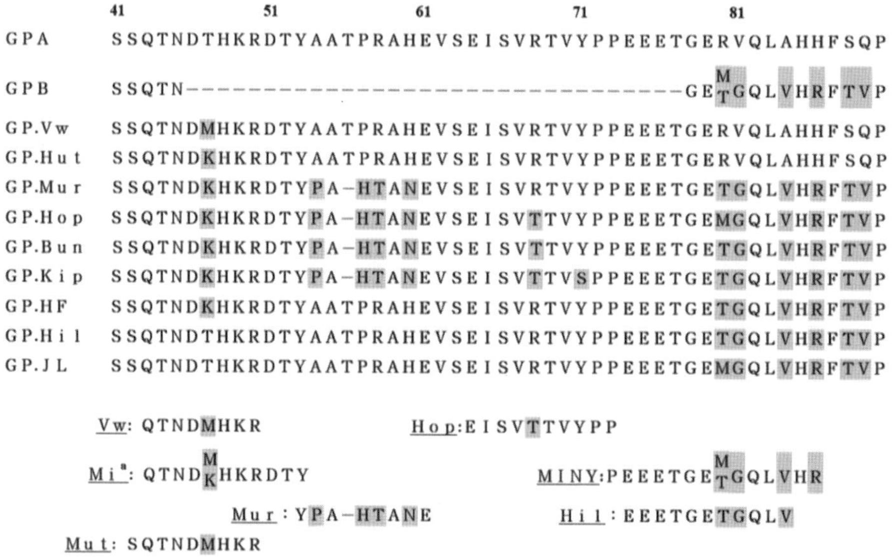

```
          41        51        61        71        81
GPA       SSQTNDTHKRDTYAATPRAHEVSEISVRTVYPPEEETGERVQLAHHFSQP
                                                  M
GPB       SSQTN---------------------------------GETGQLVHRFTVP
GP.Vw     SSQTNDMHKRDTYAATPRAHEVSEISVRTVYPPEEETGERVQLAHHFSQP
GP.Hut    SSQTNDKHKRDTYAATPRAHEVSEISVRTVYPPEEETGERVQLAHHFSQP
GP.Mur    SSQTNDKHKRDTYPA-HTANEVSEISVRTVYPPEEETGETGQLVHRFTVP
GP.Hop    SSQTNDKHKRDTYPA-HTANEVSEISVTTVYPPEEETGEMGQLVHRFTVP
GP.Bun    SSQTNDKHKRDTYPA-HTANEVSEISVTTVYPPEEETGETGQLVHRFTVP
GP.Kip    SSQTNDKHKRDTYPA-HTANEVSEISVTTVSPPEEETGETGQLVHRFTVP
GP.HF     SSQTNDKHKRDTYAATPRAHEVSEISVRTVYPPEEETGETGQLVHRFTVP
GP.Hil    SSQTNDTHKRDTYAATPRAHEVSEISVRTVYPPEEETGETGQLVHRFTVP
GP.JL     SSQTNDTHKRDTYAATPRAHEVSEISVRTVYPPEEETGEMGQLVHRFTVP

Vw: QTNDMHKR                    Hop:EISVTTVYPP
         M                                       M
Mia: QTNDKHKRDTY              MINY:PEEETGETGQLVHR
Mur : YPA-HTANE               Hil : EEETGETGQLV
Mut: SQTNDMHKR
```

圖 4-4　部分 Hybrid glycophorins 的胺基酸排列與推測的抗原決定位 [19]

率最高，分別是 18.18% 及 18.53%，與原住民族群 GP.Mur 頻率較高結果一致。

應用 anti-Mi[a]、anti-Mur 及 anti-MUT 3 種單株抗體進行抗原篩檢及基因序列分析，78,327 位臺灣捐血人的 hybrid glycophorins 頻率為 GP.Mur：4.71%、GP.Hut：0.025%、GP.Vw：0.022%。（表 4-8）證實臺灣除 GP.Mur 之外還有少數屬於其他型別的 hybrid glycophorins。[18]

近年發表的期刊論文中，日本紅十字會關東甲信越區血液中心以 anti-Mi[a] 篩檢了 1,005,594 位捐血人[19]，後續以其他 Miltenberger 單株抗體或多株抗體配合基因序列分析做詳細鑑定，日本捐血人族群中最常見為 GP.HF：0.0357%、GP.Mur：0.0256%。另外以 anti-Hil 血漿篩檢 13,546 位捐血人，GP.Hil 頻率為 0.0295%。澳洲血液中心以單株抗體篩檢 5,098 位捐血人，配合基因序列分析，Mi（a+）占 0.22%，最常見為 GP.Mur，頻率是 0.098%。相較於臺灣捐血人族群，日本及澳洲捐血人的 hybrid glycophorins 頻率都偏低。（頻率見表 4-8）[20]

4.11 'N' 抗原與 GP.Mur 血型

GPB 上的 N 端胺基酸序列（GPB: [20] Leu-Ser-Thr-Thr-Glu [24]）和 GPA 的 N 抗原（GPA: [20] Leu-Ser-Thr-Thr-Glu [24]）有相同構造，所以正常 N 陰性的血球，有時也和 anti-N 反應，因此 GPB 上的 N 端序列前 5 個胺基酸又稱作 'N' 抗原（圖 4-1）。自 1970 年代已有發表觀察到華人的 GP.Mur 血型會有 "variant 'N' reaction" 現象，即指 M+N-、GP.Mur 的血球會與 Letin 成分及 rabbit 來源的 anti-N 有陽性反應、與 human anti-N 反應為陰性，經常因此誤判為 M+N+、GP.Mur 血型。[21] GP.Mur 蛋白構造為 GP(B-A-B)，推測可能是因為 (1) GP.Mur 表現量較一般 GPB 多，或者 (2) GP.Mur 在細胞膜外結構長度比一般 GPB 較長；導致 GP.Mur 的 'N' 抗原與 anti-N 試劑反應，而影響 N 抗原的血清學結果判定。在目前血型基因型

表 4-8 Hybrid glycophorins 在各國捐血人出現的頻率（%）

	臺灣捐血人[18]	澳洲捐血人[20]	日本捐血人[19]
篩檢人數	N=78,327	N=5,098	N=1,005,594
GP.Vw (Mi.I)	0.022	0.059	0.0017
GP.Hut (Mi.II)	0.025	0.039	0.0181
GP.Mur (Mi.III)	4.71	0.098	0.0256
GP.Bun (Mi.VI)	-	0.019	0.0007
GP.HF (Mi.X)	-	-	0.0357
GP.Kip	-	-	0.0009

的研究中也觀察到一樣了現象，在澳洲[22]及臺灣[23]的研究中，基因型為 *GYP*Mur*, *MM* alleles 的血清學血型可能依不同抗血清試劑結果判定為 M+N+ 血型。因臺灣 GP.Mur 頻率較高，以 anti-N 單株抗體在檢測 N 抗原時，需考慮到是否會因 GP.Mur 影響判定，可使用其他來源的 anti-N 抗血清試劑或血型基因型檢測來分析結果輔助判定。

學習評量

1. MNSsU 血型抗原結構之合成？
2. MNS 血型的基因及遺傳模式為何？
3. MNS 稀有抗原的主要基因變異為何？
4. Hybrid glycophorins 血型系列的主要成因為何？
5. 目前如何鑑定 anti-'Mi[a]' 抗體
6. GP.Mur 血型與呼吸生理的相關性？

參考文獻

1. Daniels G. Human blood groups. 3rd ed. Oxford: Blackwell Science, 2013.
2. Ekman S. Structural Studies of MNS Glycophorins to Guide the Discovery of Monoclonal Antibodies. 2021 Doctoral dissertation. University of Queensland.
3. Cohn CS, Delaney M, Johnson ST, Katz LM. AABB technical manual. 20th ed. Bethesda, MD: AABB Press; 2020.
4. Reid M, Lomas-Francis C, Olsson M. The Blood Group Antigen FactsBook. 3rd ed. Academic Press; 2012.
5. Lin M, Broadberry RE, Chang FJ. The distribution of blood group antigens and alloantibodies among Chinese in Taiwan. Transfusion 1988; 28: 350-2.
6. Lopez GH, Hyland CA, Flower RL. Glycophorins and the MNS blood group system: a narrative review. Ann Blood 2021; 6: 39.
7. Tsuneyama H, Isa K, Watanabe-Okochi N, et al. An unusual variant glycophorin expressing protease-resistant M antigen encoded by the *GYPB-E(2-4)-B* hybrid gene. Vox Sang 2020; 115: 579-85.
8. Tippett P, Reid ME, Poole J, et al: The Miltenberger subsystem: is it obsolescent? Transfus Med Rev 1992; 6: 170-82.
9. Chandanyingyong D, Pejrachandra S. Studies on the Miltenberger complex frequency in Thailand and family studies. Vox Sang. 1975; 28: 152-5.
10. King MJ et al. Studies on the Mi. Ⅲ phenotype and antibodies to Miltenberger(Mi) determinants in Hong Kong blood donors. Transfusion 1989; 29: 106-12.
11. Broadberry RE, Lin M. The distribution of the Mi Ⅲ (GP.Mur)phenotype among the population of Taiwan. Transfusion medicine. 1996; 6: 145-148.
12. Li S, Wei L, Fang Q, et al. Successful prenatal management of two foetuses affected by antibodies against GP.Mur with prenatal genotyping analysis and a literature review. Blood Transfus. 2021; 19: 135-143.
13. Broadberry RE, Lin M. The incidence

and significance of anti-'Mi[a]' in Taiwan. Transfusion 1994; 34: 349-352.

14. Lin M, Broadberry RE. An intravascular hemolytic transfusion reaction due to anti-'Mi[a]' in Taiwan. Vox Sang 1994; 67: 320.

15. Chen V, Halverson G, Wasniowska K, et al.: Direct evidence for the exisence of Miltenbergera antigen. Vox Sang 2001; 80: 230-233.

16. Hsu K, Chi N, Gucek M, et al: Miltenberger blood group antigen type Ⅲ (Mi Ⅲ) enhances the expression of band 3. Blood 2009; 114: 1919-28.

17. Hsu K, Kuo MS, Yao CC, et al: Expedited CO_2 respiration in people with Miltenberger erythrocyte phenotype GP.Mur. Sci Rep 2015; 5: 10327.

18. Yang MH, Chen JW, Sayaka K, Uchikawa M, Tsuno NH, Wei ST, et al. Universal detection of Mi[a] antigen and frequencies of glycophorin hybrids among blood donors in Taiwan by human monoclonal antibodies against Mi[a] (MNS7), Mur (MNS10), and MUT (MNS35) antigens. Diagnostics (Basel). 2021; 11(5): 806.

19. Kaito S , Suzuki Y, Masuno A. et al. Frequencies of glycophorin variants and alloantibodies against Hil and MINY antigens in Japanese. Vox Sang. 2022; 117: 94-98.

20. Lopez G.H., Wilson B., Turner R.M., et al. Frequency of Mi[a] (MNS7) and Classification of Mi[a] -Positive Hybrid Glycophorins in an Australian Blood Donor Population. Transfus. Med Hemother. 2020; 47: 279-286.

21. Metaxas-Bühler M, Metaxas MN, Sturgeon P. MNSs and Miltenberger frequencies in 211 Chinese. Vox Sang. 1975; 29: 394-9.

22. Wilson B, Grubor V, Lopez G, Hyland C, Liew Y, Flower R. Variant reactions with monoclonal anti-N in genotypically N-negative Gp. Mur (Mi III) positive Chinese & East Asian donors. ANZSBT Poster. 2010. https://anzsbt.org.au/wp-content/uploads/2018/06/ANZSBTposters2010_000.pdf.

23. Yang MH, Chen JW, Wei ST, et al. The efficacy of ethnic specific blood groups genotyping for routine donor investigation and rare donor identification in Taiwan. Vox Sang. 2022; 117: 99-108.

24. Cooling, L. Blood groups in infection and host susceptibility. Clin. Microbiol. Rev. 2015; 28: 801-870.

第五章　P1PK血型系統與相關抗原／I血型系統與i抗原

涂玉青

學習目標

1. 了解P1、P^k及P抗原生合成之間的關係。
2. 了解P_1、P_2和p血型及其成因。
3. 了解P_1及P_2血型形成的分子機制。
4. 了解P1、P^k和P等抗原與人類感染性疾病的關聯。
5. 了解I/i抗原在成人及胎兒紅血球上表現的相互關係。
6. 了解成人i血型（adult i phenotype），及此稀有血型和先天性白內障的關聯。
7. 了解冷凝集抗體（cold agglutinin）。
8. 了解I抗體之臨床意義與輸血應注意事宜，並了解如何鑑定anti-I。

5.1 P1PK 血型系統與相關血型系統及抗原

5.1.1 簡述

由於在合成途徑及上下游關係的關聯性，本章節討論 P1PK 血型系統，亦納入與其相關的另兩個血型系統與相關抗原，共敘述 3 個血型系統，第 3 血型系統 P1PK（3 個抗原，P1、P^k 及 NOR）、第 28 血型系統 Globoside（GLOB）（2 個抗原，P 及 PX2）和第 31 血型系統 FORS〔1 個抗原，FORS1（又稱 Forsmann）〕，以及相關的 GLOB 血型集（1 個抗原，LKE）。上述抗原皆為建構在紅血球表面之磷脂質 ceramide（Cer）上的醣抗原。

在發現 ABO 血型之後，學者 Landsteiner 及 Levine 為探索更多不同的人類血型，將人類紅血球注入兔子，進而發現當時命名為 P，但現已更名為 P1PK 血型系統。此一系列的研究亦發現了人類 MN 血型（屬第 2 血型系統）。[1,2]

5.1.2 抗原結構與合成途徑

建構紅血球表面之 P1PK、Globoside、FORS 血型系統中的抗原，以及 LKE 抗原，因不同的合成途徑所產生的結構差異，區分為 globoside 系列及 paragloboside 系列，此兩系列醣結構皆生成自 lactosylceramide（又稱為 Gb2）。抗原合成途徑詳見圖 5-1。

5.1.2.1 P1PK血型系統及GLOB血型系統

P1PK 血型系統所包含的 3 個抗原，其生成由 *A4GALT* 基因所表現的 α-1,4-galactosyltransferase（α4GalT）醣轉化酶的活性高低或表現量而決定。由 Gb2 開始，依序分別以 β1 → 3 及 β1 → 4 之鍵結加入 GlcNAc 及 Gal 醣基，即形成 paragloboside 醣結構（圖 5-1）。Paragloboside 再以 α1 → 2 鍵結接上 Fuc 醣基，即形成 H（type 2）血型抗原。若 paragloboside 由 *A4GALT* 基因所表現的 α4GalT 酵素以 α1 → 4 鍵結接上 Gal 醣基，形成 P1 抗原。此末端的 3 個醣基組成之醣結構，Galα1 → 4Galβ1 → 4GlcNAcβ1 → 3，即為決定 P1 抗原的結構。

若於最初始的前驅物質，Gb2 末端以 α1 → 4 鍵結接上 Gal 醣基，即形成 P^k 抗原（又稱為 Gb3 或 CD77）。P^k 抗原及其下游的醣結構，稱為 globoside 系列醣鏈。生成 P^k 抗原需要 α4GalT 的酵素活性；生成 P^k 抗原、P1 抗原以及 NOR 抗原的 α4GalT，皆為同一 *A4GALT* 基因所轉譯之酵素；也因此 P1、P^k、及 NOR 抗原歸屬於 P1PK 血型系統。[3]

GLOB 血型系統包含 P 及 PX2 兩個抗原；二者的生成由 *B3GALNT1* 基因所表現的 β-1,3-*N*-acetylgalactosaminyltransferase 1（β3GalNAcT1）醣轉化酶活性而決定。如圖 5-1 所示，P^k 抗原形成後，於末端以 β1 → 3 鍵結加入 GalNAc 醣基，形成 globoside，即 P 抗原（又稱 Gb4）。P 抗原位於 P^k 抗原的合成路徑下游，因此 P^k 抗原的生成與否，將決定 P 抗原的生成。由於 P 抗原的生成由 *B3GALNT1* 基因表現的 β3GalNAcT 醣轉化酶的活性

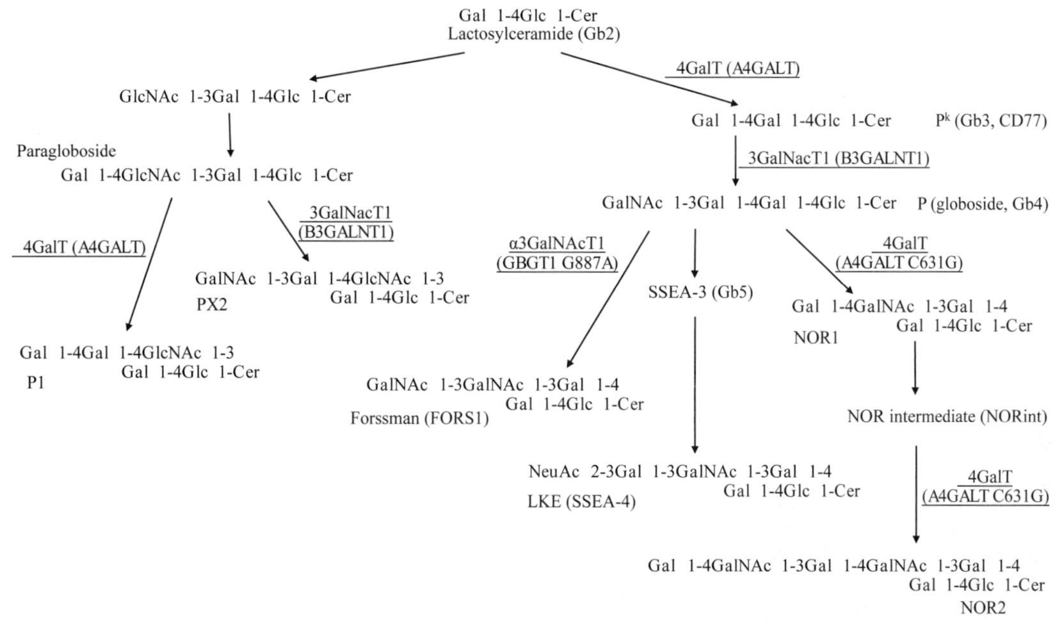

圖 5-1　P1PK 血型系統抗原與相關抗原之抗原結構與合成途徑

所決定，和負責生成 P1、P^k、及 NOR 抗原的醣轉化酶及基因不同，因此雖然 P^k 抗原的表現與否決定 P 抗原的生成，但 P 抗原另歸屬於 GLOB 血型系統。此 *B3GALNT1* 基因轉譯的 β3GalNAcT 除了以 P^k 抗原為受質外，亦能以 paragloboside 為受質，於其末端加上 β1 → 3GalNAc 醣基，形成 PX2 血型抗原。[4] PX2 抗原以及 P 抗原的生成皆由 *B3GALNT1* 基因所決定，故此兩抗原同屬於 GLOB 血型系統。

在 P 抗原生成之後，下游合成路徑分別產生 3 個不同的抗原，NOR、FORS1 及 LKE。P1PK 血型系統中的 NOR 抗原，分為 NOR1 及 NOR2 抗原，兩者皆由特殊的 *A4GALT* 基因型所產生。NOR 抗原的生成是以 P 抗原為受質，加入 α1 → 4Gal 醣基，形成 NOR1 抗原；之後加入 β1 → 3GalNAc 醣基，形成稱為 NOR intermediate（NOR_{int}）的物質，而後在 NOR_{int} 末端再加入 α1 → 4Gal 醣基，形成 NOR2 抗原。產生 NOR1 及 NOR2 抗原的 α4GalT 醣轉化酶，和形成 P1 及 P^k 抗原的 α4GalT，皆由 *A4GALT* 基因所表現；但和形成 P1 及 P^k 抗原的 *A4GALT* 基因不同的是，NOR 抗原的形成是因 *A4GALT* 基因上帶有 631C>G 變異所造成；此變異造成表現的 α4GalT 上第 211 個胺基酸由 glutamine（Gln）改變為 glutamic acid（Glu），進而導致 α4GalT 酵素辨識受質的特異性改變，使其具有生成 NOR1 及 NOR2 抗原的能力。[5]

5.1.2.2 FORS血型系統

P 抗原末端以 α1 → 3 鍵結加上 GalNAc 醣基，形成 FORS1 抗原。此稀有血型抗原源自於 globoside α-1,3-*N*-acetylgalactosaminyltransferase 1

（*GBGT1*）基因的變異。在絕大多數人之 *GBGT1* 為無功能的基因（pseudogene），但少數個體此基因帶有 887G>A 突變，導致 α3GalNAcT1 的第 296 胺基酸由 arginine（Arg）改變為 glutamine（Gln），故表現的蛋白質產物具 α3GalNAcT 醣轉化酶的活性，進而生成 FORS 血型系統中 FORS1 抗原。

5.1.2.3 LKE抗原

在 P 抗原生成後的另一合成路徑，於末端加上 β1 → 3Gal 醣基（形成的醣結構稱為 Gb5），而後再以 α2 → 3 鍵結接上 sialic acid（NeuAc）醣基，形成屬 GLOB 血型集的 LKE 抗原（亦稱 stage-specific embryonic antigen-4, SSEA-4）。

5.1.3 表現型與發生頻率

紅血球上 P1 抗原的表現與否，即 P1(+) 和 P1(-) 表現型，分別命名為 P_1 及 P_2 血型。此兩種表現型於各不同族群間皆普遍存在，但分布的頻率於不同族群間具相當大的差異：白種人約 75% 為 P_1 血型，25% 為 P_2 血型；黑人 94% 為 P_1 血型，僅約 6% 為 P_2 血型。[1,2] 亞洲族群則普遍 P_1 血型頻率較 P_2 血型為低；馬偕醫院檢測 1,000 例閩南臺灣人的 P_1/P_2 血型，其中 32% 為 P_1 表現型，68% 為 P_2 表現型。[6] 而台灣血液基金會所分析 28,124 位臺灣捐血者則顯示，29.1% 為 P_1 血型，70.9% 為 P_2 血型。其中 P_1/P_2 血型的不同是由個體間 *A4GALT* 基因的表現量所決定，其特殊的分子遺傳機制於下節詳述。

A4GALT 基因發生突變，無法表現具有功能的 α4GalT 醣轉化酶，將導致 P1 及 P^k 抗原無法生成，連同 P^k 抗原下游的所有 globoside 系列之抗原，如 P、LKE 等，皆無法生成；此種紅血球上不具任何 P1、P^k、及 P 抗原（P1-P^k-P-）的血型稱為 p 血型。p 血型於各族群間皆非常稀少；目前於各國所發現的 p 血型絕大部分皆導因於 *A4GALT* 基因轉譯區域的突變。高雄捐血中心曾報告一個 p 血型案例，並在與成功大學及義大醫院檢驗科的合作下分析其 *A4GALT* 基因及功能，發現此 p 血型者的 *A4GALT* 基因轉譯區域的 418～428 核苷酸段落缺失，並插入一段外來的 34 核苷酸，導致此變異的 *A4GALT* 基因無法轉譯出具功能的 α4GalT 醣轉化酶。[7]

NOR 血型亦極為罕見，目前全球僅在美國及波蘭的兩個家庭中被發現過，屬於顯性遺傳。

P 抗原為 P^k 抗原合成路徑的下游產物，表現於絕大多數人的紅血球表面。在 P^k(+) 及 P(+) 的血型中，由於大部分的 P^k 抗原被進一步生合成 P 抗原，因此紅血球上 P^k 抗原相對的弱。但若負責 P 抗原生成的 *B3GALNT1* 基因突變，導致 P 抗原無法生成，即 P(-) 血型，則 P^k 抗原大量表現，呈現 P^k 抗原強反應，這種因 P(-) 導致 P^k 抗原強反應的血型稱為 P^k 血型。P^k 血型又因 P1 抗原為 (+) 或 (-)（即為 P_1 或 P_2 血型），而再分別區分為 P_1^k（P1+P^k+P-）或 P_2^k（P1-P^k+P-）血型。P^k 血型於各族群間皆非常稀有，比 p 血型更為罕見；未有臺灣個案被報告過。

PX2 抗原為普遍存在的紅血球抗原。

但可想見的，*B3GALNT1* 基因突變所導致的 P^k 血型，亦將導致 PX2(-) 表現型。

FORS1(+) 為少有的血型；如前所述，FORS1 抗原的形成是因為無功能的 *GBGT1* 基因產生變異所導致。

LKE(+) 則為常有的表現型，在白種人中 98% 為 LKE(+)。[2] LKE 抗原的生成基因尚未被確認，故 LKE 抗原仍歸屬於 GLOB 血型集。

PX2、FORS1、及 LKE 抗原在臺灣人的表現情形尚未被研究過。

5.1.4 P_1/P_2 血型形成的分子遺傳機制

促成 P_1/P_2 兩種血型表現型差異的分子遺傳機制，和大部分其他已知的血型抗原形成之機制不同；目前其他所有已知的血型抗原形成大致導因於生成該抗原之基因變異，直接或間接的生合成不同的抗原性。例如 MNS 血型系統中負責生成紅血球表面 glycophorin B 蛋白質分子的 *GYPB* 基因上第 143 核苷酸 T 或 C 之不同，導致基因轉錄及轉譯後生成之 glycophorin B 蛋白質於第 48 胺基酸分別為 methionine（Met）及 threonine（Thr），分別形成 S 及 s 之抗原性。而 ABO 血型系統中 *A* 和 *B* 基因上不同的 DNA 序列，生成的功能不同的醣轉化酶，因其對醣基辨識結合之專一性的不同，而分別生合成 A 及 B 抗原性的醣結構。反觀造成 P_1/P_2 血型表現型差異，是由個體間 *A4GALT* 基因的表現量的高低不同所決定。

在負責生成 P1 和 P^k 抗原的基因尚未被確認前，P1 和 P^k 抗原在表現型上所呈現的特殊關聯性，多年來一直令人困惑。然而，此兩抗原在表現型上的特殊關聯呈現在 p 及 P_2（P1-）血型的矛盾上。所有的 p 血型者，除了不表現 P^k 抗原（以及所有 P^k 的下游抗原），也一律為 P1(-)（即 P_2）表現型。但 P_2（P1-）血型者的紅血球不表現 P1 抗原，但卻正常的表現 P^k 抗原及所有 P^k 的下游抗原。p 及 P_2 血型呈現，P^k(-) 導致 P1(-)，但 P1(-) 不導致 P^k(-) 的矛盾。

在 2000 年生成 P^k 抗原的 *A4GALT* 基因被確認後，2003 年日本學者 Iwamura 等人的研究發現，由 *A4GALT* 基因所表現的 α4GalT 醣轉化酶，同時具有以 lactosylceramide 和 paragloboside 醣鏈為受質，分別形成 P^k 抗原和 P1 抗原的酵素活性外。[8] 進一步的研究發現，P_2 血型的紅血球上並非完全不表現 P1 抗原，而是表現量較 P_1 紅血球低，故以常規凝集檢測無法測得；但 p 血型的紅血球則完全不表現 P1 抗原，為真正的 P1(-)。更進一步的結果顯示，P_1 血型紅血球的 *A4GALT* 基因的表現量高於 P_2 血型紅血球的 *A4GALT* 基因表現量。Iwamura 等人的研究，證明 P^k 抗原和 P1 抗原的生成乃由同一 *A4GALT* 基因所負責，同時 P_1 及 P_2 血型紅血球上 P1 抗原的表現為量化表現型關係（quantitative trait），其導因於 *A4GALT* 基因於 P_1 及 P_2 紅血球表現量高低的不同。

為研究造成 P_1/P_2 血型的分子遺傳機制，馬偕紀念醫院輸血醫學研究室及血庫和臺灣大學生化科學研究所共同組成的研究團隊，針對 *A4GALT* 基因調控區域的單一核苷酸變異（single nucleotide polymorphisms, SNPs）進行分析。首先針對 4 位 P_1 及 4 位 P_2 血型臺灣人的 *A4GALT* 基因調控區域，涵蓋 -7.0 kb 到 +17.3 kb 共 24.3 kb 區域中的 416 個 SNPs 進行逐步詳盡的分析，發現位於 intron 1，包含 11 個 SNPs 之基因型與 P_1 及 P_2 血型表現型相連結的區域。研究團隊更擴大樣本進行基因型和表現型的連結研究（association study），分析了 4 個族群共 338 個人，包括 227 位臺灣人、46 位白種人、33 位黑人及 32 位印度人的 P_1/P_2 血型及上述 11 個 SNPs 之基因型。分析結果證明此其中兩個 SNPs，代號分別為 rs2143918 及 rs5751348，其基因型和 P_1 及 P_2 血型表現型於 4 個不同族群共 338 個人呈現完全一致的連結性。[9]

於 2011 年，由 Olsson 領導的瑞典研究團隊曾發表另一 SNP（rs8138197），為決定 P_1/P_2 血型的位點，並提出一解釋 P_1/P_2 血型形成的分子機制。[10] 該 SNP rs8138197 相鄰於前述的 rs2143918 及 rs5751348 位點。臺灣研究團隊再次分析前述 338 例樣本，發現瑞典團隊發表之 SNP rs8138197 與 4 個不同族群已被證明基因型和 P_1/P_2 血型表現型並不完全一致，故該位點並非決定 P_1/P_2 血型的 SNP。[9] 因此他們提出之 P_1/P_2 血型形成的分子機制也就不成立。

為進一步證明前述兩個 SNP（rs2143918 及 rs5751348）其調控 P_1/P_2 血型知詳細機轉，臺灣大學生化科學研究所的研究團隊進一步篩選並鑑別紅血球細胞的轉錄因子（transcription factor）與兩個 SNP 位點的結合力，研究結果發現其一 SNP（rs5751348）位於 *A4GALT* 基因第 +3084 核苷酸（以 *A4GALT* 之轉錄起始位置為 +1），分別為 G 及 T 之基因型。當其為 G 基因型（P^1 基因型）時，此 SNP 區域的核酸序列吻合轉錄因子 early growth response 1（EGR1）結合的保守序列（圖 5-2），EGR1 結合於此 DNA 區域，促進 *A4GALT* 基因轉錄；而當 SNP rs5751348 為 T 基因型（P^2 基因型）時，EGR1 無法與此區域結合，故該基因的轉錄低下；因此造成 P_1 血型紅血球的 *A4GALT* 基因的表現量高於 P_2 血型者，進而導致 P_2 血型紅血球上 P1 抗原的表現量遠較 P_1 血型紅血球的 P1 抗原為低。此 P_1/P_2 血型形成的分子遺傳機制，[9,11] 為目前少數幾個已知的血型抗原表現型的形成由轉錄因子與其基因轉錄活性調控。

5.1.5 抗體

P1 抗原的異體抗體（alloanti-P1）常見於 P_2 血型者的血清中，通常為 IgM 抗體，於低溫下產生弱凝集反應，並不於常溫或 37℃發生凝集反應。因此這些冷凝集抗體（cold agglutinin）通常不會產生輸血反應，不具臨床意義。但國際上仍有極少數因 anti-P1 產生嚴重的輸血反應的案例。

在 p 血型者的血清中會發現 alloanti-P^k，但此抗體以 anti-$PP1P^k$（過去稱為 anti-

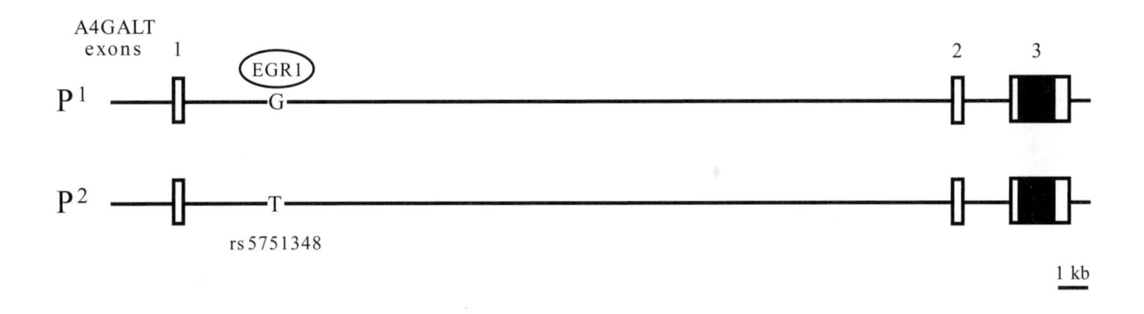

EGR轉錄因子結合序列：

SNP rs5751348序列：　G　T　G/T　G　G　T　G

圖 5-2　決定 P_1/P_2 血型的 A4GALT 基因與 SNP rs5751348 示意圖

*A4GALT*基因主要由3個exon組成，其中exon 1和exon 2相距（intron 1的長度）約25 kb，*A4GALT*基因的轉譯區域位於exon 3內。位於intron 1內第3084核苷酸SNP rs5751348位點，若表現G核苷酸爲P^1基因型，若表現T核苷酸則爲P^2基因型。

Tj^a）之特性存在。Anti-PP1P^k 於常溫或37℃發生凝集反應，與所有除了 p 血型之外的紅血球凝集或溶解，導致輸血反應或新生兒溶血症。

在所有 P^k（P-）血型者的血清中皆存在 anti-P 抗體。Anti-P 於 37℃發生凝集反應，可產生嚴重的輸血反應。有報告指出，在 p 和 P^k（包括 P_1^k 及 P_2^k）血型的懷孕婦女血清中的對抗 P 及（或）P^k 抗原的抗體，與她們有較高的流產率相關。

5.1.6 與疾病的關聯

P1 及 P^k 抗原以及 P^k 下游之 globoside 系列醣抗原和人類多種感染性疾病有諸多的關聯。

尿道感染主要是由大腸桿菌（*Escherichia coli*）所引起。證據顯示，侵襲尿道的大腸桿菌經由其表面的辨識分子結合尿道表皮細胞上帶有 Galα1→4Gal 雙醣之醣結構，如 P1、P^k、P 及 LKE 抗原等。

導致腸道出血的病原性大腸桿菌製造一種稱為 verotoxin 的腸毒素（enterotoxin），verotoxin 的產生和此致病性大腸桿菌引發的症狀息息相關。而腸道細胞表面的 P^k 抗原正是 verotoxin 的辨識結合分子。

另有證據顯示，P^k 抗原結構對防止 HIV 病毒的入侵提供保護力。另外，P 抗原是入侵紅血球前期細胞，並可能引起嚴重貧血的 B19 微小病毒（parovirus B19）的細胞受器。

5.2 I 血型系統、i 抗原與冷凝集

5.2.1 I、i 血型抗原及成人 i 血型

I 抗原屬於 I 血型系統（第 27 血型系統），為此血型系統唯一的抗原；與其相關的 i 抗原則屬於 Ii 血型集。I 及 i 抗原為連結於細胞表面醣脂質（glycolipid）及醣蛋白（glycoprotein）上的醣結構。i 抗原由重複的 *N*-acetyllactosamine（LacNAc；Galβ1 → 4GlcNAcβ1 → 3）單元連結而成的 poly-LacNAc 直鏈型醣結構組成；I 抗原以 i 抗原為前驅物，於直鏈型醣結構上形成具分支的 poly-LacNAc 分支型醣結構。[1,2]

由於 i 抗原為 I 抗原的前驅物，因此兩者的表現互為消長的關係；且其表現的變化常隨個體發育或細胞分化的成熟而改變。I 抗原的表現常是個體發育成熟或已分化細胞的指標，而 i 抗原則常表現於未發育成熟個體及未分化細胞表面。

一般成人的紅血球大量的表現 I 抗原，僅有極微弱的 i 抗原存在，為 I 血型；相反地，胎兒和新生兒（及臍帶血）的紅血球表現大量的 i 抗原，僅有極微弱的 I 抗原存在。胎兒出生後的 1～2 歲間，紅血球上的 i 抗原逐步轉變成為 I 抗原，在約 2 歲以後，紅血球上的 I 抗原表現就達成人紅血球的表現程度，為一般人所具有的 I 血型。有極少數的成人其紅血球上大量表現 i 抗原，僅有極少量 I 抗原存在，此種稀有的血型稱為成人 i 血型（adult i phenotype）。

5.2.2 抗原結構與合成途徑

直鏈型的 i 抗原由 β-1,3-*N*-acetylglucosaminyltransferase（β3GlcNAcT）及 β-1,4-galactosyltransferase（β4GalT）兩個醣轉化酶循序接替作用，生成連續連結的直鏈型 poly-LacNAc 醣結構（圖 5-3）。I 抗原的生成，以 i 抗原結構為基礎，需要第 3 種醣轉化酶活性在直鏈型的 i 抗原結構上形成 GlcNAcβ1 → 6Gal 之分支，再由 β3GlcNAcT 及 β4GalT 接續作用，形成具分支的 poly-LacNAc 醣結構（圖 5-3）。因此 I 抗原的表現由 I β-1,6-*N*-acetylglucosaminyltransferase（I β6GlcNAcT）醣轉化酶的活性所決定。

在決定 I 抗原生成的 I β6GlcNAcT（又稱 IGnT）的基因被確認前，I 與 i 抗原皆屬於 Ii 血型集。於 2001 及 2003 年，由馬偕紀念醫院輸血醫學研究室及血庫和臺灣大學生化科學研究所共同組成的研究團隊發表的兩篇論文，其研究結果確認 I 抗原生成的 β6GlcNAcT 由 *GCNT2* 基因所表現。[12,13] 讓 I 抗原符合成為血型系統之條件，因此 I 成為人類第 27 血型系統，而 i 仍屬於 Ii 血型集。*GCNT2* 基因由獨特的基因結構所組成，共表現 3 個不同的 β6GlcNAcT 醣轉化酶；其特殊的基因結構詳述於 5.2.4 章節。

5.2.3 Anti-I 及 anti-i 抗體與冷凝集

冷凝集（cold agglutination）指抗體與紅血球的最佳反應溫度為 0℃，而於溫

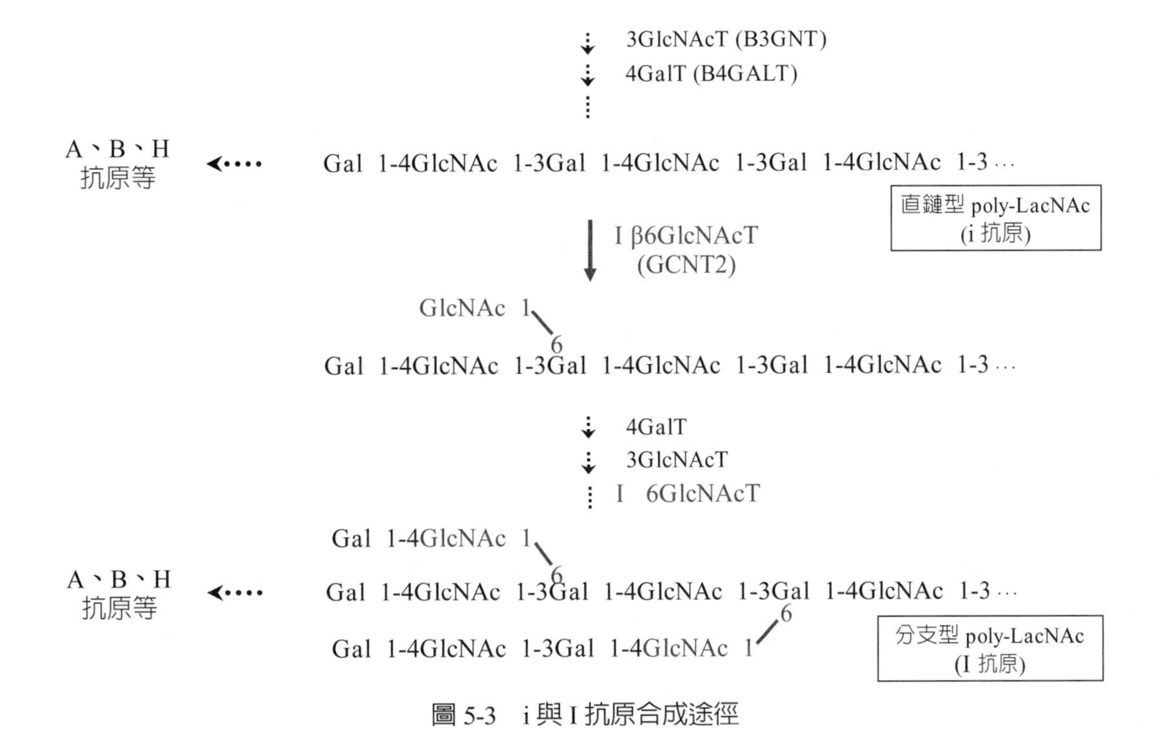

圖 5-3　i 與 I 抗原合成途徑

度 30℃以上不反應的現象。所有冷凝集抗體（cold agglutinin）都是辨識紅血球表面醣脂質或（及）醣蛋白上的醣結構的抗體，其最早被發現的起源皆為自體抗體（autoantibody）。

低力價的冷凝集抗體普遍存在一般人的血清中，如前述的常見於 P_2 血型者血清中的 alloanti-P1，但冷凝集中最常見的是 autoanti-I 抗體。此類抗體和大部分成人的紅血球具凝集反應，但與新生兒及臍帶血的紅血球無凝集反應。故在臨床血庫作業上 anti-I 抗體造成最多的困擾；此外，anti-HI 比 anti-I 更常見。血庫的作業藉由與臍帶血無凝集反應以鑑定 anti-I。雖然大部分的 autoanti-I 抗體力價極低，且僅於低溫反應，但有少數的案例其抗體反應溫度可達 37℃，並造成溶血反應。另外某些 anti-I 反應溫度雖未達 37℃，但有較高的反應溫度，此種抗體也會導致輸入帶有 I 抗原的紅血球之壽命減短。

高力價的 autoanti-I 抗體可能出現在罹患 cold agglutinin disease（CAD）或者受肺炎黴漿菌（*Mycoplasma pneumoniae*）感染的病人血清中。

Anti-i 抗體目前所報告的皆為 autoanti-i，而 alloanti-i 則尚未被發現過。Anti-i 常發現於傳染性單核球過多症（infectious mononleosis）及免疫能力缺乏（immunodeficiency）患者的血清中。

高力價的 alloanti-I 則普遍存在成人 i 血型者的血清中；這些抗體皆為 IgM，且僅於低溫具凝集反應。馬偕醫院於 2006

年提出兩個 i 血型者輸注 I 型血案例的觀察報告，此兩 i 血型者的血清中皆有高力價的 anti-I。[14] 其中一案例的 alloanti-I 於室溫呈現 4+ 反應，於 30℃呈現 1+ 反應，高於 34℃則僅呈現弱反應。由於無常備的 i 型血可用，此兩案例皆以一般 I 血型的 O 型紅血球濃厚液輸注。雖未出現輸血反應及血紅素尿（hemoglobinuria）的情形，但輸入的紅血球的壽命卻顯著較短。上述臨床觀察顯示，存在於 i 血型者血清中的 alloanti-I 於試管中反應時，僅於低溫呈現凝集反應，在 37℃並不反應，但仍導致輸注體內紅血球壽命的縮短。由於 i 型血及其他稀有血型取得極為困難，這些案例顯現，我們亟須建立一個國家級的稀有血型庫（rare blood bank）。目前，台灣血液基金會備有數袋 i 血型的冷凍紅血球，以備緊急需求。

5.2.4 I 基因的確認

過去學界的報告雖已鑑定出可生成 I 抗原結構的基因，並將之命名為 *IGnT* 基因。而後再經國際人類基因命名委員會〔Human Genome Organisation (HUGO) Gene Nomenclature Committee; HGNC〕正式命名為 *GCNT2*，但由於無法確認此基因是否參與紅血球上 I 抗原的生成，或尚有其他未證實可生成 I 抗原的基因，所以當時 I 抗原仍與 i 抗原一同被歸屬於基因不明的 Ii 血型集。但於 2001 年，馬偕紀念醫院輸血醫學研究室及血庫，收集帶有稀有成人 i 血型的 3 個臺灣人家族，S、W 及 C 家族（圖 5-4）之檢體，進行相關基因的序列分析與研究。結果共發現 3 種位於 *GCNT2* 基因的變異；其中兩種分別為帶有 1043G>A（命名為 I^{i1}）及 1148G>A 點突變（命名為 I^{i2}）（圖 5-4）；第 3 種為整個 *GCNT2* 基因的缺失。[12] 帶有此兩種點突變基因轉譯的醣轉化酶則表現 Gly348Glu 和 Arg383His 胺基酸的變異，導致醣轉化酶失去其酵素活性。在 S 及 W 家族的 4 位 i 血型者的兩個 *GCNT2* 等位基因皆帶有上述相同或不同的突變，而 C 家族的 i 血型者則帶有 *GCNT2* 基因大片段區域的缺失，3 個家族內其他 I 血型者的成員皆至少帶有 1 個正常的 *GCNT2* 等位基因。

經上述研究結果證實，紅血球上 I 抗原的生成由 *GCNT2* 基因所表現的 β6GlcNAcT 的活性所決定；因此國際輸血協會（The International Society of Blood Transfusion, ISBT）現已將 I 抗原自 Ii 血型集移出，成為新的第 27 血型系統，I 血型系統。

5.2.5 I 基因結構以及成人 i 血型與先天性白內障聯結的分子遺傳機制

成人 i 血型另有一種受人矚目的現象為此稀有血型者常合併先天性白內障（congenital cataracts）的發生，且僅呈現部分聯結（partial association），並非所有成人 i 血型者都合併先天性白內障的發生；此 2 種表現型的聯結在亞洲族群的成人 i 血型者特別顯著，在歐美白種人族群的成人 i 血型者則否。此聯結的現象最早

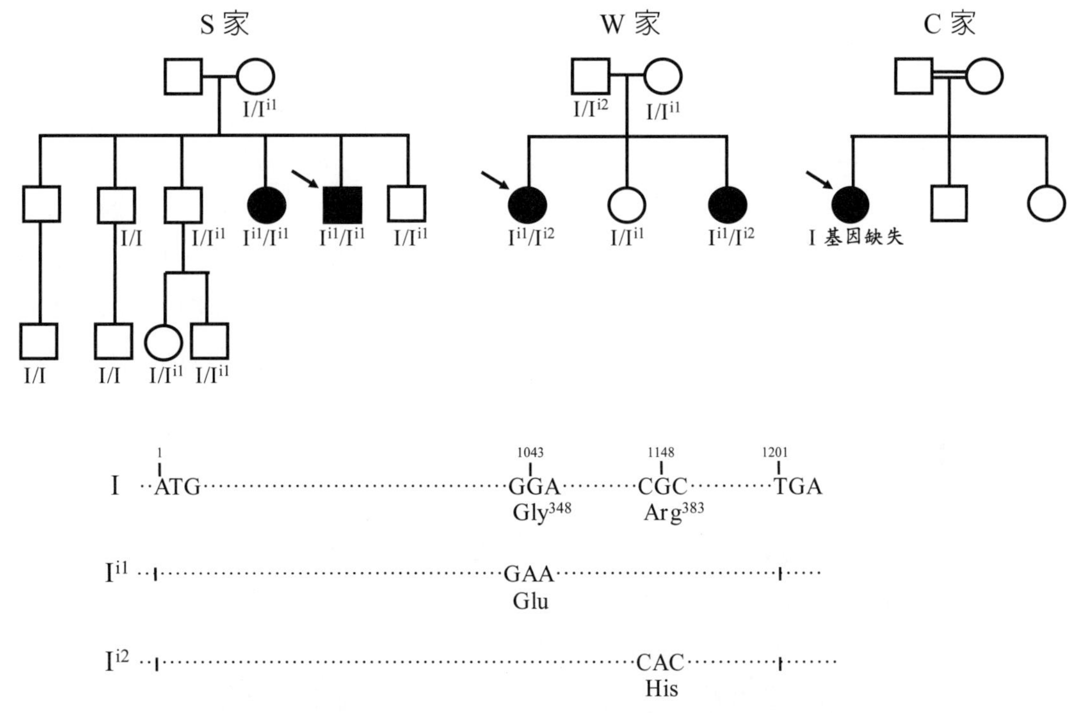

圖 5-4　3 個臺灣成人 i 血型家族圖譜及 I 基因之點突變位點

於 1970 年由日本大阪紅十字會血液中心的 Yamaguchi 及 Okubo 學者發表；他們發現於 31 位成人 i 血型的日本人，其中 29 位罹患先天性白內障，這些 i 血型者的其他 I 血型的家族成員皆無先天性白內障。[15,16]

在臺灣，馬偕紀念醫院輸血醫學研究室及血庫於 1991 年報告 3 個帶有成人 i 血型的家族（圖 5-4），[17]。此 3 個家族內的 5 位成人 i 血型成員皆合併先天性白內障，而家族內其他所有 I 血型的成員則否。臺灣的第一個案為台中捐血中心轉給馬偕紀念醫院血庫，因捐血者血清中出現高力價 anti-I，引起血型鑑定上的困難（血球的血型為 B 型，但血清因 anti-I 與所有的血球反應呈 O 血型反應），後來證明是 i 血型，且確認該捐血人具先天型白內障。進一步做家族篩檢，發現他的姊姊也是 i 血型，且合併先天性白內障，他的雙親和 4 個兄弟均為 I 血型且有正常的視力（見圖 5-4 之 S 家家譜）。團隊隨即進行 100 位臺中啟明學校學生 I 血型的測定，發現另一個 i 血型的學生，且合併先天性白內障。家族檢查發現，其中 1 個妹妹和她的情形一樣，她的父母及另外 1 個妹妹有正常的視力，並屬於一般的 I 血型（圖 5-4 之 W 家家譜）。更進一步篩檢臺北啟明學校 32 位患有先天性白內障的學生，發現另一個 i 血型且合併先天性白內障個案。此個案父母為近親結婚，家中沒有其他人有相同的情況（圖 5-4 之 C 家家譜）。此研究中，i 血型的鑑定以 anti-I

和受試者血球進行反應，無凝集者為 i 血型。i 血型者血清中均表現 anti-I，五個案的 anti-I 均為弱抗體，其中 2 例的 anti-I 在 37℃反應中無凝集。這些弱抗體是否具臨床上的意義，有待將來的研究，但很可能如同國人亞孟買血型之 anti-H 和 anti-HI，及 O^{B}_{Hm} 之 anti-B 一樣，並不具臨床意義，可以輸注 I 血型相合的血品。

如前所述，成人 i 血型者和合併先天性白內障發生的關聯性在亞洲和歐美白種人族群中相異。[18] 由於並非所有的成人 i 血型者皆合併先天性白內障的發生，故過去學者推測，*I* 基因和導致白內障發生的相關基因應為兩個不同但為鄰近的基因，因缺失的片段大小，導致是否產生合併 i 血型與先天性白內障兩種表現型的發生，然而此僅為當時之推論尚待證實。

為釐清 i 血型與合併先天性白內障部分聯結的現象，並闡明其分子遺傳機制，馬偕紀念醫院輸血醫學研究室及血庫和臺灣大學生化科學研究所的研究團隊進一步研究人類 *GCNT2* 基因的基因結構及其染色體 DNA 鄰近區域。研究團隊發現 *GCNT2* 基因並非過去所認為的表現單一基因，而是共表現 3 個不同的 *GCNT2* 基因，分別命名為 *GCNT2A*、*GCNT2B*、*GCNT2C*；3 個 *GCNT2* 基因分別具有不同的 exon 1 區域，為 exon 1A、exon 1B 及 exon 1C，以選擇性剪接（alternating splicing）作用共用相同的 exon 2 及 exon 3 區域（圖 5-5）。[13] 且此 3 個 *GCNT2* 基因在人類不同器官組織中，呈現不同表現形式；例如在紅血球前期之網狀紅血球（reticulocyte）和人類眼球水晶體表皮細胞中，分別專一性的僅表現 *GCNT2C* 或 *GCNT2B* 基因（圖 5-6）。[13] 先前發表的在臺灣人 i 血型合併發生先天性白內障中發現的 I^{i1} 和 I^{i2} 突變點皆位於 3 個 *GCNT2* 基因共有的 exon 3 區域，導致表現的 3 個 *GCNT2* 基因皆帶有此突變（圖 5-6）。另外，在國外血液中心的協助之下，取得歐美白種人 i 血型但具有正常視力者的染色體 DNA 檢體；分析其 *GCNT2* 基因，發現 exon 1C 內的兩種點突變，

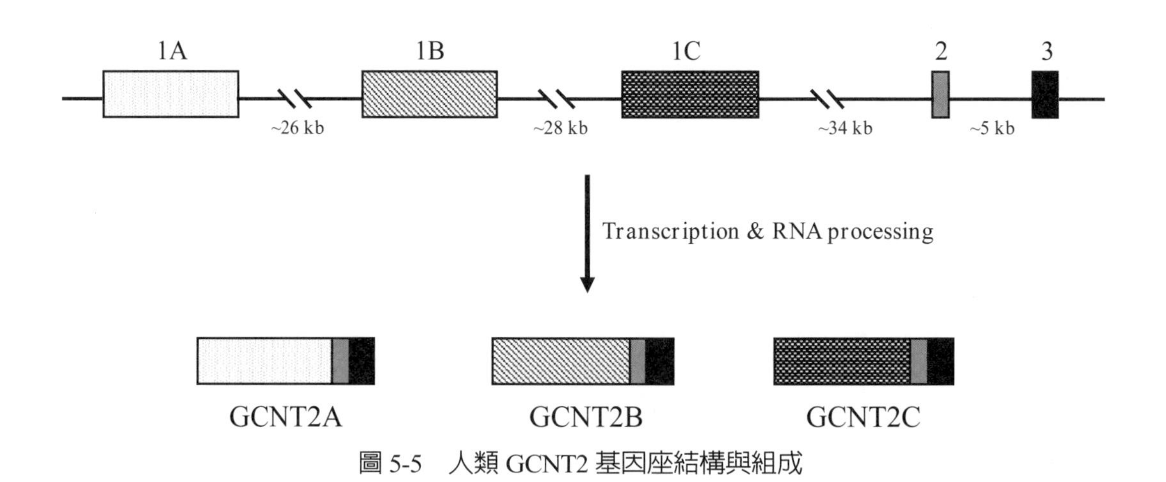

圖 5-5　人類 GCNT2 基因座結構與組成

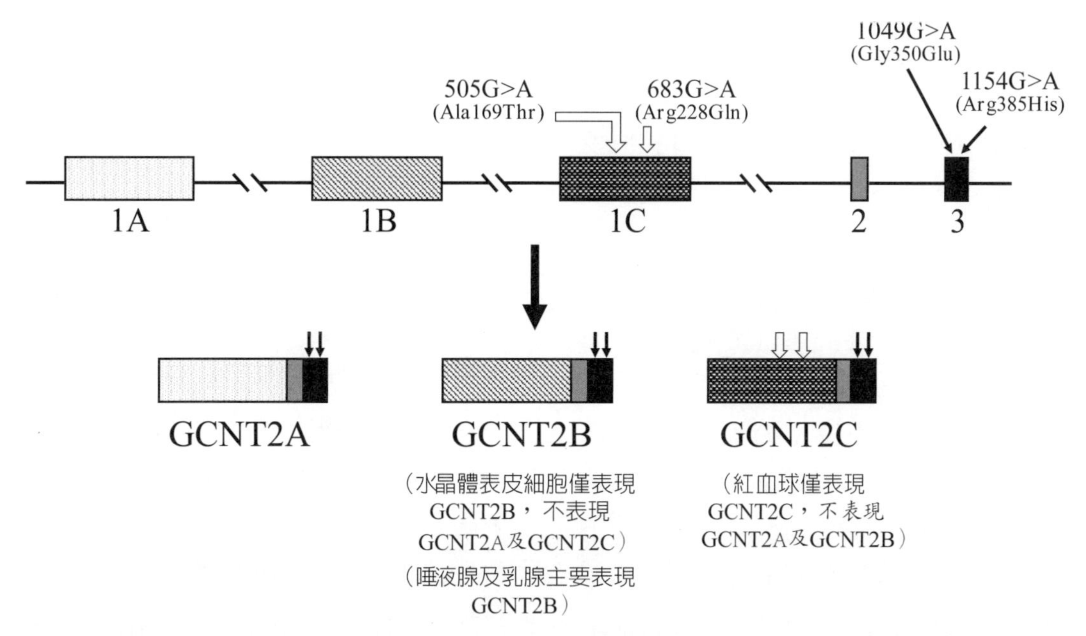

圖 5-6　臺灣成人 i 血型者（合併先天性白內障，黑色箭頭）及白種人成人 i 血型者（不合併先天性白內障，白色箭頭）GCNT2 基因的突變位點

分別為 505G>A（Ala169Thr）及 683G>A（Arg228Gln），此變異導致該醣轉化酶失去活性，於此三基因其他區域未檢測出任何序列變異（圖 5-6）。[13] 此結果證實白種人 i 血型，但不合併先天性白內障者的 *GCNT2* 基因僅在專一表現於紅血球的 *GCNT2C* 基因帶有突變，*GCNT2A* 及表現於眼球水晶體表皮細胞的 *GCNT2B* 基因，皆為正常的基因形式。

總結而論，負責人類 I 抗原生成的 *GCNT2* 基因座具有特殊的基因結構（圖 5-5）以及器官組織表現專一性。在成人 i 血型合併先天性白內障者的基因變異發生於 *GCNT2* 基因共同的 exon 3 區域，導致紅血球中的 *GCNT2C* 及眼球水晶體中的 *GCNT2B* 基因，皆發生突變；而在成人 i 血型不合併先天性白內障者的 *GCNT2* 基因變異僅發生於 exon 1C 區域內，導致表現在紅血球的 *GCNT2C* 基因帶有突變，但其眼球水晶體擁有正常的 *GCNT2B* 基因的表現（圖 5-6）。根據此研究結果可進一步闡釋三點：一、紅血球 I 抗原的基因精確地說應為 *GCNT2C* 基因；二、*GCNT2B* 基因的突變直接導致先天性白內障的發生，雖然其突變與白內障生成間的機制仍未釐清；三、*GCNT2* 基因座的特殊結構，符合了過去學者認為人類擁有不只一個 I 抗原基因的推測。[19] 因 *GCNT2* 基因座的特殊結構與組織器官表現相異性，顯示不同組織、不同細胞的 I 抗原可能由不同的 *GCNT2* 基因負責生成，例如人類唾液腺及乳腺最主要表現 *GCNT2B* 基因（圖 5-6）。[13]

5.2.6 紅血球 i 及 I 抗原轉換與 A/B 抗原強度

胎兒出生後紅血球表面 i 至 I 抗原表現的轉換，為 *GCNT2C* 基因受到刺激活化而表現。而出生前紅血球上保持 i 抗原的表現，和預防與母體因 ABO 血型不合產生胎兒及新生兒溶血症（hemolytic disease of the fetus and newborn, HDFN）有關。胎兒與懷胎母親 ABO 血型不合的情形非常普遍，但導致嚴重的溶血症情形卻十分罕見。[20] O 型的人其 anti-A 及 anti-B 絕大部分為可通過胎盤 IgG 抗體，而 A 或 B 型的人的 anti-B 或 anti-A 為 IgM 抗體。理論上，O 型母親若懷有 A_1 或 B 型胎兒，其血清中的 anti-A 及 anti-B 可通過胎盤，通常僅導致輕微的溶血症狀，少見誘發嚴重的胎兒及新生兒溶血症。

組成 i 及 I 抗原的直鏈及分支的 poly-LacNAc 醣鏈末端，經由不同合成路徑可生成許多不同的醣抗原，包括 A、B 及 H 血型抗原（圖 5-3），因此 i 及 I 抗原被稱醣抗原的內部結構（internal structure）。以其他醣結構的研究證實，相較建構於直鏈型醣結構末端的醣抗原，建構於分支型醣結構末端的醣抗原，因其產生的抗原數量及其空間位置，大幅利於每個 IgG 抗體上的兩個抗原辨識位置同時結合於抗原上，形成 monogamous bivalency 的結合。此種結合相較於直鏈結構上僅有一個抗原辨識位置結合於抗原之上的 monovalency，其抗體－抗原間的結合力約有 10^3～10^4 倍的差異（圖 5-7）。此外，過去的研究亦證實新生兒（臍帶血）紅血球的 A/B 抗原性強度遠低於成

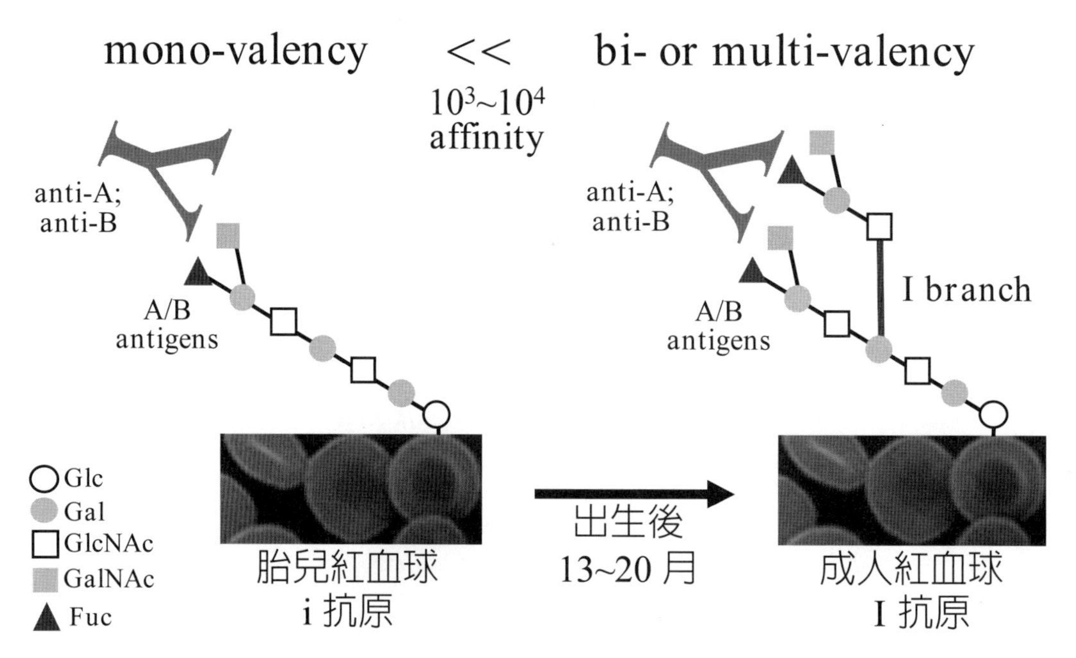

圖 5-7 紅血球 i 及 I 抗原轉換與 A/B 抗原性強度之關聯

人紅血球上 A/B 抗原的強度；據此推論，新生兒（臍帶血）紅血球上的 A/B 抗原建構於直鏈型的 i 抗原結構之末端，在抗原數量及空間位置上不利於 anti-A 或 anti-B 抗體與 A 或 B 抗原的結合，[21] 即抗原性強度不足，故胎兒紅血球上主要表現直鏈結構 i 抗原，被認為是避免嚴重 ABO 血型不合的胎兒溶血症的原因之一。

胎兒出生後紅血球 iI 抗原轉換時機的調控，大幅降低母嬰 ABO 血型不合而引發嚴重的胎兒與新生兒溶血症。馬偕紀念醫院及臺灣大學生化科學研究所的研究團隊證實在成人的造血幹細胞分化為紅血球過程中，轉錄因子 CCAAT/enhancer binding protein α（C/EBPα）結合於 *GCNT2C* 基因的 5' 端調控區域，活化 *GCNT2C* 基因進而促進 I 抗原的生成。[22,23]

5.2.7 與疾病的關聯性

除了成人 i 血型者外，成人紅血球表面 i 抗原異常增加也可能出現在紅血球造血異常疾病，例如海洋性貧血、鐮刀型貧血、先天性紅血球生成性貧血 II（congenital dyserythropoietic anemia II）、先天性純紅血球再生障礙性貧血（又名 Diamond-Blackfan syndrome）、myeloblastic erythropoiesis、sideroblastic erythropoiesis、refractory anemia、陣發性夜間血色素尿症（paroxysmal nocturnal hemoglobinuria, PNH）等疾病。然而，在代償性骨髓造血狀態下，可能因血球成熟的時間縮短，紅血球表面 I 抗原的表現量未呈現消長地減少。

長久以來，許多學者認為調控醣結構中 Ii 逆向轉換（I-to-i transition）的機制與惡性腫瘤疾病的形成具高度相關性。近年來的研究結果亦顯示在不同組織、器官中，*GCNT2* 基因座中的 *GCNT2A*、*GCNT2B* 或 *GCNT2C* 的表現，以及 GCNT2 酵素活性和支鏈 I 抗原的表現量影響腫瘤的生長、爬行、貼附和轉移進而影響疾病的發展和進程。[24]

學習評量

1. 如何鑑定 anti-I？
2. 何為冷凝集抗體（cold agglutinin）？臨床上最常見的冷凝集抗體為何？
3. p 血型者體內的抗體與輸血？
4. 成人 i 血型者輸血的選擇為何？

參考文獻

1. Reid ME, Lomas-Francis C, Olsson ML. The blood group antigen factsbook. 3rd ed. London: Academic Press, 2012.
2. Daniels G. Human blood groups. 3rd ed. Oxford: Wiley-Blackwell, 2013.
3. Hellberg Å, Westman JS, Thuresson B, Olsson ML. PIPK: the blood group system that changed its name and expanded. Immunohematology 2013; 29: 25-33.
4. Westman JS, Benktander J, Storry JR, Peyrard T, Hult AK, Hellberg Å, Teneberg S, Olsson ML. Identification of the molecular and genetic basis of PX2, a glycosphingolipid blood group antigen lacking on globoside-deficient erythrocytes.

J Biol Chem 2015; 290: 18505-18.

5. Suchanowska A, Kaczmarek R, Duk M, Lukasiewicz J, Smolarek D, Majorczyk E, Jaskiewicz E, Laskowska A, Wasniowska K, Grodecka M, Lisowska E, Czerwinski M. A single point mutation in the gene encoding Gb3/CD77 synthase causes a rare inherited polyagglutination syndrome. J Biol Chem 2012; 287: 38220-30.
6. Lin M. Immunohematology in Taiwan. Transfus Med Rev 1998; 12: 56-72.
7. Wang YC, Chang CF, Lin HC, Lin KS, Lin KT, Hung CM, Lin TM. Functional characterization of a complex mutation in the α(1,4) galactosyltransferase gene in Taiwanese individuals with p phenotype. Transfus Med 2011; 21: 84-9.
8. Iwamura K, Furukawa K, Uchikawa M, Sojka BN, Kojima Y, Wiels J, Shiku H, Urano T, Furukawa K. The blood group P1 synthase gene is identical to the Gb3/CD77 synthase gene. J Biol Chem 2003; 278: 44429-38.
9. Lai YJ, Wu WY, Yang CM, Yang LR, Chu CC, Chan YS, Lin M, Yu LC. A systematic study of single-nucleotide polymorphisms in the *A4GALT* gene suggests a molecular genetic basis for the P_1/P_2 blood groups. Transfusion 2014; 54: 3222-31.
10. Thuresson B, Westman JS, Olsson, ML. Identification of a novel *A4GALT* exon reveals the genetic basis of the P_1/P_2 histo-blood groups. Blood 2011; 117: 678-87.
11. Yeh CC, Chang CJ, Twu YC, Hung ST, Tsai YJ, Liao JC, Huang JT, Kao YH, Lin SW, Yu LC. The differential expression of the blood group P^1-*A4GALT* and P^2-*A4GALT* alleles is stimulated by the transcription factor early growth response 1. Transfusion 2018.
12. Yu LC, Twu YC, Chang CY, Lin M. Molecular basis of the adult i phenotype and the gene responsible for the expression of human blood group I antigen. Blood 2001; 98: 3840-5.
13. Yu LC, Twu YC, Chou ML, Reid ME, Gray AR, Moulds JM, Chang CY, Lin M. The molecular genetics of the human *I* locus and molecular background explain the partial association of the adult i phenotype with congenital cataracts. Blood 2003; 101: 2081-8.
14. Lin M, Chan YS, Wang CL, Hsueh EJ. Transfusion of normal blood to patients with rare adult i phenotype. Vox Sang 2006; 91(Suppl 3): 143.
15. Yamaguchi H, Okubo Y, Tanaka M. A note on possible close linkage between the Ii blood locus and a congenital cataract locus. Proc Japan Acad 1972; 48: 625-8.
16. Ogata H, Okubo Y, Akabane T. Phenotype i associated with congenital cataract in Japanese. Transfusion 1979; 19: 166-8.
17. Lin M, Broadberry RE, Tanaka M, Okubo Y. The i phenotype and congenital cataracts among Chinese in Taiwan. Transfusion

1991; 31: 676-7.
18.Page PL, Langevin S, Petersen RA, Kruskall MS. Reduced association between the Ii blood group and congenital cataracts in white patients. Am J Clin Pathol 1987; 87: 101-2.
19.Marsh WL, Jensen L, Decary F, Colledge K. Water-soluble I blood group substance in the secretions of i adults. Transfusion 1972; 12: 222-6.
20.Rosenfield RE. A-B hemolytic disease of the newborn: analysis of 1480 cord blood specimens, with special reference to the direct antiglobulin test and to the group O mother. Blood 1955; 10: 17-28.
21.Romans DG, Tilley CA, Dorrington KJ. Monogamous bivalency of IgG antibodies. I. Deficiency of branched ABHI-active oligosaccharide chains on red cells of infants causes the weak antiglobulin reactions in Hemolytic disease of the newborn due to ABO incompatibitity. J Immunol 1980; 124: 2807-11.
22.Twu YC, Chen CP, Hsieh CY, Tzeng CH, Sun CF, Wang SH, Chang MS, Yu LC. I branching formation in erythroid differentiation is regulated by transcription factor C/EBPα. Blood 2007; 110: 4526-34.
23.Twu YC, Hsieh CY, Lin M, Tzeng CH, Sun CF, Yu LC. Phosphorylation status of transcription factor C/EBPα determines cell surface poly-LacNAc branching (I antigen) formation in erythropoiesis and granulopoiesis. Blood 2010; 115: 2491-9.
24. Dimitroff CJ. I-branching carbohydrates as emerging effectors of malignant progression. PNAS 2019; 116: 13729-37.

第六章 其他血型系統（Kidd、Duffy、Kell、Diego及Lutheran）

余榮熾

學習目標

1. 了解除了ABO、Rh血型外的其他重要血型系統。
2. 了解血球上的Kidd蛋白對高濃度尿素溶液耐受力特性，及快速檢測Jk(a-b-)稀有血型的方法。
3. 了解Kidd抗體與引起輸血反應的嚴重性。
4. 了解Fy^a及Fy^b抗原和瘧疾原蟲的關係。
5. 了解各種稀有血型免疫後的血清學特色。
6. 了解白種人為何常見anti-K，其測定方法與其他抗體有何不同？
7. 了解In(Lu)血型及其成因。

6.1 Kidd 血型系統

Kidd 血型系統包括 Jk^a 及 Jk^b 兩個「等位」的抗原，以及高頻率的 Jk3 抗原（表 6-1）。Jk3 是 Jk^a 及 Jk^b 的共有抗原（也就是，表現 Jk^a 或 Jk^b 的人都有 JK3 抗原；極少數不表現 Jk^a 及 Jk^b 抗原的人，失去 JK3 抗原）。

Kidd 蛋白是由 389 個胺基酸組成，在紅血球膜上來回穿越 10 次，細胞外部分帶有醣修飾的穿膜醣蛋白。Jk^a 和 Jk^b 抗原的不同，源於 *JK* 基因第 838 核苷酸位點 G 和 A 的不同（以轉譯起始點為第 1 核苷酸），造成暴露在紅血球細胞膜外的蛋白質區域的第 280 胺基酸分別為 Asp 及 Asn 的不同而產生（圖 6-1）。

6.1.1 Jk^a 和 Jk^b 的頻率

Kidd 的表現型分為 Jk(a+b-)、Jk(a+b+)、Jk(a-b+)、及 Jk(a-b-)。

多數族群 Jk(a+) 和 Jk(b+) 都呈現相近的比例；例如在分析 4,275 位歐洲人所得的表現型頻率分別為，Jk(a+b-) 26.4%、Jk(a+b+) 50.0%、Jk(a-b+) 23.6%；分析 1,243 位美國白人所得的頻率為，Jk(a+b-) 30%、Jk(a+b+) 44%、Jk(a-b+) 26%。在非裔黑人族群則有較高的 Jk(a+) 頻率；分析 690 位美國非裔黑人所得的頻率為，Jk(a+b-) 54%、Jk(a+b+)37%、Jk(a-b+) 9%。[1]

在世界各族群，Jk^a 及 Jk^b 抗原都不表現的 Jk_{null}（Jk(a-b-)）都是稀有的血型。

根據台灣血液基金會分析近 22 萬臺灣捐血人次，所得到的臺灣 Jk 表現型頻率（表 6-2）；如同其他多數族群，臺灣人 Jk(a+) 和 Jk(b+) 血型呈現相近的比例，但臺灣人有約 0.03%（61 位）的 Jk(a-b-)。由此分布頻率可推算出臺灣人產生 Jk^a 抗原的 *JK*A* 基因頻率為 0.4541，產生 Jk^b 抗原的 *JK*B* 基因頻率為 0.5286，不表現 Jk^a 和 Jk^b 抗原的 *JK* 基因頻率為 0.0173。

6.1.2 Kidd 抗體與輸血反應

Alloanti-Jk^a 和 alloanti-Jk^b 雖然不是常

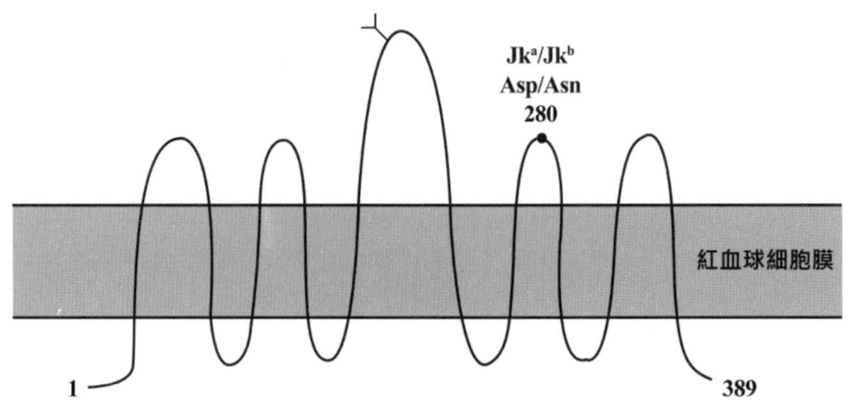

圖 6-1　Kidd 醣蛋白及 Jk^a/Jk^b 位點（Y 標示醣化位點）

表 6-1　Kidd 血型系統

系統編號	系統名稱	系統符號	抗原數	抗原	基因	基因別名
009	Kidd	JK	3	Jk^a / Jk^b、Jk3	*SLC14A1*	*JK*

*SLC14A1*基因全名：Solute carrier family 14 member 1 (Kidd blood group)

表 6-2　臺灣人 Jk 表現型及基因頻率

表現型頻率*	Jk(a+b-)	Jk(a+b+)	Jk(a-b+)	Jk(a-b-)
	22.16%	48.07%	29.74%	0.03%

基因頻率	*JK*A*	*JK*B*	*JK*
	45.41%	52.86%	1.73%

*資料來自台灣血液基金會分析219,850臺灣捐血人次

出現的抗體，但是是輸血作業需要注意的抗體。

Kidd 血型抗體可引起急性和遲緩性溶血性輸血反應以及新生兒溶血症，但由於病人血液中的 Kidd 抗體若沒有持續的抗原刺激，力價會降低到以致於交叉試驗時測不出來，等到輸入帶有抗原的血球，刺激病人的抗體上升，而引發遲緩性溶血性輸血反應。

Kidd 血型抗體發現時通常同時混合在其他抗體內，常見是 IgG1 和 IgG3，有一些是 IgG2、IgG4 或 IgM。大約有 50% 的 anti-Jk^a 和 anti-jk^b 會結合補體。這兩個抗原抗體反應呈劑量反應，有些弱抗體用 manual polybrene（MP）的方法測不出來，但用傳統或 LISS 法需要做到 AHG phase 才能測出，使用酵素處理細胞後可測得弱反應抗體，若是低力價抗體冷藏一段時間後就測不出來。

6.1.3 案例分析

馬偕醫院血庫在 1988 年接到外院轉送來的兩個 Kidd 抗體引起輸血反應的案例。其中一例由 anti-Jk^a 引起的輸血反應，症狀是發冷、發燒，病人在輸血後 Hb 無預期的上升。另一例見表 6-3，為成年女性，貧血，因每次輸血都會發生發燒及血紅素尿（沒做交叉試驗），表示可能有血管內溶血。輸血後 Hb 無預期的上升，所以該院只好在輸血前先為病人做血漿交換。病人於 7 月 9 日在血漿交換後輸 4 袋血，還是發生血紅素尿，Hb 沒上升。於 7 月 12 到 20 日間共輸入 8 袋血，病人發燒，Hb 只稍微上升，reticulocyte 上升，顯示骨髓的代償作用。7 月 29 日鑑定出 anti-E+c+Jk^b。8 月 12～18 日輸 16 袋血（為 E、c 抗原陰性），Hb 明顯上升，但 8 月 23 日發生血紅素尿。病人血清中抗體強度的變化如表 6-3，anti-Jk^b 的強度有明顯的起伏。在 7 月 25 日以後因沒有

表 6-3　Anti-E+c+Jk^b 引起的溶血性輸血反應

月/日	7/9	7/12～7/20	7/25	7/29	8/2	8/8	8/12～8/18	8/22	8/23	8/25	9/2	9/12
紅血球濃厚液	4 U	8 U	2 U				16 U					
	血漿交換			抗體鑑定 anti-E + c + Jk^b			陰性	開刀				
輸血反應	血紅素尿	發燒	深色尿				無		血紅素尿			
Hb	4.3	5.4-7.1	5.5		6.5	7.0	11.2	13.2	9.8			
Reticulocytes		8.2	1.1		36	2.6						
Anti-Jk^b	2+		2+		1+					2+	1+	±
Anti-E+c	3+		3+		3+					3+	3+	2+

輸血（沒有 Jk^b 抗原刺激），所以強度自 2+ 變成 1+。8 月 12～18 日間的輸血顯然刺激抗體上升，以致 5～10 天後再度引起血管內溶血（即遲緩性的輸血反應），使 anti-Jk^b 增強成 2+ 反應。但抗體很快的下降，1 個月後變成弱陽性反應（±），這種弱抗體在一般血庫的作業可能被疏忽。Anti-E+c 的抗體的強度在整個過程改變不大。

6.1.4 Jk(a-b-) 血型

Jk(a-b-) 表現型主要是由不表現 Jk 抗原的隱性 *JK*（或稱 JK^{null}）基因所造成。

Kidd 醣蛋白為一功能性蛋白，為 urine transporter，具有將尿素傳輸通過細胞膜的功能。此功能特性，讓因突變而導致無法完整表達 Kidd 蛋白於紅血球細胞膜上的稀有血型，Jk(a-b-) 的血球細胞膜失去尿素傳輸功能，使得 Jk(a-b-) 血球比一般的血球對高濃度的尿素溶液有較高的耐受力，成為檢測 Jk(a-b-) 血球方便的簡易方法。

Jk(a-b-) 血型的簡易測試方法，是將紅血球放在 2M Urea 溶液中，如為一般 Kidd 血型在 5 分鐘內即可看到近全部的紅血球漲破溶血，而 Jk(a-b-) 血型則不見溶血，須延遲到 15～30 分鐘才觀察到溶血。此簡易測試方法適合用在大量快速篩選 Jk(a-b-) 血型。

Jk(a-b-) 在各國各族群都是稀有的血型（表 6-4）。但是 Jk(a-b-) 血型在玻里尼西亞人（Polynesians）有相對其他族群明顯較高的出現率。在不同玻里尼西亞族群中約有 0.1%～1.4% 不等的出現率，在整體玻里尼西亞人的頻率為 0.272%，相較於次高的芬蘭人及臺灣人高了近 10 倍，也因此 Jk(a-b-) 血型被認為是玻里尼西亞人的特徵之一。

馬偕醫院在 1987 年自高雄長庚醫院送來的檢體中發現 Jk(a-b-) 血型；該病人血清因含 anti-Jk3（即 anti-Jk^aJk^b），所以交叉試驗找不到合適的血。另外在 1992

表 6-4　Jk(a-b-) 血型在各族群的發生率

族群	檢測人數	Jk(a-b-)案例	頻率
玻里尼西亞人	17,300	47	0.272%
芬蘭人	79,349	24	0.030%
臺灣人	219,850	61	0.028%
泰國人	25,340	5	0.020%
中國人	201,194	16	0.008%
日本人	648,460	12	0.002%
紐西蘭白人	120,000	0	0
英國人	52,908	0	0

臺灣人資料來自台灣血液基金會，其餘資料來自*Human Blood Groups*[1]

年自亞東醫院送來新生兒黃疸症的檢體中發現 anti-Jk3，而發現母親是 Jk(a-b-) 血型。至目前馬偕醫院因病人帶有 anti-Jk3，共發現 4 例的 Jk(a-b-) 血型者。[2,3]

病人若要輸血，目前捐血中心已有庫存 Jk(a-b-) 冷凍紅血球。

6.1.5 臺灣原住民族群 JK^{null}（IVS5-1g > a）基因頻率

玻里尼西亞人有相對其他族群相當高的 Jk(a-b-) 血型頻率；基因分析的研究證實，玻里尼西亞人的 Jk(a-b-) 血型，導因於 *JK* 基因第 5 intron 的最後一個核苷酸 G 突變為 A（IVS5-1g>a）。IVS5-1g>a 的突變，將作為 exon-intron 剪接的 3' splice acceptor site 的保守序列 ag 改變成 aa，而受到破壞，導致帶有此突變的 *JK* 基因，在 *JK* mRNA 形成時 exon-intron 剪接上的錯誤，而無法正常的表現 Kidd 蛋白。

臺灣人整體的 Jk(a-b-) 血型頻率雖然沒有玻里尼西亞人那麼高（表 6-4），但是馬偕醫院進行臺灣原住民血型分布的研究時，於排灣族的 165 個檢體中發現 2 個 Jk(a-b-) 血型案例，也在魯凱族發現 1 位，顯示 Jk(a-b-) 在臺灣原住民族群可能有相對高的頻率。

由於臺灣原住民族群和玻里尼西亞族群同屬南島語族，具有歷史上的關聯；因此 2008 年馬偕醫院及臺灣大學生化科學研究所的研究團隊，分析臺灣及臺灣各原住民族群，以及在中國福建居民和菲律賓及印尼人中，造成玻里尼西亞人 Jk(a-b-) 血型的 JK^{null}（IVS5-1g>a）基因的分布頻率。結果顯示，臺灣閩南和客家族群 JK^{null}（IVS5-1g>a）基因頻率分別有約 1% 及 2%（以「發現等位基因數／檢測人數」表示，閩南為 1/50，客家為 2/50）；在臺灣各原住民族群分別為，泰雅 2.9%（3/52），賽夏 1.0%（1/51），鄒 0%（0/51），布農 3.0%（3/50），排灣 7.8%（8/51），魯凱 1.0%（1/50），阿美 2.0%（2/49），卑南 5.0%（5/50），達悟 2.0%

（2/49）。在中國福建居民、菲律賓人和印尼人中則分別有 2.5%（3/61）、9.0%（9/50）、1.0%（1/50）的頻率。[4]

雖然分析的樣本數不大，但結果確實顯示，玻里尼西亞人的 JK^{null}（IVS5-1g>a）基因在臺灣數個原住民族群，如排灣及卑南，有相對高的出現率。因此可推斷 Jk(a-b-) 血型在這些原住民族群應有相當的頻率，甚至可能不低於玻里尼西亞人。

Jk(a-b-) 血型在世界其他族群出現率都極低的，但導致玻里尼西亞族群有相對高的 Jk(a-b-) 血型頻率的 JK^{null}（IVS5-1g>a）基因，也在幾個臺灣原住民族群中有相當的出現率，這結果也吻合過去諸多研究所顯示的，臺灣原住民族群和玻里尼西亞族群有歷史上的關聯的論點。

6.1.6 臺灣人其他 JK^{null} 基因型

臺灣的非原住民族群也存在著 Jk(a-b-) 血型。臺北榮民總醫院於 2009 年分析 8 位臺灣 Jk(a-b-) 血型者的 *JK* 基因型，發現 JK^{null}（IVS5-1g>a）基因型為多數〔3 位為 JK^{null}（IVS5-1g>a）同合子型，5 位為 JK^{null}（IVS5-1g>a）異合子型〕。進一步分析 5 位異合子者的另一 *JK* 基因，其中兩位為帶 222C>A（Asp74Lys）及 499A>G（Met167Val）突變的 JK^{null} 基因，另 3 位具有帶 896G>A（Gly299Glu）突變的 JK^{null} 基因。[5]

6.2 Duffy 血型系統

Duffy 血型系統包括 Fy^a 及 Fy^b 兩個主要的「等位」抗原，以及 Fy3、Fy5、Fy6 抗原（表 6-5）。

6.2.1 Fy^a 和 Fy^b 的抗原頻率

Duffy 系統依 Fy^a 及 Fy^b 抗原在紅血球表面的出現與否分為 4 表現型，Fy(a+b-)、Fy(a+b+)、Fy(a-b+)、和 Fy(a-b-)。

馬偕醫院分析 1,000 位臺灣人的 Fy 表現型，和由台灣血液基金會分析 9,124 位臺灣捐血人得到的 Fy 表現型頻率的資料有差距（表 6-6），這還有待將來的研究。但兩組資料都顯示，臺灣人 Fy(a+) 的頻率遠高於 Fy(b+)；此種分布似乎是亞洲族群常見。在白種人中則是 Fy(b+) 的頻率高於 Fy(a+)。最特別的是非洲裔黑人有相當高的比例不表現 Fy^a 及 Fy^b 抗原，即 Fy(a-b-) 血型，這主要是對抗瘧疾的天擇的結果。

6.2.2 Duffy 醣蛋白及抗原

Duffy 是表現在紅血球上，來回穿越 7 次細胞膜的醣蛋白。由 *FY* 基因表現的 RNA，因 alternative splicing 產生兩個使用不同 5′ 端 exons 的 mRNA forms，分別表現出帶有 336 胺基酸（isoform b）及 338 胺基酸（isoform a）的 Duffy 醣蛋白。Isoform b 為紅血球細胞膜上的 major form，isoform a 為 minor form；b form 的 N 端 7 個胺基酸和 a form 的 N 端 9 個胺基酸不同，兩者其餘的 329 胺基酸序列相同。[6]

Fy^a 及 Fy^b 抗原的不同之處在第 42 胺基酸分別為 Gly 及 Asp（b form 的第 42 胺

表 6-5　Duffy 血型系統

系統編號	系統名稱	系統符號	抗原數	抗原	基因	基因別名
008	Duffy	FY	5	Fy^a/Fy^b、Fy3、Fy5、Fy6	*ACKR1*	*FY*、*DARC*

*ACKR1*基因全名：Atypical chemokine receptor 1 (Duffy blood group)；*DARC*全名：Duffy antigen receptor for chemokines

表 6-6　臺灣人及其他族群 Duffy 血型頻率

血型	臺灣人*	臺灣人§	日本人	泰國人	白人	黑人
Fy(a+b-)	90.8%	73.96%	81.5%	69%	17%	9%
Fy(a+b+)	8.9%	25.13%	17.6%	28%	49%	1%
Fy(a-b+)	0.3%	0.88%	0.9%	3%	34%	22%
Fy(a-b-)	0	0.03%	0	0	稀有	68%

*馬偕醫院分析1,000位臺灣人；§台灣血液基金會分析9,124位臺灣捐血人；
其餘資料來自*The Blood Group Antigen FactsBook*[6]

基酸、a form 為第 44 胺基酸），由 *FY*A* 及 *FY*B* 等位基因第 125 核苷酸分別為 G 和 A 的不同而造成（圖 6-2）。

Fy3 及 Fy6 抗原表現在所有 Fy(a+) 或 Fy(b+) 的血球，但不表現在 Fy(a-b-) 血球。Fy5 抗原類似 Fy3，不表現於 Fy(a-b-)，但 Fy5 抗原同時不表現在 Fy3(+) 的 Rh_{null} 細胞。由於 Duffy 蛋白是紅血球細胞膜上，包含 Rh 蛋白的蛋白質複合體（protein complex）中的一員，因此 Fy5 抗原的抗原性可能需要有 Rh 蛋白的相互作用才得以呈現。

Fy 的抗原性稍弱（約只有 K 抗原的 1/40），大部分的酵素會破壞 Duffy 血型系統的抗原。

白種人的 Duffy 還呈現一種稱為 FY_{mod}（亦稱 Fy^x）的表現型，為一種 Fy^b 抗原弱表現的表現型。造成 Fy^x 表現型的 *FY*X* 等位基因為 *FY*B* 基因骨幹上帶有 265C>T 的核苷酸變異，造成 Arg89Cys 的胺基酸改變（圖 6-2）。

6.2.3 Duffy 抗體

Fy(a-b-) 的黑人很少產生抗體；但 Fy(a-b-) 的白種人可產生抗體，為 anti-Fy3（即 anti-Fy^aFy^b）。

【問題：為什麼同樣是 Fy(a-b-)，黑人很少產生抗體而白人會？】

Anti-Fy^a 及 anti-Fy^b 可引起輸血反應及新生兒溶血症。在白種人 anti-Fy^a 較常見，但在臺灣人因 Fy^a 抗原的頻率為 99.7%，所以很少發現。

早期臺灣只在一位法國神父身上找到 anti-Fy^a，這位神父在開刀時所用的 Fy(a-) 血液是得自法國血液中心。幾年前在馬偕新竹院區亦發現一慢性病患產生anti-Fy^a。

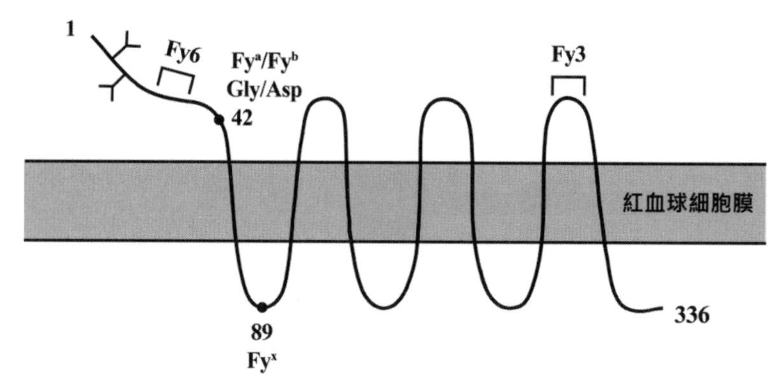

圖 6-2　Duffy 醣蛋白（Y 標示醣化位點）

Fy(a-b-) 血型很少出現在黑人族群外的其他族群；非黑人的 Fy(a-b-) 血型絕大部分都是因為血清中的強 anti-Fy3 抗體的存在而被發現。

6.2.4 黑人族群的高 Fy(a-b-) 頻率

有別於世界其他人種，黑人族群有超高的 Fy(a-b-) 血型頻率。由於長久以來已注意到大部分黑人可對抗 *Plasmodium vivax*（間日瘧原蟲）的感染；研究很快證實，*Plasmodium vivax* 及 *Plasmodium knowlesi*（諾氏瘧原蟲、又稱猴瘧蟲，感染人及猴），可入侵 Fy(+) 紅血球，但無法入侵 Fy(a-b-) 紅血球。隨後，*P. vivax* 及 *P. knowlesi* 瘧原蟲上和 Fy(+) 紅血球的結合蛋白，Duffy-binding proteins，被純化出來，也證實這兩種瘧原蟲的 Duffy-binding proteins 可專一性結合 Duffy 醣蛋白。這些結果顯示，紅血球表面的 Duffy 蛋白為 *P. vivax* 及 *P. knowlesi* 這兩種瘧原蟲侵入紅血球所必須；不表現或無法正常表現 Duffy 蛋白的 Fy(a-b-) 可抵抗這些瘧原蟲的侵入。黑人族群的高 Fy(a-b-) 血型頻率顯然是對抗瘧疾（間日瘧）的天擇（natural selection）結果。

造成黑人的 Fy(a-b-) 血型的分子機制和 *FY* 基因在血球細胞的表現調控機制有關。

Duffy 除了在紅血球表現外，也表現在微血管後靜脈（postcapillary venules）的內皮細胞，因此許多器官組織都可偵測到 Duffy 蛋白的表現。Fy(a-b-) 黑人的紅血球不表現 Duffy 蛋白，但是這些人的許多組織的微血管後靜脈內皮細胞卻仍有 Duffy 的正常表現；Fy(a-b-) 黑人的骨髓細胞中測不到 *FY* mRNA 表現，但在其他許多組織中卻有 *FY* mRNA 的表現。分析 Fy(a-b-) 黑人的 *FY* 基因（*FY*Null*）發現，*FY*Null* 基因的編碼序列（coding sequence）和 *FY*B* 基因相同，無任何變異；但是在 *FY*Null* 基因 5′ 端的啟動子（promoter）區域內的第 -67 核苷酸位置帶有 T>C 的突變。*FY*Null* 基因的 -67T>C 核苷酸置換破壞了轉錄因子 GATA-binding factor 1（GATA-1）可辨識結合的 DNA 共有序列（consensus sequence，由 CTTATCT 變為 CTTACCT）。由於 GATA-1 是紅血球生成的關鍵轉錄因子之一，調控許多相關基因在紅血球內的表現；因此 Fy(a-b-) 黑人的 *FY* 基因上結合 GATA-1 轉錄因子的 DNA 序列破壞，造成 *FY* 基因在紅血球無法表現（被稱為 erythroid-silent allele），但是此 *FY* 基因在其他組織仍可正常表現（其他細胞使用不同的轉錄因子與 DNA 調控區域決定 *FY* 基因的表現）【回想第 2 章中 ABO 亞血型 B_m 和 A_m 的機制】。因此遺傳到此基因型（同合子）的人紅血球不表現 Duffy 蛋白，形成 Fy(a-b-)，但在其他許多組織中仍有 Duffy 蛋白的表現。

除了上述廣泛存在於黑人族群的 *FY*Null* 基因外，在其他則族群稀有的 Fy(a-b-) 表現型發現多種因 *FY* 基因編碼區域內的無義突變，造成 Duffy 蛋白無法正確的表現。

臺灣人 Fy(a-b-) 的分子機制是屬於哪種，目前還未有研究報告。

6.2.5 Duffy 為趨化因子結合蛋白

Duffy 醣蛋白可結合多種不同的趨化因子（chemokines），這也是它的另一個名稱，Duffy antigen receptor for chemokines（DARC）的由來。

但是 DARC 和其他趨化因子受器有兩點很大的不同。多數趨化因子受器呈現對特定趨化因子結合的專一性，但是 DARC 卻可結合多種的不同趨化因子；其他趨化因子受器在結合趨化因子後會刺激啟動下游的細胞訊息傳導路徑（多數為 G protein-coupled receptor），但是 DARC 不具備啟動下游訊息因子（G protein）的功能。因此 DARC 是一個無專一性、可結合多種趨化因子、同時無細胞訊息傳導功能的受器（為一種 silent receptor）。

由於 Duffy 醣蛋白分布在紅血球以及全身各組織的微血管後靜脈的內皮細胞，它本身這兩種異於其他趨化因子受器的特徵，許多學者推測 Duffy 可能扮演一種趨化因子於血液中的儲存庫或調控趨化因子於組織周邊濃度的功能。研究也確實顯示，Fy(a-b-) 的人和 FY 基因剔除老鼠的血液中趨化因子濃度都相對較低；另外，在經由細菌的脂多醣內毒素（lipopolysaccharide, LPS）刺激後，Fy(+) 的人血液中趨化因子的濃度比 Fy(-) 黑人的還高出 2～3 倍，同時紅血球上結合的趨化因子高出 20～50 倍；顯示，紅血球上的 Duffy 可能扮演循環系統中趨化因子的儲存庫。也有研究顯示，內皮細胞表面的 Duffy 可能扮演調控局部區域趨化因子的功能。但這些推測的明確證據還需進一步的研究證實。

6.3 Kell 血型系統

Kell 血型系統共有 36 種抗原，複雜度僅次於 Rh 系統（56 抗原）和 MNS 系統（50 抗原）。Kell 的 36 種抗原中有 7 組「等位」抗原，包括較重要的 K/k、$Kp^a/Kp^b/Kp^c$ 和 Js^a/Js^b（表 6-7）。Kell 抗原的多形性由 *KEL* 基因 DNA 序列上的變化所改變的胺基酸決定。

表 6-7　Kell 血型系統

系統編號	系統名稱	系統符號	抗原數	抗原	基因
006	Kell	KEL	36	K/k、$Kp^a/Kp^b/Kp^c$、Js^a/Js^b、Ku等	*KEL*

*KEL*基因全名：Kell metallo-endopeptidase (Kell blood group)

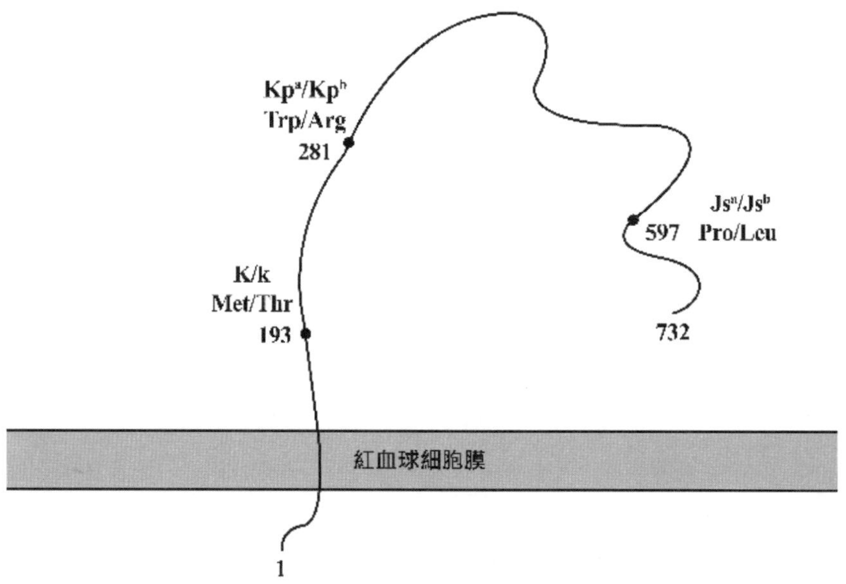

圖 6-3　實際 Kell 蛋白具有多處 cysteine 的分子間雙硫鍵鍵結，而形成多重折疊的結構。同時，Kell 和 Kx 蛋白以雙硫鍵連結形成 heterodimer 複合體表現在細胞膜上

Kell 系統的 K 抗原抗原性相當強，且 anti-K 不易測出（需要做到 AHG phase），因此 Kell 在歐美國家為重要的血型，重要性僅次於 ABO 和 Rh 系統。

由於臺灣人的 Kell 抗原表現型非常單純，因此重要性就不像在歐美等其他國家。

6.3.1 Kell 醣蛋白

Kell 為單次穿越紅血球細胞膜的穿膜醣蛋白，由 732 胺基酸組成（圖 6-3）。除了紅血球外，Kell 醣蛋白在睪丸、淋巴、心臟、肌肉及腦組織等均有表現。

Kell 蛋白在血球表面呈低密度的分布，估計每個紅血球約僅有 3,500～18,000 個 Kell 分子。Kell 蛋白 N 端一小段位於細胞質內，連接一小段的厭水性的穿膜片段後，包含自第 75 到 C 端第 732 胺基酸的 Kell 大片段蛋白位於細胞外。由於絕大部分的 Kell 蛋白暴露在細胞之外，因此許多位點胺基酸改變誘發抗原性變化，而造成如此多樣的Kell 系統抗原。36 種抗原廣布在 Kell 蛋白的細胞外胺基酸部分，圖 6-3 僅呈現 3 組較為顯著的「等位」抗原。

Kell 蛋白在胺基酸序列與結構

表 6-8　Kell 血型系統抗原表現型頻率

	白人	黑人	臺灣人[*]	臺灣人[§]
K+k-	0.2%	稀有	0	0
K+k+	8.8%	2%	0	0.02%
K-k+	91.0%	98%	100%	99.95%
Kp(a+b-)	稀有	0	0	
Kp(a+b+)	2.3%	稀有	0	
Kp(a-b+)	97.7%	100%	100%	
Js(a+b-)	0	1%	0[*]	
Js(a+b+)	稀有	19%		
Js(a-b+)	100%	80%		

[*]資料來自馬偕醫院測1,000人的結果，這1,000人皆爲Js(b+)；[§]台灣血液基金會於4,239位捐血人中發現一位K+k+及一位K_o（0.02%）血型；白人及黑人資料來自*The Blood Group Antigen FactsBook*[6]

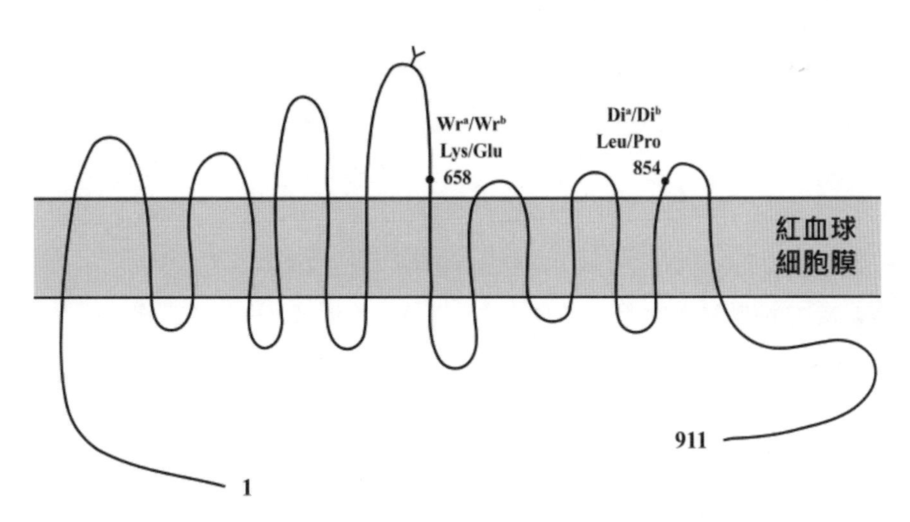

圖 6-4　Band 3 蛋白及 Di^a/Di^b、Wr^a/Wr^b 抗原。其他多個低頻率抗原散布於 band 3 蛋白細胞外區域（Y 標示醣化位點）

上屬於肽鏈內切酶（zinc-dependent endopeptidase）家族。雖然 Kell 蛋白在試管內（*in vitro*）顯示具有肽鏈內切酶的活性，但是 Kell 蛋白在人體內的功能仍不清楚；特別是 *Kel* 基因的基因剔除鼠，以及不表現 Kell 蛋白的稀有血型（Kell-null，或稱 K_o）的人都未觀察到任何不正常的現象。

6.3.2 Kell 抗原及抗體

K/k 抗原的不同源於 *KEL* 基因 578T/C 的不同，導致 193Met/Thr 的不同。

圖 6-3 另列出 Kp^a/Kp^b（841T/C、281Trp/Arg）和 Js^a/Js^b（1790C/T、597 Pro/Leu）等位抗原的變化。第 281 胺基酸除了 Kp^a/Kp^b 外，另有少數日本人（0.18～0.32%）表現 Kp^c（842A、281Gln）「等位」抗原。

所有 Kell 系統的抗體皆應注意其可能的臨床顯著性，特別是 anti-K。

K/k、Kp^a/Kp^b 及 Js^a/Js^b 在不同族裔有不同的分布（表 6-8）。約有 9% 的白種人帶有 K 抗原，2% 的黑人帶有 K 抗原，在阿拉伯裔 K(+) 可高達 25%。[6] 由於 K 的抗原性相當強，再加上 anti-K 不易經由 manual polybrene 法測出，需要做到 AHG phase，才得以測出；這些原因造成 anti-K 是白種人中常引起輸血反應的抗體，為白種人重要的抗體，重要性與 Rh 血型的抗體並列。

【註：Anti-K 是 1946 年 Cooms 等人以他們所發展的 direct antiglobulin test 證明的抗體，是所有血型抗體中第 1 個經由 antiglobulin test 所發現。】

但黃種人，包括臺灣人、中國人、日本人、韓國人很少帶 K 抗原。

馬偕醫院分析 1,000 位臺灣人的 K/k、Kp^a/Kp^b 及 Js^b 的表現，顯示這 1,000 人皆為 K-k+、Kp(a-b+)、及 Js(b+)（表 6-8）。而台灣血液基金會分析 4,239 位臺灣捐血者的 K/k 抗原後，發現 1 位 K+k+ 及 1 位 K_0 血型者，其餘 4,237 位皆為 K-k+。

由於臺灣人的 Kell 抗原表現型非常單純，帶 K 抗原的人非常稀有，可說幾乎 100% 為 K-k+ 表現型，因此 Kell 血型系統在臺灣的重要性就不像在歐美國家。

過去馬偕醫院在國人發現 4 例 Kell 系統抗體，一例為 anti-K、一例為 anti-K+Jk^a+P1、一例為 anti-Kp^a、一例為 anti-Kp^a+Mi^a+Di^a。馬偕醫院亦針對外籍人士之血液進行抗體篩檢，增加與 K(+) 細胞反應，至目前未檢測出 Kell 系統抗體。Anti-k 少見，但臨床上及血清學上的反應和 anti-K 相似。

6.3.3 Kell-null（K_0）血型

紅血球缺少 Kell 系統所有抗原稱為 Kell-null（K_0）血型，為稀有的血型。K_0 血型的人因 KEL 基因座帶有兩個無效的等位基因（amorph）所導致。

Anti-Ku 是 K_0 血型的人在受到免疫刺激後產生的抗體，anti-Ku 結合的抗原（雖然現在還不確定 Ku 抗原在 Kell 蛋白的位點）存在於除了 K_0 血型之外的所有紅血球。Anti-Ku 為 IgG 抗體，可引起胎兒及新生兒溶血症及溶血性輸血反應。帶 anti-Ku 的病人若要輸血，找血非常困難，建議可從兄弟姊妹著手或長期自體貯血。

6.3.4 K_0 案例分析

馬偕醫院諮詢實驗室在 2001 年從花蓮送過來的檢體發現臺灣第 1 個 K_0 血型。病人為榮民，本籍雲南，從罕見的姓名研判為雲南的少數民族。

病人因腎結石併發細菌感染開刀，住院 44 天中共輸 34 單位的紅血球濃厚液。Hb 在開始住院輸血有預期的上升，但後來越輸血 Hb 越低，最後病人併發腎衰竭及敗血病死亡。我們在病人的血清檢體鑑定找到 anti-Ku，所以和所有輸入的血球產生反應，因此病人的腎衰竭極可能是因 anti-Ku 引起的血管內溶血性輸血反應的結果。[7]

在臺灣標準的交叉作業是 manual polybrene 法，這方法對偵測 Kell 血型系統的抗體敏感度原本就不夠，所以 anti-Ku 一直沒被注意到。

馬偕醫院進一步對此病人的檢體進行分子生物學分析，發現此病人 *KEL* 基因的編碼區域 DNA 序列完全正常，但第 3 個 intron 的第 1 個核苷酸帶有 G>C 突變（IVS3+1g>c）。此突變造成 intron 3 的 5' splice donor site 共有保守序列 gt 被改變成 ct 而破壞，造成轉錄表現的 *KEL* mRNA，splicing 後缺失應有的 exon 3 區域，進而造成後續轉譯的胺基酸序列錯誤，導致 K_o 血型。此研究成果也成為全球首次的 K_o 血型分子機制報告。[8]

2011 年台北捐血中心及長庚大學共同合作，發表了另一例臺灣人 K_o 血型的分子生物學研究。該 K_o 血型案例，是因 *KEL* 基因編碼區域第 730 核甘酸缺失（730delG）所造成。[9]

6.3.5 Kell-null（K_o）稀有血型檢驗時注意事項

1. K_o 血型者所帶的抗體（anti-Ku）在 MP 法下，與抗體鑑定細胞組（panel cells）的全部細胞呈現陽性反應，經驗不足的實驗室人員容易誤判為冷凝集抗體或 anti-I。
2. K_o 血型者的抗體於 auto-control 及 DAT 呈現陰性。
3. 有些 K_o 血型者的抗體於 AHG phase 較 MP 法反應強。此情形亦見於 Jk(a-b-) 血型之 anti-Jk3、Di(a+b-) 血型之 anti-Di^b、及 D-- 血型引起之 anti-Hro 等。

6.3.6 Kell 和 Xk 蛋白複合體與 McLeod 血型

Kell 血型另有一個特殊的現象。Kell 蛋白和另一血型系統，Kx 系統，的 Xk 蛋白以 cysteine 形成雙硫鍵（disulfide bond）鍵結，成 heterodimer 的蛋白複合體。研究證實，兩蛋白於轉譯生成後，在內質網形成以雙硫鍵鍵結的複合體再傳送到細胞膜上。

【註：Kx 血型系統的系統編號爲 019，系統符號 XK，僅包含一抗原，Kx，爲高頻率抗原。Kx 抗原位於由 X 染色體的 *XK* 基因表現的 Xk 蛋白。】

由於 Kell 和 Xk 形成蛋白複合體表現，造成不表現 Kx 抗原的血型（極稀有血型，X 染色體遺傳），也同時合併 Kell 系統抗原的減弱，稱為 McLeod 表現型。

Xk 蛋白是紅血球細胞膜上和 Protein 4.1（或稱 4.1R）連結的蛋白之一（其他包括 band 3、Rh、Duffy、glycophorin C 等）。Protein 4.1 和紅血球的細胞骨架蛋白之間相互作用，是維繫紅血球形狀及調節細胞膜的穩定性和變形性的關鍵蛋白之一；失去 Xk 蛋白的 McLeod 血型紅血球呈現棘狀細胞（acanthocytes）形態，osmotic fragility 增加，而出現溶血性貧血。這種病人常合併橫紋肌的變性；少數 McLeod 血型也合併 chronic granulomatous disease（白血球不能殺死已吞食的細菌）。

但不同於失去 Xk 蛋白的 McLeod 血型紅血球，不表現所有 Kell 抗原的 K_o 血型，雖然有對 Kx 抗原表現影響增或減的不同報告，但看來並不顯著而無定論，而且 K_o 血型的紅血球也完全正常。

6.4 Diego 血型系統

Diego 血型系統包含 3 組「等位」抗原，包括較顯著的 Di^a/Di^b 和 Wr^a/Wr^b，及多個單獨表現的低頻率稀有抗原（表 6-9）。

Diego 抗原位在紅血球的 band 3 蛋白上。Band 3 為紅血球細胞膜上重要的陰離子交換蛋白（anion exchanger 1、AE1），為 HCO_3^-/Cl^- antiport，對紅血球的氣體呼吸交換的功能扮演重要角色。

Band 3 在紅血球膜上來回穿越 14 次，形成複雜的結構。估計每個紅血球上有高達 1.0～1.2×10^6 band 3 分子，是紅血球細胞膜上數量龐大的蛋白之一。

6.4.1 Diego 抗原

Di^a/Di^b 抗原的不同在 band 3 第 854 胺基酸 Leu/Pro 的不同（因 2561T/C 核苷酸不同）；而 Wr^a/Wr^b 在 band 3 的第 658 胺基酸 Lys/Glu 的不同（因 1972A/G 核苷酸不同）。在絕大部分族群 Di^b 和 Wr^b 為高頻率抗原，Di^a 和 Wr^a 抗原頻率非常低，但是在蒙古人種（mongoloid）族群有明顯較高的 Di^a 抗原頻率。

Diego 抗原不會被多種酵素或還原劑、AET（2-aminoethylisothiouronium bromide）等破壞。

Di^a 最早於 1956 年在委內瑞拉新生兒溶血症的母親血液中，找到對抗在歐美人為低頻率抗原的抗體，後來用該家族的名稱命名為 Diego（Di^a）抗原。在 Diego 家族的研究發現，歐美人為低頻率的 Di^a 抗原在 Diego 家族有近 1/3 家人為 Di(a+)，而這些帶 Di^a 抗原者在體型上有美洲原住民的特徵。後來發現的幾個 anti-Di^a 引起的新生兒溶血症，都有和黃種人的血緣關係。後續測試的 Di(a+) 於不同族群的頻率發現，Di(a+) 在多數族群的頻率都相當低，特別是在沒有和蒙古人種混雜的地區非常稀少，如澳洲原住民、大洋洲族群，在非洲族裔也非常稀少（表 6-10）。但是在美洲的不同原住民族群 Di(a+) 可介於 5～76% 之間（南美洲巴西原住民某族群高達 76%），日本人為 10.1%，韓國人 6.1%，中國人 5.2%。[1] 臺灣閩南人 Di(a+) 的頻率為 3.2%，客家人 7%，而在臺灣原住民 Di(a+) 僅於數個族群零星發現（綜合頻率為 0.4%、5/1,357）。[10,11]

因此 Di^a 抗原被視為蒙古人種的抗原，被作為人類學的標誌。波蘭人有異於歐洲地區白種人的高 Di(a+) 頻率（0.46%、45/9,661），就推測是因 13 到 17 世紀間韃靼人入侵的結果。[12]

6.4.2 Diego 抗體與輸血

Anti-Di^a 過去在臺灣罕見，可能是因過去所使用的抗體篩檢細胞大部分沒有

表 6-9　Diego 血型系統

系統編號	系統名稱	系統符號	抗原數	抗原	基因	基因別名
010	Diego	DI	23	Di^a/Di^b、Wr^a/Wr^{b}等	*SLC4A1*	*DI*

*SLC4A1*基因全名：Solute carrier family 4 member 1 (Diego blood group)

表 6-10　Di(a+) 血球在各族群檢出率

	歐洲人	美洲白人	非裔黑人	澳洲原住民	新幾內亞原住民	臺灣原住民族群
Di(a+)檢出率	0.022%（1/4,462）	0（0/1,000）	0.12%（1/827）	0（0/1,374）	0（0/1,741）	0.4%（5/1,357）
	北、中、南美洲原住民族群	日本人	韓國人	中國人	臺灣閩南人	臺灣客家人
	5～76%	10.1%	6.1%	5.2%	3.2%	7%

括弧內顯示檢出數／檢測總數

包含 Di(a+) 細胞有關。直到 2002 年才全面使用 Di(a+) 的篩檢細胞，anti-Di^a 的頻率明顯上升。Anti-Di^a 為 IgG 抗體，易被 MP 法測出。

Anti-Di^b 為罕見的抗體，因為只有 Di(a+b-) 這種稀有血型者才會被 Di(a-b+) 或 Di(a+b+) 細胞免疫產生抗體。

Anti-Wr^a 有 IgM 和 IgG 兩種，IgM 是自然發生，IgG 是免疫反應而來。Anti-Wr^a 異體抗體在臺灣的發生率不算低；根據台灣血液基金會的統計，不計入冷凝集抗體下，anti-Wr^a 的出現率排名第五，占所有異體抗體的 0.59%〔依序僅次於 anti-Mi^a (24.95%)、anti-E (8.11%)、anti-M (5.47%)、anti-c (1.01%)〕。雖然國外的報告顯示 anti-Wr^a 可能造成新生兒溶血，有顯著臨床意義；但在臺灣的觀察，多數 anti-Wr^a 反應皆非常微弱。Anti-Wr^b 在臺灣未被報告過。

6.4.3 案例分析

馬偕醫院在 1993 年發現了臺灣第一例由 anti-Di^b 引起的新生兒溶血症，母親為稀有的 Di(a+b-) 血型。[13] 臺北榮總在 1995 年報告臺灣第一例 anti-Di^a 引起的新生兒溶血症。

馬偕醫院於 1995 年自中國的中國醫學科學院輸血研究所的檢體發現 anti-Di^b+E+Jk^a。病人為 20 歲男性，門脈高壓症，進行脾臟切除術，輸入 B 型血 1,580 ml，2 天後出現醬油色尿，發燒及黃疸，Hb自7 gm/dl下降至3.9，病人最後死亡。因 Di(b+) 的頻率在臺灣超過 99.9%，在中國也應很難找到 Di（b-）的血提供輸血。目前捐血中心已有庫存 Di(a+b-) 冷凍紅血球，也可由兄弟姊妹的捐血或長期自體貯血（冷凍甘油紅血球）。

6.4.4 Band 3 蛋白的功能

表現 Diego 抗原的 band 3 蛋白是紅血球重要的功能性蛋白，它作為將 HCO_3^- 於紅血球細胞內外和 Cl^- 交換的陰離子交換通道，對紅血球的 CO_2/O_2 氣體交換功能扮演關鍵的角色。

同時，band 3 蛋白和諸多蛋白（包括 RhD、RhCE、RhAG、GPA、GPB、GPC、Duffy、LW、Xk 等）在紅血球細胞膜形成不同的蛋白複合體（protein complex），和紅血球的細胞骨架及肌動蛋白（actin）等連結，扮演紅血球重要的結構性角色。異合子型（heterozygous）的 band 3 基因突變所導致紅血球正常 band 3 蛋白表現量下降，會造成紅血球形狀的不正常，如球狀紅血球（spherocytosis）及橢圓紅血球（ovalocytosis）。其他血型系統，如 Kidd、Duffy、Kell 等，都有 null 表現型出現，但從未有 Diego-null 血型被發現；應是由於 band 3 在紅血球氣體交換的關鍵角色，同合子型（homozygous）band 3 突變的胎兒無法存活。

Band 3 具有單一的醣修飾位，在 Asn642 位置帶有 N-linked 醣修飾，上面的醣結構帶有 ABH 及 Ii 抗原。由於 band 3 是紅血球細胞膜數量占比龐大的蛋白（僅次於 GPC、GPA、GLUT1），[14] band 3 所攜帶的 ABH 及 Ii 醣結構是紅血球這些血型抗原的主要來源之一。

6.5 Lutheran 血型系統

Lutheran 是繼 ABO、MNS、P1PK、Rh 之後，於 1945 所發現的血型（發現 anti-Lu^a），為第 5 血型系統。Lutheran 血型系統包含 4 組「等位」抗原，包括 Lu^a/Lu^b，以及多個單獨表現的高頻率和低頻率抗原（表 6-11）。其中 Lu3 抗原表現在所有 Lu(+) 紅血球，不表現於稀有的、所有 Lu 抗原皆不表現的 Lu_{null} [Lu(a-b-)] 血型。

Lu 醣蛋白的結構屬於免疫球蛋白家族（immunoglobulin superfamily、IgSF），具有單一穿膜片段，細胞外部的部分則重複呈現序列與結構相似於免疫球蛋白的 variable（V）或 constant（C1 或 C2）的區域（圖 6-5）。Lu^a 和 Lu^b 抗原由 Lu 蛋白第 77 胺基酸 His/Arg（230A/G）的不同造成。

6.5.1 Lu^a 和 Lu^b 抗原頻率

Lu^b 在所有族群皆為高頻率抗原；Lu^a 在多數族群為稀有抗原，在白人及非洲族

表 6-11　Lutheran 血型系統

系統編號	系統名稱	系統符號	抗原數	抗原	基因	基因別名
005	Lutheran	LU	27	Lu^a / Lu^b、Lu3等	*BCAM*	*LU*

*BCAM*基因全名：Basal cell adhesion molecule (Lutheran blood group)

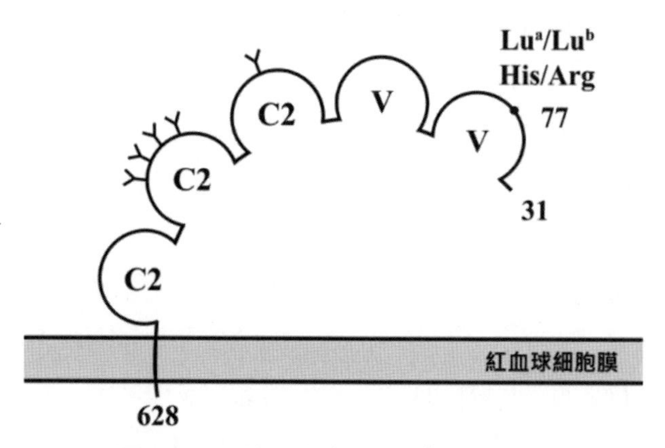

圖6-5　Lu醣蛋白與Lu^a/Lu^b抗原位點

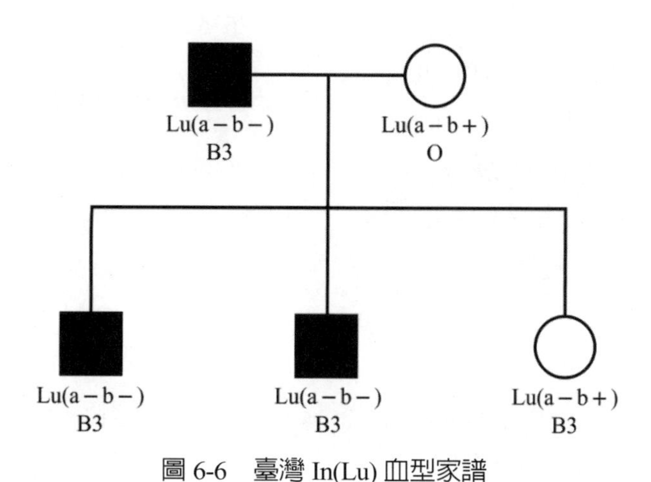

圖 6-6　臺灣 In(Lu) 血型家譜

群有相對較高的出現率，在某些白人和黑人族群 Lu(a+) 可分別達 8% 和 5%（多數為 Lu(a+b+) 表現型、Lu(a+b-) 少有）。

臺灣人幾乎 100% 為 Lu(a-b+) 表現型。臺北榮民總醫院分析 922 位臺灣人，皆為 Lu(a-b+) 血型；而馬偕醫院在篩檢 1,000 個臺灣人後，發現 999 位為 Lu(a-b+)，1 位為稀有的 Lu(a-b-) 血型。[15] Lu(a-b-) 在所有族群都是稀有的血型。

6.5.2 Lu_{null} 和 In(Lu) 血型

Lu_{null} 為不表現所有 Lutheran 抗原、隱性遺傳的極稀有血型。幾乎所有的 Lu_{null} 血型者都是因血清中表現 anti-Lu3 而被發現。

In(Lu) 血型和 Lu_{null} 的最大不同是 In(Lu) 是顯性遺傳，是由顯性的抑制基因，稱為 *In(Lu)* 基因，抑制抗原的表現所引起的。血清學上 In(Lu) 血型，和 Lu_{null} 相似，由一般的凝集方法顯現為 Lu(a-b-)，以及其他所有 Lutheran 抗原皆為陰性的表現型；但是和 Lu_{null} 不同的是，In(Lu) 血球用吸附 - 沖出的方法可證明部分 Lutheran 抗原有微量的表現。

馬偕醫院篩檢 1,000 位臺灣人中所發現的一個 Lu(a-b-) 血型案例，進一步做家族研究後發現，案例之父親及弟弟也是 Lu(a-b-) 血型，顯示他們是由 *In(Lu)* 基因造成的 Lu(a-b-) 血型（圖 6-5）。父親及 3 個小孩恰巧均為 B_3 血型。[15]

In(Lu) 基因除了造成 Lu(a-b-) 及類似 Lu_{null} 的表現型外，同時也抑制如 P1、i（I 不受影響）、AnWj、以及 Indian（如 CD44）和 Knops 等血型系統多種抗原的表現，造成稱為 In(Lu) 的特殊表現型。

2008 年，導致 In(Lu) 表現型的分子機制由英國的研究團隊證明。他們發現 In(Lu) 表現型是因 *Krüppel-like factor 1*（*KLF1*）基因突變所引起。[16] 研究結果顯示 In(Lu) 表現型者為 *KLF1* 基因的異合子型，他們帶有 1 個正常的和 1 個突變的 *KLF1* 等位基因。*KLF1* 基因表現 erythroid Krüppel-like factor（EKLF）轉錄因子，而 EKLF/KLF1 轉錄因子正是調控紅血球生成（erythropoiesis）及紅血球相關基因表現的關鍵轉錄因子之一。在他們研究的多位 In(Lu) 個案中，發現多種不同的 *KLF1* 基因的變異，包括編碼區域及啟動子（promoter）區域內的突變，導致變異的 *KLF1* 等位基因無法表現出正常的 EKLF/KLF1 轉錄因子。他們的研究結果顯示，帶著正常及突變 *KLF1* 基因異合子型的人，無法表現足量的 EKLF/KLF1 轉錄因子，這些人不足量的 EKLF/KLF1 轉錄因子顯然不影響他們的紅血球生成，但導致許多紅血球相關基因的表現量下降，因此造成 Lutheran 系統及其他諸多血型抗原表現不足，形成 In(Lu) 血型。

在英國的研究首先證明 In(Lu) 是由 *KLF1* 基因突變所引起後，國際間其他的研究也陸續發表 In(Lu) 血型者所發現的不同 *KLF1* 基因變異。2012 年，台北及新竹捐血中心篩檢 1,992 位捐血人後發現 1 位 In(Lu) 血型。進一步分析其 *KLF1* 基因後，發現此案例的 *KLF1* 基因編碼區第 526-527 核苷酸間插入了一段帶 7 個核苷酸的外來 DNA 片段（526_527insCGGCGCC）。[17]

6.5.3 Lutheran 血型抗體

Lutheran 血型系統的抗體少見。抗體的發生不一定經由紅血球免疫產生，有自然產生的案例。Lu^a 抗原在新生兒時期尚未發展，所以 anti-Lu^a 不引起新生兒溶血症，也不會引起輸血反應。Anti-Lu^b 相反的會引起上述兩種情形。Anti-Lu^a 及部分 anti-Lu^b 與血球的反應是呈現 mixed field 反應。Lu_{null} 血型者，可能產生 anti-Lu3 抗體。

學習評量

1. 如何以簡易測試方法進行 Jk(a-b-) 血型的檢測？
2. 哪個抗體產生後很容易隨時間變弱而被忽略，而引起血管內溶血輸血反應？如何避免？
3. 為何間日瘧原蟲 *Plasmodium vivax* 無法寄生在 Fy(a-b-) 血型的人？
4. 有哪些實驗方法可確認病患為稀有血型？

5. 稀有血型者產生抗體後如何找到適合血液輸注？

參考文獻

本章內容取材參考自林媽利醫師所著前版本《輸血醫學》外，許多內容也參考自 Geoff Daniels 所著的 *Human Blood Groups*（3rd ed. Oxford: Wiley-Blackwell, 2013）及 Marion E. Reid、Christine Lomas-Francis、Martin L. Olsson 合著的 *The Blood Group Antigen FactsBook*（3rd ed. Academic Press, 2012）。

其他較細的參考出處標註於文內，如下：

1. Daniels G. Human blood groups. 3rd ed. Oxford: Wiley-Blackwell, 2013.
2. Lin M, Broadberry RE, Chang FJ. The phenotype Jk(a-b-) with anti-Jk3. Transaction of Hematology Society ROC 1987; 158.
3. 鄭佩宜、王昌玲、詹詠絜等。東部地區教學醫院高頻率抗原抗體 Jk3：案例經驗分享。臺灣醫檢會報 2014; 29.1: 12-17.
4. Lin M, Yu LC. Frequencies of the JK^{null} (IVS5-1g>a) allele in Taiwanese, Fujian, Filipino, and Indonesian populations. Transfusion 2008; 48: 1768.
5. Liu HM, Lin JS, Chen PS, Lyou JY, Chen YJ, Tzeng CH. Two novel Jk^{null} alleles derived from 222C>A in exon 5 and 896G>A in exon 9 of the *JK* gene. Transfusion 2009; 49: 259-64.
6. Reid ME, Lomas-Francis C, Olsson ML. The Blood Group Antigen FactsBook. 3rd ed. Academic Press, 2012.
7. Lin M, Wang CL, Chen FS, Ho LH. Fatal hemolytic transfusion reaction due to anti-Ku in a Knull patient. Immunohematology Journal of Blood group serology and education 2003; 19(1).
8. Yu LC, Twu YC, Chang CY, Lin M. Molecular basis of the Kell-null phenotype. J Biol Chem 2001; 276: 10247-52.
9. Yang MH, Li L, Kuo YF, Hung YS, Yu LC, Hung CS, Tsai SJ, Lin KS, Chu DC. Genetic and functional analyses describe a novel 730delG mutation in the *KEL* gene causing K_0 phenotype in a Taiwanese blood donor. Transfus Med 2011; 21: 318-24.
10. Lin-Chu M, Broadberry RE, Chang J. The distribution of blood group antigens and alloantibodies among Chinese in Taiwan. Transfusion 1988; 28: 350-352.
11. Lin M, Broadberry RE. Immunohematology in Taiwan. Transfus Med Rev 1998; 12: 56-72.
12. Kuśnierz-Alejska G, Bochenek S. Haemolytic disease of the newborn due to anti-Di^a and incidence of the Di^a antigen in Poland. Vox Sang 1992; 62: 124-126.
13. Chen CC, Chang FJ, Ting F, Lin M. Hemolytic disease of the newborn due to maternal anti-Di^b in a Chinese infant. Chin Med J (Taipei) 1993; 52: 262-264.
14. Ravenhill BJ, Kanjee U, Ahouidi A, Nobre L, Williamson J, Goldberg JM, Antrobus R, Dieye T, Duraisingh MT, Weekes MP.

Quantitative comparative analysis of human erythrocyte surface proteins between individuals from two genetically distinct populations. Commun Biol 2019; 2: 350.
15. Broadberry RE, Lin M, Chang FC. The first example of the Lu(a-b-) phenotype in Chinese. The 20th Congress of ISBT, London. 1988: 301.
16. Singleton BK, Burton NM, Green C, Brady RL, Anstee DJ. Mutations in *EKLF/KLF1* form the molecular basis of the rare blood group In(Lu) phenotype. Blood 2008; 112: 2081-8.
17. Yang MH, Kuo YF, Hung YS, Hsieh CH, Hung CS, Lin KS. An insertion in *EKLF/KLF1* gene causes In(Lu) Blood group. Transfusion 2012; 52(suppl.3s): 161.

第七章 直接抗球蛋白檢驗陽性與免疫性溶血

闕宗熙、萬祥麟、張志昇

學習目標

1. 了解直接抗球蛋白檢驗陽性的原因。
2. 何時應對自體抗球蛋白檢驗陽性結果啓動調查。
3. 自體免疫溶血性貧血的種類。
4. 自體抗體的血型鑑定及紅血球抗體鑑定。
5. 藥物誘導的免疫溶血性貧血。

溶血性貧血的定義是紅血球壽命縮短。溶血性貧血的成因包括免疫性或非免疫性，免疫性溶血可發生在血管內或血管外，最常見的血管外溶血是由於脾臟與肝臟內的巨噬細胞吞噬紅血球、或經由細胞毒殺作用破壞紅血球，致血中出現圓球形紅血球及間接膽紅素增高；另外，比較少見的血管內溶血則是由於傳統路徑補體系統的活化，造成血管內的紅血球直接大量破壞，造成血紅素血症及血紅素尿症。以上並非絕對定義，急性而大量的血管外溶血也會出現血紅素血症及血紅素尿症。

因紅血球抗體於體內先黏附至紅血球上之後，有過量剩餘的抗體才游離存在於血漿中，故直接抗球蛋白試驗（direct antiglobulin test, DAT）是鑑別免疫性溶血的首選檢驗，以檢測紅血球表面是否已黏附免疫球蛋白或／及補體，在免疫溶血性貧血的病人群中，DAT 呈陽性檢出的敏感度約為 83%（圖 7-1）；反之，在非免疫溶血性貧血病人僅約 1.4% 會出現 DAT(+) 的結果。而且，因為 DAT(+) 的血漿檢體，大部分檢體會呈現篩檢細胞組全陽性之結果，所以若發現篩檢細胞全陽性之結果，建議需加做 DAT 檢驗，尤其病人疑似有溶血性貧血時。

單獨的 DAT 陽性不能診斷溶血性貧血。理解 DAT 陽性結果的重要意義需要知道病人的診斷、近期服用的藥物、妊娠和輸血史以及是否存在後天性或無法解釋的溶血性貧血。與患者的主治醫生的意見交換非常重要。患者臨床情況與實驗室資料相結合，以確定DAT陽性結果的意義。

DAT 陽性結果的成因包括：溶血性輸血反應（hemolytic transfusion reactions, HTRs）、胎兒及新生兒溶血

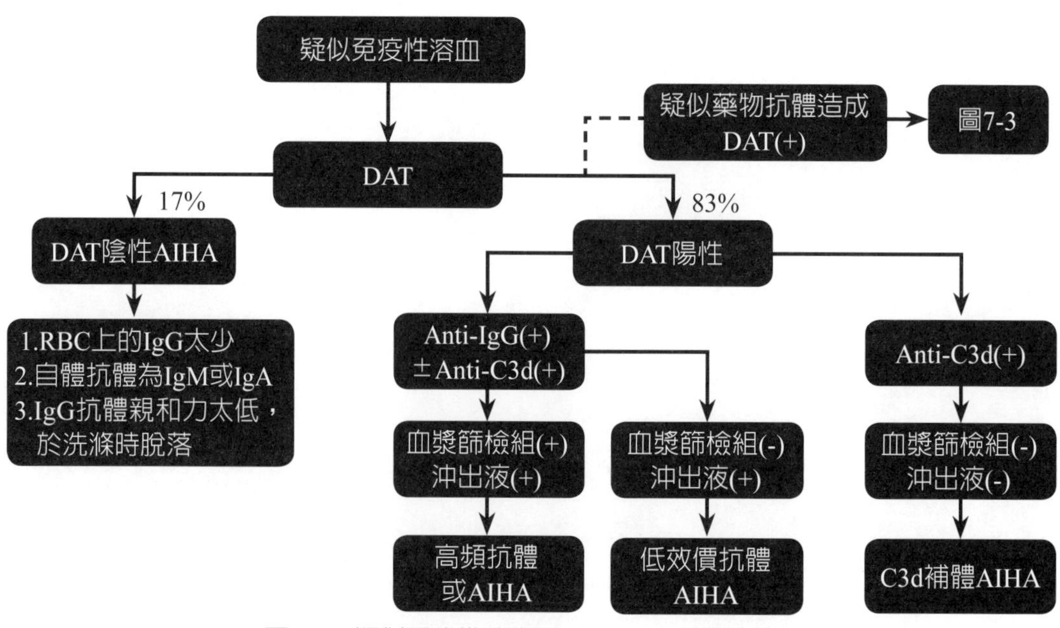

圖 7-1　疑似免疫性溶血且 DAT(+) 之後續判定

性疾病（hemolytic disease of fetus and newborn, HDFN）、自體免疫溶血性貧血（autoimmune hemolytic anemia, AIHA）及藥物誘導免疫溶血性貧血（drug-induced immune hemolytic anemia, DIIHA）、被動輸入的異體抗體、非特異性吸附的蛋白、補體活化、過客淋巴球等，故 DAT(+) 並不全然就會發生免疫性溶血，須考量下列狀況，再個別進行適當的後續調查：

- 有體內溶血的證據：周邊血片見到網狀／球狀紅血球、血紅素血症、血紅素尿、間接膽紅素上升、LDH 上升（尤其是 LDH1）。無體內溶血即不需調查 DAT，除非輸血時仍有無法鑑定的抗體，要考慮執行冲出試驗，再行抗體鑑定及交叉核血。
- 近期有輸血導致異體致敏化，可能首先呈現 DAT(+)，輸血後的 DAT 檢驗會呈現混合視野（mixed field），因只有輸入的紅血球會被凝集。
- 藥物相關的免疫性溶血。
- 造血母細胞或器官移植後。
- 注射免疫球蛋白（IVIG）或 Anti-D。
- 單株抗體治療（如：anti-CD38 治療骨髓瘤）。

當疑似發生免疫性溶血（圖 7-1），約 83% 呈現 DAT 陽性檢驗結果，有 17% 卻呈現 DAT(-) 結果，可能原因包括紅血球上結合的 IgG 自體抗體量太少、自體抗體為 IgM 或 IgA、IgG 自體抗體的親和力低導致在洗滌中脫落。對於 DAT 陽性者，需接續用抗 -IgG 和抗 -C3d 試劑檢測，以鑑別紅血球表面覆蓋的球蛋白種類：若是抗 -IgG 呈陽性，且病人血漿及紅血球冲出液對篩檢細胞組都呈一致陽性反應，即可能為高頻抗體或自體免疫溶血；若是抗 -IgG 呈陽性，但病人血漿對篩檢細胞無反應，僅紅血球冲出液對篩檢細胞組呈一致陽性反應，即可能因為自體免疫抗體的效價過低，故血漿中不含「溢出」的自體抗體。若是只有抗 -C3d 呈陽性，紅血球冲出液則會對篩檢細胞組都沒有反應。另外，當溶血發生且 DAT(+) 的發生，且疑似與使用特定藥物有時序上的關聯時，則可依圖 7-3 鑑別藥物引起的免疫溶血性貧血。

以下分別介紹自體抗體及藥物誘導相關的溶血性貧血。

7.1 自體免疫溶血性貧血（AIHA）

自體免疫溶血性貧血（autoimmune hemolytic anemia, AIHA）是一種相對罕見的疾病，由針對自身紅血球的自體抗體引起。它可以是特發性的或繼發性的，根據自體抗體的熱範圍分為溫型、冷型〔冷凝集素疾病（CAD）和陣發性冷血紅素尿〕或混合型。

以下分述自體免疫溶血性貧血的 4 種分類（表 7-1 自體免疫溶血性貧血的血清學反應）：

7.1.1 溫型自體免疫溶血性貧血（WAIHA）

WAIHA（warm autoimmune hemolytic anemia）是最常見的自體免疫溶血性貧

表 7-1 自體免疫溶血性貧血的血清學反應

	溫型自體免疫溶血性貧血	冷凝集素疾病	混合型自體免疫溶血性貧血	陣發性冷紅血素尿
DAT（routine）	IgG + C3 (67%) IgG (20%) C3 (13%)	C3	IgG + C3 C3	C3 only
Ig type	IgG	IgM	IgG, IgM	IgG
紅血球沖出液	IgG antibody	Nonreactive	IgG antibody	Nonreactive
血清、血漿	IAT陽性，部分病人帶37°C反應的IgM凝集抗體	IgM冷凝集抗體；4°C titer ≧ 1,000（60%）；30°C反應	IgG IAT-反應的自體抗體+IgM冷凝集抗體（30°C反應）	IAT陰性，找到IgG雙相溶血素（Donath-Landsteiner test）
抗體持異性	廣範圍抗體	anti-I	常常找不到	Anti-P

摘錄自*AABB Technical Manual*. 20th ed. 2020.

血，該自體抗體於 37℃與紅血球反應較佳，大部分是 IgG 抗體，也可能是 IgM 或 IgA 抗體。

WAIHA 病人較少帶有 37℃也會凝集紅血球的 IgM 自體抗體，該病人的紅血球因為已經黏附該 IgM 抗體，故還沒加入 polyspecific anti-human globulin 試劑，病人的紅血球在 6% albumin 或 saline 溶液中，於 37℃孵育下即呈現自發性凝集。類似的溫型 IgM 自體抗體有時在 20～30℃凝集反應比在 37℃好，但在 4℃反應卻不佳（效價都小於 64），此特性可以跟冷凝集素疾病之高效價 4℃反應的 IgM 抗體做區分。

WAIHA 的自體抗體通常是廣泛性地對抗 Rh 系統抗原，只有 D-- 或 Rhnull 的紅血球不會被凝集，雖然多有報導專一性針對其他抗原系統的自體抗體，也因缺乏該抗原陰性的罕見特殊紅血球，故大都無法證明之。

WAIHA 病人的交叉配血大都不易找到相合血品，一般實驗室常以比自體對照較弱的交叉試驗結果，即最少不相容的配血方式；這個最少不相容 “least incompatible” 字眼並不是正式的醫學術語及做法，沒有經過適量評估沒有產生異體抗體之前採用這種自身對照交叉凝集較弱的做法，需要極大的勇氣及存在極大風險 [1]。因為此類 WAIHA 的病人約 32%（12～40%）同時也可能隱藏被隱蔽的異體抗體；若確認無懷孕史及輸血史且只含自體抗體，可排除含有含有臨床有意義的異體抗體下，臺灣目前所供應的血液成品都會標示 Rh/Kidd/‘Mi^a’ 8 個抗原，若急需輸血的狀況下可以先做病人紅血球（D, C, E, c, e, K, Fy^a, Fy^b, Jk^a, Jk^b, S, s）等抗原分型，儘量給予與這些抗原完全相合的血袋〔至少尋找目前臺灣捐血中心血袋已標示的 8

種抗原〕，勿因考慮交叉不合而造成延遲發血[2]。

但若是長期輸血的病患可能存在被隱蔽的異體抗體，進階的實驗室應該使用自體紅血球吸附法或者異質紅血球吸附法所吸附的血漿或鑑定的異體抗體，以篩選交叉相合的血袋。血庫實驗室可能設備及資源不是相當充足，但可依實驗室條件選擇一些合適的方法解決自體抗體的問題；常使用的方法如稀釋法或 ZZAP 及 PEG 的自體吸附法，血清稀釋尋找 Rh 專一性同種抗體法雖然可能會漏檢部分效價較低異體抗體，但因方法簡單，不需太多時間，若沒有太多時間調查這種自體抗體，這方法不失為簡單且方便的技術[3]。

當異種抗體效價大於自體抗體時，稀釋法才會提供信息；若自體抗體效價高時，就得先考慮降低自體抗體的效價才能測出隱藏的異體抗體；降低自體抗體的方法得先考慮近期內是否輸過血，若近期內無輸血史的自體抗體，可以採用自體抗體吸收法，常使用的自體抗體吸收法包括使用 ZZAP 或 PEG 試劑，實驗室可以依其吸收的效率採用 ZZAP 或 PEG 或者酶處理自體紅血球搭配 PEG 法[4, 5, 6, 7]。一般來說 PEG 的效率較高，但同時減低異體抗體成功鑑定率[8]。

針對近期曾輸過血的患者就不適合使用自體抗體吸收法，因為使用自體紅血球可能含有輸入紅血球仍存活在自體紅血球中而吸收了異體抗體，所以若近期內輸過血的患者可以使用毛細管法取得自體紅細胞執行微量自體抗體吸收法，否則只能採用異質吸收法〔Allogeneic absorption〕，若患者近期內常輸血以至於 Rh 血型無法確認，通常採用三組紅血球執行異質吸收法，但若能確認患者 Rh 正確 Rh 分型，也可以採單紅血球組的異質吸收法，這種異質吸收法搭配酶處理紅血球或 PEG 吸收效果更佳。

少部分 WAIHA 病人，雖然臨床症狀明顯，但 DAT 卻陰性，可能自體紅血球上黏附的 IgG 密度不足、黏附的抗體是 IgM、IgA 或 IgG 的結合力太弱導致於洗滌中脫落，可以改採用含 anti-IgA, anti-IgM 的 AHG 試劑（eg. BioRad ID-Card ID-n°: 50830）或採用 anti-IgA AHG 試劑，以及採較敏感的 Flowcytometry 的方法或使用 Polybrene 法的 DAT 方法[9]，對這些試管法微弱反應的 DAT 可以提供有效的輔助工具。

近年來，分子技術已經應用於溫自身抗體患者的紅血球基因分型，以確定患者可以產生哪種同種異型抗體。檢測 DNA 對於 DAT（IgG）結果陽性患者表型的預測具有吸引力，因為 IgG 並不是總能被成功地清除，並且一些紅血球抗原極容易對血清型造成干擾。

7.1.2 冷凝集素疾病（CAD）

CAD（cold agglutinin disease）是具有低溫反應之自體抗體的溶血性疾病，急性 CAD 通常發生在肺炎黴漿菌感染之後，大多具有 anti-I 的專一性抗體；或者發生單核球增生症，而具有 anti-i 的專一性抗體。慢性 CAD 通常發生在老年人，且與淋巴瘤、慢性淋巴球性白血病或 Waldenström 巨球蛋白血症相關，惡性血液腫瘤的病人血漿中冷凝集抗體的濃度，可以作為一種腫瘤的標記，冷凝集抗體在血液腫瘤治療後可能消失，隨腫瘤復發後再現。CAD 病人暴露在低溫氣候或環境時，會有肢端發疳及血色素尿的徵候，而且其血液學檢驗用的 EDTA 檢體，有時在室溫下就會出現凝集現象。

CAD 病人的自體抗體是 30℃(有時 20～25℃）低溫才凝集反應的抗體，通常效價很高（4℃反應，凝集效價≧ 1000），但紅血球的胞膜上只剩下補體，其 DAT 反應只會有 anti-C3d (+)，而且該紅血球以 37℃洗滌後的沖出液，不會與篩檢血球組有凝集反應。

CAD 病人的冷自體抗體 IgM 會干擾 ABO/Rh 血型檢驗，尤其高耐熱度的抗體在室溫就會凝集自體紅血球，去除此干擾可以用 37℃食鹽水洗滌[10]、EDTA 檢體先在 37℃孵育 10 分鐘、或以 DTT、2-ME 處理之[11]；對於超高效價冷自體抗體 IgM 對於 reverse typing 的干擾，甚至要用 ZZAP 處理過的 O 型紅血球，進行 4℃冷吸附以移除冷自體抗體的干擾。

CAD 病人的冷自體抗體 IgM 通常不會掩蓋異體抗體，因為冷自體抗體 IgM 在三期法的 37℃及 anti-IgG 期皆不會有反應。須注意應避免使用 albumin 或 PEG 等凝集反應加強劑，因為會加重干擾的程度。但高效價的冷自體抗體也可能影響管柱凝集法（CAT）的 AHG 試驗，建議改採 prewarm technique 或自身冷吸附法避免干擾。

7.1.3 混合型自體免疫溶血性貧血

雖然 WAIHA 病人有 1/3 合併出現非致病性但室溫下會凝集紅血球的 IgM 抗體，另一群 WAIHA 病人則合併出現高耐熱程度（>= 30℃）的冷凝集素，而形成混合型自體免疫溶血性貧血（Mixed AIHA），依照抗體強度次分為 WAIHA 合併高或低效價的高耐熱程度（≧ 30℃）的冷凝抗體。Mixed AIHA 都會溶血且其血將在三期法的每一期都呈凝集反應，因其血漿中含有溫自體 IgG 抗體及冷凝集自體 IgM 抗體，且其紅血球上黏附 IgG 及 C3，故紅血球沖出液富含溫自體 IgG 抗體，可凝集所有篩檢細胞，必要時可能需要同時執行 37℃及 4℃的自體細胞吸附，以鑑定被混合自體抗體凝集反應覆蓋住的異體抗體。Mixed AIHA 的自體抗體專一性及輸血前核血的原則，與 WAIHA 相同。

7.1.4 陣發性冷血素尿（PCH）

PCH（paroxysmal cold hemoglobinuia）為罕見見的 DAT 陽性 AIHA，以往常見與梅毒感染相關，近來曾發現與小兒病人遭受麻疹及腮腺炎等病毒感染，或繼發於水痘、流行性感冒、麻疹等疫苗接種後，及老年人不明慢性疾病相關。PCH 病人血漿中帶有雙相溶血素（biphasic hemolysin），是一個在身體周邊低溫處，才可黏附至紅血球並且驅動活化補體的 IgG 抗體，循環至軀幹中心 37℃時，此 IgG 抗體會脫落而僅剩下補體黏附在紅血球上，故 DAT 反應通常呈現只有 anti-C3d(+)，除非該血球以冷食鹽水洗滌，並且以 4℃執行 DAT 反應，才會測得 anti-IgG(+)。此雙相 IgG 自體抗體的專一性大多為 anti-P，可以用 Donath-Landsteiner 檢驗來證實[12]。PCH 病人絕大部分不需輸血，因抗體要低於 20℃才反應，只要避免病人受寒就很少再引起溶血。

7.2 藥物誘導的免疫溶血性貧血（DIIHA）

藥物誘導的免疫溶血性貧血（drugs induced immune hemolytic anemia, DIIHA）少見，症狀可能是輕微，也可能是嚴重的急性溶血，甚至死亡。在臨床上病人使用特定的藥物後引發溶血性貧血，停藥後溶血停止，應懷疑藥物誘導的溶血，但還需有 DAT 陽性檢測因果關係才能成立。第一個與藥物（Mesantoin）有關的免疫溶血性貧血案例在 1953 年發表，是一種治療癲癇藥物，患者服藥後短時間內出現嚴重溶血性貧血。1966 年首次定義藥物非依賴型抗體，由 α-methyldopa（Aldomet）引發的溫自體免疫溶血性貧血，後來發現 procainamide、mefenamic acid 均可引起相同情形。1971 年首次報導 cephalosporin（cephalothin）造成非免疫性蛋白吸附 Non-Immune Protein Adsorption（NIPA）的案例。

1980 年代之前，Garratty 等將 DIIHA 描述為如下 4 種機制：

1. Immune Complex：藥物與藥物抗體形成的免疫複合物非特異性吸附到紅細胞上，並激活補體。代表藥物：quinidine。
2. Drug Adsorption：藥物抗體與結合在紅細胞上的藥物發生反應。代表藥物：penicillin。
3. NIPA：藥物修飾紅血球膜，使血漿蛋白被非免疫吸附在紅血球上。代表藥物：B-Lactamase Inhibitors。
4. AIHA：藥物誘導產生與正常紅血球反應的自身抗體，類似於在特異性 IgG 溫抗體性 AIHA 中發現的自身抗體的反應性。代表藥物：methyldopa。

1985 年以來認為 DIIHA 機制包括：免疫複合物機制（藥物誘導的抗體）和非免疫蛋白質吸附機制。

免疫複合物機制（immune complex mechanism）：藥物誘導的抗體在紅血球表面與相應抗原形成免疫複合物，結合有免疫複合物的紅血球可被巨噬細胞吞噬和/或啟動補體引起血管內溶血（嚴重），目前報導相關藥物近 140 種。

藥物與紅血球細胞膜（鬆散或牢固地）結合，藥物誘導的抗體可以有以下 4 種反應模式[13]：

1. 只含藥物：代表的藥物如 penicillin 類的反應。
2. 藥物加紅血球細胞膜：這是典型免疫複合物的機制，代表的藥物如 quinidine，我們發現 cefoperazone 和 piperacillin 也是這種反應模式。
3. 大多細胞膜部分：呈現藥物非依賴非

特異溫自身抗體反應的特性，但經常也會和藥物依賴抗體並存。

4. 結合以上 3 種：如 cimetidine 誘導的抗體具有以上 3 種反應模式。

非免疫蛋白質吸附機制（non-immunologic protein adsorption）：目前報導相關藥物 10 種，包含：cefotetan, cephaloridine, cephalothin, cisplatin, clavulanic acid, diglycoaldehyde, oxaliplatin, saramin, tazobactam and sulbactam。紅血球細胞膜因藥物如 cephalosporins（主要是 cephalothin）發生改變，而將血漿中蛋白非特異性的吸附到紅血球上，而呈 DAT 陽性（IgG/C3），加上別的血漿蛋白也被吸附在紅血球膜上，但血球沖出液找不到抗體和紅血球反應，約有 4% cephalosporin 治療的病人發生這種情形，不會引起溶血。

DAT 試驗呈陽性，並且可在體外證明免疫反應，藥物的參與扮演必要的角色。此後已發現許多藥物誘導免疫性溶血反應[14]，表 7-2 列出部分不同類別及反應模式的藥物，其他藥物資訊時有更新，可參考 *AABB Technical Manual* 20th Ed. 及 *Judd's Methods in Immunohematology* 4th Ed.[15, 16]。列表中反應模式（IPOD, IA, DTRC, NIPA）也是檢測這種藥物誘導抗體使用的檢測參考方式。

Garratty 等提出廣泛分類——聯合反應論（unifying hypothesis）（圖 7-2 所示）。[18]

血清學上藥物誘導的抗體可分為兩大類（表 7-3）：

1. 藥物依賴型抗體（DDAbs, Drug dependent antibodies）（在檢測系統中需要藥物存在才可檢驗出抗體）。通常在 DAT(+) 而沖出液 Elution 卻呈現 (-) 反應時，就需查看用藥史，評估是否為 DIIHA，甚至進一步區分是藥物前處理型或藥物共存型的 DDAbs（圖 7-3）。
   (1) 與藥物處理過的紅血球反應之藥物抗體（圖 7-2A）。
   (2) 在藥物存在下，與未有藥物處理過的紅血球反應之藥物抗體（圖 7-2 C）。
2. 非藥物依賴型抗體（DIAbs, Drug independent antibodies）：此為真實的自體抗體（在檢測系統中不需要藥物存在，即可檢驗出抗體）（圖 7-2 B）。

7.2.1 與藥物處理過的紅血球反應之藥物抗體（Drug-dependent antibodies that react with drug-treated red cells）

Penicillin、ampicillin 及多數 cephalosporin（第二、三代），可與紅血球細胞膜形成共軛結構，在實驗室以此類藥物處理紅血球，抗體會與藥物處理過的紅血球反應，但不會與藥物未處理過的紅血球反應。

表 7-2　引起自體免疫溶血的藥物（節錄）

藥物	藥物類別	檢測方式（血清）
Acetaminophen	NSAID	IPOD
Acyclovir	Antiviral	DTRC
Aminopyrine	NSAID	IPOD
Amoxicillin	Antimicrobial	DTRC
Butizide	Diuretic, Antihypertensive	IPOD
Fludarabine	Antineoplastic	IA
Oxaliplatin	Antineoplastic	DTRC/IPOD
Cladribine (2-chlorodeoxyadenosine)	Antineoplastic	IA
Clavulanate potassium (clavulanic acid)	B-lactamase inhibitor	NIPA

資料取自於Garratty G, Arndt PA.[17]，NSAID=非固醇抗炎藥，IPOD = 使用藥物血清〔血清+ 藥物（1 mg/mL）＋未處理紅血球〕；DTRC = 藥物處理紅血球（血清 + 藥物處理紅血球）；IA = induction of autoimmunity (patient serum + untreated red cells); NIPA = nonimmunologic protein adsorption (positive DAT)

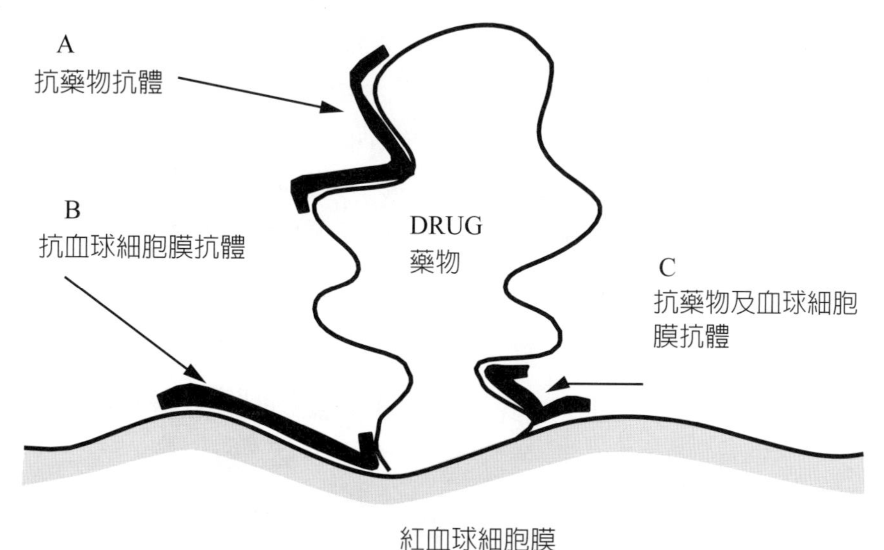

圖 7-2　藥物誘導的抗體反應（聯合反應論）

藥物誘導的抗體有3種：A：抗藥物抗體，如抗Penicillin（hapten）抗體。B：抗血球細胞膜抗體：自體抗體（對抗細胞膜蛋白的抗體）。C：抗藥物及血球細胞膜抗體（反應形成所謂免疫複合體）。粗線是藥物引發的抗體與抗原反應的位置。（Garratty G., 1991）

表 7-3　藥物誘導溶血性貧血之溶血機制 [19]

	藥物依賴型抗體（DDAbs, Drug dependent antibodies）		非藥物依賴型抗體（DIAbs, Drug independent antibodies）
	紅血球表面附著	藥物紅血球細胞膜複合體	真實自體免疫
藥物	Penicillin, Cefotetan	Ceftriaxone, Piperacillin, NSAIDs, Quinie/Quinidine, Probenecid	Fludarabine, Cladribine, Methyldopa, Levodopa, Procainamide
機制	抗體直接辨識共軛結合到紅血球表面的藥物，至網狀內皮系統的Fc接受器結合，進行血管外溶血	藥物與紅血球細胞膜共同形成新抗原，誘發IgM（± IgG）抗體，進行血管內溶血	藥物抗原之相似性誘發紅血球細胞膜的自體抗體、藥物改變紅血球胞膜形成新抗原、藥物造成免疫異常而產生造成溶血的自體抗體
診斷	DAT (+) IAT (±) Elution (-)	DAT (+) IAT (±) Elution (-)	DAT (+) IAT (+) Elution (+) 與AIHA相同
處置	停藥	停藥	停藥＋類固醇

7.2.2 在藥物存在下與藥物未處理過的紅血球反應的藥物抗體（Drug-dependent antibodies that react with untreated red cells in the presence of drug）

這類藥物如 quinine、Piperacilline 及一些第二代、第三代 cephalosporin。此類抗體特性如下：

1. 病人紅血球可測到補體，IgG 也可能測到。
2. 血清中抗體可以為 IgM, IgG 或 IgM+IgG。
3. 在試管內藥物（或代謝物）存在下，才可測到的抗體。抗體可造成紅血球溶血、凝集或血球敏感化（sensitization）。
4. 僅需小量藥物即會反應。
5. 常見急性血管內溶血合併血紅素血症及血紅素尿症，腎衰竭亦常見。
6. 一旦抗體生成，接觸小量藥物即會有嚴重溶血。

7.2.3 非藥物依賴型抗體（DIAbs）——自體抗體

藥物誘導的自體抗體，在血清學上無法與溫自體免疫溶血性貧血區分。治療 CLL 使用的 Fludarabine，為此一溶血機制的代表藥物。

7.2.4 非免疫性蛋白吸附（Non-immunologic protein adsorption, NIPA）

其他會形成 DAT 呈陽性的 NIPA 藥物，計有：diglycoaldehyde、cisplatin、oxaliplatin、B-lactamase inhibitors（clavulanic acid, sulbactam, and tazobactam）。綜合以上所述，當疑似藥物造成 DAT 陽性時，可概依圖 7-3 流程判別其成因。

如果某種可疑藥物已知可能引起 NIPA，那麼這個患者的血清和陰陽性對照需在稀釋到 1：20 時再次進行檢測。正常的血清在這種稀釋度下一般不再含有足夠的蛋白而使 NIPA 可被檢測。

7.2.5 溶血性藥物抗體的相關檢驗方法

在血庫中最常遇見的藥物相關問題就是 DAT 陽性而沖出液陰性的情況。當有溶血發生時，近期的輸血和/或急性溶血可能導致 DAT(+)。然而，免疫介導的溶血作為更常見的原因卻常常被忽略。同時，藥物調整和溶血性貧血的時間關係，以及藥物抗體的檢測同樣也應引起重視。

若懷疑有藥物誘導的免疫溶血性貧血系統免疫血液學檢測之前，應調查以下問題：

1. 患者是否存在溶血性貧血？
2. 患者的 DAT 是否呈陽性？紅血球上是否存在 IgG 或 C3d 或兩者都存在？
3. 是否對紅血球沖出液進行測試，結果如何？
4. 服用什麼藥物？這些藥物是否可導致 DIIHA？過去是否也有相同的用藥史？重要的是要獲得完整的用藥史和給藥日期。可行的狀況下跟臨床請求使用的剩餘藥劑。最重要的是：給藥與溶血性貧血之間是否存在時間相關性？

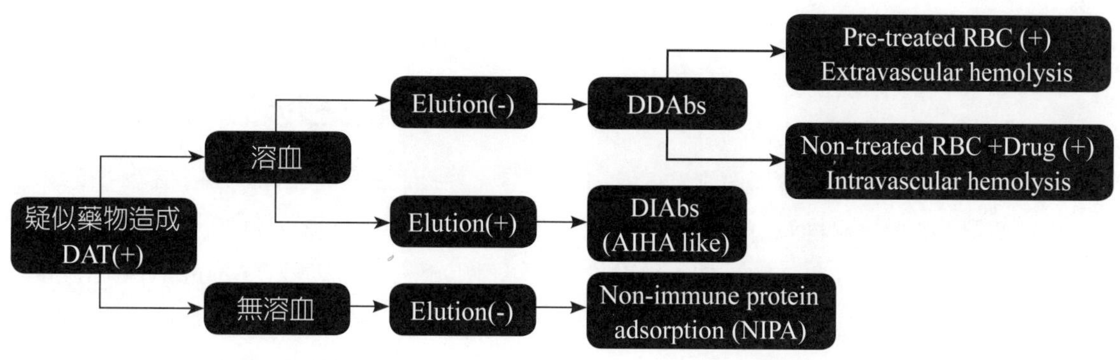

DAT: Direct antiglobilin test
DDAbs: Drug-dependent antibodies
DIAbs: Drug-independent antibodies
AIHA: Autoimmune hemolytic anemia

圖 7-3　疑似藥物造成 DAT(+) 之鑑別流程

有時患者雖存在藥物誘導紅血球抗體，因屬於藥物依賴抗體所以若患者沒有服用藥物時，沒有藥物的介導，不會存在有溶血的症狀，DAT 也是陰性，但當紅血球抗體篩查試劑或血型試劑紅血球保存液含有相同的抗生素的藥物介導作用，經常會造成紅血球的抗體篩查（IAT）的偽陽性但自身對照陰性，遇此情形，通常洗滌試劑紅血球，去除保存液的藥物介導作用就可以排除偽陰性干擾。此抗體雖可被檢測出來，但屬於不具臨床意義的抗體，無需加以鑑定。

患者的血清應使用常規方法進行不規則抗體的篩查經常是陰性反應，那麼應與可疑藥物處理紅血球再次進行測試。有些藥物具有一些惰性成分（如片劑或膠囊）有些藥物包含多種成分（如 piperacillin 和 Tazobactam），雖然用患者實際服用的藥物來測試患者的血清看似合理，但事實上這些惰性成分將會導致包被紅血球模困難或結果模棱兩可。因此，使用純淨的藥物或將各藥物成分分開對血清進行檢測更為有效。

如果一項藥物已被報導為可造成溶血性貧血，那麼其抗體的檢測方法一般會在病例報導中列出。由於通過測試在藥物存在情況下的血清可檢測出更多的藥物抗體。因此，當某種藥物抗體的歷史報告不可獲取時，可在磷酸鹽緩衝液中製造一個藥物濃度約為 1mg/ml 的反應體系進行初篩試驗。血清相比於血漿來說是作為溶血檢測的更佳樣本；同時向反應體系添加正常的血清以提供補體。這種添加補體的方式可增加體外檢測因補體活躍引起的溶血的敏感性。

如果以上的測試仍不能提供足夠的資訊，就可透過使用藥物包被正常紅血球的方式再次嘗試。患者的血清或紅血球沖出液可透過與藥物包被的紅血球反應的方式而進行檢測。

藥物包被的紅血球需同時在鹽溶液和正常血清（或血漿）中進行測試以便形成陰性對照。這種方式可以使觀察到的血清／血漿反應被盡可能準確的理解。

懷疑是造成藥物非依賴型的藥物誘導抗體，可以先請臨床保留剩餘的殘劑，由表 7-2 查詢藥物依賴型的可能反應類型（IPOD, DTRC, NIPA）採用不同的檢測策略。當患者的血漿／血清和大多數正常血漿／血清在用藥物處理過的紅血球進行的間接抗球蛋白試驗中有反應時而沖出液與藥物處理過的紅血球不發生反應，應懷疑可能是 NIPA 抗體，可以將血漿／血清和陰陽性對照稀釋到 1：20 時再次進行檢測。正常的血清在這種稀釋度下一般不再含有足夠的蛋白而使 NIPA 可被檢測。

7.2.6 器官移植後的 DIIHA

溶血性貧血在器官移植後相對常見，有些因免疫、有些是非免疫原因（例如溶血性尿毒症，hemolytic uremic syndrome）。免疫溶血性貧血可以是異體免疫自體免疫和 DIIHA[20]。DIIHA 中，藥物依賴性抗體和非依賴性抗體均可發現。最可能的解釋與假說是，藥物干擾免疫系統導致 AIHA。

有一些疑似引起 DIIHA 的免疫抑製藥物（表 7-4），但沒有明確的數據可支持這些發現。大多數患者有紅血球自體抗體及 DAT 陽性的 AIHA，但很難證明某種特定藥物誘導了 AIHA，因為許多報告都是個案。

學習評量

1. 如病人的 DAT 及 IAT 都呈陽性反應，或 DAT 陽性但 IAT 陰性反應時可能的原因有哪些？
2. 溫型自體免疫溶血性貧血與冷凝集病血清學上的差異為何？
3. 陣發性冷血素尿血清學反應的特徵為何？
4. 藥物誘導免疫溶血性貧血的血清學反應可分為幾類？

參考文獻

1. Petz, L. D., "*Least incompatible*" *units for transfusion in autoimmune hemolytic anemia: should we eliminate this meaningless term? A commentary for clinicians and transfusion medicine professionals.* Transfusion, 2003. 43(11): p. 1503-7.
2. Yürek, S., et al., *Precautions surrounding blood transfusion in autoimmune haemolytic anaemias are overestimated.* Blood Transfus, 2015. 13(4): p. 616-21.
3. W. John Judd, *11-O. Determining the Relative RH Specificity of Warm-Reactive Autoantibodies by Titration. Judd's Methods in Immunohematology, ed. 4*. 2022. 3.
4. Barron, C. L. and M. B. Brown, *The use of polyethylene glycol (PEG) to enhance the adsorption of autoantibodies.* Immunohematology, 1997. 13(4): p. 119-122.
5. Leger, R. M., D. Ciesielski, and G. Garratty, *Effect of storage on antibody reactivity after adsorption in the presence of polyethylene glycol.* Transfusion, 1999. 39(11-12): p. 1272-1272.
6. Judd, W. J. and L. Dake, *PEG adsorption of autoantibodies causes loss of concomitant alloantibody.* Immunohematology, 2001. 17(3): p. 82-85.
7. Cid, J., et al., *Use of polyethylene glycol for performing autologous adsorptions.* Transfusion, 2005. 45(5): p. 694-7.
8. Cheng, C. K., M. L. Wong, and A.W. Lee, *PEG adsorption of autoantibodies and detection of alloantibodies in warm autoimmune hemolytic anemia.* Transfusion,

表 7-4　與移植後免疫溶血性貧血有關的藥物

- Alemtuzumab（anti-CD52）
- Cyclosporine
- Daclizubam（anti-Tac/CD25）
- Mycophenolate mofetil
- Tacrolimus

2001. 41(1): p. 13-17.

9. Lin, J. S., et al., *Clinical application of a flow cytometric direct antiglobulin test.* Transfusion, 2009. 49(7): p. 1335-46.

10. Cohn, C. S., *METHOD 2-17. REMOVING AUTOANTIBODY BY WARM SALINE WASHES*, in *TECHNICAL MANUAL, 20TH EDITION*. 2020, AABB: Bethesda, Maryland.

11. W. John Judd, *11-G. Dispersing Autoagglutination. Judd's Methods in Immunohematology, ed. 4*. 2022. 2.

12. W. John Judd and J. R. Storry, *11-N. Testing for PCH Using the Donath-Landsteiner Test*, in *JUDD'S METHODS IN IMMUNOHEMATOLOGY, 4TH EDITION*, 4, Editor. 2022, AABB press: Bethesda, MD. p. 496.

13. Habibi, B., *Drug induced red blood cell autoantibodies co-developed with drug specific antibodies causing haemolytic anaemias.* Br J Haematol, 1985. 61(1): p. 139-43.

14. Garratty, G., *Immune hemolytic anemia associated with drug therapy.* Blood Rev, 2010. 24(4-5): p. 143-50.

15. W. John Judd and J.R. Storry, *Section 12. Investigating Drug-Induced Hemolysis*, in *JUDD'S METHODS IN IMMUNOHEMATOLOGY, 4TH EDITION*, 4, Editor. 2022, AABB press: Bethesda, MD.

16. Cohn, C. S., *APPENDIX 17-1 Drugs Associated with Immune Hemolytic Anemia*, in *TECHNICAL MANUAL, 20TH EDITION*. 2020, AABB: Bethesda, Maryland.

17. Garratty, G. and P. A. Arndt, *An update on drug-induced immune hemolytic anemia.* Immunohematology, 2007. 23(3): p. 105-19.

18. Mueller-Eckhardt, C. and A. Salama, *Drug-induced immune cytopenias: a unifying pathogenetic concept with special emphasis on the role of drug metabolites.* Transfus Med Rev, 1990. 4(1): p. 69-77.

19. Pierce, A. and T. Nester, *Pathology consultation on drug-induced hemolytic anemia.* Am J Clin Pathol, 2011. 136(1): p. 7-12.

20. von Appen, K., *The differential diagnosis and therapy of hemolytic anemias after the transplantation of solid organs.* Urol Nefrol (Mosk), 1998(5): p. 41-3.

第八章 輸血前配合試驗（Compatibility Testing）

詹詠絮、張小琳

學習目標

1. 了解病人血液檢體採集及血庫收件與評估。
2. 了解配合試驗發展史。
3. 知曉配合試驗如何測定。
4. 說明何謂交叉試驗及意義。
5. 了解各種血液成分的發血選擇。
6. 敘述臺灣的紅血球異體抗體（不規則抗體）的頻率。

輸血前配合試驗（簡稱配合試驗）的目的是幫助病人於輸血前，在體外將病人的血漿（清）與血袋的紅血球作用，觀察是否會引發抗原抗體反應，提供病人適當的血液成分，以預測輸進去的血液能否在病人體內存活適當，而且病人本身的紅血球不會遭受破壞，避免發生溶血性輸血反應。

輸血一般是安全且有效的作業，有時還是可見到輸入的血液或病人紅血球有加速破壞的現象，大部分的溶血性輸血反應是因弄錯病人或弄錯病人檢體而來的，有時可能是病人的不規則抗體無法用一般的作業測到而引起的，雖然免疫血液學大有進展，但配合試驗還是無法測出所有紅血球的不規則抗體，所以無法保證所有輸進去的血球一定存活正常。

如果做了適當的配合試驗，應可以做到：

1. 輸進去的血液是為該病人配好的血液。
2. 確保 ABO 血型的配合。
3. 可測出大部分的不規則抗體。

8.1 病人血液檢體

8.1.1 檢體採集

醫師下達備輸血醫令，醫令可以是紙本或電腦，護理人員或醫檢師依據醫令為病人進行檢體採檢作業，採檢時須核對病人的鑑別號碼，並詢問病人姓名（無法言語除外），採檢人員在完成採檢後需在試管填上或貼上病人的姓名、鑑別號碼、採血日期及採檢人員簽章。

部分醫院以電腦進行病人身分及病人檢體的核對，採檢程序建議為：利用掃描器依序掃讀採檢人職員證上的條碼，病人手圈條碼，檢驗採血試管上的條碼（條碼上已有完整的病人辨識資料），詢問病人姓名，採檢人員完成採檢後在電腦作業系統完成採檢簽收。

8.1.2 血庫收件

病人檢體到達血庫後，必須核對檢體上病人資料和血液申請單（備血單）上的是否相同。使用電腦核對者，檢體到達血庫後血庫人員在電腦作業系統完成收件簽收。對於檢體標示或採血者有疑慮時，都須排除並確認清楚才算收件完成。

8.1.3 檢體評估

配合試驗檢測是觀察血球與血漿（血清）的凝集反應，使用溶血或血脂的檢體可能會影響結果判讀，因此，除了急性溶血或燙傷病人，這類檢體不建議使用。血漿檢體優於血清，因為血清檢體可能含有小的纖維蛋白凝塊（fibrin clots）會干擾實驗結果判讀。病人注射點滴時，應避開於此血管抽血，因稀釋影響抗體檢測減弱。病人配合試驗後的檢體及捐血人的血球須密封存放在冰箱 7 天。病人於過去 3 個月內有懷孕或輸血，或者不確定時，為避免因二次刺激產生的抗體被忽略，配合試驗使用的檢體不可超過抽血後 4 天。

8.1.4 核對以前輸血的紀錄

配合試驗須包含核對過去所做輸血

前配合試驗的血清學反應紀錄（ABO 血型），確認是否相符，以達到重複鑑定病人及檢體的功能。另外也需檢測病人是否有臨床上有意義的紅血球異體抗體，如果過去帶有臨床上有意義的異體抗體而這次配合試驗找不到該抗體，病人須輸給不帶該抗原的血，以避免遲緩性溶血性輸血反應。

8.2 配合試驗

配合試驗包含 ABO、RhD 血型測定、抗體篩檢及交叉試驗。人類輸血的歷史從 18 世紀以前輸注動物血液開始，從沒做任何處理直接輸人類的血液，到 ABO 血型及許多血型的發現，輸血作業一直在改進，因而趨於安全、精確及複雜，交叉試驗的發展如下。

8.2.1 IAT

傳統法（albumin additives, IAT）包含下列 3 個步驟：

1. saline 室溫。
2. albumin 37℃。
3. Antiglobulin（AHG）。

後來發現 saline 室溫反應，找到的抗體並不具臨床意義。而 albumin 37℃需費時 15～30 分鐘，反應敏感度較差，所以改用 LISS（低離子鹽水法）取代 albumin，縮短反應時間，且增加反應的敏感度。

8.2.2 LISS

低離子鹽水法（low ionic strength saline, LISS）（接近 0.03M）比一般食鹽水（接近 0.17M）的離子強度低，能降低紅血球周圍陽離子，加速抗體（帶正電）和血球上的抗原反應，提高敏感度。[1] IgG 抗體無法直接表現凝集反應，需藉 AHG 的作用顯現凝集反應，步驟為：

1. 室溫馬上離心（確定ABO血型之配合）
2. LISS 37℃
3. Antiglobulin

由於步驟 2. 及 3. 也可以檢測出 ABO 血型不配合，所以作業流程可取消步驟 1.。

8.2.3 PEG

聚乙二醇（polyethylene glycol, PEG）是一種水溶性聚合物，能降低水分子間的排斥，提高抗原與抗體的有效濃度，加速抗體和血球上的抗原結合，增強反應結果。PEG 可提高臨床有意義抗體的檢出，降低臨床無意義抗體干擾，也能加強溫型自體抗體的測定。[1]

PEG 須使用 Anti-IgG 抗球蛋白試劑，因為 polyspecific AHG 會造成偽陽性結果。也需避免在 37℃孵育前及洗滌前離心，因為離心產生凝集不易搖散，37℃孵育後立即以 saline 洗滌，不要中斷。

8.2.4 Enzymes（酵素；酶）

1947 年 Morton 和 Pickles 證明兩種酵素，一種是從霍亂弧菌（Vibrio cholera）培養物萃取出來，另一種是從豬的胃提煉出胰蛋白酶（trypsin），可以用來增強凝集反應。其後陸續發現其他蛋白酶能更有效的促進 RBC 凝集反應，如：來自木瓜的木瓜酵素（papain），來自鳳梨的鳳梨酵素（bromelin）或是無花果提煉出的無花果酵素（ficin）。[2]

Enzyme 處理細胞並非臨床常規的測定方法，主要是移除細胞膜上 sialic acid 負電荷，減少細胞表面電荷以促進抗原抗體凝集。[1] M、N、S、Fy^a 及 Fy^b 抗原會被酵素破壞，papain 及 ficin 是常用的酵素。

8.2.5 Manual Polybrene Method（MP 法）

1980 年由 Lalezari 將 Polybrene（hexadimethrine bromide）應用在一般血庫作業上，利用等張低離子濃度溶液（low ionic medium, LIM）促進抗體（IgG）作用於紅血球上的數量及速度，縮短測試反應時間，也能維持抗體偵測敏感度，可以促進補體作用。[3,4] 另外，LIM 的作用是減少 Na^+ 及 Cl^- 離子雲圍繞在抗原抗體周圍，因此增加低親和力抗體反應。Polybrene 是由 4 個帶陽電子的 ammonium 分子構成（quaternary ammonium polymer），因紅血球表面帶負電，Polybrene 可引起紅血球非免疫性的聚集（屬於可逆性凝集），而特異性的抗原抗體凝集也會同時發生。所以，如果被抗體致敏的紅血球因凝聚胺作用而聚集連結在一起時，就會發生不可逆的凝集反應。凝聚胺（Polybrene）配製的試劑能檢查出完全抗體（IgM）與不完全抗體（IgG）兩種性質的抗體，且能偵測出可引起溶血性輸血反應的絕大多數抗體。

MP 法分 3 個階段，第一階段是以 LIM 降低血球周圍所帶的負電荷促進紅血球抗原與血漿（清）中抗體反應。第二階段是以 Polybrene 引起紅血球非免疫性的聚集，讓紅血球間的距離縮短，如紅血球上已有 IgG 抗體的作用，因 IgG 為不完全抗體，無法使 1 個 IgG 分子與 2 個紅血球作用，Polybrene 的作用使血球靠得很近，所以可使已和 1 個血球反應的抗體和另一個血球反應而形成肉眼可見的免疫性凝集。第三階段是加入檸檬酸鹽再懸浮溶液（Resuspending solution），含有 sodium citrate 的陰電子中和 Polybrene 的陽電子，恢復紅血球表面的負電荷，當加入 Resuspending 後，如果是非特異性凝聚，將因紅血球表面負電荷之排斥作用，而使紅血球分散開來，結果為陰性反應；若是由於抗原抗體所引起的特異性凝集，則將會維持凝集狀態而不會散開，故結果判定為陽性反應。

進行 MP 法須注意不使用含 heparin 抗凝劑的檢體，因為 Polybrene 是一種 anti-heparin 的藥物，[5] 當使用含 heparin（毛細管）檢體或檢體混合了 heparin 使 Polybrene 無法產生凝集，要多加 4～6 滴 Polybrene 中和 heparin，如果仍無法產生凝集則改用其他方法測試（如：LIAT 法等）。當病人使用 heparin 進行治療，需要輸血時可改以其他方法進行檢測，步驟及試藥泡法詳見第 19 章。

馬偕醫院在 2021 年，針對臨床上有意義的抗體做了 MP 與其他方法敏感度的比較〔表 8-1 MP、IAT 與管柱凝集法（CAT）的敏感度比較（馬偕醫院

表 8-1　MP、IAT 與管柱凝集法（CAT）的敏感度比較（馬偕醫院 2021）

Anti-	病人數	MP	IAT	CAT
‘Mi[a]’	43	43	39	40
E	24	24	23	22
E+c*	12	12	10	10
E+Fy[b]	1	1	1	1
E+Jk[a]	1	1	1	1
E+‘Mi[a]’	2	2	2	2
E+c+Di[a]	1	1	1	1
E+c+Fy[b]	1	1	1	1
E+c+Le[a]	1	1	1	1
E+c+‘Mi[a]’	1	1	1	1
E+‘Mi[a]’+S	1	1	1	1
E+c+‘Mi[a]’+Wr[a]	1	1	1	1
C	1	1	0	1
C+e	8	8	6	7
C+e+‘Mi[a]’	1	1	1	1
D	2	2	1	2
D+Wr[a]	1	1	1	1
Di[a]	3	3	3	3
Jk[a]	3	3	2	3
Le[a]	3	3	2	3
Le[a]+Le[b]	1	1	1	1
M	7	7	6	7
S	1	0	1	1
合計	120	119	106	112

*一例anti-c爲MP測出

2021）〕，結果顯示 MP 漏測 S 抗體一例，檢出率為 99%，IAT 及 CAT 檢出率分別為 88% 及 93%，所以在臺灣使用 MP 較 IAT 及 CAT 敏感，能測到更多抗體，促進輸血的安全。

8.2.6 Column-Agglutination Technology/Automated Testing Systems

Column-Agglutination Technology

〔CAT，管柱凝集法及自動化系統（同 Gel method）〕使用材質有凝膠、玻璃珠兩種，基本上是利用沉降梯度（sedimentation gradient）的原理，即管柱中的凝膠或玻璃珠微粒形成類似濾網功能，當紅血球上抗原和抗體結合後，經過離心，可將大小不同的凝集和未凝集的紅血球加以分離，未凝集的紅血球通過層層凝膠或玻璃珠微粒直接沉降到管柱底部，凝集價數判讀圖示見第 19 章（圖 19-2），CAT法進行抗球蛋白試驗時不需洗滌。

自動化系統可以同時進行多人檢測，簡單、結果判讀容易，透過電腦辨識病人項目檢測條碼連線控管，能自動判讀、傳輸及結果影像存檔，可以達到標準化要求。[1,16] 因各家廠商使用不同介質及原理，會有些微差異，因此，反應時間或判讀形式也會有所不同。

自動化儀器是整合血庫作業的自動化系統，包含 ABO 及 RhD 血型、抗體篩檢、抗體鑑定及交叉試驗。目前開發的儀器有使用卡片法、solid-phase 法、microwell 法或其他技術。

國內輸血前配合試驗的常規作業模式以手工法及自動化儀器操作並行。一般醫學中心均備有自動化儀器，以平衡人力短缺及人員長期高壓工作環境生態。自動化儀器與 MP 法就時效及成本比較，見表 8-2。

自動化檢驗的人力使用時間平均約 1 分鐘，手工法約 5 分鐘，前者能適時攔截有問題的結果，產生更穩定的報告，減少慣性人為操作疏忽錯誤，將人力運用在其他輸血安全控管相關政策上。

雖然 MP 法會檢測出許多冷型臨床上無意義的抗體，但是也鑑定出僅出現在 MP 法的抗體（見表 8-1），而能給予相對抗原陰性的紅血球。

8.3 血清學測定

包括 ABO、RhD 血型的測定，抗體篩檢（不規則抗體篩檢）及交叉試驗。

8.3.1 ABO/RhD 血型

ABO 血型包含血球定型（forward typing）及血清定型（reverse typing）。

血球定型為病人（包括捐血人）的紅血球與 anti-A 及 anti-B 試劑反應。

RhD 血型為病人的紅血球與 anti-D 試劑反應，結果為弱或陰性反應，須進行 AHG phase 確認結果。檢驗方法及 ABO 血型的判定見第 19 章。

表 8-2　自動化儀器與 MP 法比較

	反應時間（分鐘／案例）	檢體操作（支）／次（適用）	抗體型態	結果影像存留	成本
MP	2	1支（普件、急速件）	冷型　溫型	無	低
自動化設備	25	多支（普件）	溫型	有	高

血清定型為病人的血漿（清）與 A 及 B 紅血球反應。檢驗方法及 ABO 血型的判定見第 19 章。

任何不合有問題的反應，須在發血之前解決，如果來不及解決，就需要暫時輸予 O 型的紅血球濃厚液。

ABO 血球與血清定型的不配合，可因技術上的問題，或紅血球及血漿（清）的因素，或外在原因引起。

下列技術上的問題可引起血球或血清定型的偽陰性反應：

1. 沒加血漿（清）或抗血清到試管。
2. 沒鑑定出溶血反應為陽性反應。
3. 不適當的血球與血漿（清）或抗血清的比例。
4. 離心方法不適當（不夠）。
5. 反應的溫度高於 25℃。
6. 使用無活性的試劑。
7. 測試結果判讀錯誤。

相反地，引起偽陽性反應的技術上問題有：

1. 過度離心。
2. 使用汙染的抗血清、血球或生理食鹽水。
3. 使用汙穢的試管等器具。
4. 測試結果判讀錯誤。

當發現血球及血清定型不一致時，首先相同的檢體重新再檢測一次，以排除人為技術因素，可加做數種檢測方法，如：清洗細胞、增加抗原抗體反應時間、選擇不同溫度反應、唾液試驗、吸附沖出法等，詳細內容詳見第 19 章。

8.3.2 抗體篩檢試驗

臺灣輸血前配合試驗的標準作業，包含抗體篩檢，即以 O 型的紅血球測試病人是否帶有 ABO 血型以外的抗體，稱異體抗體、不規則抗體或意外的抗體（alloantibody；irregular antibody；unexpected antibody）。所用的血球來自 3 到 4 個捐血人，分裝成 3 或 4 瓶的抗體篩檢細胞，這些血球須包含在國人出現的大部分抗原（即抗體篩檢細胞上須帶有國人紅血球抗原出現頻率 3% 以上的血型抗原表現），以測出近全部臨床上有意義的異體抗體。所謂臨床上有意義的異體抗體是指抗體可引起新生兒溶血症，明顯的溶血性輸血反應，或輸入血球壽命減短，一般 37℃反應及 AHG 反應的抗體是屬於臨床上有意義抗體。在臺灣使用抗體篩檢細胞除了白種人所含有的下列抗原，即 D、C、E、c、e、M、N、S、s、P_1、Le^a、Le^b、K、k、Fy^a、Fy^b、Jk^a 及 Jk^b 外，尚須包含 Mi^a 及 Di^a 抗原。

抗體篩檢所用的紅血球大部分重要抗原應為同合子（homozygous），因為許多異體抗體的反應呈劑量反應，亦即和同合子的血球反應比異合子（heterozygous）的血球反應強，如 anti-E 和 cDE / cDE 血球的反應較和 Cde / cDE 血球的反應強，所以抗體篩檢細胞，測出病人血清中是否帶異體抗體的能力，常較大交叉試驗強。當病人的抗體篩檢結果為陰性，表示病人並沒有帶異體抗體（需核對過去的輸血紀錄及血庫檢驗紀錄），交叉試驗可依循各醫院政策執行。當抗體篩檢陽性時需要進一步利用抗體鑑定細胞組鑑定出何種異體抗體，見第 19 章。

由於大交叉試驗所用的血球是從連到血袋小管中取出，如果管中抗凝劑含量不足可影響紅血球抗原保存，會導致交叉試驗反應變弱，所以抗體篩檢在配合試驗中是不可缺少的步驟。

8.3.3 交叉試驗

大交叉試驗和抗體篩檢一樣，是測試病人血漿（清）中是否帶臨床上有意義的抗體，兩者之差別在大交叉試驗所用的紅血球是將要輸給病人血袋的紅血球。

小交叉試驗，是測試捐血人的血漿是否有抗體與病人紅血球反應，各醫院可依循政策執行。雖然捐血中心已全面做捐血人的抗體篩檢，馬偕醫院的做法是 1 歲以下或體重小於 10 公斤兒童輸血時才做。

對出生 4 個月內新生嬰兒的配合試驗，在第一次輸血時必須做 ABO/RhD 血型（reverse typing 不用做）及抗體篩檢試驗，交叉試驗及抗體篩檢試驗可以使用新生嬰兒或母親的檢體做檢測，抗體篩檢試驗陰性時，出生 4 個月內的輸血只要選擇同血型及抗體篩檢陰性的血品即可，馬偕醫院對於新生嬰兒輸血政策是出生 1 個月內做第一次抗體篩檢及交叉試驗，超過 1 個月後每次輸血檢驗依常規操作，血袋給予放射線照射。新生嬰兒須留意來自母親的抗體，而 4 個月內輸過血時應注意來自血袋中抗體，可以進行小交叉試驗確認。對於年齡小於 4 個月的嬰兒輸血的要求見第 9 章。

8.3.4 適合臺灣的配合試驗

1980 年以前臺灣輸血前的配合試驗一般非常簡陋，ABO 血型測定是將少量血球放在玻璃片兩端，各加一滴 anti-A 及 anti-B、攪拌看結果。交叉試驗也同樣地將病人血清及捐血人血球各一滴放在玻片上攪拌。1982 年馬偕醫院引進全套白種人的標準交叉試驗及試管法（傳統法）3 個步驟；(1) saline 室溫 (2) albumin 37℃ (3) antiglbuin（AHG）。1983 年先是 LISS 37℃的 LIAT 法，後來用 MPA 法（MP 法 +AHG phase）。在 1984 年做 1,000 個臺灣人多種血型抗原的測定，發現沒有 K 陽性（詳見第 6 章其他血型系統），逐將 MPA 法的 AHG 步驟省略，簡化為 MP 法 [6]。MP 法可以自行泡製試藥（見第 19 章），試藥容易保存、便宜，另一個好處為作業時間只有 5 分鐘，所以選擇高敏感度的作業方式，可以促使臺灣醫院輸血作業更安全。

馬偕醫院從 1984 年後進行許多有關臺灣人血型抗原的研究（見表 8-3），更印證在 1984 年起全國推展的作業是適合臺灣的配合試驗 [7-9]。借著這 30 年衛福部委託台灣輸血學會舉辦血庫工作人員在職訓練及血庫主管醫師在職訓練，推動深耕，已使全國醫院血庫統一使用且成為標準化作業。

當時從血型頻率（見表 8-3）及抗體頻率（表 8-4）的統計，了解國人因 anti-D 引起的新生兒溶血症（見第 9 章）

表 8-3　臺灣人及白種人的血型頻率（%）差異

血型抗原／表現型	臺灣*	白種人#
A_2	0.00019	常見
B_3	0.03742	稀有
亞孟買血型	0.01056	稀有
D	99.66	85
K	0.02	9
Fy^a	99.09	68
Fy^b	26.01	80
S	18.09	52
Di^a	3.95	<0.1
P1	29.10	79
Mi^a	6.27	<0.1
Le(a+b+)	11.21	稀有
Le(a+b-)	4.59	22

*資料來源：由台灣血液基金會提供
#資料來源：*Technical manual*. 19th ed. Arlington, VA: American Association of Blood Banks

少見，而建議將 Rh(D) 篩檢的作業刪除。[10, 11]

從 1984 年臺灣的輸血前配合試驗的標準作業為：

1. ABO 血型——包含病人血球、血漿（清）定型及血袋的血球定型。
2. 國人並不需要在配合試驗中包含 RhD 血型的測定，目前因受到世界地球村的影響，臺灣多數醫院已將 RhD 血型列入配合試驗常規作業，第 3 章 Rh 血型系統有完整的介紹。
3. 抗體篩檢——以國人的紅血球做成的抗體篩檢細胞（須含 Mi^a 及 Di^a 陽性的細胞），或加上白種人細胞（含 K 抗原）。自 1990 以後捐血中心陸續提供帶 Mi^a 陽性的的抗體篩檢細胞，2000 年後增含 Di^a 陽性的抗體篩檢細胞。
4. 大交叉試驗——MP 法。
5. 小交叉試驗——依循各醫院政策執行，MP 法或以血袋的抗體篩檢替代。

8.4 交叉試驗及解釋

血庫作業對抗體偵測的敏感度增加後，美國 AABB 的血庫作業標準在 1984 年的 11 版已經可見血型測試及抗體篩檢交叉試驗準則（type and screen），推廣取代交叉試驗，目的是為了精簡人力及血品有效的應用。[1,16]

表 8-4　馬偕醫院血庫不同年度紅血球抗體

1984～1988*年		1992～1996年		2002年5月～2003年4月	
Anti-	病人數	Anti-	病人數	Anti-	病人數
E	77	'Mi^a'	104	'Mi^a'	54
E+c	11	E	52	E	35
c	7	E+c	34	E+c, c	18
'Mi^a'	6*	c	2	'Mi^a'+E,'Mi^a'+E+c	8
D+C	3	C	2	C+e, C+e+'Mi^a'	9#
D	2	C+e	6	D, D+C	4+
e	4	e	1	Jk^a, Jk^b	6
C+e	2	C^w	1	Fy^b, S, Di^a	4
C	1	D	4	Le^a	5
Jk^a, Jk^b	4	Jk^a, Jk^b	4	M	8
Le^a	3	Fy^b	2	P1	5
Js^a	1	Le^a	12	H, Cold	8
S	1	M	2		
Unidentified	2			Unidentified	7
Total	124		226		171

*1984～1987年間只發現一例，其他5例是在1988發現
#2例同時有anti-'Mi^a'

8.4.1 室溫離心交叉試驗

病人抗體篩檢為陰性且病人過去的檢測也無抗體的紀錄時，不預先進行交叉試驗，當病人需要時再取 ABO 及 RhD 血型合的血袋僅做大交叉立即離心試驗，以確認 ABO 血型是否配合。優點是減少處理時間、工作量及試劑成本，缺點是在抗體篩檢時未檢測到稀有的不規則 IgG 抗體，因無法檢測出交叉試驗不合，而產生輸血反應。臺灣目前有數家醫院使用此種方法進行合血。

8.4.2 電腦交叉試驗

病人抗體篩檢為陰性且病人過去的檢測也無抗體的紀錄時，不必實際進行血清學交叉試驗，只要是事先確認病人 ABO 及 Rh 血型，當病人需要輸血時由電腦進行配對發血。電腦交叉試驗的先決條件是電腦系統必須經過驗證，而病人和血袋的 ABO 血型也必須經過驗證（要有 2 次的檢驗或紀錄）來證實血型。

8.4.3 血清學交叉試驗

一般血清學交叉試驗是使用 AHG phase 為基礎的方法，如：傳統法、LIAT 法或 Column-Agglutination Technology。用意除了偵測 ABO 及 RhD 血型的不配合之外，也偵測是否有少數稀有的抗體未被檢出。而在臺灣則普遍使用 MP 法檢測，節省人力及時間，高敏感度快速且簡便法。

8.4.4 交叉試驗不合的可能原因

就血清學檢驗的結果來看，交叉試驗不合的可能原因為見表 8-5。

8.4.5 抗體篩檢陽性而來不及進行抗體鑑定時的發血

交叉試驗不配合或抗體篩檢呈陽性時，必須檢測 auto control，這是很重要的步驟，能辨別是異體或自體抗體。如果病人抗體力價弱時，需考慮因抗體劑量反應與異合子導致的弱反應，馬偕醫院的經驗，Kidd 抗體及溶血性的 anti-Le^a 在 MP 法可能呈弱反應，所以病人無法及時採集抗體鑑定所需的檢體又急於輸血時，應以 IAT 法合血，陰性反應的血才能發出或參考圖 8-1，先發血再進行抗體鑑定。不過輸血前須先抽好抗體鑑定試驗的檢體，避免影響鑑定結果。

有溫型自體抗體的病人每次輸血時之交叉試驗都需加做 auto control，兩者比較以決定如何發血，或將血清以自體或異體紅血球進行溫熱自體吸收法，吸收自體抗體進行交叉試驗，反應為陰性即可發血，不過因自體吸收需要較多量的血球及時間進行反應，所以需由血庫醫師評估病人狀況決定如何發血。有些醫學中心的做法是抗體篩檢陽性，臨床上懷疑是自體免疫性貧血檢測出有自體抗體而首次輸血時，給予 Rh、Kidd 血型系統相同的血液，選擇交叉試驗結果反應最弱的血液輸用，以避免後續產生異體抗體等複雜狀況。

8.4.6 使用 anti-CD38 Monoclonal antibody（Daratumumab）藥物治療時的發血

因 Daratumumab 會與 RBCs 上的 CD38 結合，而干擾抗人類球蛋白試驗，使抗體篩檢與交叉配血試驗產生偽陽性的結果。Association for the Advancement of Blood & Biotherapies（AABB）及 National Comprehensive Cancer Network（NCCN）建議：Daratumumab 於治療前需進行 RBC 抗原表現型（或進行基因型）檢測，以及抗體篩檢是使用 Dithiothreitol（DTT）處理 RBCs 以中斷結合作用，處理方式見第 19 章。由於 MP 法不受 anti-CD38 干擾，在臺灣，抗體篩檢與交叉配血試驗可以使用 MP 法。如果須緊急輸血，可依照血庫常規給予非交叉配血的 ABO/RhD 相容 RBCs。[17,18] 停用 anti-CD38 後最長可觀察到 IAT 陽性達 6 個月。

表 8-5　交叉試驗不合的可能原因

抗體篩檢陰性，立即離心交叉試驗不合
■ 血袋與受血者ABO血型不合 ■ 捐血者紅血球有多重凝集 ■ 受血者為A_2B或A_2，且血清中含有anti-A_1 ■ 有其他冷型異體抗體，如anti-M ■ 緡錢狀反應使紅血球非特異性凝集 ■ 冷凝集素自體抗體，如anti-I（AHG phase為陰性，MP法抗體篩檢會呈陽性反應） ■ 被動輸入的anti-A或anti-B（輸血或注射高劑量免疫球蛋白）
抗體篩檢陰性，抗球蛋白或MP法交叉試驗不合
■ 血袋紅血球DAT陽性 ■ 受血者抗體呈劑量效應與同合子（homozygous）抗原或較強抗原表現（如P1）的血球反應 ■ 抗體與低頻率抗原反應 ■ 被動輸入的anti-A或anti-B
抗體篩檢陽性，抗球蛋白或MP法交叉試驗相合
■ 病人可能有autoanti-IH（-H）但所選的血袋非O型血 ■ 受血者抗體呈劑量效應與異合子（heterozygous）抗原的血球反應 ■ 病人血漿雖有抗體，但血袋紅血球沒有相對應抗原
抗體篩檢陽性，交叉試驗不合，Autocontrol陰性
■ 抗體與血袋紅血球抗原反應（一般的情況）
抗體篩檢陽性，交叉試驗不合，Autocontrol陽性，DAT陽性
■ 異體抗體引起延遲性血清學抗體反應或是溶血性輸血反應 ■ 被動式獲得的自體抗體，如免疫球蛋白的注射 ■ 冷型或溫型的自體抗體反應 ■ 緡錢狀反應

8.4.7 各種血液成分的發血選擇

8.4.7.1 紅血球的發血

輸血時最好輸同 ABO 血型的血，但是如因同一血型的血缺乏時可以根據表 8-6 紅血球、血漿及血小板製品輸用的血型選擇原則，給予不同血型的血，但是這時只能輸紅血球濃厚液，不可以輸全血。年齡小於 4 個月的嬰兒輸血的要求請參見第 9 章新生兒及小兒輸血。

輸不同ABO型的血變回輸原來血型的血

病人 ABO 血型抗原相對抗體的檢測：以 A cells 或 B cells 和病人的血漿（清）反應（測 anti-A 或 anti-B），室溫離心，沒反應就可以輸病人原血型的血，有反應就繼續輸不同 ABO 型的血。改輸原血型的血時，須更換另一套靜脈注射器。

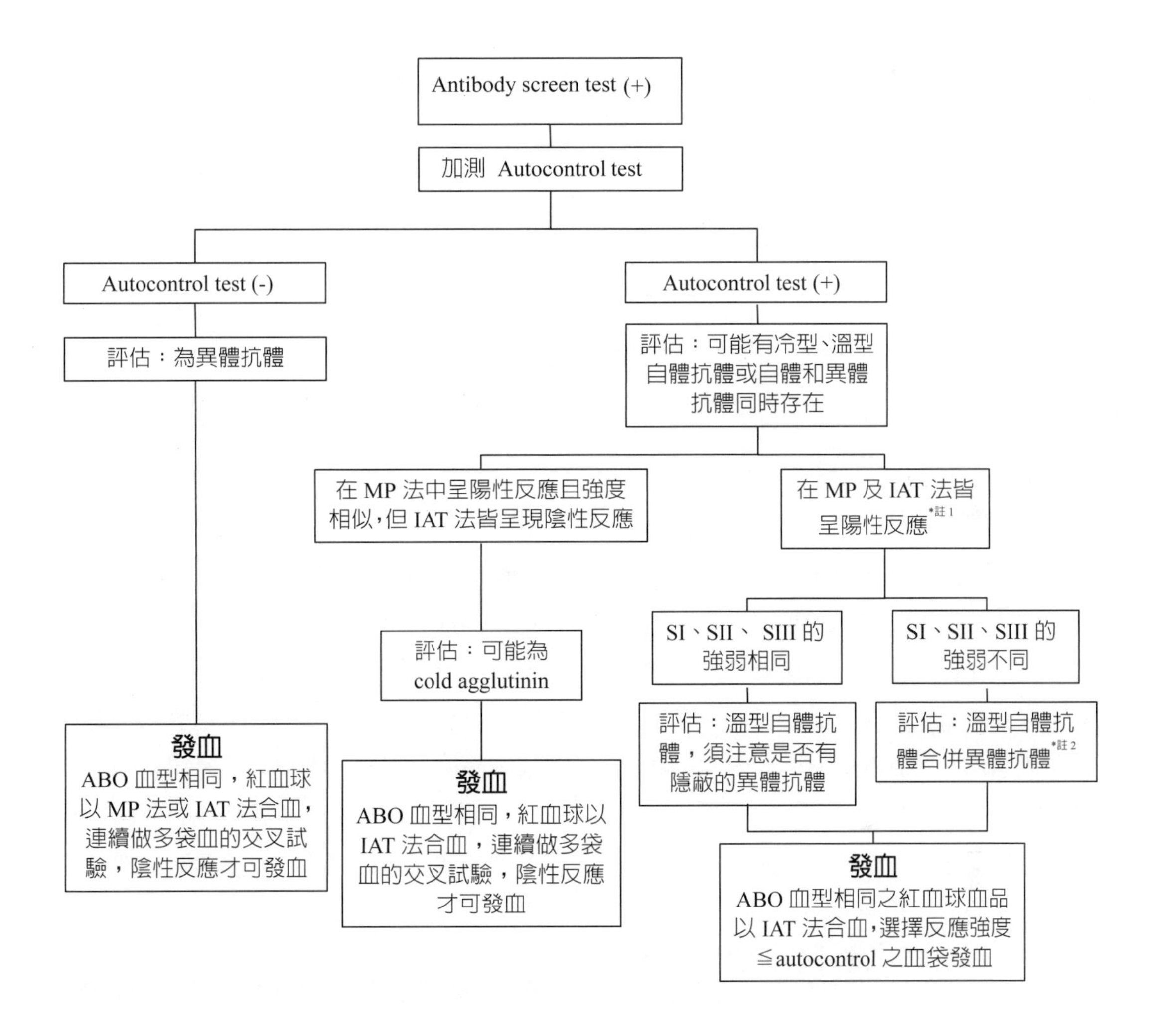

1. 需留意 Autocontrol 陽性反應是否為 3 個月內輸血，體內殘餘 donor 紅血球所引起的陽性反應。
2. 懷疑溫型自體抗體合併異體抗體時，建議 3 個月內未輸血者可先做溫自體抗體之自體吸收。3 個月內有輸血者進行異體吸收後，再做抗體鑑定檢測異體抗體，吸收後的檢體也可用來進行交叉試驗。
3. 後續均須完成抗體鑑定，除了 cold agglutinin 可依據各醫院政策進行抗體鑑定外。

圖 8-1　抗體陽性而來不及進行抗體鑑定時的發血流程圖

8.4.7.2 冷凍血漿、新鮮冷凍血漿的發血

病人未曾輸血，須抽血做基本的血清學檢查包括血球、血清分型及抗體篩檢，若有輸血紀錄可免抽血。血漿的輸血不須做血型及交叉試驗。年齡小於 4 個月的嬰幼兒（馬偕醫院做法 1 歲以下或小於 10Kg）需要做血漿的血型及抗體篩檢，篩檢陰性反應者才可輸。輸血的要求請參見第 9 章。一般輸血漿時血型的選擇如表 8-6 紅血球、血漿及血小板製品輸用的血型選擇原則。於 37℃溫水槽中解凍（約須 30 分鐘），新鮮冷凍血漿的不安定凝固因子（第八因子）易被破壞。所以在解凍後 2 小時內輸用。

表 8-6　紅血球*、血漿及血小板製品輸用的血型選擇原則

病人血型	紅血球	血漿或血小板
A	A、O	A、AB
B	B、O	B、AB
AB	AB、A、B、O	AB
O	O	O、A、B、AB

*全血輸用原則要使用相同血型

8.4.7.3 多單位不同捐血人血小板濃厚液（含分離術血小板製品）的發血

病人未曾輸血，需抽血做基本的血清學檢查（包括血球、血清分型及抗體篩檢），若有輸血紀錄可免抽血。成年人給予同 ABO 血型的血小板，但如果缺乏時，可以用其他血型的血小板代替，其選擇的先後如表 8-6 紅血球、血漿及血小板製品輸用的血型選擇原則。嬰兒或幼兒最好給同 ABO 血型的血小板，缺乏時的選擇如表 8-7 嬰幼兒血小板製品輸用的血型選擇原則。

8.4.7.4 冷凍沉澱品的發血

不需要做交叉試驗，最好給同 ABO 血型的冷凍沉澱品。給嬰兒及幼兒時需要給同血型。在 37℃恆溫水槽中解凍約 15 分鐘，解凍後在 2 小時內輸用完畢，未立即輸用，於室溫保存效期 6 小時。

8.4.7.5 白血球濃厚液的發血

白血球濃厚液因含有紅血球，輸用前進行交叉試驗相合或檢測病人的抗體篩檢，呈陰性可輸注同 ABO 血型。病人的抗體篩檢呈陽性，則視其抗體特異性給予同血型且不帶相對應抗原製成的白血球濃厚液輸注。保存條件為室溫靜置，製備後盡速於 24 小時內輸用完畢。

8.5 臺灣的紅血球異體抗體（不規則抗體）

表 8-3，國人與白種人因血型抗原頻率的不同，所以產生異體抗體的頻率亦不同。在白種人最常見的異體抗體為 anti-K，國人因 K 抗原為 0%，所以可以

表 8-7　嬰幼兒血小板製品輸用的血型選擇原則

病人血型	最好選擇的血型	次要選擇
A	A	AB
B	B	AB
AB	AB	A、B*
O	O	A、B、AB

*需選擇：檢測血袋中anti-A或anti-B titer<32x、去血漿或洗滌後輸注

說非常少見 anti-K，這也可以在臺灣的異體抗體的統計中看到，如表 8-8 及 8-9 中罕見 anti-K。[8,9,12]

表 8-4 顯示馬偕醫院在 1984～1988 年 4 年當中找到 124 例異體抗體的分布情形，其中以 anti-E 及 anti-E+c 占最多。1990 年以後台北捐血中心提供 Mi^a 陽性的抗體篩檢細胞，表 8-4 可見 1992～1996 年及 2002～2003 年間，anti-'Mi^a' 變成最常見的異體抗體，anti-E 及 anti-E+c 居於第二及第三位。[8-15] 2000 年捐血中心的抗體篩檢細胞增加 Di^a 陽性的細胞，所以 anti-Di^a 開始出現，為有趣的現象。在這三段不同的時間，anti-D 一直保持少數的案例。[8-15] 2008～2017 年的統計結果（表 8-8）仍然是 anti-'Mi^a' 為最常見的異體抗體，anti-E 及 anti-E+c 居於第二及第三位。這 25 年來臺灣的異體抗體的種類變化不大，但是複合性的抗體變多，同時也看到許多異體抗體與自體抗體並存，所幸，透過血庫自動化機器協助及血庫工作同仁自我能力的提升，能鑑定出病人潛藏的異體抗體，給予病人更適合的血球製品。

台灣血液基金會分析 2008～2017 年間，共鑑定出 21,948 捐血人有抗體，得到異體抗體前三名分別為 anti-'Mi^a'、anti-P$_1$ 及 anti-E，與病人產生的抗體有些微不同，同時也發現 anti-Jk^a 或 Jk^b 的抗體在捐血人較少出現，anti-Lewis 的抗體比例很高，這可能是因為檢測方法不同的結果。抗體種類與數量見表 8-9。

馬偕醫院統計在 1992～1996 年當中臨床上有意義的異體抗體的頻率是 1.1%，即每 100 個病人約有 1 個病人帶臨床上有意義的異體抗體，所以當時如果輸血只給 ABO 相同的血但沒做交叉試驗，就會有 1.1% 的機會發生異體抗體引起的輸血反應，其中因 anti-'Mi^a' 的頻率為 0.5%，由於國人的 Mi^a 抗原頻率約 6.3%，所以發生血管內溶血的嚴重輸血反應的機會為萬分之 3。[13-15] 2002 年（5 月到 10 月）重新統計病人帶異體抗體的頻率為 2.7%，anti-'Mi^a' 的頻率為 1.24%，anti-E 為 1.13%。[12] 這 3 個頻率都較以往都有顯著的上升，即病人帶異體抗體的頻率自 1992～1996 年的 1.1% 上升到 2002～2003 年的近 2.7%，anti-'Mi^a' 自 0.5% 上升到 1.24%。從 2008～2017 年間，馬偕醫院共約 8 萬人備輸血，發出約 28 萬袋的紅血球類製品，找到 4,388 個抗體，當中臨床上有意義的異體抗體的頻率是 3.47%（(4388-1613)/80000），其中 anti-'Mi^a' 的頻率為臨床上有意義異體抗體的 37.15%（1031/2775），anti-E 為 20.50%（569/2775），anti-E+c 為 12.14%（337/2775），各種抗體能找到適合血液的機率詳見第 1 章其所屬的免疫球蛋白，適當之反應條件，臨床上的意義及可能找到適當合血的機會。

學習評量

1. 採集備血檢體前，如何執行病人辨識？注意事項及血庫收件與評估條件為何？
2. 配合試驗的檢測方法有哪些？有何優缺點？
3. 配合試驗的血清學檢測包含哪些檢測項目？
4. ABO 的血球與血清定型的不配合有那

表 8-8　馬偕醫院血庫 2008～2017 紅血球抗體

Anti-	No.	Anti-	No.
‘Mi^{a}’	827	Fy^{b}+S+Di^{a}	1
E	431	Fy^{b}	11
E+c	220	S +Wr^{a}, 溫型自體抗體	8
E+Bg, Jk, Fy^{b}, Le, MNS, ‘Mi^{a}’, Di^{a}, P1, Wr^{a}, 溫型自體抗體	135	K, Kp^{a}	2
E+c+Bg^{a}, Di^{a}, JK, Le, MNS,Wr^{a}, 溫型自體抗體	40	Wr^{a}	12
E+c+‘Mi^{a}’	40	Bg^{a}	4
E+c+‘Mi^{a}’ +Bg^{a}, Jk, Di^{a}, Fy^{b}, S, Wr^{a}, 溫型自體抗體	22	Bg^{b}	2
E+c+溫型自體抗體	12	Bg^{a}+Wr^{a}	1
E+c+ P1	1	i	1
C+e, Jk, Fy^{b}, Di^{a}, ‘Mi^{a}’, S,Wr^{a}, 溫型自體抗體	50	Le^{a}+Le^{b}, M, P1, 溫型自體抗體	34
e+‘Mi^{a}’	1	Le^{a}, +‘Mi^{a}’, P1	153
e	8	Le^{b}, +M, P1,	33
c+Di^{a}, Jk, Fy^{b}, MN,‘Mi^{a}’, P1, Bg^{a}	7	M	170
D	17	M+ ‘Mi^{a}’ , P1	11
D+C, E, Jk^{a}	6	N	9
C	18	P1,+Di^{a}, Wr^{a}, 溫型自體抗體	221
c	27	Auto-anti-C, Rh system	25
‘Mi^{a}’ +Bg^{a}, Di^{a}, Le, P1, N, Wr^{a}, 溫型自體抗體	46	溫型自體抗體	102
Jk^{a} , +K+ P1,‘Mi^{a}’, P1	23	I	324
Jk^{b}, +Di^{a}, + ‘Mi^{a}’ +Di^{a}	19	H/HI	27
Jk$_{3}$	1	Cold agglutinin	587
Di^{a}, +Jk^{a}, P1, Wr^{a}	23	Unidentified	675
Fy^{a}	1		
total			4,388

表 8-9　血液基金會 2008～2017 年紅血球抗體

Anti-	No.	Anti-	No.
'Mi^{a}'	6,048	Jk^{a}+Jk^{b}+其他	4
E	1,578	G	1
'Mi^{a}'+M, M+其他*, +P1, +P1+其他, +I/HI	274	Jr^{a}+其他	1
'Mi^{a}'+E, +E+其他	262	Ku	1
'Mi^{a}'+c, +D,+Di^{a},+e, +e+其他, +Wr^{a},+其他	213	Lan	1
'Mi^{a}'+E+c, +E+c+其他	23	LW+DAT	1
'Mi^{a}'+DAT**	110	PP$_{1}$Pk	1
'Mi^{a}'+Lewis, Lewis+其他	85	Pr	1
E+DAT, +Di^{a}, +I/HI, +P1, +Wr^{a}, +其他	208	P1	2,773
E+c, +DAT, +Wr^{a}, +其他	200	P1, +I/HI, +I/HI+其他,+其他	140
D	102	M, +DAT, +I/HI, +P1+其他	1,456
D+其他	28	Le^{a}+Le^{b}, +DAT, +I/HI, +I/HI+DAT, +P1, +其他	1,162
D+E, +其他	10	Le^{a}, +I/HI, +P1, +其他	1,156
c+其他	52	Le^{b}, +I/HI, +其他	437
C+e, +其他	44	N, +其他	33
C, +其他	26	I/HI, +BSA+DAT, +DAT, +其他	4,878
e	39	BSA+DAT	257
e+其他	11	Cold Agglutinin, +其他	90
e+ I/HI	6	Autoantibody+其他	32
Fy^{b}, +其他	22	Autoantibody	11
Di^{a}, +Wr^{a}	36	DAT	9
S,+DAT+其他,+I/HI+其他,+其他	112	DAT+Unidentified	3
Wr^{a}, +DAT	5	Unidentified	6
total			21,948

*其他：稀有抗體

** DAT：Direct antiglobulin test positive.

資料來源：彙整附錄B臺灣捐血人的血型抗體頻率

些因素？

5. 何謂交叉試驗？如何檢測？
6. 交叉試驗不合的可能原因為何？
7. 當抗體篩檢陽性但來不及進行抗體鑑定時如何給血？
8. 血庫人員如何選擇適合的血液成分發血？
9. 國內最常見的異體抗體為何？找到適合血的頻率為何？

參考文獻

1. Mark K. Fung ed. Technical manual. 19th ed. Arlington, VA: American Association of Blood Banks, 2017.
2. Peter D. Issitt, David J. Anstee. Applied Blood Group Serology. 4th ed. Montgomery Scientific Publications,1998.
3. Lalezari P, Jiang AF. The manual Polybrene test: a simple and rapid procedure for detection of red cell antibodies. Transfusion 1980; 20(2): 206-211.
4. Fisher GA. Use of the manual Polybrene test in the routine hospital laboratory. Transfusion 1983; 23: 151-154.
5. Parviz Lalezari M.D. Antiheparin and hemagglutinating activities of Polybrene. Translational Research 1961;868-873
6. Lin M. Broadberry RE. The modification of standard Western pretransfusion testing procedures for Taiwan. Vox Sang 1994; 67(2): 199-202.
7. Lin M, Broadberry RE. Experience with the manual Polybrene method in Taiwan. Transfusion 1984; 24(6): 543.
8. Lin M. The development of transfusion medicine in Taiwan. Transfusion Today 1993; (17): 7-8.
9. Lin M, Broadberry RE. Immunohaematology in Taiwan. Transfusion Medicine Review 1998; 12(1): 56-72.
10. Lin M. Broadberry RE. Elimination of RhD typing and the antiglobulin test in pretransfusion compatibility tests for Taiwanese. Vox Sang 1994; 67suppl 5: 28-29.
11. Lin M. Taiwan experience suggests that RhD typing for blood transfusion is unnecessary in Southeast Asian populations. Transfusion (in press) 2006.
12. Chang FJ, Chan YS, Wang CL, Chiou PY, Ho KN, Lin M. Frequency of alloantibodies in patients in Mackay Memorial Hospital. Formosan J Med 2004; 8: 755-759.
13. Lin M . Broadberry RE. An intravascular hemolytic transfusion reaction due to anti-'Mi^{a}' inTaiwan. Vox Sang 1994; 67(3): 320.
14. Broadberry RE, Lin M. The incidence and significance of anti-'Mia' in Taiwan. Transfusion 1994; 34: 349-352.
15. Lin M, Broadberry RE. The clinical significance of anti-'Mi^{a}'. Transfusion 1994; 34: 1013-1014.
16. 孫建鋒。新編輸血醫學，合記圖書版出版社，2016。
17. Mitigating the Anti-CD38 Interference with Serologic Testing AABB Association Bulletin #16-02 January 15, 2016
18. (UpDate) Daratumumab. [available at https://jnccn360.org/mm/jnccn-spotlights/update-daratumumab-mm/].

第九章　新生兒及兒童輸血

葉庭吉、林嫣利

學習目標

1. 介紹新生兒及兒童輸血。
2. 了解新生兒及兒童紅血球濃厚液的製備以及輸注。
3. 了解新生兒及兒童輸紅血球濃厚液的各種臨床情況。
4. 新生兒及兒童輸血的併發症。
5. 介紹新生兒溶血症發生原因。
6. ABO血型及異體抗體與新生兒溶血症。
7. 新生兒溶血症的治療。
8. 新生兒血小板缺乏症的治療。

9.1 紅血球輸血

9.1.1 兒童輸血的基本原理

輸血的目的在確保有足夠的血中紅血球來預防貧血相關的疾病，同時應避免不必要的輸血。輸注紅血球的主要原理是提供足夠的紅血球來改善由於貧血致氧氣輸送不足而引發組織缺氧。然而，病童的血紅素數值應維持多少才足夠，應視疾病的種類有所不同。一般來說，血紅素若 <5 g/dL（血比容 < 15%）會有生命的危險。[1] 因此，若血紅素 <5 g/dL 應考慮輸注紅血球。

9.1.2 兒童輸血的原則

兒童輸注紅血球的適應症包括先天性或後天性疾病導致的貧血，或因創傷、手術、頻繁採血而導致的失血。紅血球輸血可能有風險，須了解人體輸注紅血球各項反應以盡可能避免併發症的發生。限制性輸血策略（即維持較低的目標血紅素數值，例如血紅素數值為 6～7 g/dL 作為輸血閾值）：對於大多數病童而言，限制性輸血策略就足夠了，而不是寬鬆的輸血策略（指維持較高的目標血紅素數值）才足夠。然而在外傷或手術導致的急性失血、發紺型先天性心臟病、惡性腫瘤和慢性貧血（如地中海貧血），可能需要維持較高的血紅素數值。

9.1.3 兒童輸血的時機

一般來說，對於嚴重貧血（血紅素 <5g/dL），應該需要輸注紅血球，因為這種程度的貧血會增加死亡以及因貧血而發生副作用的風險。對於血紅素 >10 g/dL（血比容 > 30%）的兒童，通常不建議輸血。對於血紅素在 6 到 10 g/dL 之間的病童，輸血的決定取決於臨床情況。有以下幾項考慮：

1. **貧血的嚴重程度**：慢性貧血兒童通常能耐受較低的血紅素，例如 6g/dL；而急性失血的患者若血紅素低於 10g/dL 則可能需要輸血治療。
2. **貧血症狀**：貧血引起的症狀也會影響輸血的決定。例如，臉色蒼白、頭痛、頭暈、運動不耐、喘、精神食慾不佳、嗜睡、低血壓等。若持續出現以上症狀，病童血紅素即使在 6 到 10 g/dL 之間，也需考慮輸血治療。
3. **心肺功能穩定性**：病童持續低血壓合併貧血，通常需要輸血治療。
4. **持續失血**：對於因外傷或手術失血而貧血的病童，輸血的決定在於是否存在持續失血。
5. **潛在疾病**：對於患有與慢性貧血相關的潛在疾病（例如罹患惡性腫瘤）的病童，可能需要較高的血紅素。罹患惡性腫瘤的病童須持續接受化學治療或造血幹細胞移植治療，一般治療期間需維持血紅素高於 8 g/dL。

9.1.4 兒童紅血球濃厚液的製備以及輸注方式

1. **紅血球濃厚液的輸血量**：輸血量因臨床情況而異。嬰兒、兒童及青少年一次的輸血量多為 10～15 mL/kg，15 至

18 歲的病患輸血量則與成人相仿。輸血量為 10～15 mL/kg 情況下，血紅素約提高 2 至 3 g/dL。[2]

2. **輸注時間**：當血庫配發紅血球濃厚液後，血液應在 4 小時內輸注完畢。大約 2.5 mL/kg/ 小時的輸血速度通常可以避免循環超負荷。因此，10 mL/kg 的紅血球輸血通常在 4 小時內輸注完畢。若病童有容量超負荷的風險，例如：心臟功能受損的患者，可以考慮以 1 mL/kg/ 小時的較慢速度輸血。
3. **血液加溫器**：紅血球在 1～6℃的溫度下保存在血庫中。對於緩慢的輸血，此溫度可能不會造成問題。但是，建議在以下臨床狀況時使用血液加溫器：
   (1)生命徵象不穩定的嬰兒。
   (2)需要快速大量輸血（>15 mL/kg/ 小時）的患者。
   (3)需要換血的患者。
   (4)冷凝集素疾病（cold agglutinin disease）患者。
4. **過濾器**：輸注紅血球濃厚液時必須使用過濾器來輸血，以去除儲存期間可能形成的小聚集物和血塊。[3]
5. **白血球減除術**：臺灣大多數醫院都採用了「減除白血球」的策略，所有紅血球濃厚液和血小板都使用過濾器以去除白血球。「減除白血球」在臺灣是指血品在採集後短時間內通過高效率的過濾器，從血液製品中去除白血球。[4]
6. **紅血球照光**：照光血品，是指血品（包括紅血球濃厚液、白血球濃厚液、血小板）在輸血前以放射線處理後再給予輸注。照射的目的是藉此來抑制血品中淋巴球的增殖生長功能，以避免病人發生輸血相關移植物對抗宿主疾病（transfusion-associated graft-versus-host disease, TA-GVHD）。
   下列情況輸血時應使用照光血品：
   (1)胎兒子宮內輸血、新生兒輸血或換血、早產兒輸血（尤其是出生時體重不足 1200 克）。
   (2)先天性或後天免疫力功能不全、受損、減弱者。
   (3)骨髓或周邊血液幹細胞移植者及其他器官移植者。
   (4)血緣關係之親屬捐血。
   (5)其他可能因輸血而引起之移植物對抗宿主疾病者（TA-GVHD）。
7. **全血**：目前全血輸注較少在臨床治療使用。偶而在接受體外循環的患者，如 Extracorporeal membrane oxygenation（ECMO）、換血（詳見本章 9.2.3）、或大量輸血的患者會使用到。唯須注意使用新鮮全血可能導致體液超負荷的風險。

9.1.5 以下針對兒童輸紅血球濃厚液的各種臨床情況逐一說明

1. **手術**：對於正在接受手術的貧血兒童，手術前的處理應包括評估貧血的原因，並在必要時開始適當的治療（例如，如果確定缺鐵性貧血，則應開始補鐵治療）。手術前後期輸注紅血球的決定應根據兒童的疾病診斷、外科手術術式、預期失血量和貧血的症狀程度進行判斷：

(1)病童若有明顯貧血症狀或大量失血：對於有快速出血、症狀性貧血（例如，低血壓、心動過速或精神狀態改變）或有組織缺氧證據（例如，乳酸性酸中毒、心電圖缺血性改變）的兒童，無論血紅素數值高低，輸血通常都是必要的。如果失血超過血容量的 15%，通常需要手術中輸血。

(2)無症狀患者：在無症狀的貧血情況下，一般建議採取限制性手術前後期輸血策略（維持血紅素 8 g/dL）；然而，上述原則不包括嬰兒及慢性疾病的兒童，[5] 例如患有發紺型先天性心臟病的兒童，需要更高的血紅素才能安全地進行全身麻醉。

(3)在兒童手術中，失血高風險相關的手術包括先天性心臟病手術、骨科手術（尤其是脊柱側彎手術）、某些整形手術（例如顱縫早閉修復）和某些腫瘤外科手術。以上狀況需要維持較高的血紅素數值。

(4)接受先天性心臟病手術的病童，目前證據表明手術前後期採取限制性的輸血策略（發紺型先天性心臟病的血紅素閾值為 9 g/dL，非發紺型先天性心臟病的血紅素閾值為 8 g/dL），可以降低輸血相關風險而不增加其他不良後果（即乳酸酸中毒、多器官功能障礙等）。[6]

2. **慢性腎病**：慢性腎病患兒的貧血通常透過補充鐵劑和給予紅血球生成素藥物進行治療；大多數患者不需要輸紅血球。

3. **地中海貧血**：地中海貧血是指以血紅素蛋白鏈中一條或多條蛋白鏈減少為特徵的疾病。不同類型的地中海貧血的紅血球輸血要求如下：

(1)重型 β 地中海貧血：重型 β 地中海貧血（也稱為輸血依賴性地中海貧血）患者通常採用慢性輸血和鐵螯合療法進行治療。

(2)中等度地中海貧血：患有中等度地中海貧血的兒童和青少年在紅血球快速消耗期間可能需要輸血，例如急性傳染病、快速生長期間或手術。

(3)輕度地中海貧血：不需要輸血，因為貧血非常輕微或不存在。

(4)重型 α 地中海貧血：在引入子宮內或產後早期輸血後，患有重度 α 地中海貧血嬰兒的存活率有所提高，但需要持續長期輸血。

4. **自體免疫溶血性貧血**：患有自體免疫溶血性貧血（autoimmune hemolytic anemia, AIHA）的兒童如果嚴重貧血，可能需要輸注紅血球。為患有 AIHA 的兒童尋找相容的無抗原抗體反應的紅血球單位可能很困難，需要與血庫工作人員協調。然而，必須強調的是，對於危及生命的貧血患者，不應停止輸血治療。

5. **造血幹細胞移植**：造血幹細胞移植（hematopoietic stem cell transplantation,

HSCT）病童的輸血詳見本書第 17 章。

6. **新生兒紅血球輸血**：新生兒紅血球輸血注意下列數點：輸血可能抑制紅血球生成、增加感染風險、[7] 引起移植物對抗宿主病、產生輸血相關急性肺損傷（TRALI）、發生輸血相關循環超負荷（TACO）、增加壞死性小腸結腸炎（NEC）發生率、腦室內出血（IVH）延長、早產兒視網膜病變（ROP）的發生、暫時呼吸窘迫症。[8] 說明如下：
   (1)嚴重急性失血的新生兒需要立即進行液體灌注，此時新生兒輸注紅血球的適應症包括持續性酸中毒，明顯血氧下降、持續出血和估計失血量超過嬰兒血容量的 20%。
   (2)在失血的緊急情況下，尤其是在危及生命的情況下，可以使用任何與嬰兒血型相容，anti-A、anti-B titer < 1:32、anti-'Mi[a]' 陰性、anti-E 陰性，的紅血球產品。在臺灣不一定要使用 O 陰性全血。
   (3)在新生兒中，輸血通常以 10 至 20 mL/kg 的濃縮紅血球在 2 至 4 小時內輸注。
   (4)急性失血後，新生兒輸注紅血球的適應症包括：大於 20% 的失血、10 到 20% 的失血同時合併血氧不足以及持續性酸中毒、持續出血。出血的百分比估算：出血量除以嬰兒總血量（85cc/kg）來計算。部分的新生兒體內出血，例如帽狀腱膜（aponeurotic helmet）下出血量大約以頭圍每增加 1 公分，出血 38 cc 來計算。
   (5)早產兒貧血原因如下：紅血球生成素（erythropoietin, EPO）產生減少，導致血容比出生後逐漸下降、在新生兒加護病房中照顧的早產兒，通常病情嚴重，需要頻繁進行血液檢查而導致持續失血、早產兒中循環的紅血球壽命較足月兒的短，導致早產兒貧血。
   (6)嬰幼兒慢性貧血的輸血策略。[9]

   對於嬰幼兒接受呼吸器治療時發生慢性貧血時，輸血的原則見表 9-1。

一般對於雖然需要氧氣但沒有任何症狀的嬰兒不考慮輸血。在無症狀的嬰兒，血紅素 <7g/dL 時，絕對網狀紅血球 <100,000/uL，需考慮輸血。若嬰兒沒有症狀或沒有氧氣的需求，且體內新生紅血球及網狀紅血球計數升高時，則不需要輸注紅血球。

9.1.6 新生兒及兒童輸血的合併症

輸血的合併症可分為感染性和非感染性兩類，由於輸血傳播的感染自 1990 年代後發生率下降，現代最常見的合併症是非感染性輸血反應。[10] 新生兒及兒童輸血的合併症詳見本書第 12 章。

9.2 新生兒溶血症

9.2.1 新生兒溶血症發生原因

在懷孕期間。母親的抗體會經由胎盤進入胎兒血液循環。母親抗體可以保護免

表 9-1　嬰幼兒接受呼吸器治療時輸血的原則

嬰幼兒臨床狀況	輸血的原則
1. 需使用中度或高度呼吸器支持（$FiO_2 \geq 0.4$且MAP > 8cmH$_2$O）	血紅素 < 10 g/dL時
2. 需使用高頻呼吸器時MAP ≥ 14	血紅素 < 10 g/dL時
3. 使用低度呼吸器支持（$FiO_2 < 0.4$且MAP < 8cmH$_2$O）	血紅素 < 8 g/dL時
4. 使用高頻呼吸器時MAP < 14	血紅素 < 8 g/dL時
5. 使用氧氣但不需要呼吸器支持	血紅素 < 8 g/dL且合併下列狀況，心跳過速（心率 > 180次/分鐘）、呼吸急促（呼吸頻率 > 60次／分鐘）、需氧量比前48小時增加兩倍、代謝性酸中毒（pH < 7.2或是血清乳酸 > 2.5mEq/L）、72小時內須接受大手術者

*FiO_2：Fraction of inspiration O_2；MAP：mean airuay pressure

疫系統還未成熟的胎兒及新生兒。然而母親的抗體可能導致新生兒溶血症，主要原因是母親與胎兒之間的血型不合，來自於母親的抗體可以是自然產生的，如抗 A、抗 B 的抗體；或是母親經輸血或胎兒與母親間輸血（fetal to maternal transfusion）而產生的。

9.2.2 新生兒溶血症對胎兒及新生兒的影響

新生兒溶血症可能導致新生兒貧血或高膽紅素血症，可能會導致胎兒或新生兒的發病率和死亡率提高。胎兒可以容忍輕微溶血導致輕度貧血和黃疸，出生時和新生兒期輕度貧血和黃疸兩者均可不經治療而緩解。但是若為中度或嚴重溶血，新生兒不成熟的肝臟無法代謝過多的膽紅素（indirect bilirubin），血液中膽紅素可能急遽上升，膽紅素可能進入大腦引起核黃膽，會使胎兒永久產生神經損傷。胎兒嚴重貧血可能導致胎兒水腫，因為嚴重貧血引起胎兒心臟衰竭，而有胎兒全身包括腹部、肺部周圍或頭皮中的液體聚集。此外，嚴重貧血時，肝臟、脾臟為增加紅血球的產量而變大，進展為肝脾腫大，有可能進一步肝功能障礙。

新生兒溶血症在西方人來說以 Rh（RhD）為最重要，過去以 anti-D、anti-c、anti-k 等抗體引起血型不合的溶血症為多。近年來隨著 RhD 免疫預防的實施，在國外 anti-D 的溶血症大幅減少。目前，西方人新生兒溶血症主要原因亦為 ABO 血型不合及其他異體抗體。

9.2.3 ABO 血型與新生兒溶血症

國人新生兒黃疸的發生率在 1980 年代約為 15%，發生率高於西方人的報告。主要是因 29.3% 的臺灣人帶有 UGT1A1

的突變基因有關。[11] 此外，母子 ABO 血型不合引起的 ABO 新生兒溶血症，也是其中部分的原因。臺大醫院小兒科在 1985 年統計，每 574 的嬰兒中就會有一個嬰兒因 ABO 新生兒溶血症而需要換血，現在已經很少看到母子 ABO 血型不合而需要換血的新生兒。ABO 新生兒溶血症幾乎全部發生在 O 型的母親所生 A 或 B 型的嬰兒。O 型的 anti-A, anti-B 多是 IgG 抗體，可通過胎盤。國人 O 型成年婦女 anti-A, anti-B 的力價（在 1980 年代）見表 9-2，IgG 力價方面，國人比美國白種人婦女的力價高，可以解釋為什麼過去 ABO 新生兒溶血症在國人比白種人常見。現在少見 ABO 新生兒溶血症可能和成年婦女 ABO 血型抗體力價下降有關，這尚待研究。

9.2.3.1 ABO新生兒溶血症的換血及輸血

A 型或 B 型新生嬰兒血清中可以測到來自 O 型母親的 anti-A, anti-B，至於在 A 或 B 型母親的新生嬰兒，也可測到少量來自母親的 anti-A 或 anti-B IgG 抗體，所以兩個月以下嬰兒的換血及輸血原則參考表 9-3 及 9-4。在實際的作業上，新生嬰兒的換血使用血液的優先次序，須考慮 O 型紅血球濃厚液其血漿中的鉀離子在血庫庫存一星期後會升高及輸入血漿中的 anti-A 或 anti-B 會作用在嬰兒血球及組織，所以使用血品的優先順序如下：

1. O 型 5 天內新鮮的紅血球濃厚液血漿中，anti-A 或 anti-B 的 saline 力價小於 1：32，加 AB 型（或與新生兒同血型）的新鮮冷凍血漿，每單位的紅血球濃厚液加 70～80 CC 的血漿，使混合後的血液 Hct 約 50%（早產兒加 60～70cc 的血漿，使混合後的血液 Hct 約 45%）。
2. O 型洗滌紅血球 +AB 型（或與新生兒同血型）的新鮮冷凍血漿。每一單位的紅血球濃厚液加約 70～80 CC 的血漿，使混合後的血液 Hct 約 50%。早產兒則加 60～70cc 的血漿，使混合後的血液 Hct 約 45%。

9.2.3.2 ABO血型不配合的新生兒換血及輸血的注意事項

1. 換血時，交叉試驗要用母親的血清（血漿）做大交叉試驗。
2. 第一次用 O 型的血換血後，若其後需再次換血或輸血，除非第一次用的紅血球是洗滌紅血球，否則不可換回新生兒原來的血型。
3. 少量輸血時，紅血球血型的選擇和換血一樣。

表 9-2　臺灣 O 型成年婦女 Anti-A、Anti-B 的平均力價（1980 年代）

	Saline力價	IgG力價
Anti-A	1:64 (range, 16-256)	1:128 (range, 32-1,024)
Anti-B	1:64 (range, 16-256)	1:256 (range, 32-1,024)

新生兒換血及輸血需參考表 9-3 及 9-4。若母子均非 O 型的新生兒發生嚴重黃疸需換血時，使用 O 型全血換血需使用 anti-A、anti-B titer < 1：32 的血液以避免發生嚴重溶血。一般人對 O 型的全血有錯誤的安全感，O 型的全血只能輸給 O 型的病人或給 O 型的嬰兒換血，因為 O 型的血漿可能含有強力的 anti-A 或 anti-B 會作用在嬰兒血球及組織，所以非常危險。O 型的血液如要輸給 O 型以外的人包括成人或嬰兒，只能給紅血球濃厚液，且在嬰兒的輸血，O 型紅血球濃厚液只可使用血漿中 anti-A 或 anti-B 的 saline 力價低於 1：32 的血液。

9.2.4 異體抗體與新生兒溶血症

其他抗體引起的新生兒溶血症，如 anti-D、anti-K、anti-c、anti-Fy^{a}、anti-k、anti-Kp^{a}、anti- Kp^{b}、anti-Ku、anti-Js^{a}、anti- Js^{b}、anti-Jk^{a}、anti- Jk^{b}、anti-M、anti-U 都曾被報告會造成中或重度的新生兒溶血症。在臺灣，由異體抗體引起的新生兒溶血症少見。1982 年到 1993 年，馬偕醫院 11 年間有 87,040 名嬰兒出生，約

表 9-3 兩個月以下新生嬰兒輸血時血液的選擇

嬰兒的ABO血型	母親的ABO血型	交叉試驗ABO血型的主要選擇	次要選擇
A	O	O PC	
A	A	A PC/WB	O PC
A	B	O PC	
A	AB	A PC/WB	O PC
B	O	O PC	
B	A	O PC	
B	B	B PC/WB	O PC
B	AB	B PC/WB	O PC
O	O	O PC/WB	
O	A	O PC/WB	
O	B	O PC/WB	
AB	A	A PC	O PC
AB	B	B PC	O PC
AB	AB	AB PC/WB	A、B、O PC
A、B、O、AB	不詳	O PC	

PC: packed RBC; WB: whole blood;
注意事項：O型的紅血球濃厚液輸給非O型的嬰兒，需測血漿anti-A或anti-B的saline力價 < 1：32

表 9-4　紅血球濃厚液（PC）和新鮮冷凍血漿（FFP）的組合選擇

嬰兒的ABO血型	PC血型	FFP血型
A	A	AB、A
A	O	AB、A
B	B	AB、B
B	O	AB、B
O	O	AB、O
AB	A	AB
AB	B	AB

10,000 名嬰兒發生新生兒黃疸，其中有 5 名嬰兒的黃疸是母親異體抗體引起。以 anti-E、anti-c 引起的新生兒溶血症占最多。[12]

9.2.4.1 Anti-D新生兒溶血症及換血

RhD 陰性母親的 anti-D 引起的 RhD 陽性新生兒的溶血症讓血中膽紅素升高，此時可藉由換血移走血漿中的膽紅素，以免傷害腦神經細胞，如果嬰兒的膽紅素上升到危險值時，必須緊急接受血液交換治療，此時血液的選擇在一般觀念是一定要用到 RhD 陰型的血液。但在臺灣捐血人，只有 0.33% 是 RhD 陰性，所以可預測在緊急狀況下不易取得 RhD 陰性的血。此外，當 RhD 陰性的血液送到捐血中心後，仍需要做詳細的篩檢如 B 及 C 肝炎病毒篩檢、梅毒、HIV 等檢驗，時效上可能緩不濟急。這是全世界面臨到不易解決的問題，因為白種人即使 15% 是 RhD 陰性，有時還是會沒有 RhD 陰性的血可供換血使用。使用 RhD 陰性血來換血的理論基礎，在於嬰兒 RhD 陽性血球上有 RhD 抗原，吸收了從母親來的大量 anti-D，嬰兒血漿中還有沒被吸收完較弱反應的 anti-D。這些弱反應的 anti-D，可和輸入的 RhD 陽性（如以 RhD 陽性的血液換血）的血球反應，造成 DAT 弱陽性反應的血球，anti-D 在換血過程中大部分會被移走，部分留下來的 anti-D 造成的少量嬰兒 DAT 弱陽性的血球，在嬰兒體中造成的臨床影響不大。事實上，嬰兒本身陽性反應的血球，在第一次換血後約只有 15% 留在嬰兒身上。相反地，若使用 RhD 陰性的紅血球換血時，則不會有新的 DAT 弱陽性血球形成。但不論是 RhD 陽性或陰性的血液，對移走膽紅素的能力一樣好，所以在歐美即使 anti-D 引起的新生兒溶血症，若無 RhD 陰性的血，也會使用 RhD 陽性的血換血。1980 年代馬偕醫院血庫也一樣在緊急狀況下找不到 RhD 陰性的血，我們第一次以 RhD 陽性的血為 anti-D 新生兒溶血症的嬰兒換血，只換一次血液體內膽紅素便成功降低，不久即恢復出院。後來也以 RhD 陽性的血成功為另一個嬰兒換血。曾遇到一個黃疸及貧血嚴重的嬰兒，因無法立即取得RhD陰性的血液，所以兩次以RhD陽性的血換血，接著用RhD陰性的血換血兩次，最後痊癒出院。事實上，後面這兩次可以接著用RhD陽性的血換，因為嬰兒血漿中的anti-D經先前兩次換血後，體內大概所剩無幾。經由上述幾個個案知道：若新生兒發生Anti-D溶血症需換血，無法立即取得RhD陰性的血，應趕快使用RhD陽性血液，使用5天內新鮮且檢驗合格的換血才是最重要的。

預防Anti-D新生兒溶血症：[13] 歐美國家於產前進行血液檢查，所有RhD陰性婦女在妊娠早期進行anti-D檢測，如果母親是RhD陰性而且沒有anti-D抗體，則給予Rh免疫球蛋白（RhoGAM），可以防止RhD陰性的母親對RhD陽性胎兒紅血球致敏感化而產生anti-D抗體。在懷孕第28週左右，許多婦女給與Rh免疫球蛋白。嬰兒出生後，如果新生兒是RhD陰性，母親不需要再注射RhoGAM，如果嬰兒是RhD陽性則須檢測新生兒是否有胎兒與母親間輸血症（fetal to maternal transfusion）：利用acid elusion test的結果，母親在72小時內接受第二劑RhoGAM，根據AABB建議，RhoGAM劑量如下。

1. Fetal cell 0.3～0.8%：2 vials RhoGAM
2. Fetal cell 0.9～1.4%：3 vials RhoGAM
3. Fetal cell 1.5～2%：4 vials RhoGAM
4. Fetal cell 1.6～2.5%：5vials RhoGAM

臺灣在1970年引進產後免疫預防注射，使得RhD陰性母親產生anti-D的發生率從14%降低至1～2%，之後推行的產前免疫預防注射，更進一步將RhD免疫減少至0.1%。

9.2.4.2 Anti-E, anti-c新生兒溶血症

在臺灣Anti-E以及anti-c是母親所帶異體抗體引起新生兒溶血症最多的原因，母親懷孕免疫產生抗體，在次一胎懷孕生產時發生anti-E, anti-c新生兒溶血症。

我們統計2008年至2017年，馬偕醫院血庫檢驗疑似新生兒溶血症的「新生兒高膽紅素血症」共5,937例，鑑定出34例帶異體抗體，約占0.57%。完成確定為母親異體抗體所引起的新生兒溶血症共22例。以anti-E最常見有12例，anti-E+c有4例，其次是anti-'Mi^a'及anti-Jk^b各有兩例，anti-D及anti-C+e各1例。如表9-5。

9.2.4.3 Anti-'Mi^a'新生兒溶血症

馬偕醫院1990年有一個案是女嬰，38週經剖腹產出生，出生後第3天血中總膽紅素上升到20.1 mg/dL，血紅素13.6 gm/dL，其後接受換血治療而痊癒。此女嬰為第三胎，她的哥哥及姊姊都在出生後，第3天發生了新生兒黃疸，經照光治療後恢復。女嬰為O型，DAT 4+，紅血球之沖出液及嬰兒血清含anti-'Mi^a'。母親未曾輸過血，血型O型，血清含anti-'Mi^a'。這anti-'Mi^a'的特異性為anti-Vw+Hut+Mur+Mut+Hil，及'Mi^a'抗體有對抗多項米田堡相關抗原的特異性。

表 9-5　2008 年至 2017 年，馬偕醫院血庫檢驗 22 例母親異體抗體所引起的新生兒溶血症

Year	個案	母親	新生兒			抗體	治療
		血型	血型	DAT	IAT	新生兒沖出液及／或母親血液	
2017	1	A	A	3+	3+	anti-E	照光
	2	A	A	2+	3+	anti-C+e	照光
2016	3	A	A	3+	Neg	anti-'Mi^{a}'	照光
	4	A	A	3+	2+	anti-E+c	換血
2015	5	A	O	2+	Trace	anti-E	照光
	6	B	B	2+	2+	anti-E+'Mi^{a}'	照光
2014	7	O	O	3+	2+	anti-E	照光
	8	A	O	3+	3+	anti-E	照光
2013	9	B	B	4+	3+	anti-E	換血
	10	B	B	3+	2+	anti-E	照光
2012	11	AB	B	1+	Trace	anti-Jk^{b}	照光
	12	B	B	2+	2+	anti-E+c	照光
	13	B	B	2+	2+	anti-E	照光
2011	14	B	B	2+	2+	anti-E+c	照光
	15	O	O	1+	1+	anti-E	照光
	16	B	B	3+	2+	anti-E	換血
	17	O	O	2+	2+	anti-D	照光
	18	A	A	1+	1+	anti-Jk^{b}	照光
2009	19	A	O	1+	2+	anti-E+c	照光
	20	O	O	3+	2+	anti-E	照光
	21	B	B	3+	2+	anti-E	照光
	22	A	A	2+	2+	anti-E	照光

2002 年中國醫藥大學發表 anti-'Mi^{a}'引起的胎兒水症（hydrops fetalis）。[14] 母親為 28 歲在懷孕 28 週時被診斷出胎兒有水腫及腹水，接受 3 次子宮內輸血。母親在第 32 週接受剖腹生出 2530 克女嬰。女嬰第一天的血紅素 10.6 gm/dL、總膽紅素 24.8 mg/dL、reticulocyte 6.1%。嬰兒及母親皆為 O+ 型，臍帶血 DAT 3+，紅血球之沖出液及母親血清含 anti-'Mi^{a}'，在馬偕醫院鑑定為 anti-Mur。

9.2.4.4 Kidd血型抗體的新生兒溶血症

1. Anti-Jk^b 新生兒溶血症：馬偕醫院在 1986 年有一對雙胞胎，嬰兒 A 出生 14 小時後總膽紅素 21 mg/dL，血紅素 11.2 gm/dL；嬰兒 B 出生 14 小時後總膽紅素 17 mg/dL，血紅素 7.5 gm/dL。雙胞胎嬰兒的母親前一胎出生後第 2 天有輕微黃疸，檢查其血型為 Jk(a+b+)。全家人的免疫學如表 9-6。母親 anti-Jk^b 很可能是以前懷孕免疫產生的。此雙胞胎接受一次換血治療，其後恢復出院。
2. Anti-Jk3 新生兒溶血症：馬偕醫院血庫 1992 年從亞東醫院送來的新生兒黃膽檢體中發現 anti-Jk3。嬰兒的母親在懷孕 38 週後自然生產。嬰兒為第三胎，出生後總膽紅素 12.3 mg/dL、血紅素 12.3 gm/dL、DAT 3+，其後接受換血治療而痊癒。母親的血清中含有 anti-Jk3，母親的 Kidd phenotype 為 Jk(a-b-)，而父親為 Jk(a+b+)。為嬰兒換血治療時，因 Jk(a-b-) 為稀有血型而找不到同血型的血，所以用一般的血為嬰兒換血，換血的過程順利。

9.2.4.5 Diego血型抗體的新生兒溶血症

1995 年臺北榮總發現 anti-Di^a 引起的新生兒溶血症。一位男嬰出生後第 3 天因嚴重黃疸接受換血治療。其母親為 AB 型 Di(a-b+)，有一個兩歲大的兒子。父親為 O 型 Di(a+b+)。母親血清中出現 anti-Di^a（1:256），男嬰 DAT 4+，紅血球之沖出液中含 anti-Di^a。

Anti-Di^b 為罕見的抗體。馬偕醫院 1993 年有一位女嬰的母親懷孕 4 次：第一胎正常，第二胎嬰兒發生黃疸且需要照光治療，第三胎接受人工流產，第四胎為案例女嬰。女嬰出生時有黃疸，產後 12 小時總膽紅素 12.3 mg/dL ，5 天內總膽紅素維持在 14～15 間，因找不到合適的血液換血，因而接受照光治療。女嬰 DAT 4+，母親的血清和 100 多袋捐血中心的紅血球及 24 個馬偕醫院血庫保存的稀有血型血球都有反應。後來檢驗母親的紅血球，發現為 Di(a+b-) 血型，嬰兒

表 9-6　Anti-Jk^b 新生兒溶血症之免疫血液學

	ABO	Rh	Jk^a	Jk^b	DAT	IAT
父親	O	+				
母親	B	DCCee	+	-	-	2+*
嬰兒A	O	DCcEe	+	+	4+	-
嬰兒B	O	DCcEe	+	+	4+	-
姐姐			+	+		

*鑑定出爲Anti-Jk^b，其對抗Jk(a-b+)同合子紅血球的力價1：32，對抗Jk(a+b+)異合子紅血球的力價1：16

為 Di(a+b+)，這位母親很可能因前幾胎的懷孕被胎兒之 Di^b 陽性血球免疫，而產生 anti-Di^b，造成新生兒黃疸症。這位母親的妹妹也被發現為 Di(a+b-) 血型。

9.2.4.6 2008 至 2017 年間共有 7 例和母親 anti-'Mi^a' 相關的疑似 HDNB 個案。其中除了表 9-5 中個案 3 及個案 6，新生兒的紅血球可以沖出 anti-'Mi^a'，肯定為 anti-'Mi^a' 引起的 HDNB 外，其他 5 例母親及新生兒血清均含 anti-'Mi^a'，但新生兒 DAT 皆呈陰性，雖然新生兒膽紅素都上升，無法證明為 anti-'Mi^a' 引起的 HDNB。我們猜測很可能是 anti-'Mi^a' 引起的 DAT 陽性紅血球很快被破壞，以致 DAT 呈陰性反應，但是是否真是這樣，有待將來對類似案例加做新生兒紅血球的 'Mi^a' 血型鑑定，來決定是否為母親 anti-'Mi^a' 引起的 HDNB。

9.2.5 新生兒溶血症的治療

胎兒是否嚴重貧血，可利用非侵入性的檢查，如超音波偵測通過胎兒腦中血管的血流量來評估胎兒是否貧血，胎兒時期發現嚴重貧血時，可透過子宮內輸血治療。[15] 出生後除換血以及照光治療外，有靜脈注射免疫球蛋白，[16] 這些治療方式可以有效地提升新生兒罹患溶血症的存活率。

9.3 新生兒血小板缺乏症

9.3.1 新生兒血小板缺乏症的臨床表現、定義、分類

新生兒血小板缺乏症（neonatal thrombocytopenia, NAIT）的臨床表現：患者大都有出血的症狀，例如：出血點、大瘀斑、頭皮下血腫、或從臍帶或穿刺部位滲出血液。部分患者診斷時無明顯症狀，卻因其他疾病檢驗全血球計數時，偶然被發現血小板低下。

新生兒血小板缺乏症，定義為血小板計數 <150,000/μL。

依據血小板數目，將嚴重程度定義如下：

1. 輕度：血小板計數 100,000 至 150,000/μL。
2. 中等：血小板計數 50,000 至 100,000/μL。
3. 重度：血小板計數 < 50,000/μL。

新生兒血小板缺乏症也可以根據出生後發生時間進行分類：

1. 早發性血小板缺乏症發生在出生後 72 小時內。
2. 晚發性血小板缺乏症發生在出生後 72 小時之後。
3.

9.3.2 診斷新生兒血小板缺乏症需有下列考量

9.3.2.1 危險因子

1. 母親罹患自體免疫性疾病，導致母親有血小板缺乏症。

2. 兄弟姐妹出生時曾診斷 ITP，如：新生兒免疫性血小板缺乏症。
3. 新生兒有遺傳或染色體疾病，例如：血小板缺乏症 - 無橈骨綜合徵；21、18 和 13 三體。
4. 新生兒有先天性感染，如巨細胞病毒感染。

9.3.2.2 發病年齡

出生後 72 小時內出現的新生兒血小板缺乏症（早發性）可能是由妊娠併發症（胎盤功能不全）、分娩（周產期窒息）、或母體抗體對抗新生兒的血小板引起的破壞，如 NAIT。相比之下，出生 72 小時後出現的新生兒血小板缺乏症（遲發性）通常是由於後天的疾病，如細菌性敗血症或壞死性小腸結腸炎，尤其是早產兒。

9.3.2.3 疾病史

1. 母親史：母親可能患有由已知疾病引起的血小板缺乏症，例如母親 ITP 或母親 SLE。新生兒的母親有 SLE，患者而可能有胎兒心臟傳導阻滯。
2. 家族史：可能有出血性疾病家族史，如，NAIT。
3. 懷孕史：胎兒若有心跳過慢病史應查母親有無 SLE。

9.3.3 新生兒血小板缺乏症的臨床狀況應進行以下評估

1. **臨床狀態**：NAIT 的患者通常臨床狀態表現良好。相比之下，全身性疾病相關的血小板缺乏症，例如敗血症、壞死性腸炎和嚴重新生兒窒息的患者通常有嚴重以及生命徵象不穩定的狀態。
2. 新生兒嚴重黃疸或肝脾腫大需考慮新生兒先天性感染，或噬血細胞性淋巴組織細胞增多症（HLH）等疾病引起肝功能衰竭。
3. 新生兒有畸形特徵，包括肢體異常（例如，半徑缺失、肢體肥大），可能表示新生兒血小板缺乏症和遺傳疾病有相關。
4. 是否有胎兒子宮內生長遲滯（intrauterine growth retardation, IUGR）：子宮內生長或胎兒生長遲滯（small gestational age）的嬰兒更容易出現新生兒血小板缺乏症。

9.3.4 實驗室檢查

1. **全血球計數**：除了檢驗血小板計數外，也需評估是否有貧血或白血球、中性球低下症。如果存在，這表示患兒有骨髓疾病。
2. 血液抹片檢查以確定血小板大小和形態，這有助於區分破壞性或消耗性病因（血小板型態較大）和血小板生成低下或先天性血小板疾病（血小板型態較小）。
3. 凝血檢驗以確定患兒有無瀰散性血管內凝血（DIC），包括 PTaPTT 纖維蛋白原濃度和纖維蛋白分裂產物（d-dimer）。
4. **NAIT 評估**：檢測母親以及新生兒血清中是否存在抗父親血小板抗原的抗體，甚至對母親、父親、新生兒進行血小板抗原分型。

5. **基因檢測**：如果有明顯的身體畸形特徵，應進行基因檢測。
6. 臨床狀況不佳的患者應獲得血液培養。在等待培養結果時應給予經驗性抗生素治療。

9.3.5 神經影像學：為以下患者提供神經影像學

患有 NAIT 的嬰兒有顱內出血的風險，尤其可能發生在子宮內。[17] 因此，產後應儘快進行顱部超音波檢查以檢測出血。如果存在顱內出血，我們通常使用較高的血小板輸注閾值（血小板數需 >100,000/μL 至少一週）。

9.3.6 新生兒血小板缺乏症治療

1. 治療需針對潛在病因，例如敗血症的病童使用抗生素治療。此外，靜脈內免疫球蛋白（IVIG）也用於患有免疫相關的血小板低下症的嬰兒。
2. **血小板輸注**：若新生兒有進行中的出血現象合併血小板低下症，則應給予血小板輸注治療。

   血小板輸注的適應症如下：[18]

   (1)出生後前 72 小時內診斷出嚴重出血（顱內出血、肺出血）且血小板數 < 100,000/μL 時。
   (2)新生兒血小板數 <100,000/μL 在大手術前或接受 ECMO 治療的嬰兒時。
   (3)沒有進行性出血的新生兒，如果血小板計數 <20,000/μL 時。
   (4)對於臨床生命徵狀不穩定的嬰兒，血小板數 <50,000/μL 時。
   (5)接受會導致血小板功能障礙的藥物或有 DIC 的新生兒血小板數 <50,000/μL 時。
   (6)沒有進行性出血的極早產兒（gestational age < 28 週或出生體重 < 1000 g），若出生後第一週血小板計數 < 50,000/μL 時。
3. **血小板製備和輸注**：血小板可從新鮮的全血分離出來或單獨採取獲得。血小板需經過照光、白血球減除術才可輸注。
4. 給予 10 至 15 mL/kg 的血小板，會使血小板數從 50,000/μL 增加到 100,000/μL。輸注時間一般在 30 分鐘內完成。
5. **照光**：血小板照光用於預防 TA-GVHD。
6. 新生兒若需要嚴格容量限制，如心衰竭、腎損傷引起的少尿或無尿或全身水腫、反覆出現嚴重的過敏反應，可以使用減除血漿的血小板輸注。

學習評量

1. 新生兒及兒童輸血的原則以及時機為何？
2. 新生兒及兒童輸血的合併症有哪些？
3. 新生兒溶血症發生原因為何？
4. 新生兒溶血症的治療為何？
5. 新生兒血小板缺乏症發生原因為何？
6. 新生兒血小板缺乏症的治療為何？

參考文獻

1. Doctor A, Cholette JM, Remy KE, et al.

Recommendations on RBC Transfusion in General Critically Ill Children Based on Hemoglobin and/or Physiologic Thresholds From the Pediatric Critical Care Transfusion and Anemia Expertise Initiative. Pediatr Crit Care Med 2018; 19: S98.
2. Davies P, Robertson S, Hegde S, et al. Calculating the required transfusion volume in children. Transfusion 2007; 47: 212.
3. American Association of Blood Banks. Standards for Blood Banks and Transfusion Services, 32nd ed, American Association of Blood Banks, 2020.
4. Technical Manual, 20th ed, Cohn CS, Delaney M, Johnson ST, Katz LM (Eds), American Association of Blood Banks, 2020.
5. American Society of Anesthesiologists Task Force on Perioperative Blood Management. Practice guidelines for perioperative blood management: an updated report by the American Society of Anesthesiologists Task Force on Perioperative Blood Management*. Anesthesiology 2015; 122: 241.
6. Cholette JM, Swartz MF, Rubenstein J, et al. Outcomes Using a Conservative Versus Liberal Red Blood Cell Transfusion Strategy in Infants Requiring Cardiac Operation. Ann Thorac Surg 2017; 103: 206.
7. Rohde JM, Dimcheff DE, Blumberg N, et al. Health care-associated infection after red blood cell transfusion: a systematic review and meta-analysis. JAMA 2014; 311: 1317.
8. Patel RM, Knezevic A, Shenvi N, et al. Association of Red Blood Cell Transfusion, Anemia, and Necrotizing Enterocolitis in Very Low-Birth-Weight Infants. JAMA 2016; 315: 889.
9. New HV, Berryman J, Bolton-Maggs PH, et al. Guidelines on transfusion for fetuses, neonates and older children. Br J Haematol 2016; 175: 784.
10. Goel R, Tobian AAR, Shaz BH. Noninfectious transfusion-associated adverse events and their mitigation strategies. Blood 2019; 133: 1831.
11. Huang et al. Relationship between bilirubin UDP-glucuronsyl transferase 1A1 gene and neonatal hyperbilirubinemia. Pediatr Res 2002; 52: 601-605.
12. Lin et al. Hemolytic disease of the newborn due to maternal irregular antibodies in Taiwan. J Formosan Med Assoc 1987; 86: 654.
13. Sabita et al. Hemolytic disease of the fetus and newborn: current trends and perspectives. Asian J Transfus Sci. 2011 Jan; 5(1): 3-7.
14. Wu KH et al. Hydrops fetalis caused by anti-Mur in first pregnancy-a case report. Transf Med 2002; 12: 325-327.
15. Lakhwani et al. Hemolytic disease of the fetus. Combination treatment with plasmapheresis and intrauterine blood transfusion. Transfus Apher Sci. 2011 Aug;

45(1): 9-11.

16. Onesiom et al. intravenous immunoglobulin therapy for anti-E hemolytic disease in the newborn. J Matern Fetal Neonata Med. 2012; 23: 10586-61.

17. Kamphuis MM, Paridaans NP, Porcelijn L, et al. Incidence and consequences of neonatal alloimmune thrombocytopenia: a systematic review. Pediatrics 2014; 133: 715.

18. Christensen RD, Carroll PD, Josephson CD. Evidence-based advances in transfusion practice in neonatal intensive care units. Neonatology 2014; 106: 245.

第十章 人類白血球抗原系統

楊國梁、朱正中

學習目標

1. 了解人類白血球抗原的分類及其組織分布。
2. 了解人類白血球抗原的生理功能。
3. 了解人類白血球抗原的命名規則。
4. 了解白血球抗原系統的分型方法。
5. 了解白血球抗原分型的臨床應用。

10.1 HLA system 簡介

人類白血球抗原系統（human leukocyte antigen system, HLA system）是位於人類第六對染色體主要組織相容複合體（major histocompatibility complex, MHC）基因區的一群基因，這群基因所轉譯的蛋白質即是所謂的人類白血球抗原（human leukocyte antigen; HLA），其主要功能是在與 T 細胞協同作用下區別自體及非自體的分子，進而調節和控制個體的免疫反應。

西元 1900 年卡爾．藍斯泰納（Karl Landsteiner）利用不同人的血清可凝集紅血球的現象而發現了紅血球上的 ABO 血型抗原，同時也開啟多型性血型系統的研究。1958 年 Jean Dausset、Jon van Rood 及 Rose Payne 分別發現多次輸過血液的病人或多次懷孕過婦女的血清的抗體（antibody）能和帶有其相對應的抗原（antigen）的人的白血球發生凝集反應，而開啟了人類白血球抗原系統的研究。[1] 人類白血球抗原雖然名為白血球抗原，實際上卻存在於人體大部分的組織和有核的細胞表膜上，只是此抗原之型別鑑定在初期是以白血球來進行檢測。

HLA 抗原是組織和器官移植時是否造成異體排斥的主要因素，在 1956 年 Snell 等人進行小鼠組織移植時，首先發現不同品系小鼠存在有造成排斥之組織相容的遺傳特性，在往後的研究中發現與排斥現象相關的基因非僅一個，此一基因群在人類是位於第 6 對染色體（chromosome）6p21.3 區域，基因群涵蓋長度約 4 Mb。HLA 抗原因組織分布、生化生理功能及基因所在位置的不同一般分成兩類：HLA class I（第一類型）及 HLA class II（第二類型）的分子。

HLA 分型在組織和器官移植及骨髓幹細胞移植上扮演著重要的角色，其抗體也與移植排斥、輸血反應及血小板輸注的無效有關，HLA 的型別也與自體免疫疾病或感染性疾病有相關，它提供了這些疾病致病機轉的了解，另外在族群研究時也常利用 HLA 系統的多態性（polymorphism），來探討族群間相互的關係。HLA 的多態性一般來說與基因序列（DNA sequence）突變（mutation）有密切關係，例如核苷酸置換（nucleotide substitution）、核苷酸插入（nucleotide insertion）、核苷酸刪除（nucleotide deletion）、核苷酸重組（nucleotide recombination）等機制。

10.2 HLA 抗原分布、生化特性及立體結構

10.2.1 HLA 抗原分布

一般來說大部分有核細胞都會表現 HLA class I 的分子，但不同組織間表現量並不一致，肝細胞及肌肉細胞在正常狀態下只有微量的 HLA 表現，而神經細胞、角膜表皮細胞、胎盤滋養層細胞及生殖細胞並未表現傳統的 class I 分子；無細胞核的細胞中血小板也會表現 HLA class I 分子。部分人的紅血球可測到微量的

Bennett-Goodspeed（Bg）抗原，Bg 抗原即是不同型別的 HLA 分子（Bg^a 抗原即是 HLA-B7 抗原、Bg^b 抗原即是 HLA-B17 抗原、Bg^c 抗原即是 HLA-A28 抗原）。[2]

HLA class II 分子僅表現少數細胞，在 B 淋巴細胞（B lymphocytes）、單核球（monocytes）、巨噬細胞（macrophages）、樹狀細胞（dendritic cells）、小腸上皮細胞及早期造血細胞都會固定表現 class II 分子。而在 interferon-γ 刺激下原本不表現 class II 分子的 T 淋巴細胞也可被活化而表現。[2]

在血液及體液中也會存在由細胞脫落的溶解態的 HLA class I 及 class II 分子，其含量與身體的感染狀態有關，可能在免疫調節上扮演部分角色。[2]

10.2.2 HLA 生化特性及立體結構

HLA class I 及 HLA class II 分子各由兩個次單元蛋白所組成，class I 及 class II 分子的結晶結構經由 X-ray 分析得知兩種分子具有相似的三度空間結構（圖 10-1, 10-2），都有一槽狀結構可與胜肽（peptide）結合，並可將胜肽呈現給 T 細胞受體（T cell receptor, TCR）。[3,4]

HLA class I 分子因組成蛋白不同，主要可分為 HLA-A、HLA-B 及 HLA-C 3 種，3 種分子（具抗原特質）的分子量約為 57 KDa，分別由 α 次單元（由第 6 對染色體 MHC class I 區間的 *HLA-A*、*-B* 或 *-C* 的基因座所轉譯）與 β2 microglobulin（基因座位於 chromosome 15 上）以非共價鍵方式組合而成。α 次單元為分子量 45 KDa 的醣蛋白，β2 microglobulin 的分子量約 12 KDa。HLA class I 分子的 α 次單元包含 3 個位於細胞外的 α1、α2 及 α3 區域（domain）（圖 10-1）及通過細胞膜和存在細胞質內的蛋白片段，每個 α domain 約有 90 個胺基酸，α1 及 α2 形成一個可結合胜肽片段的封閉槽狀構造，由 8 個 β 狀摺疊片段（β-pleated sheets）當底部，兩邊各有一條螺旋狀結構，由於形成封閉的槽狀結構，其所能結合的胜肽長度約為 8～11 個胺基酸。α1 及 α2 domains 也是 HLA 的多樣性區域，不同型別的 HLA class I 分子其胺基酸差異多位於此 α1 及 α2 domains 中，此胺基酸的差異除了是抗體作用的標的也決定了該 HLA 型別對於結合胜肽的選擇。β2-microglobulin 及 α3 domain 有類似免疫球蛋白（immunoglobulin）的穩定區（constant domain）的結構，在 α3 domain 上有一個結合位點可與 T 細胞的 CD8 分子作用。

HLA class II 主要分子有 HLA-DR、HLA-DQ 及 HLA-DP 3 種，其分子量約為 63 KDa，是由兩個分子量相當的次單元以非共價鍵組合而成。其中 α 次單元為醣蛋白，分子量約為 30～34 KDa，而 β 次單元也是醣蛋白，分子量約為 26～29 KDa。兩個次單元均有兩個細胞外的 domain，在 α 次單元為 α1 及 α2 domain，在 β 次單元為 β1 及 β2 domain（圖 10-2），其中 α1 及 β1 domain 構成和 class I 相似的槽狀構造能與胜肽結合，不過

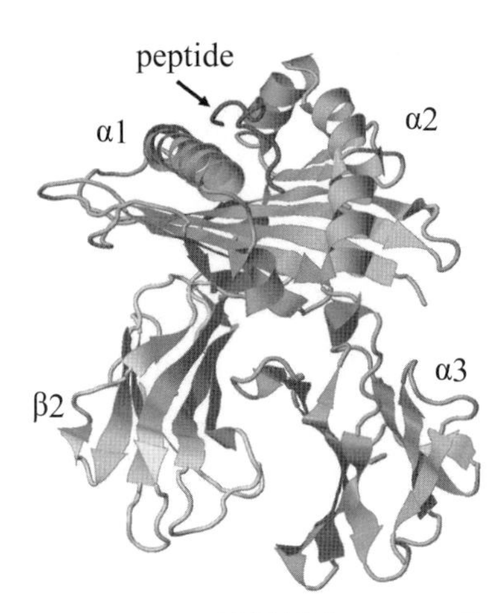

圖 10-1　HLA class I 分子結合 peptide 的 3D 結構

HLA Class I分子的α次單元包含有α1、α2及α3 domain（右）及β2 microglobulin（左下），此3D結構未顯示α次單元C端穿越細胞膜的胜肽片段。
〔以Protein data bank（PDB）中1HHH的資料，使用Genious R9軟體繪製〕

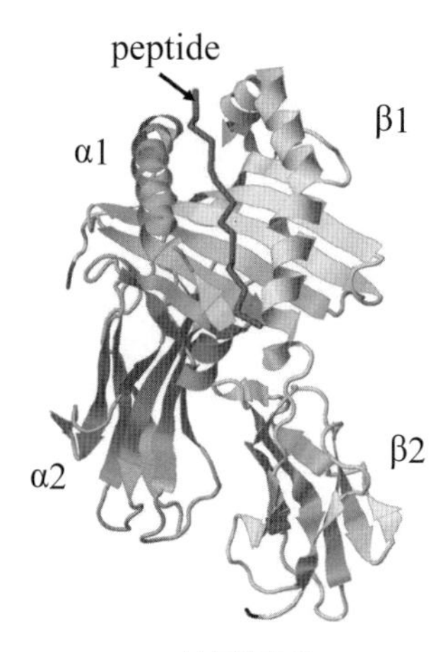

圖 10-2　HLA class II 分子結合 peptide 的 3D 結構

HLA Class II分子的α次單元（左）及β次單元（右），此3D結構未顯示α及β次單元C端穿越細胞膜的胜肽片段。
〔以Protein data bank（PDB）中5LAX的資料，使用Genious R9軟體繪製〕

HLA class II 分子的槽狀結構兩端並未封閉，因此可放入槽狀結構的胜肽片段長度為 12～25 個胺基酸。不同型別的 HLA class II 分子主要是在 β1 domain 具有不同的胺基酸差異，此差異也決定其對胜肽的選擇。α2 及 β2 domain 靠近細胞膜，也類似免疫球蛋白的 constant domain，在 β2 domain 有一個結合位點可與 T 細胞的 CD4 分子作用。

10.3 HLA 生理功能

雖然 HLA 抗原是因移植排斥而發現的，但其主要的生理功能是與 T 細胞協同作用下區別自體及非自體的分子，並因此啟動 T 細胞調節免疫反應。

雖然 class I 及 class II 分子的立體結構相似，但兩者選擇作用的 T 細胞並不相同，class I 分子選擇與 CD8 陽性的胞毒型 T 細胞（cytotoxic T cells）作用。class II 分子選擇與 CD4 陽性的輔助型 T 細胞（helper T cells）作用，兩者除作用的 T 細胞不同外，其結合胜肽的來源及胜肽處理途徑也不相同。

10.3.1 HLA class I 分子的生理功能

早期從老鼠的實驗觀察到胞毒型 T 細胞要有效的消滅帶病毒的細胞時，需要在特定型別的 MHC 存在下，T 細胞才會啟動免疫反應，T 細胞受體（TCR）所辨識的胜肽必須包含在 MHC 分子的現象被稱為 MHC 限制性（MHC restriction）。

HLA class I 分子主要是經由內在途徑將細胞內生成蛋白的胜肽片段帶到細胞膜上，當體內的胞毒型 T 細胞辨識到此胜肽並非來自自體時，將啟動 T 細胞毒殺此具有外來胜肽的細胞。

細胞內的蛋白生成是在內質網（endoplasmic reticulum, ER）中進行，生成的蛋白經過一段時間後會在細胞質內被 proteasome 分解成較小的胜肽片段，而在細胞質中 TAP complex 蛋白會選擇性將部分胜肽送入內質網中。而 HLA class I 分子在 ER 生成過程中，經由 Tapasin 蛋白的輔助會將胜肽轉移至 HLA class I 分子的槽狀結構上，最後結合胜肽的 class I 分子再被送至細胞膜上。

當正常細胞受到病毒感染後，受感染細胞中的 class I 分子除了將自體蛋白分解的胜肽呈現於細胞膜上，同時也將病毒在感染細胞內合成的蛋白胜肽片段呈現於細胞膜上。由於 T 細胞成熟過程中僅存留與非自體胜肽作用的 T 細胞，因此當病毒胜肽片段被胞毒型 T 細胞的 T 細胞受體所辨識時，將啟動此 T 細胞的毒殺作用，將此受感染的細胞殺死。

另外 HLA class I 分子也可作為殺手細胞（natural killer cell, NK cell）的檢查點，當 HLA class I 分子與殺手細胞的 KIR（killer cell inhibitory receptor）作用時，將抑制殺手細胞毒殺機制的啟動。一般正常細胞都有 HLA class I 的表現，因此殺手細胞並不會殺死正常細胞。但在病毒感染的細胞或癌細胞中，為避免胞毒型 T 細胞的辨識會調控 HLA class I 分子的表現量，此時體內的殺手細胞對於不具 HLA class I 分子的細胞，將啟動殺手細胞的毒殺作用，進而摧毀被感染細胞或癌細胞。

Class I 分子除了上述 3 種 classical class I 分子外，另還有 non-classical class I 分子，例如，HLA-E、HLA-F、HLA-G，它們也會與 β2 microglobulin 以非共價鍵方式結合，其生理功能仍不十分清楚。HLA-E 及 HLA-G 的分子與懷孕期間胎兒

免於受母體免疫反應的傷害有關，這些分子表現在 trophoblast 上，可能抑制 NK cells 的活化，使 trophoblast 不會受到母體 NK cells 的破壞。[5]

10.3.2 HLA class II 生理功能

HLA class II 分子的生理功能雖然也是將胜肽片段呈現於細胞膜上，但其胜肽片段是經由外在途徑而取得。HLA class II 分子並非廣泛表現在所有細胞，僅表現在特殊的免疫細胞，亦即是所謂的抗原呈現細胞，這些細胞可經由胞吞作用（endocytosis），將細胞外的蛋白質吞噬進細胞，再經酵素切割處理產生胜肽片段。另外 HLA class II 分子結合胜肽的位置並不是在 ER 中進行，而是在 endosome 中藉由 HLA-DM 分子幫忙而將胜肽放置於 HLA class II 分子的槽狀結構。這些抗原呈現細胞主要是在淋巴結中將外來的胜肽呈現給輔助型 T 細胞，促使輔助型 T 細胞分泌細胞激素，刺激其他免疫細胞進而調控體內免疫反應強度，如刺激 B 細胞分泌抗體來對抗外來的感染物。

10.4 HLA 遺傳學

人類 HLA class I 及 class II 分子是由位於第六號染色體短臂 6p21.3 MHC 區間的一群基因所轉譯生成的。MHC 區間是人類基因體中基因密度最高的區域，也是基因體中最多樣性的區域。在橫跨 3.6 百萬個鹼基（3.6 Mb）區域中約有 224 基因座（locus）存在，其中 128 個基因座可被表現，在可被表現的基因中 40% 的基因被推測與免疫系統有關。[6]

10.4.1 基因座及多型性

一般 MHC 基因區可分為 MHC class I , class II 及 class III 3 個區間（圖 10-3）。在 MHC class I 區間包含屬於傳統的 class Ia 的基因座 *HLA-A*、*HLA-B* 及 *HLA-C* 和非傳統的 class Ib 基因座 *HLA-E*、*HLA-F* 及 *HLA-G* 等，這些基因座將轉譯出相對應的 HLA class I 分子的 α 次單元。在 MHC class II 區間包含有 *HLA-DRA*、*HLA-DRB1*；*HLA-DQA1*、*HLA-DQB1* 及 *HLA-DPA1*、*HLA-DPB1*；*HLA-DOA*、*HLA-DOB*；*HLA-DMA*、*HLA-DMB* 等基因座，可分別轉譯出 HLA-DR、-DQ、-DP、-DO 及 -DM 等 HLA class II 分子的 α 及 β 次單元。另外與 class I 分子胜肽呈現過程相關的 *PSMB8*、*PSMB9*、*TAP1*、*TAP2* 及 *TAPBP* 基因座也位於 class II 區間：*PSMB8* 及 *PSMB9* 所轉譯的蛋白為細胞質中 protesome 的組成分子 TAP1 及 TAP2 為輸送胜肽進內質網的 TAP complex 的組成蛋白，而將胜肽放上 class I 分子的 Tapasin 即由 *TAPBP* 基因座所轉譯。在 class I 及 class II 之間還有 class III 區間，class III 區間的基因雖與抗原呈現過程無關，但仍存在一些基因座與免疫反應相關，如補體系統（complement system）的 *C2*、*C4A* 及 *C4B* 或細胞激素 *LTA*、*TNF* 及 *LTB* 等。HLA 的基因是顯性遺傳，每個人在 HLA 基因座的兩個等位基因都可被表現，因此每個人會有兩種 HLA-A、HLA-B、HLA-C、HLA-DR、

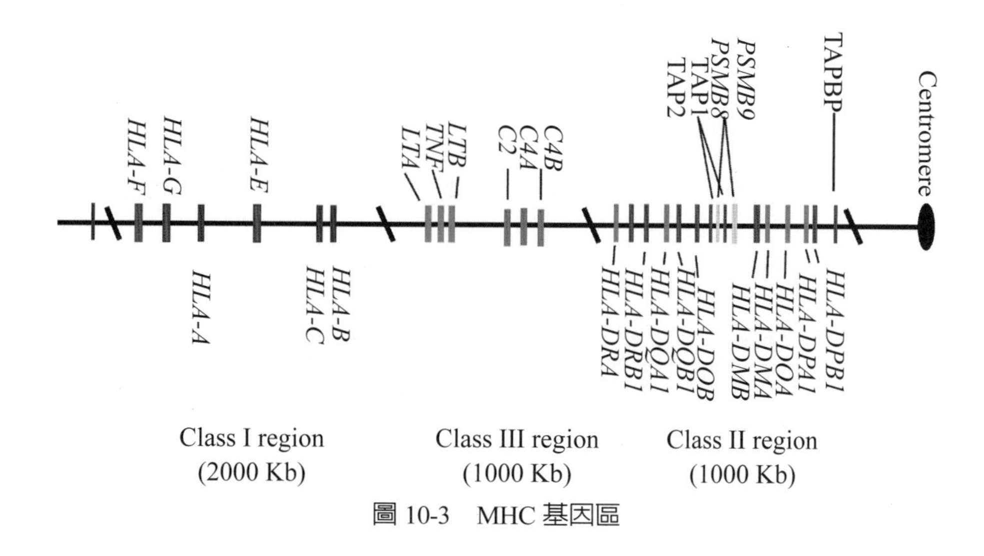

圖 10-3　MHC 基因區

HLA-DQ 及 HLA-DP 抗原被表現。

HLA 系統中除了有多組基因座（gene loci）存在外，其最大的特性是在族群中各個基因座含有多種等位基因（alleles；又稱對偶基因、對立基因或對應基因），此等位基因的多樣性也是已知基因體中最複雜的系統，有些基因座已報告的等位基因數多達數千型，由 2022 年的 IMGT/HLA 資料庫[7]的統計，*HLA-B* 是最多樣性的基因座，已有 8,756 種等位基因被報告，其次是 *HLA-A* 及 *HLA-C* 分別有 7354 型及 7307 型。在 class II 中 *HLA-DRB1* 是最多樣性的基因座，有 3094 型已被報告，其次是 *HLA-DQB1* 有 2193 型。由於 DNA 定序分型法被廣泛使用，新的等位基因仍繼續不斷地被發現和被報告及發表。

10.4.2 HLA haplotype 單倍型

在同一條染色體上不同基因座的等位基因型的組合稱為一個單倍型或單倍體（haplotype），不同基因座在減數分裂（meiosis）時，可能發生基因重組（gene recombination），其機會與基因座間的距離有關，*HLA-A* 與 *HLA-B* 的重組機率約為 0.8%，*HLA-B* 與 *HLA-DRB1* 約為 0.5%，而 *HLA-B* 與 *HLA-C* 及 *HLA-DRB1* 與 *HLA-DQB1* 相互距離更近，其發生重組的機會更低。在染色體上一個基因座上的一個等位基因和另一基因座上的等位基因，如果隨機組合出現的機會應是這兩個等位基因型頻率相乘的結果，但在族群檢體的分析觀察中，特定兩個等位基因一起出現的機會高過上述預估的頻率，這種現象稱為連鎖不平衡（linkage disequilibrium）。

由於基因座間重組的機會少，單倍型的遺傳也依照孟德爾定律（Mendel Laws of Inheritance），從同一父母生出的子女中每個人自母親得一單倍型，自父親得另一單倍型，因此有 25% 機會手足所有 HLA 型別完全相同（兩個單倍型完全一樣），50%的手足HLA型別一半相同（共有一個相同的單倍型），及 25% 的手足其 HLA 型別完全不同。

有些單倍型在某一地區中常見於多個族群中，此常見單倍型被稱為 ancestral haplotypes。這些 ancestral haplotypes 可能長期以來為了適應該地區而發展出適合生存的單倍型，但也可能某些單倍型（如 *A*01:01-B*08:01-DRB1*03:01*）的核酸長度與其他單倍型不同，以致不易發生重組。[2]

10.5 HLA 分型及抗體檢測

HLA 的分型可分為血清法（serologic method or antibody-based assay）及核酸法（DNA-based assay），血清分型由於抗體取得費時且需在活細胞狀態下進行檢測，故已漸被核酸分型法所取代。

10.5.1 血清法分型

HLA 抗原早期經由血清學的方法而發現，初期是利用白血球凝集（agglutination）現象作為陽性型別的判讀，最後發展為較穩定的淋巴球毒殺試驗法（lymphocytotoxicity test, LCT）來進行分型，由於僅用微升（uL）體積的試劑進行分型，有時又稱為 microlymphocytotoxicity test。鑑定用血清的來源可由有生產紀錄的女性捐血人或由產婦生產後的胎盤血取得，取得的血清須先經不同型別的細胞組鑑定其抗體特異性（HLA antibody specificity）後才能用於血清分型盤，此類血清收集不易，且有耗盡之時，因此須不斷進行新的血清篩檢以取得足夠血清供分型使用。1975 年時由於單株抗體（monoclonal antibody）技術的發展，分型用抗體也可經由單株抗體技術生產，其作用的標的集中於單一抗原決定位（epitope），此類單株抗體可經由組織細胞培養而產製，其供應量可以不受限制，因此分型盤所用血清漸漸被單株抗體所取代，不過成本也相對提高。

HLA 抗原可在不同人體組織或器官的細胞上表現，但以白血球進行檢測最為方便，血液中分離出來的淋巴細胞比其他白血球穩定，因此以淋巴球進行 HLA 檢測是常用的檢體來源。淋巴球毒殺試驗法進行 HLA class I 分型時是以受檢者的 T 淋巴細胞來進行，HLA class II 的分型是以受檢者的 B 淋巴細胞來進行。淋巴球毒殺試驗法分型原理主要是當淋巴細胞上表現的 HLA 抗原被抗體辨識時，抗體會結合於淋巴細胞上，在隨後加入補體（complement）反應後，補體將會破壞帶有抗體的淋巴細胞膜，造成細胞死亡，經由不同螢光染劑區分淋巴細胞膜是否完整，以決定該細胞是否帶有抗體所作用的抗原型別。由於 HLA 型別眾多，因此在進行 HLA 分型時須整合一組不同特異性的血清於分型盤，一般一個分型盤可放置 70 種血清，和一個分別測陽性與一個測陰性毒殺反應的血清。

10.5.2 核酸法（DNA-based）分型

由於血清法分型須在活細胞的狀態

下進行，取得檢體有其限制，在 1987 年以前已開始使用核酸作為分型材料，restriction fragment length polymorphism（RFLPs）也被用於 HLA 的分型，但直到聚合酶連鎖反應（polymerase chain reaction, PCR）的方法被提出後，由於僅需少量 DNA 來進行放大（amplification）反應，即可取得足夠的 DNA 進行檢測，讓以 DNA 為材料的分子檢測開始被廣泛使用，[8] 在 1987 年的第十屆 International Histocompatibility Workshop，以 PCR 技術所發展的 DNA-based HLA 分型法即陸續被提出。[9] 下列 3 種以 PCR 為基礎的 DNA 分型法依檢測通量，解析度及臨床需求已被廣泛使用於各HLA分型實驗室。

10.5.2.1 PCR-SSP

Sequence-Specific Primers（SSP）分型法是利用一組序列（DNA sequence）專一的引子組（specific primer pair），經由 PCR 來放大（amplify）特定的一個等位基因或一群血清型別相似的等位基因。一個基因座的分型常須多組引子組同時進行 PCR，PCR 反應結果是利用瓊脂糖凝膠（agarose gel）電泳（electrophoresis）觀察是否有正確分子量大小的 PCR 產物出現，依據不同引子組的反應結果來判斷其型別（圖 10-4）。其分型的解析度依據引子組使用的數量不同，可得到與血清分型相當的解析度至高解析的等位基因型別，整個分型所需時間可在兩小時內完成。此方法適合處理少量檢體，但希望能在短時間內取得分型結果，常用於器官移植或親屬間骨髓移殖配對的分型。另外有些特定 HLA 的型別，可用於輔助疾病診斷時，多使用此 HLA 分型方法，如診斷僵直性脊椎炎的 *HLA-B*27* 型別鑑定。SSP HLA 分型方法也可用於避免藥物過敏反應時檢測病患是否帶有 *HLA-B*15:02* 和 *HLA-B*58:01* 的等位基因。

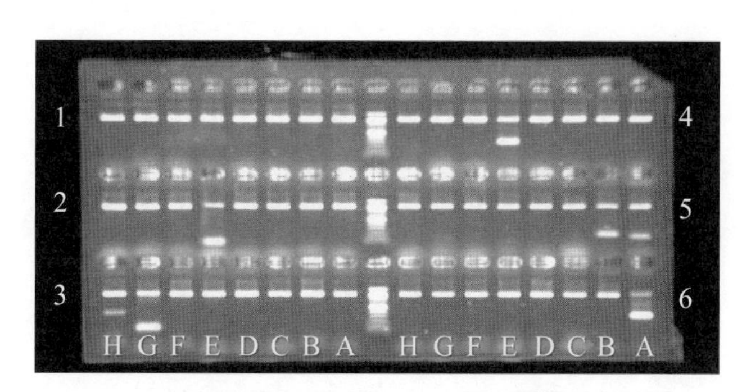

圖 10-4　HLA B SSP 分型結果

使用48組pimer sets進行PCR後，將48管PCR反應液進行瓊脂糖凝膠電泳，再以EtBr染色。
每個lane上方的陽性螢光物爲內在控制組，品管PCR反應是否正常。
在不同lane的內在控制組下方的白色螢光爲不同等位基因專一性反應結果。
此反應結果在2E,3H,3G,4E,5B,5A及6A位置爲陽性，其分型型別爲B*35:01/03/07/..及B*54:01/02。

10.5.2.2 PCR-SSOP

Sequence-Specific Oligonucleotides Probes（SSOP）分型法是先利用基因座專一性的引子組放大一個基因座的 DNA 片段，再利用序列專一的寡核苷酸作為探針（probes）與 PCR 放大的 DNA 片段進行雜合反應（hybridization），最後經清洗程序再呈色。若寡核苷酸可黏附於 DNA 片段，代表待測 DNA 具有此寡核苷酸序列。SSOP 在進行分型時須多組寡核苷酸探針分別進行雜合反應，再由此反應的 pattern 來決定其型別。SSOP 分型又依其操作程序不同可分 Forward-SSOP 及 Reverse-SSOP。

Forward-SSOP 主要是先將 PCR 放大的 DNA 片段吸附於固態的薄膜（membrane）上，可同時將數十個檢體的 DNA 片段吸附於同一片固態薄膜上，最後再分別用不同的寡核苷酸探針進行雜合反應及呈色。由於須分別使用多組寡核苷酸探針進行分型，因此常須多日後才能取得每個檢體完整的反應 pattern 做參考（圖 10-5）。此方法由於具有高通量操作的特性，過去常用於骨髓資料庫為自願捐髓者進行入庫前 HLA 分型建檔。其解析度取決於使用的寡核苷酸探針的數量。

Reverse-SSOP 的操作則是先將寡核苷酸固定於固態材質（如 membrane 或 Luminex 系統的 microbeads），再將 PCR 放大的 DNA 片段與此帶有探針的固態材質在溶液內進行雜合反應，最後再進行判讀確認 DNA 片段是否黏附於探針上。由於固態材質可固定多組寡核苷酸探針，因此可同時檢測不同探針對於 DNA 片段是否反應，此方法也可在半日內得到檢體整體的反應的 pattern（圖 10-6）。此方法常用於醫院少量檢體數的分型需求，可用於器官移植或親屬間骨髓移植配對的分型。

10.5.2.3 SBT（sequence-based typing）

以 DNA 為基礎的分型法使用後，新的 HLA 型別不斷地被發現，因此 SSOP

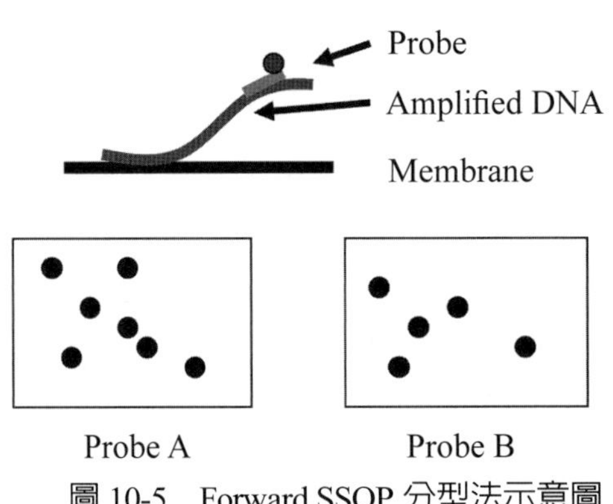

圖 10-5　Forward SSOP 分型法示意圖

上圖爲forward SSOP操作時probe及放大DNA的相對位置示意圖。
下圖爲兩個probe呈色示意圖，每個probe使用一張membrane，同時數十個檢體的DNA可黏附其上，每張membrane中的黑點代表一個檢體在雜和反應後爲陽性。

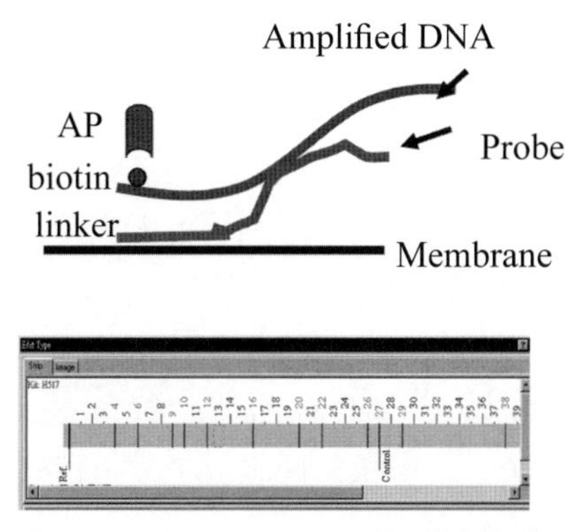

圖 10-6　Reverse SSOP 分型法示意圖

上圖爲reverse SSOP操作時probe及放大DNA的相對位置。
下圖爲不同probe呈色示意圖，一個檢體的放大DNA可同時與所有探針反應，每個藍線代表一個探針爲陽性反應。

或 SSP 分型所需的探針或引子組也須增加才能達到高解析分型的需求。由於人類基因體計畫的啟動，促使自動化核酸定序儀的發展，使得解讀 HLA 多型性區域的核酸序列分型法（sequence-based typing, SBT）開始被使用，SBT 的分型策略一般分為兩個方式：heterozygous SBT 及 hemizygous SBT。

Heterozygous SBT 是以基因座專一性的引子組（locus-specific primers）進行單一基因座的放大，再對混合兩組等位基因的 PCR 產物進行核酸序列解讀，將所得混合序列藉由電腦軟體與已知的 HLA 序列資料庫進行比對，找出符合的等位基因組合，當有兩組以上的等位基因組合符合時，即有無法確定型別組（ambiguity；模稜兩可）的存在（圖 10-7）。由於 HLA 的主要生理功能與胜肽結合位置有關，因此進行 SBT 時只要包含 peptide binding domain（PBD）的基因區間進行定序即達高解析分型要求。[10] 一般 class I 基因座（*HLA-A*、*-B* 及 *-C*）只要包含 exon 2 及 exon 3 區域，class II 基因座（*HLA-DRB1*、*-DQA1*、*-DQB1*、*-DPA1* 及 *-DPB1*）只要包含 exon 2 即已足夠臨床分型需求。若 ambiguity 產生是因未定序的區間（如 class I 的 exon 1、exon 4 等，class II 的 exon 3、exon 4 等）所造成的稱為 allele ambiguities（模稜兩可），若無法確定的型別組合是因定序區間內無法決定兩個等位基因的多型性序列是否在同一染色體上（phasing）稱為 genotype ambiguities。[11]

另一種稱為 hemizygous SBT 的操作是採用多組 group-specific primers 將個人的兩個等位基因分開放大，再分別進行後續的核酸定序；或在上述的基因座放大後使用 allele specific primer 作為定序的引子進行單一條等位基因的定序，如此即可避免上述的 genotype ambiguities 的發生。

核酸序列分型是高解析分型的 gold

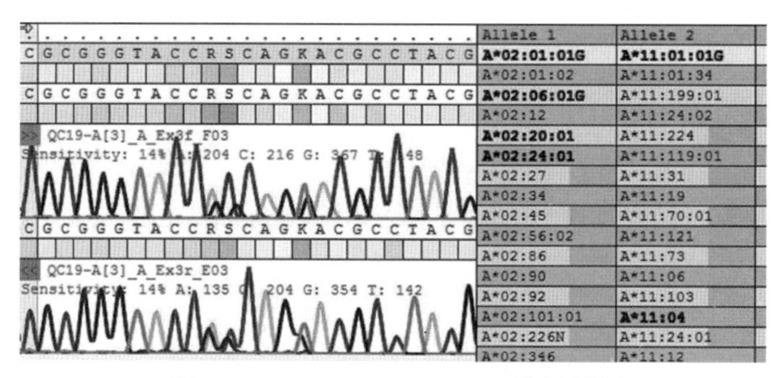

圖 10-7 Heterozygous SBT 分析結果

左側顯示在同個區域兩條定序圖譜，由於兩條等位基因同時定序，因此有些位置會有兩種螢光信號產生。
右側爲符合此定序結果的等位基因組合，在此共有16組等位基因的組合與定序結果吻合，粗體字的等位基因屬CWD alleles。

standard，對於非親屬間幹細胞移植配對現在多以此分型法進行。或當 SSP/SSOP 分型結果有疑義（doubt）時也多以核酸序列分型法來解決。

10.5.3 HLA 抗體檢測

淋巴球毒殺試驗法除用於 HLA 血清分型外，也用於 HLA 抗體篩檢（antibody screening）、抗體鑑定（antibody identification）及器官移植前的交叉試驗（crossmatch）。抗體篩檢與鑑定可分為以細胞為基礎的方法及以抗原為基礎的方法。

以細胞為基礎的方法，須有帶有不同抗原細胞組來進行抗體偵測，一般使用淋巴球毒殺試驗法來檢測。由於 HLA 型別眾多且分布有族群間的差異，因此細胞組的組成須考量族群抗原型別，另外細胞保存的要求條件也較高。

以抗原為基礎的方法，又稱 solid-phase assays，其靈敏度比淋巴球毒殺試驗法為高，其原理是使用純化的 HLA 抗原蛋白，將其結合至 ELISA plate（enzyme-linked immunosorbent 分析盤）或 microbeads（塑料微粒或塑料微珠）的固態材質上，再與待測血清反應，經清洗後加入具有酵素連結或螢光標示的 anti-human IgG 一起作用，最後再經呈色反應檢視呈色讀值或以 Luminex 機器讀入 microbeads 分析其上的螢光強度。若將多組細胞純化的抗原混合置於固態材質的單一孔洞或單一種 microbead 上時，可進行抗體的篩檢；若改以單一細胞純化的抗原置於單一孔洞或單一種 microbead 時，再分別分析不同位置的反應結果則可進行抗體鑑定。此外更有單一抗原（single antigen）的試劑被推出，這些試劑每種 microbead 僅連接一種 HLA 抗原，如此可更完整的分析病人抗體所作用的抗原，不過試劑成本頗高。

移植前進行交叉試驗檢測時，細胞取自器官捐贈者的 T 細胞及 B 細胞，再與受贈者的血清進行反應，以了解受贈者是否已有抗體作用於移植入的器官。對於器官移植前的交叉試驗，美國的組織相容與免疫基因學會（American Society for Histocompatibility and Imunogenetics, ASHI）認證標準要求必須使用比常規淋巴球毒殺試驗法更靈敏的方法，如延長作用時間、加強清洗程序、使用 AHG（anti-human globulin）試劑或使用流式細胞儀進行交叉試驗。其中利用流式細胞儀進行交叉試驗的方法被認為最靈敏，可用來推估移植後期發展慢性排斥（chronic rejection）的風險。[2]

10.6 HLA 命名系統

HLA 系統的命名任務是由 WHO（世界衛生組織）的一個 HLA 命名委員會（其網址為 http://hla.alleles.org/nomenclature/）負責，此委員會於 1965 年第一屆 International Histocompatibility Workshop 時組成，1968 年首次發表 HLA Nomenclature Report，隨後定期討論 HLA 命名的相關事項及發表命名報告，[12] 由過去的抗原（antigen）命名以致後來的基因座（gene locus）命名及等位基因（allele）的命名都由此委員會來決定。

10.6.1 HLA 抗原命名系統

HLA 抗原早期是利用血清學的方法來區分型別，其命名如（表 10-1），先以基因座（locus）符號來標示是哪個基因座的抗原，如：A、B、Cw、DR、DQ 及 DP 等，再依發現的先後順序給予不同號碼，基於歷史原因 HLA-A 及 HLA-B 的號碼不重複，如 A1、A2、B5 及 B7，其他基因座的抗原數字則由 1 開始編起。以前有些抗原型別在號碼前會有 w（workshop）標示，如 HLA-Aw33，表示這個抗原尚未被 HLA 命名委員會所接受，等到正式接受後即把 w 取消。對於 HLA-C 抗原的 w 還保留使用，主要是因避免和補體系統的命名混淆；Dw 抗原最初由混合白血球反應（mixed leucocyte reactions, MLR）的方法界定出來，現在已知其包含 HLA-DR、-DQ 及 -DP 等抗原。

在過去血清學分型的過程中，由於後來發現的血清能將原有的抗原（parent antigen）再細分成不同的抗原型別（split antigen），因此會在型別表示時將 parent antigen 以括弧形式寫在後面，如 A23(9) 及 A24(9)，表示 A23 及 A24 的抗原是由 A9 抗原再細分出來，也就是 HLA-A9 抗原決定構造（epitope）同時存在於 HLA-A23 及 HLA-A24 抗原上，所以 A9 是 HLA-A23 及 HLA-A24 的 parent antigen，此 epitope 即為公有 epitope（public epitope）。另外有些血清可同時辨識不同的抗原，這些被辨識的抗原合稱為 cross-reactive group（CREG），如表 10-2。

在 HLA class I 分子中，某些抗原決定構造廣泛地存在於不同型別的抗原中，稱為公有抗原（public antigen），其中定義最清楚的是 Bw4 及 Bw6，這兩個公有抗原存在於所有的 HLA-B 分子中，另外

表 10-1 HLA 血清學上的分類

A	B		C	D	DR	DQ	DP
A1	B5	B49(21)	Cw1	Dw1	DR1	DQ1	DPw1
A2	B7	B50(21)	Cw2	Dw2	DR103	DQ2	DPw2
A203	B703	B51(5)	Cw3	Dw3	DR2	DQ3	DPw3
A210	B8	B5102	Cw4	Dw4	DR3	DQ4	DPw4
A3	B12	B5103	Cw5	Dw5	DR4	DQ5(1)	DPw5
A9	B13	B52(5)	Cw6	Dw6	DR5	DQ6(1)	DPw6
A10	B14	B53	Cw7	Dw7	DR6	DQ7(3)	
A11	B15	B54(22)	Cw8	Dw8	DR7	DQ8(3)	
A19	B16	B55(22)	Cw9(w3)	Dw9	DR8	DQ9(3)	
A23(9)	B17	B56(22)	Cw10(w3)	Dw10	DR9		
A24(9)	B18	B57(17)		Dw11(7)	DR10		
A2403	B21	B58(17)		Dw12	DR11(5)		
A25(10)	B22	B59		Dw13	DR12(5)		
A26(10)	B27	B60(40)		Dw14	DR13(6)		
A28	B2708	B61(40)		Dw15	DR14(6)		
A29(19)	B35	B62(15)		Dw16	DR1403		
A30(19)	B37	B63(15)		Dw17(w7)	DR1404		
A31(19)	B38(16)	B64(14)		Dw18(w6)	DR15(2)		
A32(19)	B39(16)	B65(14)		Dw19(w6)	DR16(2)		
A33(19)	B3901	B67		Dw20	DR17(3)		
A34(10)	B3902	B70		Dw21	DR18(3)		
A36	B40	B71(70)		Dw22			
A43	B4005	B72(70)		Dw23	DR51		
A66(10)	B41	B73		Dw24			
A68(28)	B42	B75(15)		Dw25	DR52		
A69(28)	B44(12)	B76(15)		Dw26			
A74(19)	B45(12)	B77(15)			DR53		
A80	B46	B78					
	B47	B81					
	B48						
		Bw4					
		Bw6					

取自 Tissue Antigens 1999: 54: 407

表 10-2　主要交互反應群（CREGs）

CREGs	公有epitopes
1C = A1, 3, 9 (23, 24), 11, 29, 30, 21, 36, 80	有3～4個，界定不清
10C = A10 (25, 26, 34, 66), 1, 28 (68, 69), 32, 33, 43, 74	10, 28, 33 p(10p)
2C = A2, 9 (23, 24), 28 (68, 69), 17 (B57, 58)	2, 28, 9 p (9p) 2, 28, 9 p (25p) 2, 17 p (17p)
5C = B5 (51, 52), 15 (62, 63, 75, 76, 77, 78), 17 (57, 58), 18, 21 (49, 50), 35, 46, 53, 70 (71, 72), 73, 4005	5, 35, 53, 18, 70 (5p) all 5C (21p)
7C = B7, 8, 13, 22 (54, 55, 56), 27, 40 (60, 61), 41, 42, 47, 48, 59, 67, 81, 82	7, 27, 42, 46, 54, 55, 56p (22p) 7, 13, 27, 60, 61, 47p (27p) 7, 8, 41, 42, 8, 60, 81p (7p) 7, 60, 48 (40p)
8C = 8, 14 (64, 65), 16 (38, 39), 18, 59, 67	可能只有1個，界定不清
12C = B12 (44, 45), 13, 21 (49, 50), 37, 40 (60, 61), 41, 47	可能只有1個
4C = 23, 24, 25, 32 (Aw4) Bw4	Bw4 (4C)
6C = Bw6	Bw6 (6C)
Epitope可能位置	
1C = Several possibilities 10C = 10p (RNTRN 62-66) 2C = 28p (TTKH 142-145); 9p (127K); 17p (GETRK 62-66) 5C = 6p (ASPRT 41-45); 21p（不清楚） 7C = 7c (DKLE 177-180); 22p (YKAQ 67-71); 27p (E 163); 40p (K178) 8C = 不清楚 12C = (TSPRK 41-45) 4C = Bw4 (TALR or NALR 8083) 6C = Bw6 (NLRG 80-83)	

取自Rodey, GE, 2003

HLA-A 中的 A23、A24、A25 及 A32 都具有 Bw4 相似的抗原決定結構。這些公有抗原在臨床上極為重要，由於具有極強的抗體產生能力，當病人本身不具有某公有抗原時，在懷孕、輸血或移植時很容易因遇到公有抗原而產生相對應的抗體，由於此抗體可廣泛的作用於不同的型別，因此也影響到血小板輸注無效及器官移植時需注意尋找適合的捐者。[2]

10.6.2 HLA 等位基因命名系統

早在 1987 年第十屆 International Histocompatibility Workshop 時，HLA 分型便開始使用核酸分型的方法進行，因此在 1987 年起，WHO 的 HLA 命名委員會也開始使用 HLA allele 的命名系統，[13] 其型別的表示法是先以基因座名稱標示（如 A、B、Cw、DRB1、DQA1 及 DQB1

等），再加符號「*」表示此型別是等位基因型，一開始的時候使用四碼數字來表示，前兩碼數字代表較接近的血清型，後兩碼依先後發現順序給予數字代表不同蛋白序列的等位基因，如 *A*0201*, *A*0203*。但由於新的等位基因不斷被發現，命名的數字也擴大到八碼系統，命名是先與最相似的等位基因進行比較，再依下列原則每兩碼為單位依序給予號碼，前兩碼數字仍代表最接近的血清型，如核酸改變在編碼區（coding DNA sequence, CDS; exon）且會造成胺基酸的改變，即由第三四碼依序增加；若核酸序列改變在編碼區中，但不會造成胺基酸改變時，即由第五六碼依序增加；當核酸序列改變在非編碼區（intron）內，就在第七八碼增加數字，由核酸改變的位置及性質不同，新發現的等位基因依序命名可以有四碼，六碼或八碼的命名，如以 *A*02010101* 進行比較 3 個新的等位基因由於核酸變異位置及其特性不同而有 *A*0201*、*A*020102* 及 *A*02010102* 的命名。當具有 A2 血清型的等位基因數超過 100 種後，委員會將前兩數字碼改為 *A*92* 繼續命名，*A*9203* 即是當時在臺灣所發現的新的等位基因。

由於定序分型法的使用，新的等位基因不斷增加，使得八位數字碼也不夠使用，在 2010 年命名委員會將命名系統改為 4 個欄位系統，以冒號「：」作為欄位分隔符號，將八碼系統分成四欄系統，各欄位的命名規則與過去八碼數字相對應，如此每個欄位的數字就不再受限僅有兩個數字。[12] 過去命名的 *A*02010101* 變為 *A*02:01:01:01*，而 *A*9203* 也變為 *A*02:103*。在 2010 年的命名報告中也同時將過去 HLA-C 基因座的表示符號由 Cw 改為 C。另外等位基因型的命名有時會在名稱後再加上英文註解符號，用以表示 HLA 分子表現的特殊狀況，其中 L 代表蛋白質低量表現、S 代表蛋白質會分泌到細胞外、Q 代表其蛋白質表現仍不清楚及 N 代表其轉譯的蛋白質無法表現，尤其具有 N 標示的等位基因在配對時須注意，因抗原不會表現，移植配對時須將此抗原視為不存在，在臺灣就有病人或骨髓幹細胞捐贈者具有 *A*02:53N*、*A*11:417N* 和 *A*33:176N* 等的型別。

以現有技術雖然可對整個基因座進行定序，但如此將花費過多人力及時間，HLA 分子的胜肽結合區與生理功能有關，實務上只要對於 class I 基因座的 exon 2 及 exon 3 區域及 class II 基因座的 exon 2 區域，即所謂胜肽決定區域（PBD）進行定序即可達到臨床的需求。由於未解讀其他外顯子的核酸序列，在分型報告上常無法給予唯一的等位基因型別，因此 HLA 命名委員會在 2010 年建議使用兩個英文符號來表示這些 ambiguities，即 G group 及 P group 。G group 是指一群等位基因在胜肽決定區（class I 的 exon 2 及 exon 3，class II 的 exon 2）的核酸序列相同時，即以最小號碼的等位基因型以三欄方式並加上一個字母 G 來代表此群等位基因，以 *A*02:01:01G* 為例即包含 *A*02:01:01:01*、*A*02:01:01:02L*、*A*02:01:08*、*A*02:09* 等眾多個等位基因。P group 是指一群等位基因在胜肽決定區其轉譯的胺基酸序列相同時，也會以最小號碼的等位基因型以兩欄方式加上一個字母 P 代表此群等位基因，如 *A*02:01P*。

美國組織相容與免疫基因學會（ASHI）另外也編輯一個 Common and well-documented HLA alleles（CWD HLA alleles）目錄以了解哪些等位基因是族群中常見，[14] 歸類為 common allele 是指在至少 1,500 人的族群中，等位基因的頻率大於 0.001 的等位基因（至少出現 3 人）；對於一些少見等位基因，若有不相關的 5 個人以核酸定序法（SBT）檢測出此等位基因、或有 3 位不相關的人被檢測出含有此等位基因的相同單倍型時，這些 rare alleles 則歸為 well-documented alleles。雖然 HLA 各基因座的等位基因數被報告多達數千種，但歸類為 CWD alleles 的都少於 400 種，以最多樣性的 *HLA-B*，其 CWD 的數目也僅 367 型。此 CWD catalogue 可由網站取得（http://doi.org/10.1111/tan.13811），不同族群間其 CWD 的 alleles 也可能稍有不同。[15] 最早 CWD catalogue 是用於 ASHI 外部精準度測試時，當分型結果有多種等位基因組合存在時（ambiguities），若有不同組合包含有 CWD allele 時，即須進一步釐清其等位基因組合，對於非屬 CWD alleles 的組合就不需花費多餘的時間及試劑來釐清。一般在非親屬間的骨髓移殖配對分型時也採此原則。

10.7 臺灣族群 HLA 基因頻率及單倍型頻率

由於 HLA 的多形性，在不同族群間各有其特有的抗原型別分布，了解族群的 HLA 型別分布是進行 HLA 相關研究前的基礎工作。馬偕醫院在 1994～2000 年間參與日本紅十字會的血清交流計畫及 2002 年參與第十三屆 International Histocompatibility Workshop，在此期間對於臺灣族群進行血清型別及等位基因型別調查，此次調查除對 HLA-A、-B 及 -C 以血清法進行分型外也以 reverse-SSOP 的分型法進行分型，部分檢體也以 SBT 檢測，HLA-DRB1 則以 SBT 分型法進行分型，對 *HLA-A*、*-B* 及 *-C* 僅放大 exon 2 及 exon 3 區域，對於 *HLA-DRB1* 基因座僅放大的 exon 2 區域，分型結果我們以 G group 的概念以兩欄方式（過去四碼解析度）表示其型別。[16-19]

等位基因頻率（allele frequency, AF）的計算，一般採直接計數法，將所有檢測樣本中看到某等位基因的數目除以兩倍檢體數，即為該等位基因的頻率，常以小數點的形式表示，若某個檢體僅測得一個型別（homozygous genotype），則須計數兩次。另外對於等位基因的分布狀況也有以表現型頻率（phenotype frequency, PF）來表示，其計算是以等位基因的數目除以檢體數，此時若檢體僅測得一種型別時也僅計數一次，常以百分比表示，表現型頻率（PF）可由等位基因頻率（AF）估算，計算公式如下：

PF=2*AF*（1-AF）+AF^2

PF 爲表現型頻率，AF 爲等位基因頻率

單倍型的頻率，由於其複雜度一般都利用電腦軟體，以 Expectation-Maximization（EM）演算法來推估 maximal-likelihood haplotype 頻率。[20]

10.7.1 臺灣族群 HLA 等位基因頻率

臺灣各族群的等位基因頻率分布，馬偕醫院調查結果請參考附錄表 A-2.1，A-2.2，A-2.3，A-2.4，[18, 19] 另外慈濟骨髓幹細胞中心對於 11,423 位臺灣自願捐髓者所進行的 SBT 高解析分型結果請參考附錄表 C-1，[21] 當測試的檢體增多，越有機會看到少見型別，不過對於常見的等位基因（AF>0.01），馬偕醫院在客家與閩南族群得到的頻率與慈濟調查的頻率相當。馬偕醫院的調查中在閩南與客家族群中最常見的 HLA-A 抗原依序為 A11、A2、A24 及 A33，其抗原的表現型頻率都大於 10%。其中 A11 有 *A*11:01*（AF=0.309）及 *A*11:02*（AF=0.039）兩種等位基因；A2 有 4 種等位基因：*A*02:07*（AF=0.108）、*A*02:01*（AF=0.093）、*A*02:03*（AF=0.064）及 *A*02:06*（AF=0.029）；A24 僅 *A*24:02*（AF=0.186）等位基因較常見；而 A33 主要的等位基因為 *A*33:03*。在原住民族群中多數的族群都有很高頻率的 A24 抗原，其主要的等位基因為 *A*24:02*，此等位基因頻率，最高在排灣族可達 0.863，最低為太魯閣族的 0.445，如此高的頻率可能來自 ounder effect（建立者效應或創始者效應、始祖效應）或自然選擇（nature selection）所造成。在原住民族群中次高抗原在不同族群各不相同，主要為 A2, A11 或 A26，較特別的是 A34 抗原在阿美族有極高頻率（AF=0.219）存在。

HLA-B 是 class I 最多樣性的基因座，在馬偕醫院所檢測的樣本中可看到 42 種等位基因，在慈濟骨髓幹細胞中心的 HLA 分型報告中，可見到 100 種 HLA-B 的等位基因。在相當的檢體數下，閩南與客家族群中的等位基因數多於原住民族群，在閩南與客家族群中頻率最高的四型等位基因其頻率總和即占所有基因型頻率總和的一半，依序為 *B*40:01*（AF=0.201）、*B*46:01*（AF=0.152）、*B*58:01*（AF=0.088）及 *B*13:01*（AF=0.074）。在原住民族群中 HLA-B 等位基因數目較閩南客家族群少，但多數的等位基因頻率都高於 0.1，可能是 founder effect 及 gene drift（遺傳漂變）所造成。*B*13:01*、*B*15:25*、*B*39:01*、*B*40:01*、*B*40:02*、*B*48:01* 及 *B*55:02* 等型別廣泛的分布在各原住民族群中，但在各族群中頻率最高的等位基因並不相同：其中 *B*40:01*（AF=0.327～0.355）在泰雅族、太魯閣族、排灣族及阿美族頻率最高；*B*39:01* 在賽夏族為（AF=0.549）及鄒族（AF=0.245）頻率最高；*B*13:01* 為布農族（AF=0.267）及魯凱族（AF=0.280）頻率最高的等位基因；*B*15:25* 在達悟族（AF=0.400）具有最高頻率；而在卑南族中 *B*13:01*、*B*40:01*

及 *B*15:02* 3 個等位基因具有相當的基因頻率（AF=0.17～0.18）。

HLA-DRB1 在所檢測的樣本中可看到 31 種等位基因，在慈濟的調查中可見 79 種等位基因。與 HLA-B 相似，在閩南與客家族群中的等位基因數遠多於原住民族群，原住民中常見型別也都可在閩南客家族群中看見，一般僅 3～5 個等位基因其頻率的總和即占有各族群的頻率總和的 5 成以上。其中 *DRB1*09:01*（AF=0.176）、*DRB1*08:03*（AF=0.118）及 *DRB1*12:02*（AF=0.103）是閩南人中等位基因頻率高於 0.1 的 3 個型別。在原住民族群中等位基因型別較少但頻率普遍偏高。*DRB1*14:01g* 為泰雅族、太魯閣族、賽夏族及達悟族最高頻率的等位基（AF=0.241～0.340）；*DRB1*12:02* 在布農族、魯凱族及排灣族中具有最高頻率（AF=0.265～0.287（見 A-2.4））；*DRB1*08:03* 為鄒族最常見的等位基因（AF=0.284）；*DRB1*04:04* 為阿美族最常見等位基因（AF=0.388）及 *DRB1*15:02* 為卑南族最常見等位基因（AF=0.210）。

*DRB1*14:01* 與 *DRB1*14:54* 在 DRB1 基因的 exon 2 區域的序列相同，兩者的差異在 exon 3 區域內，在我們常規的檢測中無法區別這兩個等位基因，我們以 G group 的概念用「*DRB1*14:01g*」來表示，不過美國骨髓庫對 *DRB1* 延伸定序的報告顯示亞洲人及歐洲人主要的型別應為 *DRB1*14:54*，[22] 馬偕醫院測試部分檢體也是如此，而慈濟骨髓幹細胞中心的報告都皆為 *DRB1*14:54*。

此外運用等位基因頻率的分布來建構族群樹狀關係圖，可了解各族群的關係，當各等位基因頻率分布越相近，族群間基因組成相似度越高，在樹狀關係圖的位置也越接近。我們以臺灣族群及亞洲其他族群的 *HLA-A*、*-B*、*-C* 及 *-DRB1* 等位基因頻率（取自第十三屆 International Histocompatibility Workshop）建構的族群樹狀關係圖來看（圖 10-8）：大型的族群因族群的組成的多元，普遍等位基因的頻率較低，因此族群樹狀關係圖中族群間的距離較短；但如臺灣的原住民這類族群，由於 ounder effect 或 gene drift 的因素，導致許多等位基因都以較高頻率存在，因此與其他族群計算關係時就有較長的分支線出現。整體而言在此族群樹狀關係圖中臺灣山區原住民自成一群，且相互的關係與其地理位置相關，而東海岸的 3 個原住民族群各自與其他亞洲族群成為一群，平埔族的基因組成則介於閩南客家族群及高山原住民族群之間。

10.7.2 臺灣族群 HLA 單倍型頻率

馬偕醫院調查臺灣各族群 10 個最常見的 *HLA-A-C-B-DRB1* 單倍型頻率請參考附錄表 A-3，慈濟骨髓幹細胞中心的調查結果請參考附錄表 C-2。其中有些單倍型可為多個族群所共有，而有些單倍型僅在有限族群的中見到。在閩南與客家族群中前 10 個單倍型的頻率加總僅占整個族群單倍型頻率的四分之一，顯示族群中單

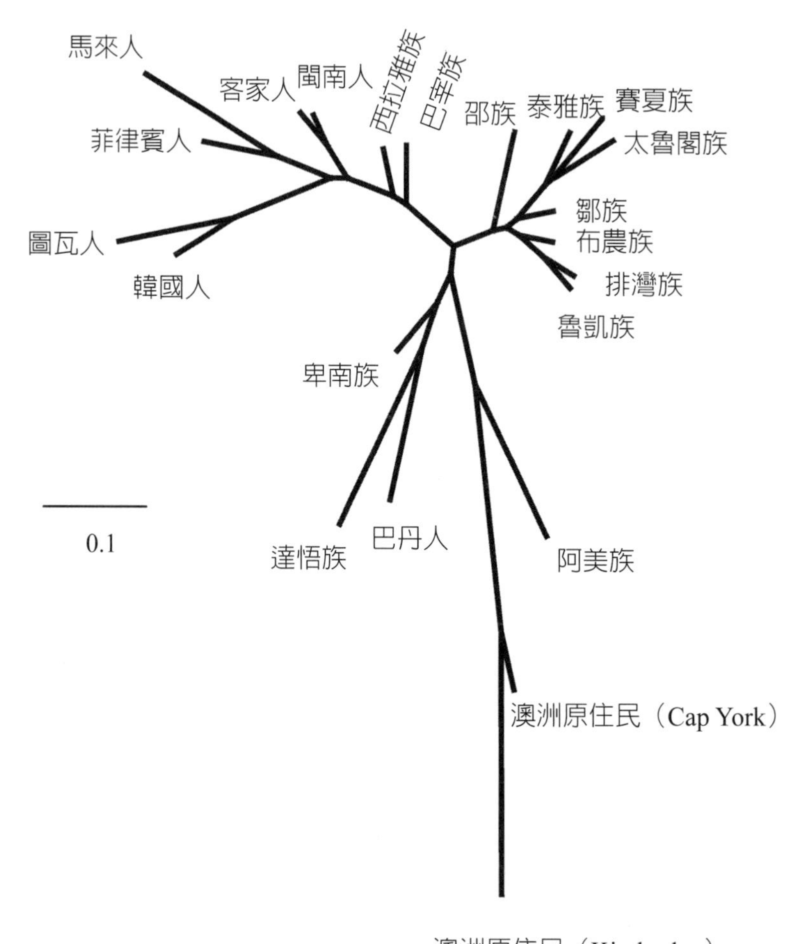

圖 10-8　臺灣族群與亞洲族群的族群樹狀關係圖

以HLA-A、-B、-C及-DRB1的等位基因頻率計算所建構的NJ tree

倍型的歧異度極高；但在原住民族群中前 10 個單倍型的頻率加總，即可達到該族群 5 成至 7 成，顯示族群內共有許多相同的單倍型。

在閩南及客家族群中可看到共有一些常見的單倍型，但較少與原住民族群共有，且單倍型的頻率也較原住民族群低許多，對於大型族群而言由於等位基因多，相對而言也有機會重組產生各種單倍型，也因此單倍型的歧異度也較高。與美國國家骨髓捐贈計畫（National Marrow Donor Program, NMDP）所統計美國境內不同族群單倍型資料及慈濟骨髓幹細胞中心的資料比較（表 10-3），亞裔美人的前 5 個常見單倍型與歐洲人、非裔美人或西班牙裔美人的單倍型皆不相同，但有 3 個可在臺灣閩南人常見的單倍型中看到，也可在慈濟骨髓幹細胞中心常見單倍型資料中看

表 10-3　不同族群前 5 個 A-C-B-DRBI haplotypes 及 haplotype frequencies（HF）

NMDP非裔美國人	HF	NMDP亞裔美國人	HF
*A*30:01-C*17:01g-B*42:01-DRB1*03:02*	0.01545	***A*30:03-C*03:02-B*58:01g-DRB1*03:01***	0.02309
*A*01:01g-C*07:01g-B*08:01-DRB1*03:01*	0.01178	***A*02:07g-C*01:02-B*46:01-DRB1*09:01***	0.01577
*A*68:01g-C*06:02-B*58:02-DRB1*12:01g*	0.00791	*A*30:01-C*06:02-B*13:02-DRB1*07:01*	0.01484
*A*03:01g-C*07:02-B*07:02g-DRB1*15:01*	0.00700	*A*33:03-C*07:01g-B*44:03-DRB1*07:01*	0.01453
*A*36:01-C*04:01g-B*53:01-DRB1*11:01*	0.00696	***A*33:03-C*03:02-B*58:01g-DRB1*13:02***	0.01417
NMDP非裔美國人		**慈濟骨髓幹細胞中心臺灣華人（N = 5409）**	
*A*01:01g-C*07:01g-B*08:01g-DRB1*03:01*	0.07428	***A*33:03-C*03:02-B*58:01-DRB1*03:01***	0.04273
*A*03:01-C*07:02-B*07:02g-DRB1*15:01*	0.03563	***A*02:07-C*01:02-B*46:01-DRB1*09:01***	0.04244
*A*02:01g-C*05:01g-B*44:02g-DRB1*04:01*	0.02576	*A*11:01-C*08:01-B*15:02-DRB1*12:02*	0.02049
*A*02:01g-C*07:02-B*07:02g-DRB1*15:01*	0.02330	*A*30:01-C*06:02-B*13:02-DRB1*07:01*	0.02042
*A*29:02-C*16:01-B*44:03-DRB1*07:01*	0.01832	***A*33:03-C*03:02-B*58:01-DRB1*13:02***	0.01597
NMDP西班牙裔美國人		**馬偕醫院閩南人（N = 102）**	
*A*29:02-C*16:01-B*44:03-DRB1*07:01*	0.01632	***A*02:07-C*01:02-B*46:01-DRB1*09:01***	0.04410
*A*01:01g-C*07:01g-B*08:01g-DRB1*03:01*	0.01587	***A*33:03-C*03:02-B*58:01-DRB1*03:01***	0.03920
*A*30:01g-C*07:02-B*07:02g-DRB1*15:01*	0.01309	***A*33:03-C*03:02-B*58:01-DRB1*13:02***	0.03430
*A*30:02-C*05:01g-B*18:01g-DRB1*03:01*	0.00811	*A*11:01-C*07:02-B*40:01-DRB1*08:03*	0.02940
*A*33:01-C*08:02-B*14:02-DRB1*01:02*	0.00784	*A*02:03-C*07:02-B*38:02-DRB1*08:03*	0.01960

NMDP (National Marrow Donor Program) US population資料取自NMDP網站（https://bioinformatics.bethematchclinical.org/hla-resources/）

慈濟骨髓幹細胞中心資料由楊國梁主任提供（Tzu Chi Med J 2017. 29: p. 84-90）

到，這些單倍型分別是 *A*02:07-C*01:02-B*46:01-DRB1*09:01*、*A*33:03-C*03:02-B*58:01-DRB1*03:01* 及 *A*33:03-C*03:02-B*58:01-DRB1*13:02*。由於亞洲人的基因組成相似性較高，因此非親屬間移植配對尋找，臺灣人在亞洲人的幹細胞資料庫中有較高機會找到 HLA 相容的捐贈者。

在原住民族群中，可見到有些單倍型為多個族群所共有，且單倍型頻率頗高，顯示原住民族群共有一些 ancestral haplotypes。由最高頻率的單倍型來看，*A*24:02-C*07:02-B*39:01-DRB1*12:02* 是泰雅族（HF=0.0755）與賽夏族（HF=0.209）最高頻率的單倍型；*A*24:02-C*08:01-B*48:01-DRB1*14:01?* 是太魯閣族最高的單倍型（HF=0.0727）；*A*24:02-C*07:02-B*39:01-DRB1*08:03* 是鄒族最高的單倍型（HF=0.215）；*A*24:02-C*03:04-B*13:01-DRB1*12:02* 在布農族、魯凱族及排灣族中是最高頻率的單倍型（HF=0.188～0.245）；*A*11:01-C*04:03-B*15:25-DRB1*16:02* 是達悟族最高頻率的單倍型（HF=0.252）。這些各族最高頻率的單倍型，也都可在不同族群看到且頻率不低，可能是族群的遷徙過程因 gene drift 造成這些 ancestral haplotypes 在不同族群分布的差異。

*A*34:01-C*01:02-B*56:01-DRB1*15:02* 是阿美族最常見的單倍型（HF=0.178），也有出現在卑南族中，但未見於其他高山原住民；*A*24:02-C*08:01-B*15:02-DRB1*15:02* 是卑南族最高頻率的單倍型（HF=0.110），但僅出現於卑南族中；這兩個單倍型侷限於東岸原住民未與山區原主民所共有。

10.8 HLA 與輸血相關事件

HLA 的抗體常是造成輸血反應的重要因素，由於 HLA 抗原的多樣性一般人在輸血時，遇到不同於自體的 HLA 抗原的機會很高，同時 HLA 抗原又有極強的免疫反應性（immunogenicity），因此極容易誘發抗體的產生。

由於輸血的血品（全血、紅血球濃厚液或血小板）中含有豐富的白血球，為避免因輸血而誘發 HLA 抗體的產生，有時會在血品輸注前進行減白血球處理，讓血品中白血球數目低於 5×10^6。而現在捐血中心也提供儲存前減除白血球的血品（紅血球濃厚液或血小板），讓血品中的白血球數量減少以免因輸血而誘發 HLA 抗體的產生。

與 HLA 相關的輸血相關事件有：血小板輸注無效、非溶血性發燒反應、輸血相關的肺損傷（TRALI）及輸血 GvHD（Transfusion associated-GvHD）。血小板輸注無效相關內容請參考「第十一章血小板與中性球抗原系統」，輸血反應請參考「第十二章輸血反應」。

10.9 HLA 檢驗與移植

在腎臟移植及造血幹細胞移植配對時準確的 HLA 分型扮演重要角色，對於肝臟、心臟及肺臟的移植，ABO 血型系統的配對是主要考量，雖然會對移植病人進行 HLA 分型，但與捐者的 HLA 配對並不被要求。不過手術前的交叉試驗仍必須進行；腎臟及胰臟的移植的配對標準相同，除考量 ABO 血型外，也考量 HLA 型別的吻合度。[2]

一般腎臟移植分型的解析度僅須達到血清分型解析度即可，但非親屬間造血幹細胞移植的配對，則須達到高解析的分型要求（前兩欄位解析度）。[10]

10.9.1 腎臟移植

腎臟移植配對會以 ABO 血型及 HLA-A、-B 及 -DRB1 型別的吻合狀況來考量，在 HLA 分型時，對於捐贈者及受贈者僅須達到中低解析度分型而得到對應的血清型別即可。但為避免移植器官的急性排斥，在移植前須使用受贈者的血清與捐贈者的淋巴球進行交叉試驗，此交叉試驗要求使用比常規淋巴球毒殺試驗法更靈敏的方法。[2]（參考本章 10.5.3 HLA 抗體檢測）

等候腎臟移植的病人，除進行 HLA 分型外，須定期進行血清中 HLA 抗體的篩檢，以了解是否有 HLA 抗體產生（如輸血），一般以細胞為基礎的方法進行篩檢，馬偕醫院過去是以常規的淋巴球毒殺試驗法進行，對十數個隨機的檢體進行測試，測試結果以 % PRA（panel-reactive antibody）表示，此值是以測試陽性反應個數除以測試的檢體數，如測試 12 人中有 4 人為陽性，其 % PRA=4/12=33%，此值代表在族群中隨機取樣時會有多少百分比的人有病人血清會有陽性反應，當數值越大時代表隨機捐贈者中抗體會作用的機率越高。抗體偵測除使用淋巴球毒殺試驗法外，現在也可使用更靈敏的 solid-phase assay 來進行抗體篩檢及抗體鑑定（參考本章 10.5.3 HLA 抗體檢測）。定期進行抗體篩檢的血清在測試完也會收集冷凍儲存（尤其是陽性血清），當配對到捐贈者時，移植醫院可以病人冷凍儲存的血清進行交叉試驗。

在臺灣移植器官來源有活體捐贈及腦死病人捐贈，腦死病人捐贈的器官是透過財團法人器官移植登錄中心依「人體器官移植分配及管理辦法」來進行分配。在移植醫院端，對於等待腎臟移植的病人，將病人的 ABO、HLA 型別及移植所須相關資料登錄至等待者資料庫中，並定期檢驗是否有 HLA 抗體產生。在勸募醫院端，當腦死病人有捐贈意願時，將會對捐贈者進行 ABO 血型及 HLA 分型檢測，在捐贈者通過第一次腦死判定後 1 小時內，將捐贈者資料通報器官移植登錄中心進行線上配對，移植登錄中心進行器官分配時，將先考量等待移植者與器官捐贈者的絕對因素後，再依序比較相對因素，而產生配對順位名單，並由勸募醫院依配對順位名單通知移植醫院，再由移植醫院通知受贈者來醫院準備進行移植，同時也須進行移植前的交叉試驗。

分配考量的絕對因素是指 ABO 血型吻合或相容，同時也考量捐贈者是否有感染過 B 型或 C 型肝炎病毒，如有病毒感染過的捐贈器官僅能移植給有 B 型或 C 型肝炎病毒感染過的受贈者；而相對因素包含 HLA 組織抗原符合配對、病人年齡、等候時間長短等。HLA 無錯配（zero ABDR mismatch）的受贈者有較優先的排序順位，因為無錯配的受贈者於移植後移植器官通常有較長的存活時間。

10.9.2 造血幹細胞移植配對

一般需要進行造血幹細胞（hematopoietic stem cell）移植的病人，由於手足兩人之間有四分之一的機會遺傳到相同的兩組單倍型，在醫院端會先由其手足尋找可能的幹細胞捐贈者，如無法找到可由其父母或其他親屬再進行尋找，一般親屬間的配對可先以中低解析的分型法尋找 *HLA-A*、*-B* 及 *-DRB1* 型別吻合的捐贈者，當尋找到吻合的幹細胞提供者時，再以高解析的分型法進行 *HLA-A*、*-C*、*-B*、*-DRB1* 及 *-DQB1* 的確認分型。

對於非親屬間的造血幹細胞移植，國際間主要是以捐贈者及病人在 *HLA-A*、*-C*、*-B* 及 *-DRB1* 4 個基因座上 8 個等位基因進行配對吻合度分析，最佳的配對為 8/8。[23] 在馬偕醫院病人多以高解析的分型法進行 *HLA-A*、*-C*、*-B*、*-DRB1* 及 *-DQB1* 的分型，再以此型別向慈濟骨髓幹細胞中心登記尋找適合的捐贈者，慈濟骨髓中心會先以病人的 *HLA-A*、*-B* 及 *-DRB1* 型別由志願捐髓者的資料庫中進行配對尋找，若尋找到適當的捐贈者，慈濟骨髓幹細胞中心會再對捐贈者進行高解析的確認分型，若有需要可再進行 *HLA-C* 及 *-DQB1* 的檢測。

自 1993 年慈濟基金會成立慈濟骨髓捐贈中心起，在 2005 年時慈濟骨髓幹細胞中心有 266,024 人登錄，在此登錄中至少可找到一人 HLA 相同的幹細胞捐者的機會是 65～70%，也完成了 1,000 例造血幹細胞捐贈。在 2018 年 2 月底慈濟骨髓幹細胞中心網頁統計資料顯示，志願捐髓者累計數目達 420,011 人，要找到適合的捐贈者機會更高，幹細胞捐贈移植案例也已達 4,926 例。目前（2022 年 8 月）慈濟骨髓幹細胞中心志願捐髓者累計數目已達 458,535 人，幹細胞捐贈移植案例已達 6,290 例（國內 2,871 例，海外 3,419 例）。

造血幹細胞移植的配對主要在防止移植後的 GvHD（Graft-versus-host disease；移植物對抗宿主的疾病）的發生，如果移植時捐贈者與接受者的 HLA 型別不同時，移植進來的 T 細胞對於宿主體內與其不同的 HLA 抗原將會產生排斥反應。

造血幹細胞移植以手足完全吻合是最佳選擇，若無法找到再由骨髓資料庫搜尋適合的非親屬捐贈者，而現在也有利用臍帶血進行移植，可容許較多的 HLA 型別不吻合，有時無法尋找到完全吻合的配對者時，有些移植中心會利用 T cell depletion（排除或降低）的方式處理捐者的幹細胞，去除其中與排斥相關的 T 細胞，以減少 HLA 型別不合所引起的 GvHD。[2]

10.10 HLA 分型在其他臨床應用

早在 1967 年報告 Hodgkin Disease（何杰金氏病）與 HLA 相關後，50 年來 HLA 與疾病的相關性也一直被多方面研究，由於 HLA 蛋白的生理功能與個體的免疫調控有關，也因此認為與免疫相關的疾病常與特定 HLA 的型別有關。

在這些與 HLA 相關疾病中，HLA 扮演著重要的角色，但帶有此基因型並不一定即會致病，尚須有環境因子及個體中其他因子的配合才能致病。同時 HLA 中各個基因座間的連鎖特性，也使疾病相關性分析時不易確定哪個基因座才是致病的主要因子。

10.10.1 自體免疫疾病

自體免疫的疾病（autoimmune disease）與 HLA 相關性的研究最多，但在東西方族群的研究結果中相關的型別有時並不盡相同。如在歐洲人 Graves' Disease（葛瑞夫茲氏病）與 *DRB1*03:01* 有關，檢測的靈敏度（sensitivity）也高，但在臺灣 *DRB1*03:01* 的頻率也不低，但不同實驗室的結果都未看到其與 *DRB1*03:01* 有相關，而在臺大醫院卻分析到與 *DPB1*05:01* 相關，而馬偕醫院在兒童病人上分析到與 *DRB1*09:01* 有關。另外 Type I diabetes（第一類型糖尿病）在歐洲人是與 *DRB1*03-DQB1*02* 及 *DRB1*04-DQB1*03:02* 這兩個單倍型有關，而臺大醫院的結果另外增加了 *DRB1*09:01-DQB1*03:03* 及 *DRB1*04:05-DQB1*04:01* 兩個單倍型也與疾病有關。不過這些研究都能提供疾病機轉的探討，但仍無法應用於疾病的治療及預防。

不過有些疾病利用 HLA 型別的檢測有極高的靈敏度，雖專一性不佳但仍可被用來輔助疾病的診斷。如 B27 可在 90% 的僵直性脊椎炎（ankylosing spondylitis, AS）的病人中看到，雖然具有 B27 型別的人絕大多數（80%）並未發病，但對於有 AS 相關症狀的病人，醫生會進行 B27 型別鑑定以幫助診斷。另外 *DQB1*06:02* 也被用來輔助猝睡症（narcolepsy；又名渴睡症、嗜睡症）的診斷。

10.10.2 藥物不良反應預防

近年來發現一些藥物的不良反應與 HLA 的型別相關，尤其是 HLA-B 的型別，已有報告 *B*15:02* 與癲癇用藥 carbamazepine、[24]*B*58:01* 與治療痛風用藥 allopurinol[25] 及 *B*57:01* 與治療 HIV 用藥 abacavir 都會引起皮膚的 hypersensitivity 不良反應；[26] 另外 *B*38:02* 與治療甲狀腺亢進的用藥會造成嗜中性球減少的藥物不良反應。[27] 因此可在服藥前鑑定病人的 HLA 型別，當有這些型別的病人，即避免給藥或密集監測藥物使用狀況，以預防這類藥物的不良反應發生。

10.10.3 次世代基因定序（Next generation sequencing, NGS）簡介

10.10.3.1 NGS HLA套組定序原理

1. 從 genomic DNA 經過 PCR 擴增要定序的 *HLA* 基因片段，此套組涵蓋的 *HLA* 基因片段。
2. 將長片段的 PCR 產物隨機打斷成碎小片段（此步驟稱為 fragmentation），其中大約 200～500bp 大小的片段，是進

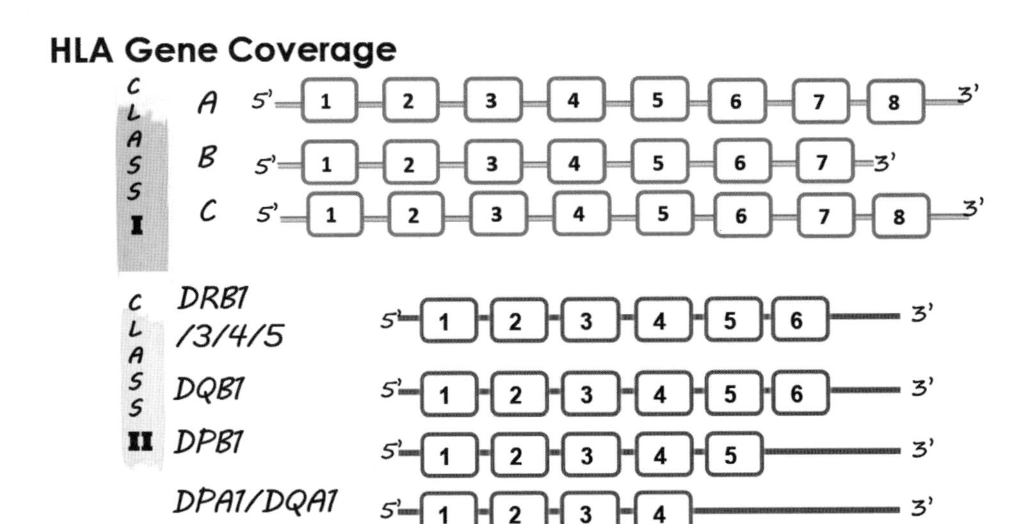

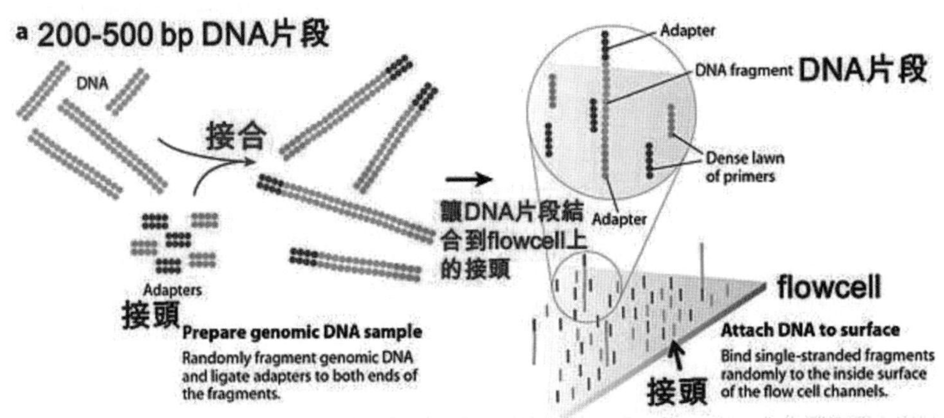

Mardis ER. Annu. Rev. Genomics Hum. Genet. 2008;9:387-402.

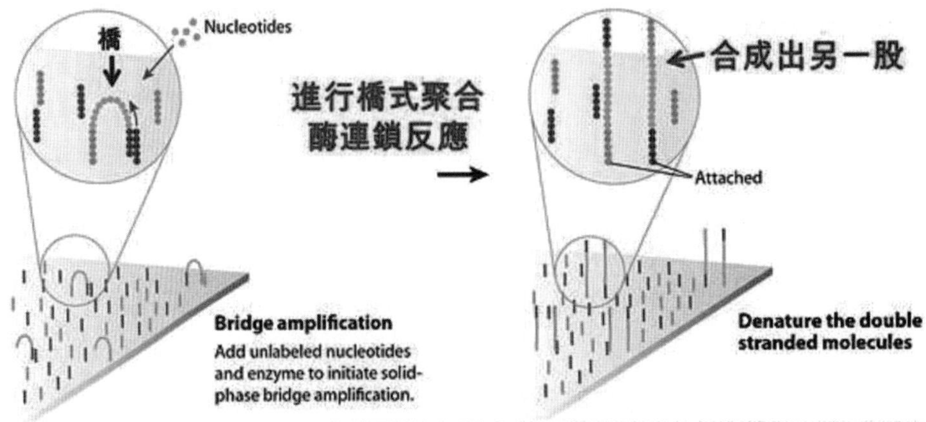

Mardis ER. Annu. Rev. Genomics Hum. Genet. 2008;9:387-402.

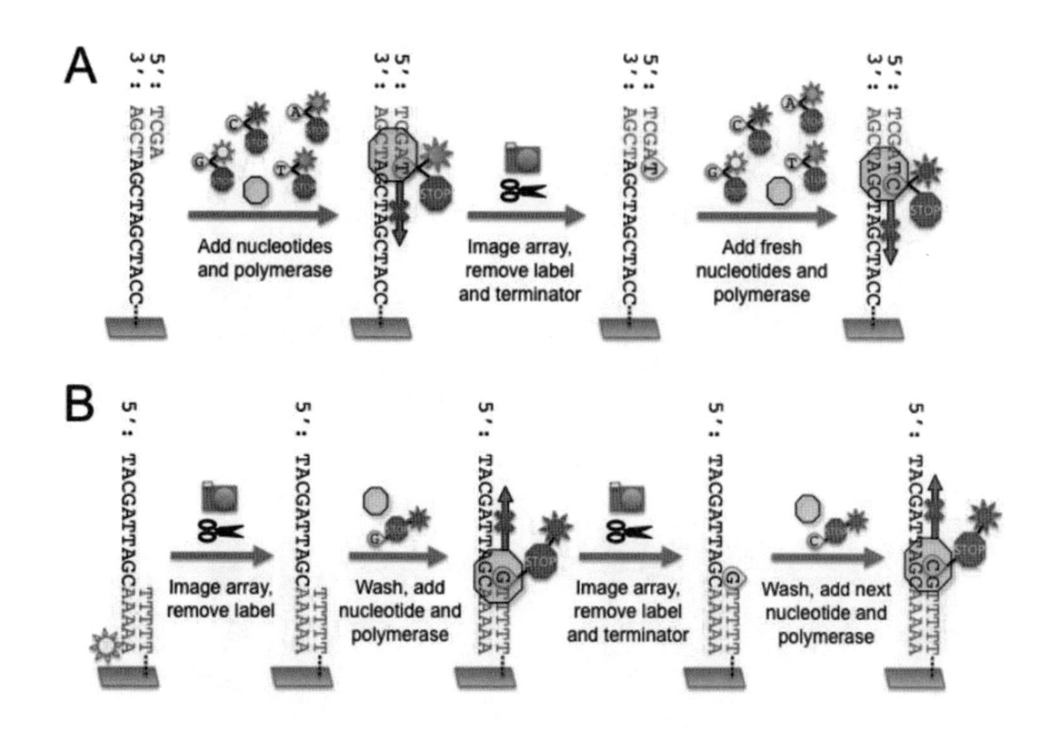

行後續反應的最佳片段。

3. 將碎小片段 DNA 接上人工設計的 DNA 微片段（稱為 Adapter），此步驟稱為 Ligation。
4. 將已接 Adapter 的 DNA 片段放入到反應裝置（flowcell）上，flowcell 上表面帶有可與 Adapter 結合的 DNA 片段；帶有 Adapter 的 *HLA* DNA 片段藉此吸附於 flowcell 上。
5. Flowcell 放置入 Illumina NGS 定序機台後，先進行橋式聚合酶連鎖反應擴增待定序 DNA 片段。
6. 定序反應：
   (1)放入 A、T、C、G 帶有螢光的 dNTP。
   (2)與待測 DNA 第 1 個鹼基互補者結合上去並放出螢光。
   (3)機器以拍照方式偵測應紀錄螢光。
   (4)移除 dNTP 之螢光分子。
   (5)反覆上面步驟 1～4，每一次反覆，便往第一個鹼基的下一個鹼基結合與偵測螢光。
7. 訊號分析：搭配 NGS 定序系統的軟體，可將訊號判讀並轉為 ATGC 序列。

10.10.4 臺灣族群人口中獨特或罕見的 HLA 等位基因

慈濟骨髓資料庫在臺灣族群人口中首次發現的獨特或罕見的 HLA 等位基因數量，以 HLA-B 位點最多，其次是 HLA-A、-DRB1 和 -C 位點，最少的是 HLA-DQB1（請見附錄 C-3）。當臺灣人口檢驗量繼續增加時，更多的首次發現的獨特或罕見的 HLA 等位基因也將繼續增加。

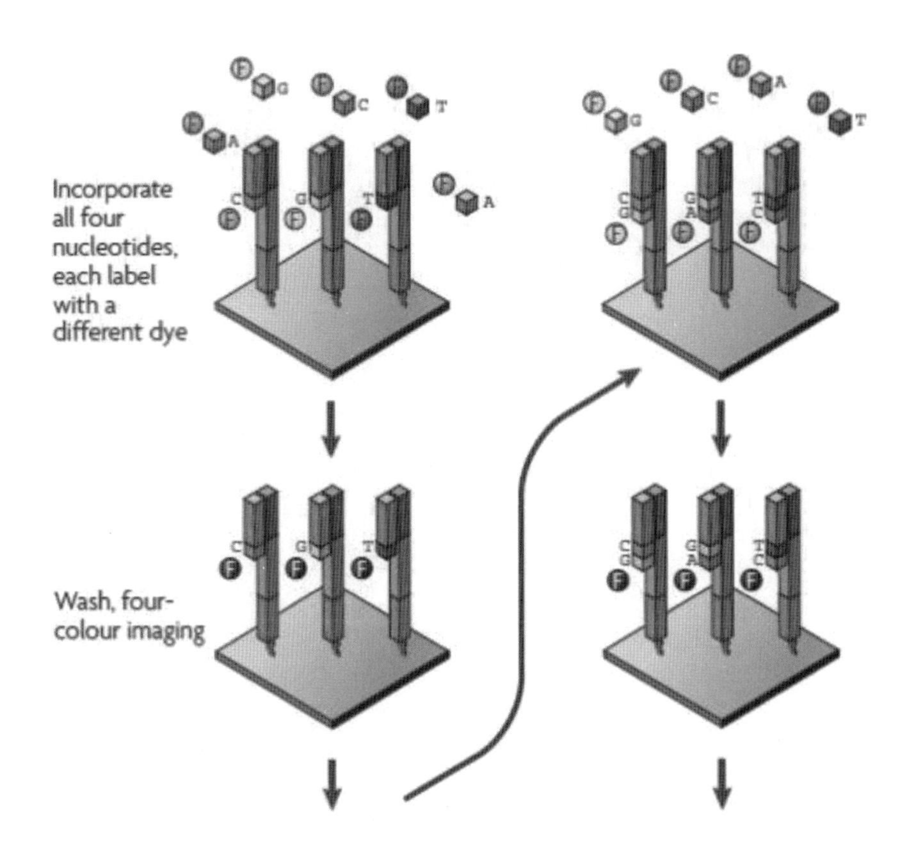

拍照順序 (每一次反應拍照一次)

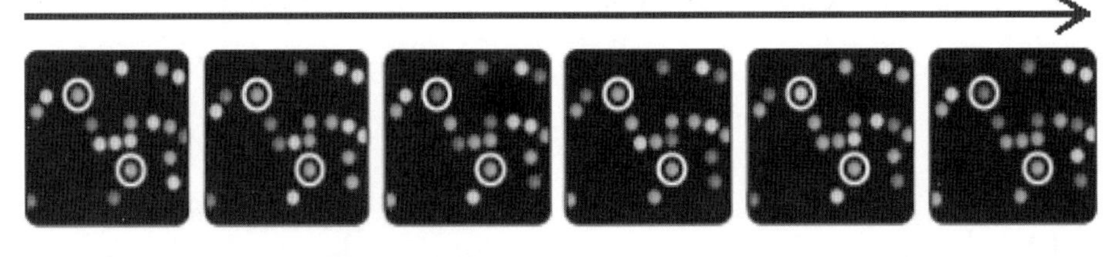

學習評量

1. HLA class I 分子在體內組織的分布？
2. HLA class I 分子如何進行抗原呈現的過程及其作用的目標細胞為何？
3. HLA class II 分子在體內組織的分布？
4. HLA class II 分子如何進行抗原呈現的過程其作用的目標細胞為何？
5. HLA 等位基因型命名規則中，4 個欄位的數字差異所代表的意義？
6. 簡述 HLA 以 PCR 為基礎的分型法及其優缺點。
7. 器官移植配對的分型解析度要求？
8. 器官移植前抗體篩檢及移植前的交叉試驗如何進行？
9. 非親屬間幹細胞移植的分型解析度要求

參考文獻

1. Thorsby, E., *A short history of HLA.* Tissue Antigens, 2009. 74(2): p. 101-16.
2. Bray, R. A., M. S. Pollack, and H. M. Gebel, *The HLA System*, in *AABB Technical Manual 18th edition*, M. K. Fung, Editor. 2014.
3. Saper, M. A., P. J. Bjorkman, and D. C. Wiley, *Refined structure of the human histocompatibility antigen HLA-A2 at 2.6 A resolution.* J Mol Biol, 1991. 219(2): p. 277-319.
4. Stern, L. J., et al., *Crystal structure of the human class II MHC protein HLA-DR1 complexed with an influenza virus peptide.* Nature, 1994. 368: p. 215-221.
5. 林媽利，輸血醫學，2005，臺北：健康文化事業公司。
6. *Complete sequence and gene map of a human major histocompatibility complex. The MHC sequencing consortium.* Nature, 1999. 401(6756): p. 921-3.
7. Robinson, J., et al., *The IPD and IMGT/HLA database: allele variant databases.* Nucleic Acids Res, 2015. 43(Database issue): p. D423-31.
8. Saiki, R. K., et al., *Enzymatic amplification of beta-globin genomic sequences and restriction site analysis for diagnosis of sickle cell anemia.* Science, 1985. 230(4732): p. 1350-4.
9. Middleton, D. and F. Williams, *A history of DNA typing for HLA*, in *HLA 1997*, P.I. Terasaki and D.W. Gjertson, Editors. 1997, UCLA tissue Typing Laboratory, Los Angeles, California. p. 61-84.
10. Nunes, E., et al., *Definitions of histocompatibility typing terms: Harmonization of Histocompatibility Typing Terms Working Group.* Hum Immunol, 2011. 72(12): p. 1214-6.
11. Hollenbach, J. A., et al., *A community standard for immunogenomic data reporting and analysis: proposal for a STrengthening the REporting of Immunogenomic Studies statement.* Tissue Antigens, 2011. 78(5): p. 333-44.
12. Marsh, S. G., et al., *Nomenclature for factors of the HLA system, 2010.* Tissue Antigens, 2010. 75(4): p. 291-455.

13. *Nomenclature for factors of the HLA system, 1987.* Tissue Antigens, 1988. 32(4): p. 177-87.
14. Mack, S. J., et al., *Common and well-documented HLA alleles: 2012 update to the CWD catalogue.* Tissue Antigens, 2013. 81(4): p. 194-203.
15. He, J., et al., *Common and well-documented (CWD) alleles of human leukocyte antigen-A, -B, -C, -DRB1, and -DQB1 loci for the Chinese Han population do not quite correlate with the ASHI CWD alleles.* Hum Immunol, 2012. 73(1): p. 61-6.
16. Chu, C. C., et al., *Diversity of HLA among Taiwan's indigenous tribes and the Ivatans in the Philippines.* Tissue Antigens, 2001. 58(1): p. 9-18.
17. Lin, M., et al., *The origin of Minnan and Hakka, the so-called "Taiwanese", inferred by HLA study.* Tissue Antigens, 2001. 57(3): p. 192-9.
18. Chu, C. C., et al., *Anthropology/human genetic diversity population reports: Tainwan's populations*, in *Immunobiology of the Human MHC*, J. A. Hansen, Editor. 2006, International Histocompatibility working group press: Seattle, Washington USA. p. 611-615.
19. Chu, C. C., et al., *HLA-A, -B, -Cw and -DRB1 allele frequencies from Taiwan.* Human Immunology, 2004. 65: p. 1102-1181.
20. Excoffier, L. and H.E. Lischer, *Arlequin suite ver 3.5: a new series of programs to perform population genetics analyses under Linux and Windows.* Mol Ecol Resour, 2010. 10(3): p. 564-7.
21. Yang, K. and H. Chen, *Using high-resolution human leukocyte antigen typing of 11,423 randomized unrelated individuals to determine allelic varieties, deduce probable human leukocyte antigen haplotypes, and observe linkage disequilibria between human leukocyte antigen-B and-C and human leukocyte antigen-DRB1 and-DQB1 alleles in the Taiwanese Chinese population.* Tzu Chi Med J 2017. 29: p. 84-90.
22. Xiao, Y., et al., *Evaluating the potential impact of mismatches outside the antigen recognition site in unrelated hematopoietic stem cell transplantation: HLA-DRB1*1454 and DRB1*140101.* Tissue Antigens, 2009. 73(6): p. 595-8.
23. Petersdorf, E.W., *Optimal HLA matching in hematopoietic cell transplantation.* Curr Opin Immunol, 2008. 20(5): p. 588-93.
24. Chung, W. H., et al., *Medical genetics: a marker for Stevens-Johnson syndrome.* Nature, 2004. 428(6982): p. 486.
25. Hung, S. I., et al., *HLA-B*5801 allele as a genetic marker for severe cutaneous adverse reactions caused by allopurinol.* Proc Natl Acad Sci U S A, 2005. 102(11): p. 4134-9.
26. Hughes, D. A., et al., *Cost-effectiveness analysis of HLA B*5701 genotyping in*

preventing abacavir hypersensitivity. Pharmacogenetics, 2004. 14(6): p. 335-42.

27. Chen, P. L., et al., *Genetic determinants of antithyroid drug-induced agranulocytosis by human leukocyte antigen genotyping and genome-wide association study.* Nat Commun, 2015. 6: p. 7633.

第十一章　血小板與中性球抗原系統

羅仕錡

學習目標

1. 了解血小板抗原之臨床意義。
2. 了解血小板抗原系統（human platelet antigen, HPA）。
3. 了解非HPA抗原系統之其他抗原。
4. 描述血小板輸注無效常見原因以及臨床應對策略。
5. 描述胎兒與新生兒異體免疫血小板減少症。
6. 說明輸血後紫斑症。
7. 敘述血小板抗體檢測方法。
8. 了解人類中性球抗原系統，以及其臨床意義。
9. 描述自體免疫中性減少症。

11.1 血小板抗原系統

血小板表面有不同抗原，經輸血或是懷孕等免疫刺激下形成血小板抗體。與血小板抗體有關的臨床問題包括血小板輸注無效、胎兒新生兒異體免疫血小板減少症、輸血後紫斑症以及自體免疫血小板減少症。

血小板抗原包括人類血小板抗原（human platelet antigen, HPA）、人類白血球抗原第一型（human leukocyte antigen, HLA, class I）、ABO 血型抗原以及 CD36 抗原（CD36 抗原未被歸類在人類血小板抗原系統）。

11.1.1 人類血小板抗原系統（HPA）

至 2022 年，人類血小板抗原系統（Human platelet antigen, HPA）共登錄 35 個型別及 41 種抗原。這些抗原表現在血小板表面的醣蛋白（glycoprotein，簡寫為 GP）上；已知的 41 種抗原則是分布在 7 種血小板醣蛋白：GPIIb, GPIIIa, GPIbα, GPIbβ, GPIa, GPIX 及 CD109。[1] 這些抗原形成的原因是核苷酸發生基因突變，致使胺基酸替換而出現免疫致敏的新抗原位點。在輸血或懷孕時，若接觸自己沒有的血小板抗原，就可能會引發抗體產生。血小板抗原系統又被稱為「血小板特異抗原」（platelet specific antigen），其意是指只會在血小板上表現的特定抗原。但有例外，如 HPA15 抗原（CD109），除了血小板上會表現外，在 T- 淋巴球、血液造血前驅細胞及內皮細胞都會表現，而且這些血球細胞的表現量比血小板多。由於這些非血小板特異的血小板抗體，臨床上主要是造成與血小板免疫反應為主，如血小板輸注無效等，因此仍歸類於血小板抗原系統。

血小板抗原系統的命名原則是以數字表示發現的次序。HPA-1 為第 1 個被發現的抗原。若有成對之對位抗原，則以 a, b 標記其頻率高低，頻率高者為 a，頻率低者為 b。已知的 41 種抗原中，有 12 個是成對的對位抗原（包括 HPA-1a, HPA1-b; HPA2-a, HPA2-b; HPA3a, HPA3b; HPA4a, HPA4b; HPA5a, HPA5b, HPA15a, HPA15b）。其他 29 種抗原，則只有單一對位抗體曾在病人檢體檢出，依國際相關學會命名原則，只能視為研究中的抗原，尚非完整的系統，在抗原名稱後加註字母 w（w 表示 workshop，工作坊之意）以區別，例如 HPA-6bw。表 11-1 為血小板抗原系統及臺灣與歐美之各分型頻率分布。表中臺灣本地抗原頻率主要是根據台北捐血中心針對 998 名捐血人基因分型的結果，以參照其他發表之本地數據整理而成。[2-8]

以下分別介紹臨床上主要 HPA 抗原分型。

11.1.2 血小板 GPIIb/IIIa 上之抗原

GPIIb/IIIa 是血小板凝集作用相當重要的分子，屬於整合素（integrin）超家族，具有黏合分子（adhesion molecule）之功用。GPIIb/IIIa 可以與血栓纖維原

表 11-1　人類血小板抗原系統

System	Antigen	臺灣頻率	歐美頻率	Glycoprotein (CD)	胺基酸變異	基因	核苷酸變異
HPA-1	HPA-1a/a	99.1%	72%	GPIIIa (CD61)	Leu33Pro	*ITGB3*	176T>C
	HPA-1a/1b	0.9%	26%				
	HPA-1b/b	0%	2%				
HPA-2	HPA-2a/2a	93.2%	85%	GPIbα (CD42b)	Thr145Met	*GPIBA*	482C>T
	HPA-2a/2b	6.6%	14%				
	HPA-2b/2b	0.2%	1%				
HPA-3	HPA-3a/3a	29.7%	37%	GPIIb (CD41)	Ile847Ser	*ITGA2B*	2621T>G
	HPA-3a/3b	52.3%	48%				
	HPA-3b/3b	18%	15%				
HPA-4	HPA-4a/4a	99.5%	>99.9%	GPIIIa (CD61)	Arg143Gln	*ITGB3*	506G>A
	HPA-4a/4b	0.5%	<0.1%				
	HPA-4b/4b	0%	<0.1%				
HPA-5	HPA-5a/5a	97%	88%	GPIa (CD49b)	Glu505Lys	*ITGA2*	1600G>A
	HPA-5a/5b	3%	20%				
	HPA-5b/5b	0%	1%				
	HPA-6bw	b/b<1%	b/b<1%	GPIIIa (CD61)	Arg489Gln	*ITGB3*	1544G>A
	HPA-7bw	b/b<1%	b/b<1%	GPIIIa (CD61)	Pro407Ala	*ITGB3*	1297C>G
	HPA-8bw	b/b<1%	b/b<1%	GPIIIa (CD61)	Arg636Cys	*ITGB3*	1984C>T
	HPA-9bw	b/b<1%	b/b<1%	GPIIb (CD41)	Val837Met	*ITGA2B*	2602G>A
	HPA10bw	b/b<1%	b/b<1%	GPIIIa (CD61)	Arg62Gln	*ITGB3*	263G>A
	HPA11bw	b/b<1%	b/b<1%	GPIIIa (CD61)	Arg633His	*ITGB3*	1976G>A
	HPA12bw	b/b<1%	b/b<1%	GPIbβ (CD42c)	Gly15Glu	*GPIBB*	119G>A
	HPA13bw	b/b<1%	b/b<1%	GPIa (CD49b)	Met799Thr	*ITGA2*	2384C>T
	HPA14bw	-	b/b<1%	GPIIIa (CD61)	Lys611del	*ITGB3*	1909_1911delAAG
HPA-15	HPA-15a/15a	28.4%	35%	CD109	Ser682Tyr	*CD109*	210C>A
	HPA-15a/15b	50.7%	42%				
	HPA15b/15b	20.9%	23%				
	HPA-16bw	-	b/b<1%	GPIIIa (CD61)	Thr140Ile	*ITGB3*	497C>T
	HPA-17bw	-	b/b<1%	GPIIIa (CD61)	Thr195Met	*ITGB3*	662C>T
	HPA-18bw	-	b/b<1%	GPIa (CD49b)	Gln716His	*ITGA2*	2235G>T
	HPA-19bw	-	b/b<1%	GPIIIa (CD61)	Lys137Gln	*ITGB3*	487A>C
	HPA-20bw	-	b/b<1%	GPIIb (CD41)	Thr619Met	*ITGA2B*	1949C>T

（續）

System	Antigen	臺灣頻率	歐美頻率	Glycoprotein (CD)	胺基酸變異	基因	核苷酸變異
	HPA-21bw	-	b/b<1%	GPIIIa (CD61)	Glu628Lys	*ITGB3*	1960G>A
	HPA-22bw	-	b/b<1%	GPIIb (CD41)	Lys164Thr	*ITGA2B*	584A>C
	HPA-23bw	-	b/b<1%	GPIIIa (CD61)	Arg622Trp	*ITGB3*	1942C>T
	HPA-24bw	-	b/b<1%	GPIIb (CD41)	Ser472Asn	*ITGA2B*	1508G>A
	HPA-25bw	-	b/b<1%	GPIa (CD49b)	Thr1087Met	*ITGA2*	3347C>T
	HPA-26bw	-	b/b<1%	GPIIIa (CD61)	Lys580Asn	*ITGB3*	1818G>T
	HPA-27bw	-	b/b<1%	GPIIb (CD41)	Leu841Met	*ITGA2B*	2614C>A
	HPA-28bw	-	b/b<1%	GPIIb (CD41)	Val740Leu	*ITGA2B*	2311G>T
	HPA-29bw	-	b/b<1%	GPIIIa (CD61)	Thr7Met	*ITGB3*	98C>T
	HPA-30bw	-	b/b<1%	GPIIb (CD41)	Gln806His	*ITGA2B*	2511G>C
	HPA-31bw	-	b/b<1%	GPIX (CD42a)	Pro123Leu	*GBIX*	369C>T
	HPA-32bw	-	b/b<1%	GPIIIa (CD61)	Asn174Ser	*ITGB3*	521A>G
	HPA-33bw	-	b/b<1%	GPIIIa (CD61)	Asp458Gly	*ITGB3*	1373A>G
	HPA-34bw	-	b/b<1%	GPIIIa (CD61)	Arg91Trp	*ITGB3*	349C>T
	HPA-35bw	-	b/b<1%	GPIIIa (CD61)	Arg479His	*ITGB3*	1514G>A

（fibrinogen）、血栓纖維（fibrin）、von Willabrand 因子、fibronectin 結合，發揮止血功能。失天缺少 GPIIb/IIIa 的病人，稱為 Glanzmann thrombasthenia，會有嚴重的出血的臨床問題。GPIIb/IIIa 複合物體是由 GPIIb 及 GPIIIa 兩個蛋白所組成。每個血小板表面約有 80,000 個 GPIIb/IIIa 複合體，是表現量最多的醣蛋白。[9] 目前所知的 41 種血小板特異抗原中，有 27 種是位在 GPIIb/IIIa 蛋白上；其中 8 種在 GpIIb 上，19 種在 GPIIIa 上。[1]

第 1 個被發現的血小板特異抗原 HPA-1a（舊名為 Pl^{A1}）即是位於 GPIIIa 蛋白上。百分之二的白種人是 HPA-1a 陰性（表現型 HPA-1 b/b），HPA-1a 抗原致敏性高，這些人很容易在輸血或懷孕因接觸 HPA-1a 抗原而產生抗體。HPA-1a 抗體是最常被檢驗出的血小板特異抗體，根據美國血小板抗體參考研究室統計，HPA-1a 抗體占所有臨床血小板抗體檢出的 80% 以上。HPA-1a 抗體可以引起新生兒異體免疫血小板減少症、輸血後紫斑症以及血小板輸注無效，是血小板免疫抗體中最為重要的抗體。臺灣人 HPA-1a 陰性者極少，因此發生 HPA-1a 抗體有關的臨床疾病機會極低。台北捐血中心在 2013 年發表，針對 998 名捐血者檢測，均未檢出 HPA-1a 陰性者，據此推估 HPA-1a 抗原陰性者可能低於千分之一。[6]

HPA-3 系統抗原位於 GPIIb 上，

HPA-3 抗體可以造成新生兒異體免疫血小板減少症。HPA-3 抗體檢測需用完整的血小板才能檢測得到，有些血小板檢測方法會利用清潔劑類（detergent）化學物萃取細胞膜上抗原，但此種做法會改變 GPIIb 蛋白的立體結構，也就影響到 HPA-3 抗體與抗原位點之間的反應。台北馬偕醫院曾報告過一例 HPA-3a 抗體引起的新生兒血小板缺乏症，之後參與日本柴田教授發表的一例 HPA-3b 抗體引起的新生兒血小板缺乏症而其檢驗方法就必須以能保持 GPIIb 立體結構的方法才能測得到，若經清潔劑類化學物萃取的抗原，與病人抗體是沒有反應的。臺灣人 HPA-3a 與 HPA-3b 對於基因的頻率分別為 56% 與 44%。[6]

HPA-4 系統的抗原位於 GPIIIa，大部分人種其 HPA-4b 抗原陽性頻率均小於 1%（台北捐血中心針對 998 名捐者檢測，HPA-4 a/a, a/b, b/b 表現型分別為 99.5%, 0.5%, 0%）。[6]

11.1.3 血小板 GPIb/IX/V 上的抗原

醣蛋白 GPIb/IX/V 也是一種黏合因子，主要的結合物是 von Willebrand 因子，在啟動血小板凝集作用具有重要的角色。先天缺乏 GPIb/IX/V 蛋白者，是為 Bernard Soulier Syndrome，易有出血傾向。GPIb/IX/V 是由數種蛋白形成的複合物：包括 GPIbα, GPIbβ, GPIX 及 GPV。血小板抗原系統則主要分布於 GPIbα, GPIbβ；兩種蛋白各有一組血小板抗原系統：HPA-2a, HPA-2b（GPIbα）及 HPA-12bw（GPIbβ）。臺灣 HPA-2b 及 HPA-12bw 的頻率均極低。[6]2017 年全球始有第 1 個 GPIX 蛋白的異體抗原型文獻報告（HPA-31bw）。

11.1.4 血小板 GPIa/IIa 上的抗原

GPIa/IIa 蛋白是種整合素，又稱為整合素 a2b1（integrin a2b1）。是血小板負責與膠原蛋白（Collagen）結合的結合體（血小板表面另一個與膠原蛋白結合的蛋白是 GPVI，目前尚未發現對抗此蛋白的異體免疫抗體）。每個血小板上約有 3000-5000 個 GPIa/IIa 蛋白。HPA-5a, 5b 抗原位於 GPIa 蛋白上，此系統的抗體與新生兒血小板低下症有關。

11.1.5 血小板上 CD109 上的抗原（HPA-15 系統）

CD109 蛋白主要表現在 T 淋巴球上，與 TGF-b 細胞素具有抑制性調控作用。內皮細胞與血小板亦表現 CD109，但其生理功能不清楚。血小板表面約只有 1,000 個 CD109 蛋白。傳統血小板檢測都是利用血小板或取萃取物作為檢測工具，因血小板上的 CD109 蛋白量少，這些方法不容易測到 CD109 抗體；可能因為這個原因，血小板 CD109 抗體免疫相關臨床案例相對較晚才被報告。臺灣人 HPA-15 a/a, a/b. b/b 抗原表現型百分比分別為 28%, 51%, 21%。依此推估，發生 HPA-15 抗原致敏機會不低，應有不少與 CD109 抗體有關的血小板免疫相關臨床問題。日本學界針對血小板輸注的病人進行探討，發現如果以基因轉殖技術讓細胞表現多量的 CD109 的細胞作為抗體篩檢工具，可以提高 HPA-15 抗體的檢出率。以往用傳統的檢測無法找到抗體的血小板輸注無效者，改用此方法檢驗，可以檢出病人體內的 CD109 抗體。國人 HPA-15 抗原分布與日本人接近，推論 HPA-15 抗體可能是國人血小板輸注無效的要因之一。

11.2 非 HPA 抗原系統之其他抗原

11.2.1 血小板的 CD36 抗原（GPIV）

血小板，單核球及骨髓中早期的有核紅血球等細胞，其表面均會表現 CD36 蛋白（Glycoprotein IV, GPIV）。CD36 可與許多蛋白結合，其中包括第 1 型與第 4 型膠原蛋白、低密度脂蛋白膽固醇等。CD36 抗體最早是日本學者在一例新生兒血小板減少症證實，起初的命名是 Nak[a] 抗體。後來發現 CD36 抗體的產生，是因基因突變造成細胞不表現 CD36 抗原（CD36null），在輸血或懷孕致敏後而形成的同種抗體（isoantibody），所以 CD36 抗體並無 a 或 b 對位抗原的變異，也未列入人類血小板抗原系統（HPA）。CD36 抗原缺乏以亞洲人與黑人較常見，白種人則罕見。CD36 蛋白缺乏分為兩型：第 1 型缺乏者，血小板與單核球均不表現 CD36，此為 CD36null，第 1 型缺乏者（即 CD36null 者）會因致敏形成抗 CD36 抗體。第 2 型缺乏則是血小板不表現 CD36，但單核球會表現 CD36，這些人不會產生 CD36 抗體。臺灣民眾約 0.6% 是第 1 型缺乏，1% 是第 2 型缺乏。[10]CD36 抗體可造成新生兒血小板低下症、輸血後紫斑症以及血小板輸注無效。馬偕醫院曾證實兩例因 CD36 抗體引起的新生兒血小板低下症。其中第一例是 1995 年發現，載於第一版之輸血醫學，同一例做更完整的研究 2018 年發表於國際知名輸血期刊（*Transfusion*）。[11]

11.2.2 血小板表面的人類白血球抗原（HLA）

血小板表面會表現人類白血球抗原（human leukocyte antigen, HLA）第 1 型抗原，主要是 HLA-A, HLA-B 抗原，HLA-C 抗原量極少。血小板表面並不表現 HLA 第 2 型抗原。HLA 抗體是造成血小板輸注無效的主因。全面使用減除白血球血品可以降低 HLA 抗體的形成。除了輸血外，懷孕也是產生 HLA 抗體的常見時機，馬階醫院曾調查 216 名曾懷孕過的婦女，其中有 105 名（48.6%）檢出 HLA 抗體。[12]

11.2.3 血小板表面的 ABO 血型抗原

ABO 血型轉接酶（A-, B- transferase）會將特定醣轉接到各種醣蛋白上，血小板表面之醣蛋白（例如 GPIIb, IIIa, IV, Ia 等）均會受到轉接酶的作用接上特定之醣分子，表現出 A 或 B 抗原。血小板上 ABO 抗原表現量，人與人之間有不少的差別，其中百分五到十是屬於高表現者（high expresser），這些人之血小板有高量的 AB 抗原。臨床上，血小板供應不足時會考慮輸注 ABO 不容血型血小板，有報告發現，輸注不同血型血小板，輸到 ABO 高表現者之血小板，血小板上升效果明顯較差。

11.3 血小板抗體的臨床意義

11.3.1 血小板輸注無效（Platelet transfusion refractoriness）

臨床上有些病人血小板輸注後，體內血小板上升情形未符預期，這些情形稱為血小板輸注無效（platelet transfusion refractoriness）。血小板輸注無效的原因一般分為兩大類：第一類是非免疫的因素，例如脾臟腫大、敗血症、散布性血管凝固作用（disseminated intravascular coagulation）、使用抗黴菌藥（amphotericin B）等因素，這些情形與血小板抗體無關。第二類是免疫相關，血小板受抗體的破壞。免疫破壞血小板的抗體，其中最主要的是 HLA 抗體，其他次要的包括人類血小板抗原系統（HPA）抗體，CD36 抗體以及 ABO 血型抗體。[13]

減除白血球血品未普及前，輸血病人中經常約有 30% 會發生血小板輸注無效。歐美國家採用血品全面減除白血球措施後，發生率明顯降低只剩下不到 10%。

評估血小板輸注效果最常用的方法是計算輸注血小板後 1 小時，其校正血小板計數增加值（corrected platelet count increment；簡寫為 CCI）。血小板輸血後 CCI 值低於 7,500（也有人採用 5,000），則可以懷疑可能有血小板輸注無效。連續兩次輸血 CCI 未達到此標準，則確認為血小板輸注無效。

校正血小板計數增加值計算公式如下：

CCI =（**輸血前後血小板增加量 /mm^3**）× **體表面積 / 血小板輸注量**（×10^{11}）

公式中血小板輸注量的說明：每袋分離術血小板（或是 12 單位血小板濃度液）內含的血小板量約 3×10^{11} 個血小板，在公式中的血小板輸注量以 3 帶入。

血小板輸注無效 CCI 計算實例說明：一成人病人（體重 60 公斤，身高 170 公分；體表面積 1.68mm^2），輸血前血小板數目為 5,000/mm^3，輸注一袋分離術血小板（內含血小板數目統一估為 3×10^{11}）。

【情境 1】輸注後血小板上升到 30,000/mm^3。血小板增加量為 25,000/mm^3
則其 CCI 為 25,000×1.68/3 = 14,000，大於 7,500，血小板上升情形符合預期。

【情境 2】輸注後血小板數上升到 12,000/mm^3，血小板增加量 7,000mm^3
則其 CCI 為 7,000×1.68/3= 3,920，小於 7,500，判定為血小板輸注無效。

對於異體免疫所造成血小板輸注無效，提高血小板數目的輸血策略有：(1)

表 11-2 HLA- 配對血小板其配對等級說明

HLA typing	配對等級	說明
病人 A2,11; B46,51		
捐者		
A2, 11; B46,51	A	4個抗原符合
A2, -; B46,51	B1U	1個抗原未知或空白
A2, 11; B46,52	B1X	1個抗原是交叉反應群組（CREG*）
A2, -; B46,52	B2UX	1個抗原空白及1個交叉反應
A2,11; B13,46	C	1個不相容抗原
A2,11; B13,60	D	2個或以上之不相容抗原
A1,A26; B35,62	R	隨機選擇

*CREG: cross-reactive group，與血清法定出的HLA Class 1抗原有相互交叉反應的HLA抗原群組

提供 HLA 配合之血小板；(2) 以病人血清檢體直接進行血小板交叉試驗，發出交叉相容之血小板。

提供 HLA 配合血小板是最常用的策略。首先需要幫病人檢驗 HLA 型別（只需 HLA 第 1 型定型結果），血液中心依照其 HLA-A, B 型別尋找適合的捐者（血小板表面之 HLA-C 抗原表現量極低，不需配對）。HLA 相容配對依相容程度會分成不同等級（參見表 11-2 HLA- 配對血小板配對等級說明），臺灣捐血中心提供的會是 B2UX 以上相容等級。由於 HLA 配合血小板造成輸血相關移植體反宿主反應（transfusion-associated-GvHD）的風險高，輸注前均需經輻射照射處理過。

第 2 種策略是使用血小板交叉試驗幫病人找適合的血小板。血小板交叉是應用微孔盤進行 solid phasered cell adherence test（簡稱 SPRCA test）。這是觀察病人血清與血小板反應，原理類似紅血球交叉試驗。SPRCA 法的交叉試驗不僅可以檢視是否有 HLA 抗體之相容，也可以觀察非 HLA 抗體的反應（例如：HPA, CD36 等）。

HLA抗體引起之血小板輸注無效案例

以案例說明 HLA 相合血小板輸注臨床之應用，一名 30 歲女性病人，有 C 型肝炎病史。病人育有二子。此次因牙科問題，住院安排手術治療。血小板數目為 49,000/mm^3，術前先接受血小板輸注治療以降低術中出血風險。輸注 12 單位血小板後 1 小時，血小板數目為 40,000/mm^3，而且輸血時出現畏寒、呼吸急促等症狀，體溫也上升到 38.7 度。經計算其 CCI 為負值，疑有血小板輸注無效之問題。主治醫師幫病人檢查血小板相關抗體，篩檢出 HLA 抗體。於是安排輸注 HLA- 配合血小板，輸注一袋 HLA 配合分離術血小

板後，血小板數目由 40,000/mm^3 上升到 80,000/mm^3。

11.3.2 胎兒與新生兒異體免疫血小板減少症

胎兒與新生兒異體免疫血小板減少症（fetal and neonatal alloimmune thrombocytopenia, FNAIT）是因母親體內有對抗新生兒遺傳自父親的血小板抗原之抗體，這種血小板 IgG 型抗體可以通過胎盤進入胎兒血液，破壞不相容血小板，導致血小板低下症，嚴重者可能會出現顱內出血。致病機轉與新生兒紅血球溶血症相似，都是因為母親抗體透過胎盤進入胎兒，攻擊胎兒血球細胞，只不過攻擊的對象是血小板而非紅血球。一般新生兒溶血症多半發生在第二胎之後之嬰兒，但是，新生兒異體免疫血小板減少症可以發生在第一胎。

在歐美國家，最常見的胎兒與新生兒異體免疫血小板減少症是 HPA-1a 的抗體引起，約占所有抗體的 80%。其他會引起胎兒與新生兒血小板低下症的抗體依發生頻率依次 HPA-5b, HPA-1b, HPA-3a 等。臺灣則被報告的案例則有 HPA-3 抗體與 CD36 抗體（台北馬偕醫院）。[11,14]

CD36抗體引起之新生兒異體免疫血小板低下症案例：馬偕醫院案例報告

一名 26 歲母親第一胎流產，此次第二胎時生下足歲產之嬰兒。嬰兒在第 4 天大時，發現血小板數目僅有 36,000/mm^3。在排除感染等可能造成血小板數目減少之其他原因，懷疑是新生兒異體免疫血小板低下症，亦即母親體內血小板抗體經胎盤至胎兒，造成血小板減少。嬰兒與父親之血小板與單核球 CD36 抗原表現正常，而母親之血小板與單核球表面不表現 CD36，屬於第 1 型 CD36 缺乏者（即 CD36null 者）。母親與嬰兒血液中均有 CD36 抗體。病嬰於第 8 天大時接受免疫球蛋白注射（IVIG, 1g/Kg），血小板數目先是上升到 45,000/mm^3，在第 14 天時則回升到 160,000/mm^3。

11.3.3 輸血後紫斑症（PTP）

輸血後紫斑症（post-transfusion purpura, PTP）是一種極為罕見的輸血反應，與病人體內血小板抗體有關，最常被報告的是對抗 HPA-1a 抗原的抗體，對抗 CD36 的抗體及其他血小板醣蛋白抗體也曾被報告過。發生此種輸血反應時，病人會在輸血後 5 到 10 天，突然出現血小板減少，血小板減低的程度常是自限性。這類病人大都之前曾輸血過或曾懷孕，受到異體免疫形成血小板抗體。臨床表現最特殊處是，病程中除了輸入的抗原陽性血小板被破壞，就連病人自己未表現相對應抗原血小板，如同無辜的旁觀者連帶被破壞；所以病人血小板數目會減少。

輸血後紫斑症多半為自限性的，只需支持性療法；但嚴重輸血後紫斑症需要積極治療，可以治療方式有：血漿置換術以移除血液中的抗體，或是靜脈注射免疫球蛋白（IVIG）。病人病癒後，未來血小板輸注需要選用對應抗原陰性的捐者。

11.3.4 自體免疫性血小板減少

自體免疫血小板缺乏症（immune thrombocytopenia purpura, ITP）是因自體免疫失調而產生對抗血小板的自體抗體，造成血小板低下的症狀。依病情分類，可分急性及慢性。急性見於小孩子在病毒感染或打疫苗後發生，病情為自限性的，大多會在一兩月後自行好轉。少數較嚴重者需要靜脈注射血疫球蛋白（IVIG）。慢性 ITP 則常見於大人，且疾病持續 6 個月以上。部分慢性患者會同時還有其他自體免疫疾病（如紅斑性狼瘡）或是血液腫瘤疾病。ITP 病人之血小板或血中常可以測到抗血小板抗體。其對抗的抗原對象常為血小板表面的醣蛋白，例如 glycoprotein（GP）IIb / IIIa、GP IIIa、GPIb、GPV 或 GPIIb。

11.3.5 藥物引起之血小板抗體

臨床上有些藥物會引誘血小板抗體形成，進而造成血小板免疫破壞。這類藥物常見的有奎寧（quinine）、磺胺藥（sulfa drug）、vancomycin（抗生素）、rifampin（抗結核藥）。GPIIb/IIIa 拮抗藥物（GPIIb/IIIa antagonists）以及肝素。抗體產生的機轉，大多是因藥物是與血小板細胞膜上的醣蛋白（例如 GPIIb/IIIa）結合，形成可引發免疫作用的新抗原位點（neo-epitope），誘發藥物引誘抗體（drug-induced antibody）的形成。產生的抗體會造成血小板減少，可引起嚴重的出血；病人停止使用相關藥後血小板數目就會回升。

檢測藥物引起之血小板抗體時，需分別在有藥物存在與沒有藥物的檢測條件下，測試病人血清來測是否有對抗血小板的抗體反應。藥物引起的抗體，只在有藥物存在下才會有抗體抗原反應，在沒有藥物下是沒有反應。

肝素引誘血小板減少症（Heparin-induced thrombocytopenia, HIT）則是與肝素使用有關，但其作用機制及臨床表現與上述藥物之血小板減少症不同。使用肝素後，肝素會與血小板第四因子形成複合物（Platelet factor 4 complex, PF4 complex），在易受性病人體內誘發產生對抗此複合物之抗體。這些人在使用肝素後約第 5 天左右血小板會降低。但因為抗血小板第四因子抗體對血小板及內皮細胞具有活化作用引發血栓產生。因此除血小板數目降低外，還會有血栓症臨床表現。目前已有商用試劑檢測肝素 - 血小板第四因子複合物抗體作為診斷之用。COVID-19 疫苗中，腺病毒載體的 AZ（AstraZeneca）疫苗可能會有疫苗相關血小板低下症（vaccine-induced prothrombotic immune thrombocytopenia），其機轉也與血小板第四因子有關。

11.4 血小板抗體檢測方法

血小板抗體檢測最早是在 1978 年由荷蘭學者 von dem Borne 等人提出的血小板免疫螢光試驗：先讓血清與血小板一起置孵，以含 EDTA 之緩衝液清洗後，加入 FITC 螢光標記之抗人類球蛋白 F(ab′) 2 抗體（特異性包括抗 IgG 或 IgM），置於螢光顯微鏡下觀察。此實驗中選用 F(ab′) 2 抗體（移除 Fc 端，僅保留 Fab 端）而非完整的抗體，其目的在避免與血小板表面之 Fc 受器形成非特異結合。近來流式細胞儀（flow cytometry）較趨盛行後，血小板免疫螢光試驗大都使用流式細胞儀檢測血小板抗體，所應用之原理相同。

另一種血小板抗體檢測方法，是混合被動血球凝集試驗〔mixed-passive hemagglutination assay（MPHA）〕。這是由當時在日本東京大學的柴田（Shibata）教授在 1980 年前後發表的方法。本方法也是應用完整的血小板作為抗原測試。先將抗體與血小板在微孔盤中進行反應，最後加入指示紅血球細胞（indicator cell，其上被覆抗球蛋白抗體），靜置過夜後，觀察指示紅血球細胞的凝集現象，日本學界有關血小板抗體研究不少是使用此方法。

另一種也是使用完整血小板進行抗體檢驗的是固相紅血球吸附試驗（solid phase red cell adherence test；簡稱 SPRCA），本方法不僅可以檢測血小板抗體，也可用來進行血小板交叉試驗。操作上也是使用微孔盤進行反應，血清與血小板反應後，加入指示紅血球細胞，經離心後觀察結果紅血球在微孔的分布情形，此方法有商用檢驗套組。

以上 3 種方法都是利用完整血小板進行實驗，這些方法無法分辨抗原位點是在哪種醣蛋白上（也就無法確認血小板抗體的特異性）。而後來發展的抗原補捉（antigen capture）的血小板檢測法，就可以確認抗體的特異性。此方法先將血小板以清潔劑類（detergent）作用，將細胞膜上的醣蛋白取出，再以各種單株抗體捕捉固定於微孔底，加入病人血清反應，最後以酵素免疫法呈色判讀。使用抗原捕捉技術的方法包括歐洲研究室使用的 MAIPA（monoclonal antibody immobilization of platelet antigens）檢測法及美國研究室較常用 MACE（modified antigen capture ELISA）。這些方法的優點在於可以得知抗原所在的醣蛋白種類，有利於血小板抗體鑑定。

11.5 人類中性球抗原系統（Human neutrophil system）

中性球（又名顆粒白血球，英文分別為 neutrophil 與 granulocyte）是一種白血球，具吞噬作用，是對抗微生物感染的重要防線。與血小板特異抗體形成原因相同，中性球也會因表面蛋白的變異，而有異體免疫或是自體免疫作用而產生抗體。與中性球抗體有關的臨床症狀包括：異體免疫新生兒中性球缺乏症及自體免疫中性球減少症。此外，中性球抗體也與輸血反應有關。[15,16] 目前共同 5 種中性球抗原系統，表 11-3 為人類中性球抗原系統介紹。

第 1 個被發現的中性球抗原是 HNA-1 系統的 HNA-1a（舊名 NA1）。HNA-1 系統抗原是位於 FcγIIIb 蛋白（CD16b）。FcγIIIb 蛋白是免疫球蛋白 IgG 之 Fc 端受器，屬於GPI錨定（GPI-anchored）蛋白。每個中性球上約有 100,000 到 200,000 個 FcγIIIb 蛋白。基因型變異分析，最常見的兩種等位基因（allele），分別是 *FCGR3B*01* 及 *FCGR3B*02* 兩種型別。兩者型別之間共有 5 個單核苷酸點突變的不同，其中有4個是屬錯義突變（missense mutation），造成兩分型有 4 個胺基酸的差異。*FCGR3B*01* 基因型者會表現 HNA-1a 抗原，而 *FCGR3B*02* 基因型者會表現 HNA-1a, HNA-1d 抗原。有關其他基因型之抗原表現可以參見表 11-3 之說明。

另外，還有少數人有無效等位基因突變（null mutation），這些人的中性球不表現 FcγIIIb 蛋白，因此其中性球表面測不到 HNA-1 之抗原，稱為 HNA-1 null 型。馬偕醫院在 326 臺灣民眾在檢測到 1 名 HNA-1 null（頻率為 0.3%），而在 608 名原住名中檢測到 3 名 HNA-1 null（頻率為 0.5%）。[4,12]

HNA-2 抗原（舊名為 NB1）是在 CD177 蛋白上。HNA-2 抗體的產生是由於有些不表現 CD177 的人（CD177 null）接觸到 CD177 後因免疫致敏作用產生的同種抗體（isoantibody），而與蛋白之胺

表 11-3 人類中性球抗原系統

系統	舊名稱	醣蛋白 / 基因	等位基因（allele）	抗原表位（epitope）
HNA-1	NA1, NA2, SH	CD16/ *FCGR3B*	*FCGR3B*01*	HNA-1a
			*FCGR3B*02*	HNA-1b, HNA-1d
			*FCGR3B*03*	HNA-1b, HNA-1c
			*FCGR3B*04*	HNA-1a
			*FCGR3B*05*	HNA-1b variant
			*FCGR3B*null*	HNA-1 null
HNA-2	NB1	CD177/ *CD177*	*CD177*	HNA-2
			No allele	HNA-2 null
HNA-3	5a, 5b	CTL2/ *SLC44A2*	*SLC44A2*01*	HNA-3a
			*SLC44A2*02*	HNA-3b
			*SLC44A2*03*	HNA-3a variant
HNA-4	Mart	CD11b/ *ITGAM*	*ITGAM*01*	HNA-4a
			*ITGAM*02*	HNA-4b
HNA-5	Ond	CD11a/*ITGAL*	*ITGAL*01*	HNA-5a
			*ITGAL*02*	（HNA-5bw）

基酸替換形成新的抗原位點之異體抗體（alloantibody）的致敏作用不同。白種人約有 3% 是缺少 CD177 抗原，臺灣僅有 0.26% 左右。CD177 蛋白僅在中性球表現，其確實功能目前尚未完全清楚。

HNA-3 系統抗原是位於膽鹼類傳輸子蛋白 -2（choline transporter-like protein-2；簡寫 CTL2）。CTL2 蛋白除中性球會表現外，B 及 T 淋巴球上也有。HNA-3a 抗體是一種凝集素，可以促成中性球出現凝集現象。HNA-3a 抗體也是最常被報告可以引起輸血相關急性肺傷害（TRALI）白血球抗體。

HNA-4,HNA-5 分別位於 CD11b 及 CD11a 上。CD11b 與 CD11a 分別可以和 CD18 形成 CD11b/CD18 複合物（又稱為 Mac-1, CR3, 整合素 αMb2）及 CD11a/CD18（又稱為整合素 αLb2, LFA-1）複合物。C11b/CD18 與 CD11a/CD18 均屬於黏合分子（adhesion molecules），參與中性球與內皮細胞間的交互作用。CD11b/CD18 同時也是補體受器，可以辨識經補體分子 C3bi 被覆的細胞，以便吞噬作用的進行。

表 11-4 是臺灣與歐美中性白血抗原頻率之說明，其中臺灣的數據主要參照馬偕醫院發表的結果整理而成 [4,12]。

表 11-4　人類白血球抗原型頻率分布

系統	抗原	臺灣頻率	歐美頻率
HNA-1	HNA-1a/a	42%	12%
	HNA-1a/b	46%	54%
	HNA-1b/b	12%	46%
	HNA-1c	0	5%
HNA-2	HNA-2	99.7%	97%
	HNA-2 null	0.26%	3%
HNA-3	HNA-3a/a	48%	56～59%
	HNA-3a/b	43%	34～40%
	HNA-3b/b	9%	3～6%
HNA-4	HNA-4a/a	99.4%	78.6%
	HNA-4a/b	0.6%	19.3%
	HNA-4b/b	0	2.1%
HNA-5	HNA-5-a/a	78%	54.3%
	HNA-5-a/b	21%	38.6%
	HNA-b/b	1%	7.1%

11.6 中性球抗體之臨床意義

與中性球抗體有關的疾病有：(1) 異體免疫新生兒中性球缺乏症（ANN）；(2) 自體免疫中性球減少症；(3) 輸血相關反應，其中以輸血相關急性肺傷害（transfusion-related acute lung injury, TRALI）為最重要。[15] 以下分別針對異體免疫新生兒白血球缺乏症以及自體免疫白血球減少症作介紹。

11.6.1 異體免疫新生兒中性球缺乏症

如同母親異體抗體引起的新生兒紅血球溶血症及異體免疫新生兒血小板缺乏症一樣，懷孕時母體可以產生抗體對抗胎兒中性球的特異抗原，母親 IgG 的抗體透過胎盤到胎兒血中引起中性球的破壞，即為異體免疫新生兒中性球缺乏症（alloimmune neonatal neutropenia）。此病狀可在第一胎即會發生，嬰兒的臨床表現及嚴重程度差異不少，有些嬰兒沒感染的症狀，有些則有皮膚或呼吸道的感染，甚至菌血症。多數病患其感染病症大致輕微，約有 5% 死亡的報告。經 2～8 週白血球數目會恢復。靜脈免疫球蛋白注射（IVIG）可以提升病患血中白血球數目。

白種人 anti-HNA-1a、HNA-1b、HNA-2a 均曾經被發現引起新生兒中性球缺乏症。最常發生在產婦是 HNA-1a/a 或是 HNA 1b/b 同合子的情形。HNA-1null 者更易生抗中性球抗體。異體免疫新生兒中性球缺乏症的發生率為 0.2%，占新生兒加護病房病患的 1.5%。初產婦懷孕當中產生中性球抗體的機會約為 0.17%，在多產婦為 2%。另有報告在懷孕第 34 週 147 個產婦血中找到 29 個孕婦血清有抗中性球抗體，這些產婦所生的嬰兒臍帶血中白血球數有明顯的下降。[12]

馬偕醫院在 2001 年發現國內第 1 個 HNA-1null，病人為一名閩南籍產婦，所生下的嬰兒因母親抗 HNA-1 的抗體引起新生兒白血球缺乏症。HNA-1null 表現型在世界各地均屬稀見。有趣的是，在臺灣族群的研究中發現 118 客家人有 1 名 HNA-1null 型，而在 98 個阿美族人中找到了 3 名 HNA-1null 型，依此推算阿美族 HNA-1null 的基因頻率為 19.8%。[12,17,18]

異體免疫新生兒中性球缺乏症案例

30 歲母親第二胎產下足歲嬰兒；出生時理學檢查無異常，血液學檢查發現白血球數目為 7,200/mm^3，中性白血球僅 430/mm^3。醫師懷疑異體免疫新生兒中性球缺乏症，給予預防性抗生素治療及顆粒白血球生長激素（granulocyte colony stimulating factor, G-CSF），以避免病患發生感染症狀。病患中性球基因定型發現為 HNA-1 a,b 而母親則為 HNA-1b,b。母親與嬰兒血液送特殊實驗室檢查證實均有 HNA-1a 抗體。[19]

11.6.2 自體免疫中性球減少症

自體免疫中性球減少症（autoimmune neutropenia）較常見於嬰幼兒期，病人體內可以測得中性球自體抗體，常見發病年齡為 8 個月大（發病年齡的平均範圍 3～30 個月），但也有出生後 3 週發病的個案，病人約在 5 歲時會自然痊癒，白血球低下的時間平均達 13 到 20 個月。患者性別以女嬰稍多於男嬰。大部分的個案在發病時有嚴重的白血球低下，白血球低於 500/ mm^3；也有少數病患中性白血球可以推持在 1,000/mm^3 以上。骨髓穿刺可見到骨髓細胞之正常數或增生，中性球數目減少。此類病童易發生感染相關症狀，包括細菌性皮膚感染、中耳炎、呼吸道感染及尿道感染。病程大多自限性，但有少數病童因嚴重的感染致命。病人體內常可檢出中性白血球抗體。根據馬偕醫院諮詢室實驗室鑑定出自體抗體的特異性有 anti-HNA-1a、anti-HNA-1b 及廣範圍的 anti-HNA-1（pan-reactive anti-HNA-1）。此研究報告還顯示，臺灣兒童自體免疫中性球減少症與 HLA-DQB1*05:03 基因有相關。[17] 自體免疫中性球減少症也曾有成人的案例報告，這些病人常會有其他自體免疫性疾病或是血液病。[19]

11.6.3 中性球抗體在輸血與移植的臨床意義

中性球抗體與以下幾種輸血反應息息相關：非溶血性輸血發燒反應（febrile nonhemolytic transfusion reaction）、輸血相關急性肺傷害（transfusion-related acute lung injury, TRALI）及輸血相關異體免疫中性球減少症（transfusion-related alloimmune neutropenia）等。其中 HNA-3a 抗原（舊名 5^b 抗原）之抗體，是 TRALI 輸血反應案件中，常被檢出的抗體。

在移植醫學中，曾有案例報告指出因為病人與捐者之中球抗原不相容，在接受造血幹細胞移植後出現移植後中性球減少症（post-transplant neutropenia）。此外也曾有報告指出，病人曾因中性球抗體造成移植體延遲植入（delayed engraftment）甚至是移植排斥的情形。[15,20]

11.7 中性球抗體檢測方法

檢測中性球抗體比較困難且耗人力。檢測時所用的中性球必須保持抗原的完整性，冷藏保存或冰凍之白血球並不適檢測之用，只能靠新鮮採集分離的方式取得。負責檢驗的參考實驗室必須有中性球之捐者，隨時待命才能達成使命。中性球表面也會表現 HLA（人類白血球抗體），這會造成檢測抗人類中性球抗體反應的干擾，須特別處理或做排除。

目前常用的中性球抗體檢測方法傳統上主要有兩種，都需要有新鮮的中性球進行檢驗（兩項檢驗的英文名稱傳統上偏好使用顆粒白血球（granulocyte）：(1) 顆粒白血球凝集試驗（granulocyte agglutination test）；(2) 顆粒白血球免疫螢光試驗（granulocyte immunofluorescence test）。

顆粒白血球凝集試驗：這是最早用於檢測中性球抗體的方法之一。取病人血清與中性球，加入微孔盤內隔夜置孵一段時間，再加入礦物油方便凝集作用之作用。反應完畢後以倒立相位差顯微鏡觀察，陽性反應可以看到中性球出現凝集的現象。

顆粒白血球免疫螢光試驗：血清先與中性球置孵一段時間，之後再以含 EDTA 之緩衝液進行清洗將未參與反應的抗體清除。隨後加入 FITC 螢光標記之抗人類球蛋白抗體（抗 IgG 或 IgM），置於螢光顯微鏡下觀察。被抗體附著的中性球在螢光顯微鏡下會呈現螢光。中性球與抗體的作用，也可用流式細胞儀檢測，操作方法與原則相近似。

如果要進一步鑑定抗體的型別，通常需要應用單株抗體捕捉抗原的方式（monoclonal antibody specific immobilization of granulocyte antigen, MAIGA），利用單株抗體將中性球的蛋白抗原捕捉固定，再以化學免疫法確定是否與特異抗原對抗的抗體，如此可以得知抗體的特異性。

最近也有一些新的檢測方法，例如冷光微珠檢測（利用 Luminex 平台檢測）是一種市售產品已先將中性球抗原純化萃取，並被覆於微珠表面製成標準試劑；操作時將病人血清與微球混合，經固定時間之置孵後，加入帶螢光染劑（phycoerythrin）標記抗人類球蛋白抗體，最後是以雷射光激發判讀各微球之反應。這個方法可以同時篩檢 HNA 及 HLA 第 1 型與第 2 型抗體，其好處包括不需採集新鮮的中性球，操作標準化，檢測結果可相互比較。但缺點則是可以偵測的抗原型別較少，對 HNA-3a 抗體檢測不敏感，以及價錢昂貴。

學習評量

1. 因血小板抗原引起之抗體會造成哪些臨床表現？
2. 西方人發生胎兒與新生兒異體免疫血小板減少症最常見的抗體為何？
3. 臺灣臨床上曾報告的胎兒與新生兒異體免疫血小板減少症之抗體種類為何？與西方人有何不同？
4. 臨床上如何評估血小板輸注無效？
5. 臨床上對於血小板輸注無效之病患，如何選擇血小板？
6. 臨床檢測血小板抗體的方法有哪些？
7. 異體免疫新生兒中性球缺乏症的常因為何？目前知道的人類中性球抗原系統有哪些？

參考文獻

1. Human platelet antigen database. website. 2022. at https://www.versiti.org/medical-professionals/precision-medicine-expertise/platelet-antigen-database.
2. Liu TC, Shih MC, Lin CL, Lin SF, Chen CM, Chang JG. Gene frequencies of the HPA-1 to HPA-8w platelet antigen alleles in Taiwanese, Indonesian, and Thai. Annals of hematology 2002; 81: 244-8.
3. Lin M, Shieh SH, Yang TF. Frequency of platelet-specific antigens among Chinese in Taiwan. Transfusion 1993; 33: 155-7.
4. Chu CC, Lee HL, Chu TW, Lin M. The use of genotyping to predict the phenotypes of human platelet antigens 1 through 5 and of neutrophil antigens in Taiwan. Transfusion

2001; 41: 1553-8.

5. Yang WH, Cheng CS, Chang JB, Liu KT, Chang JL. Antibody formation in pregnant women with maternal-neonatal human platelet antigen mismatch from a hospital in northern Taiwan. The Kaohsiung journal of medical sciences 2014; 30: 25-8.
6. Pai SC, Burnouf T, Chen JW, Lin LI. Human platelet antigen alleles in 998 Taiwanese blood donors determined by sequence-specific primer polymerase chain reaction. BioMed research international 2013; 2013: 973789.
7. Shih MC, Liu TC, Lin IL, Lin SF, Chen CM, Chang JG. Gene frequencies of the HPA-1 to HPA-13, Oe and Gov platelet antigen alleles in Taiwanese, Indonesian, Filipino and Thai populations. International journal of molecular medicine 2003; 12: 609-14.
8. Tsao KC, Sun CF, Lai NC. The phenotype and gene frequencies of human platelet specific antigens among Chinese in Taiwan. Zhonghua Minguo wei sheng wu ji mian yi xue za zhi = Chinese journal of microbiology and immunology 1992; 25: 48-55.
9. Curtis BR, McFarland JG. Human platelet antigens-2013. Vox sanguinis 2014; 106: 93-102.
10. Lo SC, Lin KH, Hsieh HH, Lin DT, Hu CY. Genetic variations of CD36 and low platelet CD36 expression - a risk factor for lipemic plasma donation in Taiwanese apheresis donors. Vox Sang 2016; 110: 236-43.
11. Lin M, Xu X, Lee HL, Liang DC, Santoso S. Fetal/neonatal alloimmune thrombocytopenia due to anti-CD36 antibodies: antibody evaluations by CD36-transfected cell lines. Transfusion 2018; 58: 189-95.
12. 朱正中，李慧玲，賴勝凱。嗜中性球異體抗原頻率及白血球抗體發生率在捐血人族群的調查 2012 年台灣輸血學會研討會口頭報告論文（摘要）。
13. Hod E, Schwartz J. Platelet transfusion refractoriness. British Journal of Haematolo 2008; 142: 348-60.
14. Lin M, Shieh SH, Liang DC, Yang TF, Shibata Y. Neonatal alloimmune thrombocytopenia in Taiwan due to an antibody against a labile component of HPA-3a (Baka). Vox Sang 1995; 69: 336-40.
15. Brown T, Poles A. Human neutrophil antigens: Nature, clinical significance and detection. Int J Immunogenet 2021; 48: 145-56.
16. Reil. BKFA. Molecular Genetics of the Human Neutrophil Antigens. Transfus Med Hemother 2018; 45: 300-9.
17. Chu CC, Lin M. Human neutrophil antigen and antibody studies: a Taiwanews experience. ISBT Science Series 2011; 6: 391-2.
18. Lin M, Chu CC, Wang, CL, Lee HL.

Frequencies of Neutrophil-specific antigens among Chinese in Taiwan. Vox sanguinis 1994; 66: 27.

19. Wang LY, Wang CL, Chu CC, et al. Primary autoimmune neutropenia in children in Taiwan. Transfusion 2009; 49: 1003-6.

20. Lucas G, Culliford S, Bendukidze N, et al. Late onset cytopenias following haematopoietic stem cell transplant associated with viral infection and cell specific antibodies. Transplant immunology 2017; 41: 32-6.

第十二章　輸血反應

朱芳業

學習目標

1. 了解輸血反應的種類。
2. 了解輸血反應的鑑別與處理。
3. 了解輸血反應的預防。
4. 輸血反應探討的要領。

輸血可有效且迅速地改正病人嚴重貧血、血小板低下及血漿成分不足等狀況，然而可能引起身體的不良反應，一般稱為輸血反應。輸血反應涵蓋的範圍很廣，如表 12-1。給病人輸血前，醫療人員必須慎重衡量輸血的得失。所有疑似輸血反應都必須通報到血庫或輸血科。

輸血反應因有或沒有紅血球的破壞區分為溶血性及非溶血性輸血反應。

12.1 溶血性輸血反應（Hemolytic transfusion reactions）

紅血球血品在臨床上對治療嚴重貧血及出血非常重要，然而這些輸進去的紅血球對受血者來說是外來物質，可能引發免疫反應破壞輸進去的紅血球，也就是免疫性溶血（immune-mediated hemolysis）。輸進去的紅血球也可能受到非免疫性的破壞，例如：機械性、極端溫度、滲透壓、化學性的破壞。

臨床上，因為輸血反應的症狀及表徵不具特異性，其他的輸血反應有時也會被誤以為是溶血性輸血反應，而其他原因造成的溶血有時也會被誤以為是輸血引起的，所以儘快確定是否有溶血、是否與輸血有關及其原因，對當下病人的處理非常重要。

免疫性溶血性輸血反應，分為急性（Acute）及遲緩性（Delayed），前者是指紅血球的破壞在輸血時即開始（輸血中或輸血後 24 小時內），而遲緩性是在輸血後一段時間輸血後（輸血停止 24 小時後到 14 天），一般是繼發（憶起性）的抗體引起的。

傳統上紅血球的破壞分血管內溶血及血管外溶血，只有溶血性（lytic）抗體才能引起血球在血液中破裂，這些抗體能活化補體（經傳統途徑）到 C8-9 的複合體，然後在血球膜上打洞，使血紅素滲出到血漿中。至於不活化補體的抗體或只活化部分補體（到 C3）的抗體，破壞血球的方法只是經過肝及脾臟吞噬細胞的吞噬破壞。

12.1.1 急性血管內溶血性輸血反應（Acute intravascular hemolytic transfusion reaction）

典型以急性的血管內溶血（intravascular hemolysis）來表現，進而引起急性腎衰竭、瀰漫性血管內凝固（disseminated intravascular coagulation, DIC）、休克，甚至死亡。此種反應是臨床緊急狀況，需要立即處理，病人的症狀可有發燒、發冷、胸痛、血壓下降、臉部潮紅、呼吸困難、血紅素尿、休克、全身出血、少尿或無尿、背痛、注射處疼痛等症狀。症狀的輕重，主要是看抗體溶血的能力，但與血液輸入量的多少也成正相關（表 12-2）。

引起血管內溶血的抗體主要是強力破壞紅血球的 anti-A 及 anti-B 引起的，對國人來說其他的溶血性抗體有國人最常見的不規則抗體 anti-‘Mi^a’，及在體外使血球溶血的 anti-Le^a 也在國內曾引起體內急性

表 12-1　輸血引起的即時性或遲緩性不良反應（輸血反應）

即時性	
免疫性	常見原因
溶血性輸血反應	紅血球的不配合（紅血球的抗原抗體反應）
非溶性發燒反應	白血球的抗原抗體反應
過敏反應（anaphylactic reaction）	原因不明，可能因血漿蛋白的抗原抗體反應（在白種人一部分為IgA的抗原抗體反應）
輕微過敏（蕁麻疹）反應	血漿蛋白的抗原抗體反應
輸血相關急性肺傷害	部分個案為白血球的抗原抗體反應，部分個案可能是手術、創傷、或發炎等，活化了（primed）本身的中性球，因輸進了脂質發炎介質（lipid inflammatory mediators）而造成
非免疫性	
高燒及休克	血袋的細菌汙染
鬱血性心衰竭	循環超載
溶血	高溫、冷凍及不等張溶液引起血袋中的血球破壞、捐血人的G6PD缺乏
遲緩性	
免疫性	常見原因
溶血性輸血反應	紅血球的憶起性（anamnestic）抗體
移植物反宿主病（GVHD）	捐血人淋巴球的移植成功
輸血後紫斑	病人對抗血小板抗體的免疫反應
產生對抗紅血球、白血球、血小板、血漿蛋白的異體抗體	對抗捐血人的血液成分
非免疫性	
鐵的過量	長期輸血（>100袋）
肝炎	肝炎病毒
後天免疫缺乏症（AIDS）	由血袋感染
原蟲感染	瘧疾原蟲

表 12-2 ABO 血型不合血液的輸入量與病人症狀輕重的關係（紐約大學 1959）

輸入量（ml）	無症狀	血紅素尿	少尿或無尿		出血傾向***	共計
			< 48小時*	> 48小時**		
< 100	5	2	0	0	0	7
101-200	1	1	1	0	1	4
201-300	0	1	0	0	1	2
301-400	0	1	0	0	0	1
401-500	4	0	1	3	0	8
> 500	0	1	1	3	3	8

* 血紅素尿及一過性的腎功能障礙
** 血紅素尿及急性腎衰竭
*** 血紅素尿，急性腎衰竭及DIC

血管內溶血的輸血反應。在歐美尚有 anti-P_1PP^K 及 anti-Vel，Kidd 的抗體有時可見血管內的溶血現象。

12.1.1.1 ABO不相合輸血（輸錯血）引起的血管內溶血

輸錯血的機率過去在美國估計每 6,000 人次的輸血當中發生 1 次，死亡率估計每 10 萬人次中有 0.5～1 人。美國 1976 到 1985 年當中有 355 件與輸血相關的死亡，其中除去 AIDS 及肝炎案，及最後判定與輸血無關的個案外，剩餘的 256 件當中有 51% 是因 ABO 輸錯而引起急性溶血。在 ABO 輸錯血引起病人死亡的個案當中以 O 型病人占最多，占 85%。輸錯血的原因最多是輸血的單位（病房、開刀房）輸錯病人約占 50%，血庫的登記、檢體或作業的錯誤約占 30%。[3]

自 2000 年以來，隨著病人安全議題越來越受重視，輸血作業流程越來越嚴謹，引進各種智慧化核對的機制，如掃描病人及血袋條碼核對，輸錯血的機會越來越低，依據 2021 年臺灣血液安全監測網絡（Taiwan Hemovigilance Network, THN）年報，在 2018～2021 年間，沒有急性溶血性輸血反應（Acute hemolytic transfusion reaction）被通報。[4] 另，依據美國血庫學會（AABB）2016 年的估計發生率約每 10 萬單位紅血球有 5 例。

ABO 輸錯血引起的死亡主要是由於 DIC 及腎衰竭，在 40 個輸錯 ABO 血型的報告中，其中有 4 例死亡，這 4 例均發生 DIC，兩個病人在 24 小時內死亡，另外兩個病人在第 4 天出現腎衰竭死亡。[5]

● **個案：**

一中年女性病患因為車禍多重骨折，送入急診時已無心跳。急診立即進行緊急輸液及輸血。病人是 O+ 型，因作業失誤，被誤輸了 2 單位 A+ 型紅血球濃厚液（Packed Red Blood Cells, PRBC），輸後病人血液呈果凍狀，病人尿液呈現深褐色，點滴注射處有出血的情形，立即回報給醫師及血庫。醫師在血管內溶血的臆斷下，立即給予病人輸液及利尿劑，及類固醇。

血庫與臨床人員複核確定病人 O+ 被誤輸入 2U A+ PRBC；抽血評估：Bilirubin Total/Direct 5.7/2.5 mg/dL、GOT/GPT 198/80 IU/L, CPK 375 IU/L，Cr 0.83 mg/dL，尿液 Urobilinogen 2+，D-Dimer >10000 ng/mL，APTT 26.5 sec，PT 11.4 sec，Haptoglobin < 15 mg/dL。而另一病人為 A+ 被輸入 2U O+PRBC，所幸是 O+ 血，並未有任何不良反應。

檢討此事件，傳送人員攜回血液只交班說是「急救室」的醫囑，護理師情急之下，未釐清此血袋是哪位病人的需求（同時間有兩位病人在急救），只執行了覆核血袋與條碼無誤就進行治療，導致輸注錯誤。病人出現明顯的血管內溶血及血紅素尿，不過並無發燒的現象，經輸液及利尿劑治療，未出現腎衰竭及 DIC，病患經多次手術狀況穩定轉護理之家照護。

12.1.1.2 Anti-‘Mi^a’引起的血管內溶血

溶血性的抗體除了 anti-A 及 anti-B 以外，在臺灣尚有 anti-‘Mi^a’，除了這些抗體外，別的抗體很少發生相似的嚴重臨床症狀。Anti-‘Mi^a’ 為臺灣最常見的不規則抗體，在臺灣已有幾件 Anti-‘Mi^a’ 引起的血管內溶血的輸血反應報告，其中一例為 21 歲 40 公斤的女性，帶 Anti-‘Mi^a’，因慢性腎衰竭做血液透析治療，每 15 天輸一次血，因有時有發燒發冷的輸血反應，所以輸洗滌紅血球，但因作業上的錯誤而誤將不合的血輸給病人。病人在開始輸血後 10 分鐘（約輸入 50 ml 的血）臉部潮紅及呈現不安，所以輸血停止，約 1 小時後病人體溫上升到 39℃，抽血檢查發現血漿呈紅色、DAT 弱陽性反應、haptoglobin 下降、血清中找到固定補體的抗體 Anti-‘Mi^a’。血袋的紅血球為 Mi Ⅲ（GP.Mur）血型，病人輸血後血紅素沒有預期的上升。[5]

12.1.1.3 處理及治療

懷疑有急性溶血性輸血反應時，須立即停止輸血，保持點滴（用 normal saline）暢通，臨床人員要馬上確認病人及血袋是否正確，所有這個病人的血品要立刻管制起來，並立即通報血庫，如果發現有輸錯血的情形，要趕緊調查可能有另外一個病人也可能出錯。

治療必須依據臨床表現來決定，輕微的只要觀察，嚴重的個案就需要積極的治療。由於反應的嚴重度與輸入的血量有關，早期發現、停止輸血、預防再輸入不相合的血，是治療的第一步。如果有低血壓時，必須給予充足的點滴輸注，必要時用升壓劑，不過要留心不要造成循環超載，特別是心臟、腎臟功能不佳的病人。至於腎臟衰竭，主要著重在一開始的預防，包括治療前述的低血壓，及 DIC，可以考慮給利尿劑（furosemide、mannitol 等）。

12.1.2 急性血管外溶血性輸血反應（Acute extra-vascular hemolytic transfusion reaction）

由 ABO 血型以外的異體抗體引起的，這些抗體必須是在 37℃反應之臨床上有意義的抗體，有些不活化補體如 anti-D、-E、-c 等，有些可活化補體，如 anti-Jk^a、-Jk^b，不過抗體和紅血球反應後補體只被活化到 C3b 即停止，不再進行下去，所以不致引起像 anti-A、anti-B 引起的急性症狀，如：血壓下降、腎功能受損或 DIC 等。這也說明了在 anti-D 的高力價抗體引起的輸血反應罕見危及性命。此種輸血反應的症狀由無自覺症狀到發燒反應及黃疸。

● **個案**：Anti-D**引起的急性血管外溶血**

病人為 58 歲女性生過 5 個小孩，B 血型 RhD 陰性（B-），因子宮頸癌住院開刀，病人血清中含高力價 anti-D（1:512，AHG）、室溫反應 4+，開刀時因該院血庫沒做交叉試驗，給相同 B 血型但 RhD 陽性（B+）的血。輸血後病人出現發燒反應，Hb 沒預期的增加，直到 anti-D 被發現，改輸 B- 的血，病人才得以痊癒，因沒做生化及小便檢查，所以血中 bilirubin 的量及尿液中 urobilinogen 量不明，詳細臨床經過如圖 12-1。

Anti-D 因不固定補體所以即使為高力價 anti-D，輸血反應不致於讓病人死亡。這病人的 anti-D AHG titer 為 1:512，較血庫使用試劑的 anti-D 的 titer 1:128 高出很多，但病人只有發燒的輸血反應。

12.1.3 遲緩性溶血性輸血反應（Delayed hemolytic transfusion reactions）

分 2 種情況，第 1 種是輸血後發生免疫作用，輸血幾個星期後身體開始產生抗體，當抗體力價上升和血液循環中輸入的紅血球發生抗原抗體反應，而破壞輸入的血球，但這種抗體很少引起明顯的溶血，所以臨床上常沒症狀。診斷是靠 DAT 陽性的血球出現。第 2 種較第 1 種常見，即輸血前身體已被免疫，但抗體在血液中的力價下降到測不到，等輸血後血球上的抗原再度刺激使抗體（IgG）的力價在輸血後 3～7 天急速升高，稱憶起性抗體，然後抗體和血液中輸入的血球發生抗原抗體反應。最常見的症狀為發燒反應及 Hb 突然下降。常見的相關的抗體為 anti-Jk^a、-Jk^b。Anti-Jk^b 引起的溶血性輸血反應在國內發生過幾例，其中 1 例述於第 6 章的 Kidd 血型系統為遲緩性溶血性輸血反應（憶起性）。從表 6-3 可見 anti-Jk^b 力價在血液中很快升降的情形。另一例是馬偕醫院在 2000 年給一個第一次來住院的病人輸 4 袋紅血球濃厚液（抗體篩檢陰性），第 3 天病人發生血紅素尿，血中的血紅素無預期上升，血清鑑定出病人帶異體抗體 anti-Jk^b，病人於 1 個月後出院。這個案是由於抗體在血液中力價低以致於輸血前的抗體篩檢測不出來，等到輸完血後由於輸入帶 Jk^b 抗原的血球刺激病人增

月／日	5/18	5/20	5/22	6/5	6/18	6/19	6/21	6/23	6/27	7/3	7/9
臨床	開刀	嘔吐	嘔吐		發冷		嘔吐 發冷	發現 anti- D			
體溫（℃）		37.8		39.2	39	39	39				
Hb（gm）	11.6				8.0	7.9			9.1		
輸血量（ml）	500				500		750	250	250	250	500
血袋血型	B＋				B＋		B＋	B－	B－	B－	B－
血品	全血				全血		洗滌 血球	洗滌 血球	洗滌 血球	洗滌 血球	洗滌 血球

圖 12-1　Anti-D 引起血管外溶血的輸血反應

高抗體的力價，而產生遲緩性溶血性輸血反應。

12.1.4 非免疫性溶血性輸血反應（Non-immune-mediated hemolytic transfusion reaction）

輸進去的紅血球也可能受到非免疫性的破壞，例如：機械性（如：對血袋不正確的加壓、抽取血液時負壓太大等）、極端溫度（血袋放在過熱的熱水中不正確的回溫，或輸血時用不良的血液加溫器）、滲透壓、化學性的破壞（如：在血袋中或輸血管線上加入生理食鹽水外的溶液或藥物），此外，捐血人 G6PD 缺乏也可能引起溶血性輸血反應。

● **個案：血液因機械性傷害引起的溶血**

一早產兒因黃疸達 15 mg/dL 且在上升中，醫師決定進行換血治療，血液以空針抽取（血袋上接過濾器），換血過程一開始很順利，但到後來可能要很用力才從血袋抽出血，換血後，病兒無不適反應，稍後護理人員更換尿布時發現有血尿的現象，通報醫師及血庫。

換血前後檢體的 DAT 皆陰性，用剩的血袋並無溶血，但在過濾器後的管路殘留的檢體血漿呈紅色，病兒後兩次小便逐漸轉淡。後經照光治療，黃疸獲得改善出院。推測可能是抽血時負壓過大造成血球的傷害，因不是抗原抗體反應，沒有補體活化，故只有單純的血紅素尿。

12.2 非溶血性輸血反應

隨著血庫作業的健全，溶血性輸血反應隨之減少，相形之下非溶血性輸血反應幾乎占了所有輸血反應。馬偕醫院在 2000 到 2002 年當中，平均的發生率為 2.3%。非溶血性輸血反應以發燒反應最多（86.8%），其次為蕁麻疹反應（11.0%）及呼吸急促或窘困症（1.2%），只有 2 例溶血性輸血反應，詳見表 12-3

及表 12-4。而亞東醫院 2015～2017 平均發生率為 1.21%，以發燒反應及過敏反應最多，其次為呼吸急促或窘困症（4.1%）、無溶血性輸血反應，詳見表 12-5。

12.2.1 非溶血性發燒反應（Febrile nonhemolytic transfusion reaction, FNHTR）

FNHTR 是最常見的輸血反應，發生率從 0.1% 到 1% 都有報告。發生的機

表 12-3　馬偕紀念醫院 2000～2002 年輸血病人發生輸血反應的頻率（%）（全年輸血反應人次／全年輸血人次）

年分	台北院區	淡水院區	平均
2000	2.86	1.37	2.25
2001	3	1.15	2.26
2002	3.06	1.05	2.28

表 12-4　2002 年馬偕紀念醫院病人非溶血性輸血反應出現症狀的分布

症狀	個案數	%
發燒反應	1,141	86.8
蕁麻疹反應	145	11.0
呼吸急促或窘困	16	1.2
頭痛、背痛、全身痛	10	0.8
寒顫	3	0.2
總計數	1,315	100

表 12-5　亞東醫院 2015～2017 年輸血病人發生輸血反應分析

	2015	2016	2017	Total
輸血人次	25,379	26,925	29,763	82,067
輸血反應人次（%）	252 (0.99%)	294 (1.09%)	451 (1.52%)	997 (1.21%)
非溶血性發熱反應	158 (62.7%)	155 (52.7%)	164 (36.4%)	477 (47.8%)
過敏反應	69 (27.4%)	129 (43.9%)	281 (62.3%)	479 (48.0%)
輸血相關的循環超載	-	3 (1.0%)	1 (0.2%)	4 (0.4%)
輸血相關的呼吸困難	25 (9.9%)	5 (1.75)	3 (0.7%)	33 (3.3%)
輸血相關的急性肺損傷	-	2 (0.7%)	2 (0.4%)	4 (0.4%)

轉還未完全確定，過去曾認為可能是由HLA抗體、血小板抗體或白血球抗體所引起，但在病人血中並不見得測得到這些抗體，platelet-derived CD154（CD40 ligand）也被認為會引起輸注血小板的發燒反應，不過現在認為主要是由血袋中的白血球在儲存過程中所釋放出的細胞激素所引起，包括：interleukin (IL)-1、IL-6、IL-8、tumor necrosis factor-alpha（TNFα）。[6]

一般在輸血開始後1到6小時發生，出現發燒（1～2℃）、發冷（常有）、震顫（rigors，偶有）、輕微呼吸困難。一般開始輸血約60分鐘血壓先上升，發冷、再發燒。紅血球及血小板血袋中白血球的減少可防止發燒反應的發生，有人發現紅血球血袋中白血球含量少於0.5×10^9，可減少其發生。

12.2.1.1 非溶血性發燒反應的處理

因為是由白血球在儲存過程中所釋放出的細胞激素所引起，所以給予去白血球之紅血球或血小板，特別是儲存前去白血球，是最有效的。但由於並不是發生過的病人，再次輸血時一定會生再發生，發生過FNHTR的病人40%會發生第2次，發生過第2次的病人24%會發生第3次，所以在大部分的國家是針對有過二次發燒反應才使用去白血球的紅血球，不過已有至少18個國家採用全面去白血球的策略，而臺灣在2021年底臨床上使用的紅血球血品已經幾乎都是儲存前減除白血球的血品。[4]

1. 去白血球法

早在1970年代即知道血袋中的白血球可以免疫病人產生白血球抗體，但後來卻發現輸血可以明顯增長被移植腎臟的存活時間。隨著這個發現知道輸血可以引起病人免疫能力的下降，加上臨床觀察到輸過血的病人細菌感染及癌症復發的機會增加，這些被發現可能和輸入血液中的白血球有關，所以去除血袋中的白血球變成是很重要的作業。在過去有離心法、洗滌法、篩除法等不同的白血球移除法，但在1990年代發展的去白血球過濾器（leukocyte removing filter）可將白血球移除99.9～99.99%，使血袋中的白血球降到1×10^6以下而減少（預防）HILA alloimmunization的發生，而白血球含量少於5×10^8就可減少FNHTR的發生。

2. 以藥物抑制發燒反應

在發燒發冷時馬上靜脈內投予1克的aspirin，可以讓症狀在20分鐘內消除。然而在輸血前給予退燒藥（Acetaminophen）及抗過敏藥（diphenhydramine）並無法減少輸血反應的發生（包括發燒及蕁麻疹）[15]。

3. 可減少發燒反應症狀的因素

保持病人溫暖可以減低反應的厲害程度，所以輸血時須注意保持病人身體溫暖。輸血的速度減慢也可減輕症狀，所以如情況不緊急，原則上每小時輸不超過500ml或全血量的10%。

12.2.2 輸血相關的急性肺傷害（Transfusion related acute lung injury, TRALI）

TRALI 是最嚴重的輸血反應之一，死亡率過去在 50% 以上，現在的報告約 10～20%。在歐美的個案中顯示捐血人血漿中強力 leukoagglutinin（顆粒球特抗體）和病人的白血球反應，granulocytes 在肺部的微血管凝聚，被破壞後活化補體，引起肺微血管內皮細胞的破壞，滲出液（exudate）進入肺泡引起肺水腫、pO_2 下降、metabolic acidosis，而發生所謂的成人呼吸窘困症候群（adult respiratory distress syndrome）。症狀為輸血中或輸血後 6 小時內發生發冷、發燒及呼吸困難症狀，X 光檢查可見雙側肺浸潤（pulmonary infiltration）。

捐血人血漿中的強力 leukoagglutinin 引起病人呼吸的症狀早在 1957 年由 Brittingham 及 Chaplin 發現，當 50ml 含強力 leukoagglutinin（1:256）的全血輸給兩人中之一人時，發生厲害的肺水腫、缺氧、發冷、發燒及低血壓。1970 年 Hard 報告肺浸潤及輸血的關係，以後漸漸知道是由捐血人的強力 granulocyte antibody 引起的，後來發現捐血人的強力 HLA 抗體也可以引起同樣的呼吸困難，也因此多產婦所捐的血被認為較容易引起 TRALI。不過，並不是每一個 TRALI 都可以找到引發的白血球抗體，後來的研究推論病人可能因手術、創傷或發炎等，活化了（primed）本身的中性球，輸血時因同時輸進了血袋中的脂質發炎介質（lipid inflammatory mediators），而造成肺部微血管傷害漿液滲漏入肺泡，而引起 TRALI。[7]

12.2.1.1 處理

TRALI 的治療主要是支持性療法，基本上要先給氧氣補充，嚴重的要插管使用呼吸器，類固醇沒什麼幫助，不建議使用利尿劑（除非併有循環超載）。

12.2.2.2 臺灣的輸血相關急性肺傷害（TRALI in Taiwan）[4,8,9]

TRALI 在臺灣並不罕見，馬偕醫院自 2004 年至 2018 發現了 4 個 TRALI 確診案例。4 個案例臨床症狀都出現發冷、發燒、呼吸困難及 X 光呈現肺水腫，經排除其他可能的輸血反應及本身疾病之後，判定為 TRALI。後續的治療方式，其中 3 位是地中海貧血長期輸血患者，因輸注紅血球濃厚液而發生嚴重的 TRALI 輸血反應，之後改輸注洗滌紅血球，洗掉多餘的血漿蛋白，並未再發生相同的情況，且這 3 位發生反應的血袋白血球抗體篩檢呈陽性，捐血者皆女性。另一位患者引起 TRALI 的機制可能與前者不同，其白血球抗體篩檢是陰性，捐血者性別為女性。（詳見表 12-6）

雖然 TRALI 在臺灣的發生率還不是很清楚，但隨著大家對 TRALI 越來越警覺，發現的機會較過去高，依據 2021 年 THN 年報，2018～2021 年通報 14 例 TRALI，其中有 5 例危及生命，但所幸無一例死亡。[3] 另，自 2015 年 7 月 1 日起

表 12-6　4 例確診 TRALI 病人的臨床表現

	案例1	案例2	案例3	案例4
年齡／性別	12歲／女	34歲／女	54歲／女	34歲／男
病史	地中海型貧血	地中海型貧血	卵巢癌	地中海型貧血
血品血型種類數量	AB PC 3U	O PC 2U	AB PC 2U	O PC 3U
反應時間	< 4 hrs	3 hrs 20 mins	40 mins	4 hrs 20 mins
臨床症狀	發冷、發燒	發冷、發燒、頭暈	發冷、呼吸困難、臉潮紅	發冷、發燒、呼吸困難
血壓	88/46	88/58	114/66	108/56
體溫	40℃	39.5℃	36.6℃	39.5℃
溶血（輸血後檢體）	無	無	無	無
DAT	Negative	Negative	Negative	Negative
Chest-X-ray	肺水腫	肺水腫	肺水腫	肺水腫
BNP*	NA	NA	677 pg/mL	19 pg/mL
pO_2	NA	NA	NA	30 mmHg
病人 Granulocyte antibody HLA antibody [#]	 Negative Negative	 Negative Negative	 NA NA	 NA Positive
捐血人 Granulocyte antibody HLA antibody	 Anti-NA1 [#] Negative [#]	 Anti-NA2 [#] Negative [#]	 Negative [&] Negative [&]	 Negative [&] Positive [&]
陽性Donor性別	女	女	無	女

* BNP: Brain natriuretic peptide. Reference range <100pg/ml.
# 馬偕醫院檢測
& 捐中檢測

臺灣已實施優先供應男性捐血者血漿的政策，女性分離術捐血人也實施白血球抗體（HLA，HNA 抗體）篩檢，相信對 TRALI 的減少也有一定的幫助。[4]

12.2.3 輸血相關的移植物抗宿主病（Transfusion-associated graft versus host disease, TA-GVHD）

輸血可說是一種短暫的移植，主要是補充紅血球、血小板或血漿成分，輸進去的血，正常只能維持一段時間，但當血品中所含的淋巴球（外來的 T 細胞）成功的在宿主（受血人）存活後，可以侵襲及破壞宿主的組織，引發移植物抗宿主反應（Graft versus host disease, GVHD）。TA-GVHD 可見於全血、紅血球濃厚液、血小板濃厚液、新鮮血漿及從正常人分離出的白血球的輸血。

TA-GVHD 的症狀是病人在輸血後 1 到 2 個星期開始持續高燒、皮膚出現紅疹，很快蔓延全身，出現全血球低下（pancytopenia）、肝功能異常、腹瀉，病況急速惡化，在發病後 10 天內死亡，所以從輸血到死亡不到 1 個月，死亡率為 99%。這麼可怕的病原先在日本稱為「開刀後的紅皮症」，因為常在開刀輸血後發生，以全身皮膚變紅為特徵，1995 年 Aoki 根據骨髓的切片檢驗診斷為急性的 GVHD。過去在日本開刀需要輸血時，常由親人提供血液，而且因親人隨時可以抽血，所以常常將新鮮的血液輸給病人，因此活動力強的淋巴球跟著血液進去病人體內，如果進去的淋巴球剛好是組織抗原單倍型（HLA haplotype）的同合子（homozygous），而病人剛好是該單倍型的異合子（heterozygous），就可能發病。

日本胸腔外科學會在日本厚生省的委託下做了全國的開刀後疑似 TA-GVHD 的個案調查，Juji 等統計 137 家醫院 1981～1986 年當中 63, 257 例心臟開刀輸血的病人中，96 例出現 TA-GVHD 的症狀，所以心臟開刀的病人出現輸血後疑似 TA-GVHD 的機會為 659 個病人中有 1 個，這些病人大都年紀大，開刀同時有用類固醇治療，且輸過新鮮血，其中應該許多來自親人的血液。日本紅十字會在 1992 年發表日本 340 家醫院 1986 年後 5 年當中一共發生 171 例 TA-GVHD，所以平均每年發生 34 例。從 1993 到 1997 年每年報告到日本紅十字會的個案約 10 例，到 1998 年以後因大部分血袋經過照射，所以每年發生率下降到 2 例左右，2000 年以後可能因全面使用去白血球的血品就沒有再發現。日本已禁止近親間的輸血，除非血液經過照射，韓國也有 TA-GVHD 的案例。[10,11,12]

1996 年省立桃園醫院詹育彰等報告臺灣第 1 個 TA-GVHD，是發生在一位足月產女嬰，出生後兩天因新生兒黃疸用其父親的新鮮全血進行換血治療（exchange transfusion），換血後黃疸消退出院，10 天後出現高燒及全身性紅疹再度入院，隨後出現肝腫大、全血球低下及黃疸（Total/direct bilirubin 30.8/19.1 mg/dL）。皮膚切片可見表皮層有分散性的角質細胞伊紅性角化異常（dyskeratosis）、衛星狀壞死（satellite necrosis），血液中分裂中期淋巴球染色體檢查，25 個淋巴球中，有 22 個呈現女嬰應有的 XX 染色體，另有 3 個卻表現男性的 XY 染色體。後雖給予類固醇及環孢靈素治療，但病情持續惡化，住院後 25 天自動出院，3 天後死亡。[13]

除了這個案例，依據 2021 年 THN 年報，2018～2021 年只通報 1 例 TA-GVHD 的死亡案例，並不多見。[4] 有可能是臺灣醫界對這個病還相對比較陌生，而且其症狀和敗血病、藥物過敏及 Toxic shock syndrome 相似，所以也許沒看出來，另外一個可能是臺灣的族群較日本人多元，所以較不易發生，但是近親之間的輸血我們還是應該避免，如果一定要輸親人的血液，就需要事先把血液拿去照射，讓血液中的淋巴球失去攻擊的能力。

預防

輸給免疫缺乏症的病人各種血液前，必須先以 1,500～2,500 rad 放射線照射，將淋巴球反應的能力消除（血液須照射 3,500 rad 以上才會影響紅血球的存活）。原則上只要有一顆淋巴球成功的在宿主身上存活分裂，就可能發生，所以減白不認為是有效的方法。

12.2.4 輸血後紫斑

輸血後紫斑（post-transfusion purpura）是在輸血後 1 星期發生嚴重的血小板缺乏症，而引起全身的紫斑，引起的原因是因血小板上有特異抗原如 Pl^{A1}（HPA-la），在白種人 97% 屬陽性，3% 屬陰性，致產生白種人最常見的血小板異體抗體 anti- Pl^{A1}。當本身為 Pl^{A1} 陰性病人因輸血等原因而產生 anti- Pl^{A1} 抗體，由於此種抗體可強力固定補體，而且 anti-Pl^{A1} 與輸入血小板上 Pl^{A1} 抗原形成免疫複合體，附著於病人本身 Pl^{A1} 陰性的血小板，會導致病人 Pl^{A1} 陰性的血小板也被一齊被吞噬破壞（無辜的旁觀者），造成血小板缺乏的紫斑症。白種人的輸血後紫大多由 anti-Pl^{A1} 引起。[14]

在臺灣幾乎所有的人屬於 Pl^{A1} 陽性（測 1,100 人的結果為 100%），所以沒有如白種人由 anti- Pl^{A1} 造成之困擾。相似的情形也出現在日本人（測約 1,000 人的結果為 99. 9%）及韓國人。臺灣詹詠絮等曾報告一例 Anti-CD36 引起的輸血後紫斑。[16] 另外，在國際上 HPA-3b 抗體也被報告會引起輸血後紫斑。

● **個案：Anti-CD36引起的輸血後紫斑**

79 歲女性因咳嗽和呼吸困難入院，入院時發現胸口隱約有一點瘀青（當時血小板數為 253,000），5 天後鼠蹊處及導管置入處也出現瘀斑（血紅素 7.9，血小板數 113,000），之後陸續輸了紅血球濃厚液及新鮮冷凍血漿，瘀青的範圍逐漸變大，而且出現血便（血小板數 98,000），又輸了減白紅血球濃厚液 6 單位、新鮮冷凍血漿 4 單位及減白分離術血小板 12 單位。之後，在其他部位也出現紫斑，每天都輸了很多紅血球、新鮮冷凍血漿及分離術血小板，不過身上瘀斑的範圍越來越大，血小板也一路掉到 6,000。後來檢測出病人 CD36(-)，而且有 anti-CD36，改輸 CD36(-) 減白分離術血小板，血小板才上升到 20,000。[16]

輸血後紫斑相當罕見，臺灣雖尚無正式的個案報告，但在臨床上仍偶有疑似的個案造成診斷及處理上的困難。這個案例因出血的症狀及貧血，加上有血小板低下及貧血，輸了一堆血，結果越輸越低，一直到測出病人 CD36（Nak^{a}）陰性，而且有 anti-CD36，輸了 CD36(-) 減白分離術血小板才有上升。

12.2.5 過敏反應

輸血病人可發生過敏反應（allergic reaction），輕度如蕁麻疹反應，嚴重者為過敏性休克（anaphylactic shock），出現皮膚潮紅、低血壓、胸痛及呼吸困難，也可以發生介乎於兩者間之 anaphylactoid reaction。

12.2.5.1 IgA缺乏引起的過敏反應

在白種人，嚴重反應的個案已被證實是由血漿中的 IgA 和病人血液中 anti-IgA 反應引起的（病人血液中缺乏 IgA），anti-IgA 大部分是因輸血引起，但許多嚴重的個案原因不明。以免疫擴散法（Immunodiffusion）測白種人血漿中 IgA 含量，每 650 人即有 1 人測不到 IgA，這方法的敏感度為 1mg/dl。在日本以 haemagglutination inhibition 測 93,020 捐血人，發現只有 4 人缺少 IgA，頻率為每 23,000 個人才有 1 個，但他們同時發現有 21 個捐血人缺乏 lgA subclass 中的一種，即 IgA1 或 IgA2，所以頻率為每 4,400 捐血人當中有 1 人缺少 IgA 的一個 subclass。缺少 subclass 可因輸血產生抗體，在往後的輸血因輸入血中的 IgA1 或 IgA2，和抗體引起輸血反應，但在輸血反應的探討常查不出原因，因 subclass 缺少時，IgA 的血中濃度總量常無明顯的變化。馬偕醫院在 1987 年間以 haemagglutination inhibition 測 2,736 個住院病人血中 IgA 缺乏的情形，未找到 IgA 缺乏的病人。[17]

臺北榮總韋至信在 1996 年發表血中缺少 lgA 的個案，病人為 66 歲女性，因癌症及貧血住進臺北榮總，輸 10ml 紅血球濃厚液即發生過敏性休克，經靜脈注射 antihistamine、hydrocortisone 及帶氧氣罩後症狀改善。第 2 天給去白血球的血液也發生同樣的反應，直到給洗滌紅血球才順利輸完血。病人的血液及家屬的血液經送美國紅十字會實驗室，證明病人血中無 lgA，且帶高力價的 anti-lgA（1:2,560，以 passive hemagglutination 測），她的一個兒子有部分 IgA 缺少且量減少為 14mg/dl，同時帶 anti-IgA2。這家族的家譜如圖 12-3。[18]

12.2.5.2 結合蛋白（Haptoglobin）缺乏引起的過敏反應

結合蛋白（haptoglobin, Hp）屬於血漿球蛋白，可以與紅血球代謝後游離出的血紅素（hemoglobin, Hb）結合，形成 Hb-Hp 複合物，將游離血紅素帶到肝臟處理。Hp 單體是由一個 α 鏈及一個 β 鏈所形成，再彼此接合形成雙合體、三合體或四合體；α 鏈的製造是由 Hp1 及 Hp2 等位基因（allele）所控制，故有 Hp1-1、Hp2-1 及 Hp2-2 3 種基因型，當 Hp 基因有刪除（deletion）發生時（Hp^{del}）就不會製造 Hp。

日本紅十字會調查 4,138 個自願通報的非溶血性輸血反應個案，其中 367 例個案為即時型過敏性輸血反應，發現 7 例有 Hp 缺乏的情形，其中 6 例有嚴重急性非溶血性輸血反應，6 例被證實是 Hp^{del} 同合子，且都測到有對抗 Hp 的 IgG 和 IgE 抗體。

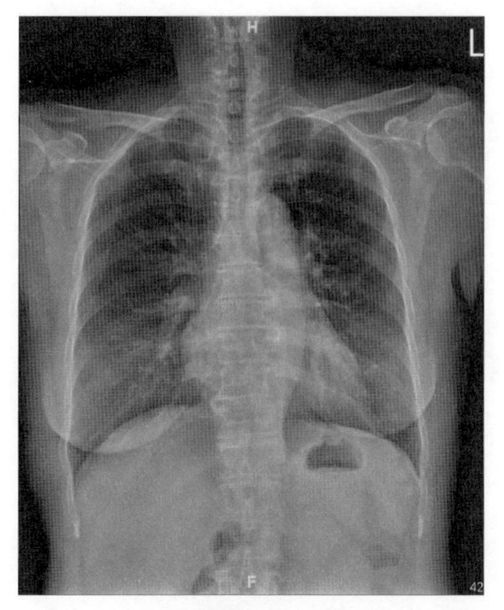

a.輸血前

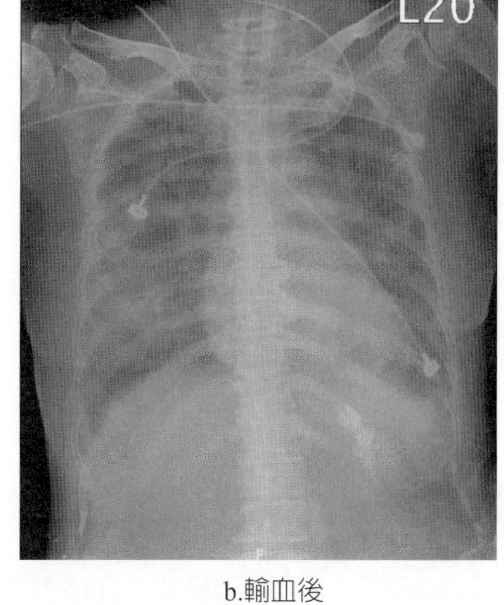

b.輸血後

圖 12-2　TRALI 之胸部 X 光所見。a. 輸血前胸部 X 光無心臟擴大，肺野清晰；b. 輸血後兩側肺部浸潤，因躺著照片子心臟看起來稍大

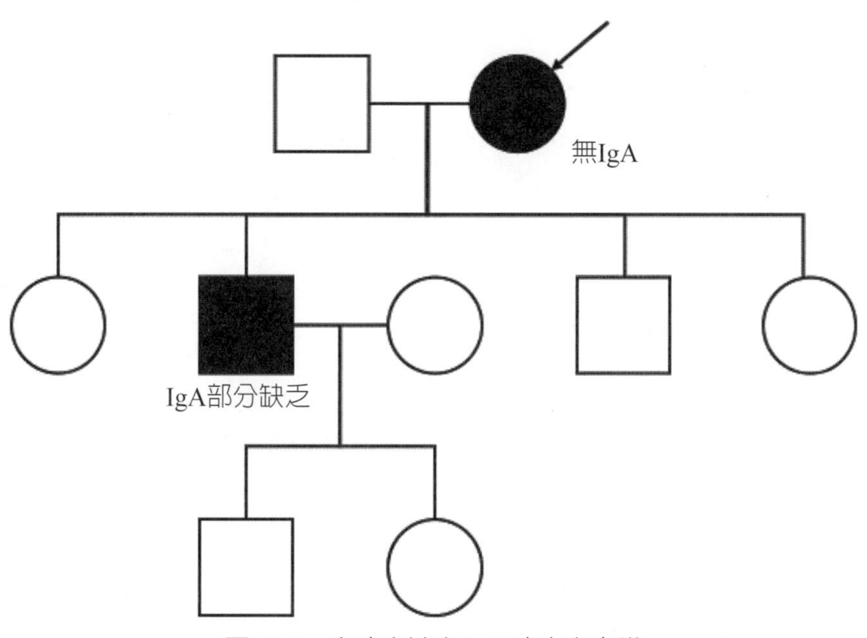

圖 12-3　血液中缺少 IgA 病人之家譜

Koda 等人在 2000 年發展測試 Hp^{del} 基因的方法，發現在不同族群的頻率有所差異，在非洲 0%，日本 1.5%，韓國 2.5% 及中國 3%。檢測 200 位泰國人未發現缺乏 Hp 的人，其 Hp 的表現型（Phenotype）Hp 1-1 有 10 位，Hp 2-1 有 81 位、Hp 2-2 有 109 位，其中有 6 位測到是 Hp^{del} 基因異合子，基因頻率為 1.5%，推算同合子大約是每 4000 人有 1 人。

馬偕醫院檢測 140 個檢體（280 個基因），結果有 7 個人帶有 Hp^{del} 基因，這些基因經過定序確認與文獻提供的刪除片段序列相同，因此估計臺灣人 Hp^{del} 基因頻率約為 2.5%（7/280），與亞洲國家的頻率相似。但在馬偕醫院並未在輸血反應的個案檢測出 Hp^{del} 基因。

12.2.6 輸入被細菌汙染的血液的反應

由細菌引起的輸血反應有 2 種，一種先由細菌汙染輸血用的器材，消毒後遺留熱安定的細菌毒素在器材上，引起發燒反應。另一種是血袋因使用前消毒不完全或血袋有小破洞引起細菌的汙染。第一種由細菌的 lipopolysaccharide 引起，可能因製造廠商現在都有做 pyrogen test 的品質管制，所以少見。

12.2.6.1 血袋的細菌汙染（Bacteria contaminating blood）

自血袋培養出細菌的頻率為 0.2% 到 10%。捐血時即使消毒完全，仍約有 2% 的血袋在捐完血後 24 小時內含 Gram 陽性細菌（適合於 37℃生長），但因含 citrate 當抗凝劑可殺死細菌，所以庫存較長的血袋呈無菌狀態。但嗜冷細菌（適合於 20～25℃生長）包括 pseudomonas、coliforms 及 achromobacter（均 Gram 陰性，可自糞、泥土分離出來），血袋如受其汙染，在庫存 1 星期後即有大量細菌繁殖，在第 2 星期細菌可增到含 10^8～10^{10}/ml，如把血袋放在室溫更加速增殖。一般受細菌（嗜冷或嗜溫的）汙染的血袋，如放置室溫 24 小時，細菌可增殖到讓病人死亡的致死量。

有細菌汙染的血袋 75% 發生溶血，細菌的含量須到 24×10^5/ml 才能用抹片在顯微鏡下找到細菌，然因庫存的細胞碎片多，不易判讀是否有細菌汙染，所以不能單靠抹片檢查，必須做細菌的培養（須做室溫及 37℃的培養）。

馬偕醫院在 1999 年到 2002 年當中對 199 例引起產生發燒反應的血袋做細菌的培養，結果 8 例培養出細菌，都屬於 Gram 陽性皮膚上的細菌，在這段時間馬偕醫院共輸注 65 萬袋的血液，所以約每 8 萬袋的輸血引起 1 例因輸入帶菌的血液造成發燒的輸血反應。這 8 例中只有 1 例因產生菌血症而繼續發燒，幸好最後病人恢復。

2001 年美國統計輸血引起菌血症 , 總計約有 2,700 萬袋輸血引起 34 例菌血症，其中 Gram 陽性菌有 20 例，Gram 陰性菌有 14 例。因菌血症造成死亡的有 9 例（約每 300 萬袋造成 1 個病人死亡），造成死亡的多為 Gram 陰性菌。在美國因輸入汙染的血引起菌血症的機會是每 79 萬袋的輸血發生 1 次，和我們的 65 萬袋可能發生 1 次相近。[19]

12.2.6.2 防止血袋的感染

在溫帶地區捐血後 8 小時內不一定要冷藏，因為這一段時間血球在室溫不會有不良影響，且血液中的白血球尚保有吞噬的功能，但捐血後 12 小時就必須嚴格執行把血袋冷藏在 4℃，病人如須輸好幾袋血時，最好一袋袋從冰箱拿出來輸。如果血袋須運送到另一個地方，須放在隔熱功能良好的運輸箱，保持 10℃C 以下，可維持 48 小時。洗滌紅血球在血袋開封後須冷藏，如 24 小時內沒使用就須丟棄。血小板因存放於室溫，袋子透氣可存放 5 天。

台灣血液基金會所屬的各捐血中心於 2003 年 10 月起，開始對血小板製品（分離術血小板製品、血小板濃厚液）執行 5～10% 細菌檢查的抽測；2007 年起則改為對分離術血小板全面執行檢驗，而對血小板濃厚液以品管抽測的方式來執行。根據台灣血液基金會兩個檢驗中心的統計，陽性率分別為 0.014% 及 0.022%，約等於 4,500～7,500 單位有 1 個陽性（國外的文獻 1/1000～1/3000）[19,20]，詳見表 12-7。

12.2.7 循環超載（Transfusion-associated circulatory overload, TACO）

正常血量的人，如接受快速的輸血，靜脈壓只在輸血時上升，輸完血後馬上恢復原狀。以 700～2,100 ml 的血漿在 7～27 分鐘內輸入，全身血漿量在輸完後 1 小時比原先輕微增加，大部分人在 24 小時內恢復到來的血漿量。輸入全血或紅血球濃厚液（500 ml 在 20～40 分鐘），Hb 及血量在輸完後 24～48 小時比原來的高出 10%，有些人須 24 小時以上時間來調整血量。依據 2021 年 THN 年報，2018～2021 年通報了 12 例 TACO，無死亡案例。[4]

腎功能障礙的病人需要更多的時間來調血量，所以輸血後 Hb 沒預期的增加，但紅血球的存活正常；在巨脾症的病人 Hb 的上升比正常人少，因脾臟大於 750gm 時內含 13～66% 全身的紅血球；在沒有心臟衰竭的病人暫時增加血量是無礙的，所以 1,000 ml 的血可在 2～3 小時內輸完，也就是每分鐘 120 滴（15 滴 / ml）的速度輸血，或每小時輸 2 單位的血；在嚴重的貧血時為防止 TACO 發生，須注意每小時輸入量不能超過 1 ml/kg、用紅血球濃厚液及將上身抬高以減少右心房壓力。CVP（中心靜脈壓）在輸血當中須做持續的紀錄，且最好在白天輸血。心臟或腎衰竭病人在輸血前必須先給利尿劑 furosemide 40mg，保持病人身體的溫暖，使四肢的血管打開而減少肺循環的血量。

TACO 時 CVP 增高、肺血管的血量增加、肺功能減少，可引起頭痛、胸部壓迫、呼吸困難及乾咳，繼續惡化時可引起肺水腫。所以發生呼吸困難及頸靜脈鼓起來時必須停止輸血，病人如躺臥在床上就應儘量提高上身成坐姿，且注射利尿劑 furosemide 及給予 digitalization，如肺水腫一直持續下去，則必須接上 respirator。

表 12-7　台灣血液基金會血小板血品細菌培養分離之細菌統計

病原（Pathogens）	N	%
Coagulase (-) Staphylococcus	21	17.9%
Streptococcus bovis	21	17.9%
Staphyloccus aureus	21	17.9%
Escherichia coli	8	6.8%
Klebsiella pneumonia	7	6.0%
Streptococcus spp	6	5.1%
Streptococcus agalactiae	5	4.3%
Group D Enterococcus	5	4.3%
Citrobacter koseri	4	3.4%
Salmonella spp	4	3.4%
Gram-positive bacillus	3	2.6%
Corynebacterium spp	2	1.7%
Listeria monocytogenes	2	1.7%
Lactococcus spp	2	1.7%
Streptococcus pyogenes	1	0.9%
Streptococcus pneumonia	1	0.9%
Gram-positive coccus	1	0.9%
Enterobacter aerogenes	1	0.9%
Serratia marcescens	1	0.9%
Pseudomonas aeruginosa	1	0.9%

表 12-8　馬偕紀念醫院輸血反應的案例依臨床出現的症狀而選擇的檢驗項目

輸血反應的症狀	檢驗項目
體溫上升超過1℃	常規檢查：尿液立即檢查
黃疸	血清生化：BUN、creatinine檢查
噁心、嘔吐	呼吸困難個案加做血清IgA定量
胸痛	體溫上升1℃加做血袋的細菌培養
輸血處痛或變紅	體溫上升超過2℃加做病人的血液細菌培養*
全身痛	

（續）

輸血反應的症狀	檢驗項目
出血傾向	
尿量變少或無	
昏迷	
呼吸困難	
紫斑	
全身蕁麻疹反應	
血色尿（血紅素尿）	血清haptoglobin量
	尿液立即、8小時及24小時尿液檢查
	血清BUN、creatinine檢查

*2003年才開始做

● **個案：**

81 歲女性因血紅素低（Hgb 7 gm/dL）接受 2 單位 PRBC，115 分鐘後出現呼吸喘，血氧飽和度（SPO_2）39～86%，雙肺聽診有囉音（rales），當時約輸了 320 ml 血液，給予氧氣面罩 10 L/min、利尿劑 furosemide 40 mg IV 及 Bricanyl 吸入治療，胸部 X 光顯示心臟腫大及雙側肺水腫，治療後症狀改善，第 2 天再輸血，一次輸 1 單位，先給予利尿劑，將輸血速度降至 1 ml/mi，採半坐臥姿，之後病人總共又輸了 4 單位，未再出現呼吸喘。

病人年紀大加上原本心臟就稍擴大，貧血應該也有一段時間了，一次輸兩單位而且用正常速度，導致病人出現肺部水腫呼吸喘，造成 TACO。

12.2.8 輸血反應的探討（Investigation of transfusion reaction）

輸血反應的症狀不具特異性，一開始很難區分，目前血庫的輸血反應探討主要在儘快確認沒輸錯血，證明輸入的紅血球是合適的，並評估反應是否可避免及往後輸血需要注意的事項。各醫院血庫及輸血委員會均應建立一套輸血反應調查的流程，有系統地收集輸血反應並謀求改善。

參考文獻

1. Elkins M, Davenport R, Mintz PD. Transfusion Medicine. In: McPherson R, Pincus M, ed. Henry's Clinical Diagnosis and Management by Laboratory Methods. St. Louis, MO: Elsevier, 2017: 735-50.
2. Hillyer CD, Silberstein LE, Ness PM, Anderson KC, Roback JD. Blood Banking

and Transfusion Medicine. 2nd ed. Philadelphia: Churchill Livingstone, 2007.

3. Sazama K. Reports of 355 Transfusion associated deaths: 1976 through 1985. Transfusion 1990; 30: 583-90.
4. Taiwan Society of Blood Transfusion. 2021年台灣血液安全監測網絡年報 (Taiwan Hemovigilance Network Annual Report 2021). at https://www.airitilibrary.com/Publication/alPublicationJournal?PublicationID=P20220519001
5. Lin M, Broadberry RE, Chang FJ. Acute hemolytic transfusion reaction. Transactions of Society of Blood Transfusion, ROC 1989: 14.
6. Chang CC, Lee TC, Su MJ, et al. Transfusion-associated adverse reactions (TAARS) and cytokine accumulations in the stored blood components: the impact of prestorage versus poststorage leukoreduction. Oncotarget 2018; 9: 4385-94.
7. Silliman CC, Boshkov LK, Mehdizadehkashi Z, et al: Transfusion-related acute lung injury: epidemiology and a prospective analysis of etiologic factors. Blood 2003; 101: 454-62.
8. Lin M, Chen CC, Hong CC, Lin WS, Chen YP. Transfusion associated respiratory distress in Taiwan. Vox Sang 1994; 67: 372-6.
9. Lin M. Transfusion-related acute lung injury (TRALI) (International forum). Vox Sang 2001; 81: 280-1.
10. Juji T, Takahashi K, Shibata Y, et al. Post transfusion graft versus host disease in immunocompetent patients after cardiac surgery in Japan. N Engl J Med 1989; 321: 56.
11. Thaler M, Shamiss A, Orgad S et al. The role of blood from HLA homozygous donors in fatal transfusion associated graft versus host disease after open heart surgery. N Eng J Med 321: 25-8.
12. Wada H, Ohishi K, Tanaka I et al. Blood transfusion induced graft versus host diseases in our hospital. Japanese J Transfusion Med 1989; 35: 525-9.
13. Chan YC, Chiang YC, Lin CC, Lee RF, Yeh HP. Transfusion-Associated Graft-versus-host Disease. Dermatol Sinica 1996; 14: 100-6.
14. Von dem Borne AE, Decary F. ICSH ISBT Working Party on Platelet Serology. Vox Sang 1990: 58: 176.
15. Yan TF, Broadberry RE, Lin M. The frequency of the platelet specific antigen Pl among Chinese determined by the solid phase RBC adherence method. Transactions of the Society of hood Transfusion, ROC 1990: 29.
16. 詹詠絮、張小琳、林媽利。Anti-CD36 引起的輸血後紫斑。(Personal communication)
17. Lin M, Yang TF, Chang SL, Chang LF, Chen JC. Nonhemolytic transfusion

reactions. Transaction of the Society of Blood transfusion, ROC 1989: 17-8.

18. Wei CH, Lin M, Hsieh RK, et al. Selective IgA deficiency and anaphylactoid transfusion reaction: A case report. Chin Med J (Taipei) 1996; 57: 165-8.

19. Yomtovian R. Bacterial contamination of blood: lessons from the past and road map for the future. Transfusion 2004; 44: 450-60.

20. Brecher ME, Hay SN, and Rothenberg SJ. Validation of BacT/ALERT plastic culture bottles for use in testing of whole-blood-derived leukoreduced platelet-rich-plasma-derived platelets. Transfusion 2004; 44: 1174-8.

第十三章　輸血傳播感染症

程仁偉

學習目標

1. 當前關注之TTIs有哪些？哪一種風險最高？
2. 對當前所關注之多種TTIs，血液機構所採行之防範措施與功效如何？
3. 在臺灣，臨床輸血感染風險有多高？還有多少案例？

低發生率之輸血傳播感染症（transfusion-transmitted infections, TTIs）有賴多種措施的落實，包括 (1) 自願無償的捐血政策；(2) 透過捐血者健康問卷（donor health questionnaire, DHQ）來排除感染高風險之捐贈血液；(3) 血源性感染症之實驗室篩查；(4) 新興 TTIs 之流行病學調查；(5) 病原滅活技術（pathogen inactivation, PI）。

13.1 實驗室篩查

13.1.1 實驗室篩查之影響層面

實驗室篩查呈陽性反應之捐贈血液，將不允許釋出臨床輸用。除此，對篩查陽性之捐贈血液通常還加驗輔助性試驗來判定捐血者之感染狀態。輔助性試驗呈陽性反應之捐血者便列入暫緩捐血名單，暫緩持續參與捐血。在臺灣 95% 的捐贈血液來自重複捐血者，這些捐血者是透過實驗室篩查將感染個案排除後，重複參與捐血活動的一群健康族群，這些捐血者所捐血液之感染風險相當低。

由於大部分捐贈血液來自重複捐血者族群，此族群之篩查陽性率與感染率明顯低於一般人群。首次捐血者族群之檢查數據可能接近一般人群；然而這群捐血者也是透過 DHQ（對旅遊史、疾病史與接觸史之 DHQ）將感染高風險族群排除，健康狀態良好，符合捐血者資格的一群健康族群。

當前我國對捐贈血液所採行之實驗室篩查，如圖 13-1。

13.1.2 血清免疫學試驗

通常，此篩查過程涉及對每一例捐血者樣本逐一檢測。如篩查結果呈陰性反應，就認定為無感染證據。如篩查是「初測陽性」，便重測一式二份。如二份重測都無反應，便解釋為無反應性或陰性，血液成分允許釋出使用。如二份重測結果之一份或兩份呈陽性反應，便判定為「重測陽性」，血液成分將不允許釋出使用。

捐血者篩查旨在排除存有感染風險的捐贈血液，它們的敏感度相當高。然而它們也能與「未感染」個案之血液樣本產生反應（偽陽性反應）。由於捐血者是透過 DHQ 所選擇的感染低風險族群，大多數重測陽性結果不代表「真感染」。加驗專一性更高的試驗，將有助於真感染或是偽陽性結果的判定。

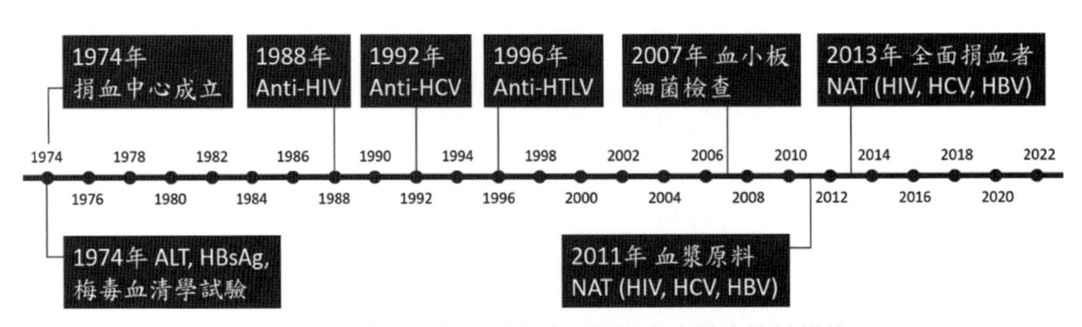

圖 13-1　在臺灣，對捐贈血液所採行之實驗室篩檢措施

13.1.3 病毒核酸試驗

病毒核酸試驗（nucleic acid test, NAT）之實施旨在縮短免疫學試驗之空窗期。最初於 1999 年所發展的 HIV 與 HCV 核酸試驗，檢測速度還不足以對每例捐血者樣本逐一測試。血液機構透過樣本合併篩查（minipool, MP）的策略來篩查捐贈血液。由於感染者血中 HIV 與 HCV 核酸含量通常很高，同時 NAT 能驗出極微量的病毒核酸，MP-NAT 幾乎無損試驗的敏感度。

當今，捐血者 MP-NAT 試驗採取對 6～16 例樣本合併篩查，對多株病毒（HIV、HCV 與 HBV）合併篩查的模式。如篩查結果呈陰性反應，合併篩查之所有血液樣本便認定為對 HIV、HCV 與 HBV 呈陰性。如合併篩查呈陽性，便對樣本逐一檢測，來判定哪一例樣本導致陽性之篩查結果。逐一篩查呈陽性反應之捐贈血液便視為核酸陽性，不能用於輸血，同時暫緩捐血者之後續捐血。

國際上採用之捐血者 NAT 篩查系統主要來自二家供應商（Roche 與 Grifols）。前者在篩查階段便能察知造成陽性反應之病毒株；後者另需鑑別性試驗來察知存在哪一株病毒，以便對捐血者提供針對性之追蹤複檢與感染症諮詢服務。這些 NAT 系統適用於對單一捐血者樣本之逐一篩查（Individual donation NAT, ID-NAT）與 6～16 例樣本之合併篩查（MP-NAT）。當今，國際上某些國家實現 ID-NAT 之篩查策略。然而，在許多國家觀察到透過 MP-NAT 所致之 TTI 發生率相當低，此說明合併樣本篩查策略是適當的。

在臺灣，自 2013 年 1 月起捐贈血液在血清學試驗的基礎上，對 HIV、HCV 與 HBV 常規加測 MP-NAT。值得關注的是，自常規 MP-NAT 至筆者撰寫本文（2023 年 1 月）之 10 年期間，透過全國性疑似 TTI 案例的通報與調查，無發現輸血傳播 HIV、HCV 與 HBV 事件。

13.1.4 實驗室篩查之國際差異

國際上，對保護血液安全避免感染性病原傳播之策略是相似的。然而，所採取之實驗室篩查策略各有不同，取決於當地流行病學狀態與可獲取之檢測資源。例如在 HBV 非流行地區，通常採取核心抗體（anti-HBc 或稱 anti-HBcAg）篩查來排除 HBV 感染高風險之捐贈血液；然而在流行地區，將無法排除 anti-HBc 陽性反應捐血者而不造成血液供應的短缺。美國對**西尼羅病毒**採行 6～16 例樣本合併篩查，採取根據疫情轉為 ID-NAT 之篩查模式；然而大多數非流行國家對這些病原不施行檢測，而是透過 DHQ 來排除感染高風險的捐血者。

13.2 殘餘傳播風險

儘管對捐血者施行篩查，但輸血仍有感染風險。殘餘傳播風險（residual risk）定義為透過 DHQ 與實驗室篩查，血液成分還殘餘有病原體的可能性。此風險與捐血者感染率與所採行之實驗室篩查有關。

13.2.1 實驗室篩查之病原

當今 HIV、HCV 與 HBV 之 TTI 案例相當罕見，無法透過前瞻性臨床研究來衡量。只能依賴數學模型來推估。

檢驗空窗期是造成殘餘傳播風險之主因。當今，還沒有一種檢測方法能在人體感染後隨即測出。隨 MP-NAT 的實施，檢驗空窗期推估為 HIV: 9.0～9.1 天，HCV: 7.4 天，HBV: 18.5～26.5 天。

血液成分之殘餘傳播風險，如下[1]

風險＝空窗期 × 感染發生率

此算式中，空窗期以「年」為單位，例如 HIV 空窗期 9 天，計 0.0025 年（9/365）。感染發生率以一次檢測結果陰性但隨後測為陽性（轉陽）之捐血人數，除以樣本群體之追蹤時間（人年）來計算。例如在 2021 年一年期間捐血者 HIV 陰轉陽發生率 1.5/100,000，殘餘傳播風險即為 $(9/365)\times(1.5/100,000) = 0.37/10^6$。此方法的限制在僅考慮重複捐血者，不考慮首次捐血者所致之風險。其他還包括使用能察知早期感染的方法（例如 NAT 陽性／抗體陰性），來測量首次與重複捐血者感染率。透過此方法，首次捐血者族群 HIV 與 HCV 發生率推估是重複捐血者的 2～4 倍。

按空窗期與感染發生率來推估，當前我國血液成分（合併首次與重複捐血）傳播 HIV、HCV 與 HBV 的風險值（95%CI）為百萬分之 1.7（1.3～2.1）、5.5（4.9～6.1）與 229（213～246）。對於 HBV，考量我國大多數人群已遭受感染或具有保護性抗體的情況下，輸血感染風險將低於血品殘餘傳播風險。

13.2.2 無實施實驗室篩查之病原

如一種感染性病原對血液安全構成威脅，在缺乏實驗室篩查的情況下，通常要考慮 DHQ 來排除可能感染的捐血者。對旅遊史與疾病史之 DHQ 是當前保護血液供應避免瘧疾與 vCJD 傳播的唯一方法。一般來說，發展敏感性與專一性均優之 DHQ 有難度。

避免 TTI 風險的另一種方法是 PI 技術。PI 被廣泛施用於抑制或去除血漿製劑之殘餘病原含量，並取得顯著功效。許多歐美國家也將 PI 用於血小板與血漿成分。

13.3 特定病原之篩查

13.3.1 人類免疫缺乏病毒（HIV）

人類免疫缺乏病毒（human immunodeficiency virus-1, HIV-1）發現於 1984 年，是一株脂質所包覆的單鏈 RNA 病毒，透過體液與血液來傳播。隨後歐美國家便對捐血者導入 HIV-1 抗體篩查。幾年後，加入 HIV-2（西非發現的病毒株）抗體篩查。某些試驗還併入 HIV-1 group O（中非與西非發現的病毒株）檢測。因此，血液機構不必排除曾在流行區居住或性伴侶來自這些地區的捐血者。當今，捐血者篩查包含 NAT 與免疫學試驗。即便某些地區之異性間與母胎垂直傳播為主要因素，在已開發國家 HIV 新發個案持續集中於**男男性行爲者**（men who have sex with men, MSM）、注射吸毒與感染高風險之異性接觸史者。

當前所實施之 DHQ 排除掉相當廣泛的 HIV 高風險族群。鑑於自感染至驗出只有幾天空窗期，有人質疑排除感染高風險族群的實質意義。如血液安全性的計算使用不同族群感染發生率之數據，那麼高風險感染者的影響就變得相當明顯。一個例子是在某些族群HIV發生率高達1～8%（如都會區 MSM），此族群感染 HIV 但被實驗室篩查遺漏之風險，如下：

風險 = 空窗期 × 感染發生率 =（9/365）×1% 至（9/365）×8% = 1/4100 至 1/510

此風險明顯高於一般捐血者族群（低於 1/1,000,000）。儘管當今實驗室篩查之空窗期很短，納入感染高風險族群之捐血對血液安全將產生不利影響。儘管專家們關注於發展一份針對高危險行為，無關性傾向之DHQ；然而，其功效還有待確認。

在臺灣，自抗體試驗至常規 NAT 前的 20 餘年期間，仍發生輸血感染事件。計 17 例檢驗空窗期之感染性血液捐入（1～2 年便發生 1 例），製成多種血液成分導致 27 例輸血感染案例。然而自常規 NAT 後之 10 年期間，無發生輸血傳播 HIV 事件。

13.3.2 B 型肝炎病毒（HBV）

B 型肝炎病毒（hepatitis B virus, HBV）是一株脂質所包覆的雙鏈環狀 DNA 病毒，透過感染者的體液來傳播。個體感染後將導致急性感染或發展成為慢性感染，此與遭到感染的年齡有關。新生兒與嬰兒時期之感染容易發展為慢性感染（感染持續超過 6 個月），大多數成年期之感染個案將有能力清除病毒。HBV 感染症之病毒標誌變化，如圖 13-2 與 13-3。在感染期，通常可在血中測到病毒 DNA 與表面抗原（HBsAg），隨後核心抗體（anti-HBc）便產生。

在臺灣，隨疫苗接種計畫之實施（1984 年），感染率已大幅下降。接種計畫以前，人群 HBsAg 陽性率（帶原率）高達 15～20%，anti-HBc 陽性率 90%。在臺灣，首次捐血者族群中非疫苗世代（指 40 歲以上）之 HBsAg 陽性率 6% 與 HBV DNA 陽性率 5%，相較於疫苗世代（指 40 歲以下）之 HBsAg 與 HBV DNA 陽性率均低於 0.5%。此指出年輕族群之感染率明顯較低。

許多歐美國家，捐血者篩查包括 HBsAg、anti-HBc 與 HBV DNA 試驗。由於各試驗敏感度不同，也不確定造成 TTI 所需之病毒量，感染空窗期之推估各不相同。隨 NAT 試驗（16 例合併樣本）之導入，空窗期已降至 18.5～26.5 天（取決於感染所需劑量為 1 copy 還是 10 copies）。[2] 對檢測捐贈血液之感染性，NAT 具重要價值。在感染早期，它能測出 HBsAg 出現前之空窗期感染。在感染後期，它能偵測 HBsAg 清除後之持續性感染（隱性感染）。隱性感染的病毒量通常較低，高敏感性的 NAT 試驗將有助於排除這些存有感染風險的捐贈血液。鑑於透過 NAT 與 anti-HBc 試驗之血品殘餘傳

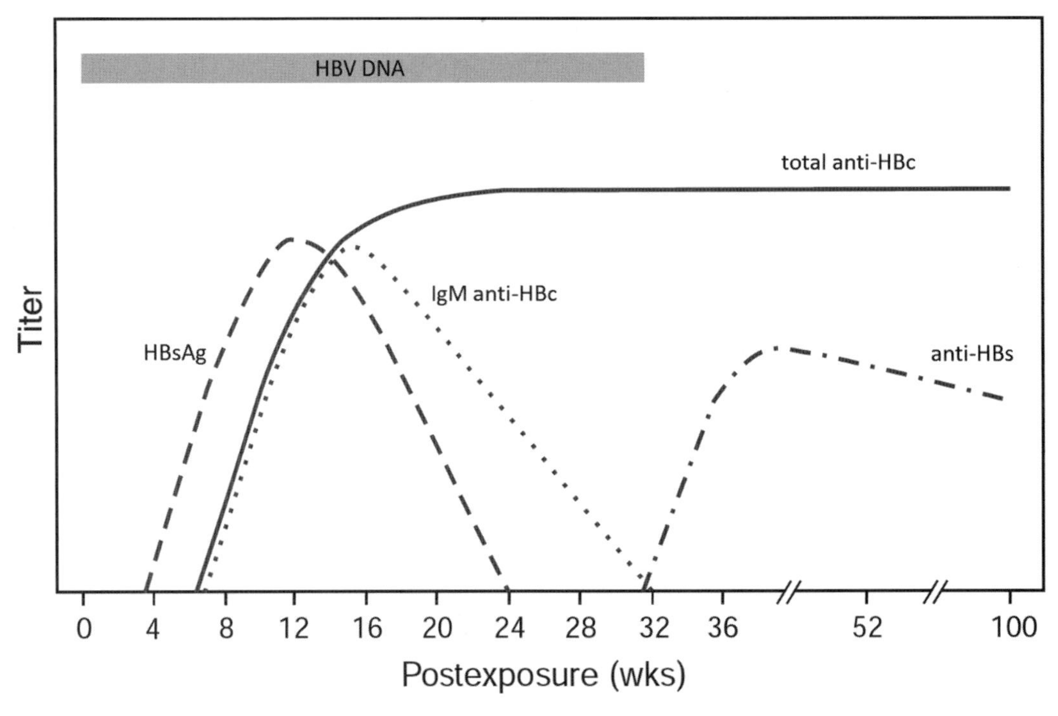

圖 13-2　急性 B 型肝炎的血清學轉換

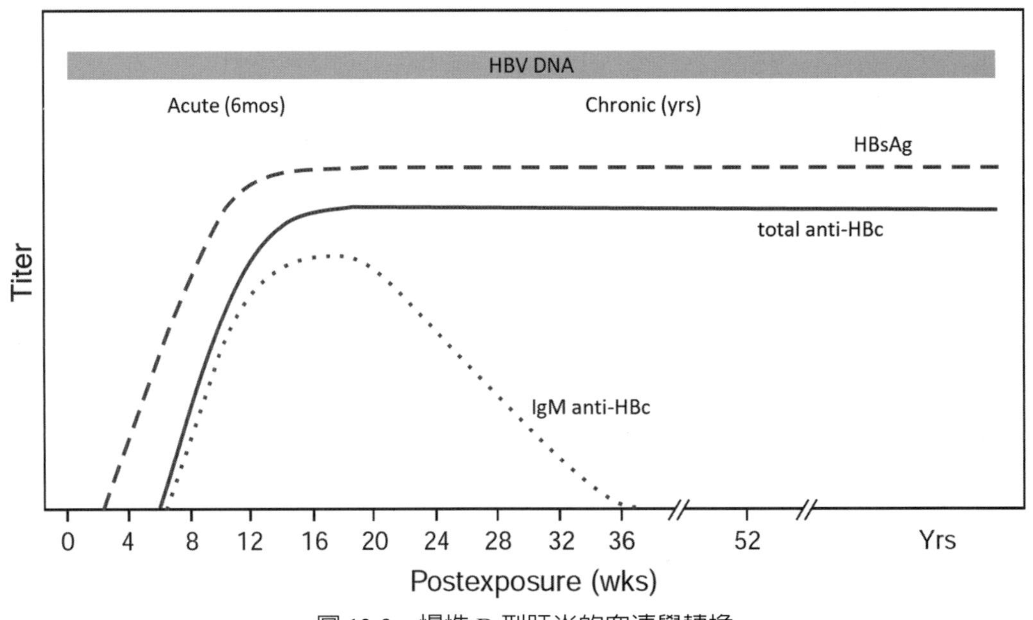

圖 13-3　慢性 B 型肝炎的血清學轉換

播風險已相當低（1/4,400,000），當前在歐美國家捐血者 HBsAg 檢測的必要性受到討論。[3]

在臺灣捐血者 NAT 試驗之前，文獻報導每 100 萬單位之血液輸注造成 200 例 HBV 輸血感染。[4] 常規 NAT 試驗迄今 10 年期間，透過全國疑似感染案例之通報與調查，無發現輸血傳播感染事件。

13.3.3 C 型肝炎病毒（HCV）

C 型肝炎病毒（hepatitis C virus, HCV）是一株脂質包覆的單鏈 RNA 病毒，主要透過血液來傳播。人體遭受感染後，一部分感染者能自發性清除病毒，一部分將發展成為慢性感染。大多數感染者無臨床症狀。捐血者常規篩查之前，感染者 55% 與注射吸毒或輸血有關，其餘危險因子仍不清楚。

由於大部分感染者無症狀且無可識別之危險因子，DHQ 對排除潛在感染者之效力有限。捐血者 HCV 篩查包括免疫學與 NAT 試驗。免疫學之檢測對象為 IgG 抗體，此為一種表現較晚的感染指標。因此，NAT 能顯著減少（1.5 到 2 個月）血清學試驗的空窗期。

在臺灣捐血者 anti-HCV 篩查之前，輸血後非 A 非 B 肝炎發生率 12%（主要為 C 型肝炎）。常規 anti-HCV 篩查後，文獻[5]指出輸血後 HCV 感染率 2.5%（3/121）；然而另一篇文獻[6]無發現輸血感染案例（0/56）。無論如何，常規 NAT 後的 10 年期間，台灣無發現輸血感染 HCV 案例。

13.3.4 人類嗜 T 淋巴球病毒（HTLV）

人類嗜 T 淋巴球病毒（Human T-cell lymphotropic virus, HTLV）為脂質所包覆之 RNA 病毒。HTLV-I 是從一例皮膚 T 細胞淋巴瘤病人體內所分離，是首株被發現的人類反轉錄病毒。隨後，從一例毛細胞白血病病人身上分離出一株相關病毒（HTLV-II）。此兩株病毒與淋巴細胞高度相關，能感染淋巴細胞並導致終生持續性感染。感染者大多數無症狀。第 I 型感染者 2～5% 在 20～30 年後將發展為成人 T 細胞白血病，第 II 型感染的疾病關聯性仍不清楚。此兩株病毒是透過血液、性接觸與母乳餵食來傳播。

捐血者篩查採取血清抗體篩查。由於 HTLV 抗體試驗無明確定義的空窗期，傳播風險仍有些不確定，估計將低於 1/1,000,000。由於 HTLV 的傳播與白血球有關，減除白血球製程能降低 TTI 風險；再者，隨 RBC 血品之冷藏儲存，感染力亦隨之下降。考量這些因素，某些國家（如英國與荷蘭）對捐血者採取一次性之篩查策略，篩查呈陰性反應者在未來捐血仍保有 HTLV 陰性資格。

在常規篩查前，臺大醫院報導 699 位受血者（暴露血袋數 18.6±14.6）有 4 位透過輸血感染，每一袋捐贈血液的傳播風險 0.04%。[7] 我國捐血機構在 1996 年透過血清抗體篩查，來排除存有感染風險之捐贈血液。根據輔助性試驗，估計第 1 年篩查期間捐血者感染率 0.07%。這些資料顯示，透過抗體篩查 TTI 風險已大幅降低。

13.3.5 E 型肝炎病毒（HEV）

E 型肝炎病毒（Hepatitis E virus, HEV）是一株小型、無包膜的單鏈 RNA 病毒。在 1980 年代，首次發現於**阿富汗**不明原因肝炎之軍人。HEV 主要有 4 種基因型，地理分布與流行病學模式各不相同。基因型 1 與 2 發生於欠發達之熱帶國家，與受汙染的水源（糞口傳播）有關。基因型 3 存在於發達國家，基因型 4 於亞洲國家。基因型 3 與 4 在豬、野豬與鹿幾種動物中傳播；偶爾感染人類，透過食用未煮熟的豬肉產品。

潛伏期 3～8 週，所致疾病通常是自癒性的，但在免疫低下或慢性肝病病人可能導致猛暴性肝炎。迄今，全球報導超過 40 例 TTI 案例，主要是基因型 3。盛行地區的血清陽性率 20～40%，陽性率差異可能與飲食習慣有關，也可能與檢驗試劑性能差異有關。主要擔憂是免疫抑制病人（例如器官移植之受血者）發展成為伴有長期後遺症之慢性感染。

捐血者 DHQ 不是一種有效的篩查策略，因為大多數捐血者將因飲食因素（食用豬肉或野味）被視為存有風險。某些國家如英國、愛爾蘭、荷蘭與日本常規實施 NAT 篩查；其他國家也在評估此措施，特別是對感染之高風險病人包括器官與造血幹細胞移植的受血者。當前，在臺灣無實施捐血者篩查。捐贈血液 RNA 陽性率 40/100,000。國內研究顯示，血液透析病人（RBC 輸注頻率較高）血清抗體陽性率顯著高於健康對照組（31% vs 8.9%），這群病人透過輸血感染的風險較高。[8]

13.3.6 巨細胞病毒（CMV）

巨細胞病毒（cytomegalovirus, CMV）是一株脂質所包覆的 DNA 病毒，屬於**疱疹病毒科**。與其他疱疹病毒一樣，CMV 能導致終生感染，通常處於潛伏狀態，並有被再激活的可能性。原發性感染與再激活所致之病症，對免疫功能低下的病人都可能是壓倒性的，甚至致命。CMV 透過血液成分（紅血球與血小板血品）所含之白血球來傳播；冷凍的血漿成分不造成傳播。輸血感染之高風險病人，包括胎兒、CMV 血清陰性母親所生之早產兒與接受器官或造血幹細胞移植之 CMV 血清陰性受血者。

成人血清抗體陽性率 90%，此表示大多數人曾經接觸此病原。因此如將 CMV 抗體陽性的血液丟棄不用，就無法提供足夠的血液供應。對感染高風險病人，避免輸血感染的措施包括使用 CMV 抗體陰性或是減除白血球的血液成分。此 2 種方法效力相近，血清陰性血液的傳播風險 1～2%，減除白血球 2～3%。[9] 研究指出輸注減除白血球的血液成分（無檢測 CMV 感染狀態），無發現 TTI 案例。[10] 在臺灣，無實施捐血者檢測，臨床上使用減除白血球的血液成分來避免輸血感染。

13.3.7 人類小病毒 B19

小病毒 B19 是一株小型、無脂質包覆的 DNA 病毒株。急性期之感染症狀通常是輕度的，涉及暫時性紅血球再生不良；然而此對免疫低下與溶血性病症病人可能具臨床意義。大多數成年人都有抗體，表示曾經接觸此病原。感染急性期的病毒 DNA 可能超過 10^{12} IU/mL，此數值將隨抗體產生而下降。

此病毒所涉及之輸血感染很罕見。然而血漿製劑（包括 ivig 與 albumin）存有此病毒的風險很高。血漿製劑傳播所涉之病毒量較高，低於 10^4 IU/mL 便不造成傳播案例。對物理性 PI，此病毒株具抵抗力。當前法規要求透過 MP-NAT 來篩查血漿原料，將敏感度調整為篩查高濃度 B19，將血漿原料病毒量維持在 10^4 IU/mL 以下。

13.3.8 梅毒

致病原是一種螺旋菌。捐血者血清陽性篩查結果通常不代表具有梅毒傳染性，大多數反映生物偽陽性結果或個案治癒後抗體持續存在。如使用專一性螺旋體抗體試驗來篩查，對陽性反應樣本通常加測第 2 種螺旋體抗體試驗。第 2 種試驗如呈陰性反應，便允許捐血者之後續捐血；如呈陽性反應，便使用「非螺旋體」試驗（例如 PRP）來輔助判定感染狀態。無論如何，篩查陽性之捐贈血液便不用於輸血。

在臺灣，捐血者梅毒血清抗體陽性率 0.2%。相當於每年 3,000 袋捐贈血液被視為存有感染風險，不允許釋出輸用。透過第 2 種血清抗體試驗與 PRP 試驗之輔助判定，捐血者（合併重複與首次捐血者）感染率僅 0.01%。

當今捐血者梅毒篩查之價值是有爭議的。在已開發國家，多年來無 TTI 案例報導。低傳播風險可能與感染率下降與血品儲存期間病原存活率受到限制有關。儘管如此，梅毒感染率在 MSM 族群持續上升，這點支持對捐血者持續篩查。一則議題為對高危險性行為捐血者，梅毒篩查能否作為一種輔助檢測來提高血液安全性。然而，對多種已知血源性感染症（包括 HIV、HCV 與 HBV）捐血者梅毒篩查都欠缺效益。

13.3.9 其他細菌性感染

捐贈血液之採集過程包含二項重要步驟，來降低捐血者皮膚細菌對血品之汙染。捐血者扎針採血前，必須使用證明有效的方法來消毒扎針部位皮膚。大多數方法包含優碘、chlorhexidine 或酒精。其次，將最初採集的血液（40 mL，可能含有汙染的皮屑）移除，來降低汙染源進入血液成分的可能性。這些最初採集的血液（汙染風險較高）可提供給實驗室作為常規檢查用途，將後續採集的血液（汙染風險較低）保留給病人輸血使用。

血液成分的細菌性汙染持續造成輸血相關之併發症與死亡率。比起其他血品，血小板血品造成敗血症的風險較高，為當前輸血感染的主因。在臺灣，血液培養每 10,000 袋分離術血小板就有 1 袋陽性，但是仍有漏檢造成輸血感染。文獻報導之感染率 1/10,000 到 1/100,000。[11] 細菌來源主要是捐血者的皮膚，也可能是無症狀菌血症之捐血者所捐血液。

剛採集之血液細菌含量通常太低，無法被測出或造成 TTI 病例。然而，細菌能在血品儲存期間繁殖，特別是室溫（20～

24℃）儲存的血小板血品。細菌在冷藏儲存的 RBC 血品增殖較慢，較少涉及敗血症。當前，有多種技術用於血小板成分的細菌檢測。但它們都不夠靈敏，無法對血液收集當下採集之樣本施行檢測。所有方法都要一段時間，等待細菌繁殖才對血液成分採樣測試。當今，最常用的方法是一種以培養為基礎的檢測，在採血 24 小時後取樣接種至培養基。培養 12～24 小時，血液機構便將陰性反應的血小板血品釋出使用。歐美某些血液機構，對效期內的血小板血品持續培養。如培養結果轉為陽性，便召回血品（如未輸用），並從血品取樣再次培養；重新取樣培養能提供進一步資訊，因為有一部分的陽性結果為培養基汙染（非血品汙染）或是偽陽性反應所造成。

常規細菌檢測之後，血小板血品汙染所涉之死亡案例便有所下降。但仍有一些受汙染的血小板沒能被驗出，可能原因是細菌濃度低於檢測能力。歐美某些血庫實驗室透過第 2 種檢測，發血當下之檢測（point-of-issue assay）來輔助血液培養。[12] 當前所有檢測方法都不能保證血品的無菌性。PI 能降低細菌汙染的風險。瑞士、法國與比利時超過 200 萬份通過 PI 製程的血小板血品（無實施細菌培養），無發現細菌性 TTI 案例。[13]

常規細菌培養之前，國內研究對 2,338 單位血小板血品進行調查，發現一例輸血涉及之敗血症病例。[14] 透過先進採血裝置（移除汙染高風險的血液）與血小板細菌培養之導入，台灣當前無輸注血小板引起之敗血症案例報導。

13.3.10 蚊媒性感染

1990 年以前，瘧疾是造成 TTI 最常見的蚊媒性感染。2002 年起，其他新興蚊媒性感染症也發現具輸血傳播的可能性。每種蚊媒性感染的出現都應加以評估，對所構成血液供應之威脅加以處置。某些情況可能需要發展介入措施例如實驗室篩查，其他情況可能要透過 DHQ 來排除感染高風險的血液捐入。不是所有情況都要立即性介入，但持續之流行病學調查是有必要的。這些感染症對血液供應造成的威脅程度與展開介入措施的困難度，往往影響所將採取的行動。

1. 茲卡病毒（ZIKV）

茲卡病毒（Zika Virus, ZIKV）是一株熱帶性蚊媒病毒，透過**斑蚊**傳給人類。感染者 80% 無症狀；但感染能導致胎兒流產、先天性茲卡綜合症（包括小頭症）與**格林 - 巴利**綜合症與其他神經系統病症。

病毒血症 1～2 週，此與其他蚊媒感染一致。在美國，2016 至 2021 年期間使用 MP-NAT 來篩查捐血者。從 MP-NAT 轉為 ID-NAT 的情況，包括本土性疫情或 MP-NAT 發現陽性案例合併有本土傳播的可能性。迄今，巴西報導 4 例 TTI 疑似案例，無受血者出現 ZIKV 相關之臨床症狀。[15,16]

考量無症狀感染者與 TTI 疑似案例之報導，非疫區血液機構透過 DHQ 來詢問旅遊史。在疫情流行區，減害措施包括 NAT、PI 與血品隔離檢疫（RBC 血品隔離 7～14 天，捐血者無表明急性感染之相關症狀後釋出）。基於預防原則，這些措施應考慮優先施用於可能併發重症的孕婦與其他高風險族群。

2. 登革病毒（DENV）

登革病毒（Dengue Virus, DENV）是一種可能透過輸血傳播的蚊媒性感染原，因疫情期間捐贈血液含病毒核酸之報導而受到關注。全球人口 40% 居住在 DENV 傳播的高風險地區，包括許多旅遊地區。DENV 透過**埃及斑蚊**與**白線斑蚊**在人與人之間傳播。多數感染者無症狀，疾病範圍從輕微發燒到登革熱重症（包括出血性登革熱與登革休克症候群）。

感染者病毒血症約 7 天。由於缺乏系統性調查，疫情爆發期間之輸血傳播案例往往被掩蓋，輸血傳播風險可能被低估。巴西一篇研究報導 RNA 陽性捐血者所涉之 TTI 案例；然而比較這些受血者與對照組，沒發現臨床症狀或死亡率之顯著差異。[17] 此外，透過蚊媒傳播可能增強感染症效應，與透過輸血感染的臨床表現與疾病嚴重度可能不同。

在臺灣 2015 年疫情期間，南部疫區捐入血液之調查顯示 0.5～1% 存有病毒 RNA。推估在本次疫情期間可能發生 143 例輸血感染，相當於每 10,000 例登革熱病例中便有 9.2 例透過輸血感染。[18] 然而，在本次疫情期間對醫院通報疑似 TTI 案例之調查，涉案捐血者之備存血液樣本均無驗出病毒 RNA。

此感染症透過輸血傳播對公共衛生的威脅仍不清楚。血液機構應權衡疫情與血液供應之充裕性，來採行適當防範措施。例如澳洲在無本土疫情的情況下，TTI 風險主要與無症狀或症狀前的旅行者有關，針對疫區旅行史之 DHQ 為降低風險的主要策略。新加坡 2013～2014 年疫情期間，對感染者暫緩 6 個月捐血，而無採取旅行史與居住史相關的 DHQ。

3. 瘧疾

致病原是一種紅血球寄生蟲（瘧原蟲）。人類感染主要透過瘧蚊叮咬所致。臨床症狀包括高燒、發冷與出汗，甚至造成脾腫大（圖 13-4）。這一代的年輕人對瘧疾可能感到陌生。事實上，瘧疾曾是老一輩臺灣人熟悉的疾病，日語マラリア甚至成為臺語的一部分。在二次大戰後的臺灣，瘧疾感染相當嚴重，當時有 1/5 的人口感染瘧疾。光復之後，政府投入防治工作，包括室內噴灑 DDT 與使用蚊帳來防止蚊子叮咬，這些生活日常可能還存在老一輩的記憶中。在 1964 年，WHO 將臺灣列入瘧疾根除地區。從此半個世紀，臺灣僅有零星病例與一件院內感染事件（一位非洲返國病例所引起），其餘是境外移入病例。我國境外移入病例每年 10～30 例，主要是東南亞地區、非洲與大洋洲的移入病例。

透過 DHQ 對防止輸血傳播的效果很好。大多數 TTI 案例涉及捐血者沒正確地完成 DHQ，沒能暫緩採血。在美國，瘧疾有關的 DHQ 每年造成數十萬人次之捐血者排除，在 2013 年便將疫區定義為預防性投藥之建議地區。按此定義，許多旅遊地點將不被視為流行區。法國、英國與

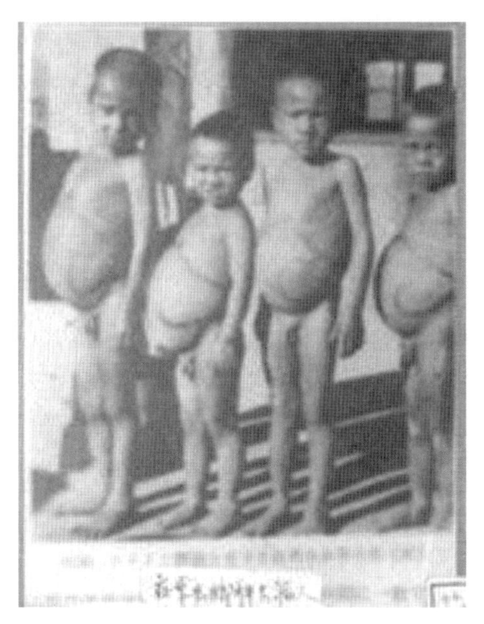

圖 13-4　脾腫大的兒童

澳洲採取血清學試驗，對疫區返國者加驗後允許捐血。此「先驗再捐」的策略只造成一例疑似 TTI 病例（法國 2012 年）。在臺灣，透過旅遊史與居住史之 DHQ 來篩查捐血者。

PI 能有效減低 TTI 風險。某些國家允許捐血者在無暫緩的情況下捐血，只要血品透過適當程序來降低病原活性。

13.3.11 庫賈氏症（CJD）

庫賈氏症（Creutzfeldt-Jacob disease, CJD）致病原是一群感染性蛋白質（prions），能造成致命性之神經系統病變。疾病特徵為潛伏期長，傳播力無法透過一般滅菌程序來消除。

典型 CJD 包含偶發型（偶發於世界各地）、家族型（prion 基因遺傳）與醫源型（透過人類腦下垂體激素或中樞神經組織來傳播）病症。英國與美國的調查，無發現典型 CJD 造成 TTI 案例之證據。

變異型 CJD（vCJD）是透過涉及**牛海綿狀腦病變**（BSE）的 prion 所感染，透過食入受感染的動物組織所致。不同於典型病症，vCJD 感染者發病年齡較低（平均 29 歲 vs 65 歲）、臨床呈現精神性症狀、診斷至死亡期程較長。臨床案例主要在英國。迄今全球報導 4 例輸血傳播案例，均在英國。

13.3.12 嚴重特殊傳染性肺炎（COVID-19）

COVID-19 是 SARS-CoV-2 病毒株所引發的一種傳染病，透過呼吸道分泌物來傳播。自 2019 年底至 2023 年 1 月，全球累計 6 億餘例確診個案，逾 670 萬例死亡個案，是人類歷史上一次大規模流行病。

疫情最初，對中國 41 例病例的研究指出，其中僅 6 例（15%）血中存有病毒 RNA。核酸試驗 CT 值中位數 35.1（95%CI 34.7～35.1），此顯示感染者血中 RNA 濃度非常低。（CT 值指核酸試驗中，病毒核酸信號達到指定強度所需進行的複製次數；CT 值越高，表示複製次數越多，病毒含量越低。）在疫情初期，韓國血液中心便報導 7 位捐血者，在捐血後確診感染。這些捐血者的備存血液樣本均無測出病毒 RNA。這些捐贈血液輸注給 9 位受血者，受血者均無出現 COVID-19 相關症狀，病毒核酸檢驗也呈陰性反應。[19] 當前研究指出，無證據支持 SARS-CoV-2 透過輸血傳播。[20,21] 儘管如此，大多數血液機構仍採取預防措施，包括排除高風險的捐血者，捐血 14 日內發病或驗出陽性的捐血者所捐血液也將被丟棄。

在臺灣，疫情初期大多數病例是境外移入。在 2021 年 1 月部立桃園醫院（鄰近桃園機場，是鎮守我國疫情的一所重要醫院）發現一名醫師感染，疫情便從醫院擴散到社區迅速增溫，是爆發疫情一年來我國最嚴重的一次事件。我們對當時桃園地區捐入血液進行調查，捐血者備存血液樣本 2,000 例 RNA 試驗均呈陰性，血清抗體陽性率 2/10,000，此顯示在血液機構防範措施之下捐贈血液存有病毒核酸的風險很低。

13.4 病原減活技術（PI）

對輸血感染，PI 提供一項積極性之防治方案，它能降低血品殘餘傳播風險。理論上它能取代某些實驗室篩查（例如細菌篩查），同時能免除血品輻照處置的必要性。

透過混合製程的人血漿製劑，PI 為相當重要的一道加工程序。在美國，透過混合製程與 solvent/detergent（SD）處理的血漿成分（Octaplas）核准用於輸血用途。由於 SD 能破壞細胞膜，此處置不適用於血小板與紅血球血品。血漿大規模混合將增加病原之傳播風險，尤其是不含脂質外膜的病原（包括 HAV 與 B19，對 SD 具抗性）。因此血漿原料混合之前須經實驗室篩查，來降低受到此類病原汙染的風險。

對來自單一捐血者的血液成分，美國核准使用 INTERCEPT 技術，通過 Amotosalen/UV 來處理血漿與血小板成分；歐洲使用 Mirasol 技術，透過 Riboflavin/UV 來處理。Amotosalen/UV 還能抑制白血球，避免輸血所涉之 GVHD，降低血品儲存期間產生的細胞激素。透過 PI 處理的血小板血品，輸注後病人一小時血小板增量較低。臨床上觀察到出血性事件（輕至中度）的發生率較高。研究報導 Amotosalen/UV 與肺部併發症的關聯性。初步試驗還指出 Riboflavin/UV 造成紅血球功能性傷害。儘管血品不良效應之報導，歐洲國家臨床使用數據的文獻回顧不支持這些顧慮。[22]

PI 主要的好處為減少血小板輸注所致之敗血症、免除細菌培養與降低新興感染症之 TTI 風險。當前臨床輸血的感染性風險已相當低，因此證明 PI 不對病人帶來新的危害是相當重要的。許多滅活劑與核酸起作用，理論上將增加致癌性與致突變性的風險，因此廣泛性的毒理學研究相當重要。除此，PI 對血液成分輸注療效與輸血反應的影響也應加以評估。

學習評量

1. 當前臨床輸血，哪一種感染症的傳播風險最大？
2. 對當前所關注之多種 TTIs，我國捐血機構所採行之防範措施為何？
3. 對蚊媒性 TTIs，即便在本土疫情流行期間，也應透過旅行史與居住史 DHQ 來排除感染高風險的捐血者，不考慮血液供應之充裕性？

參考文獻

1. Schreiber GB, Busch MP, Kleinman SH, Korelitz JJ. The risk of transfusion-transmitted viral infections. The Retrovirus Epidemiology Donor Study. N Engl J Med 1996; 334: 1685-90.
2. Stramer SL, Notari EP, Krysztof DE, Dodd RY. Hepatitis B virus testing by minipool nucleic acid testing: Does it improve blood safety? Transfusion 2013; 53: 2449-58.
3. Dodd RY, Nguyen ML, Krysztof DE, et al. Blood donor testing for hepatitis B virus in the United States: Is there a case for continuation of hepatitis B surface antigen detection? Transfusion 2018; 58: 2166-70.
4. Wang JT, Lee CZ, Chen PJ, Wang TH, Chen DS. Transfusion-transmitted HBV infection in an endemic area: The necessity of more sensitive screening for HBV carriers. Transfusion. 2002; 42(12): 1592-7.
5. Chang TT, Young KC, Yang YJ, Lai KA, Wu HL, Wu MH, Chen MY, Lin XZ, Lin CY, Shin JS. Incidence of post-transfusion hepatitis in Taiwan before and after introduction of anti-HCV testing. Liver. 1996; 16(3): 201-6.
6. Ni YH, Chang MH, Lue HC, Hsu HY, Wang MJ, Chen PJ, Chen DS. Posttransfusion hepatitis C virus infection in children. J Pediatr. 1994; 124(5 Pt 1): 709-13.
7. Wang JT, Lin MT, Chen PJ, Sheu JC, Lin JT, Wang TH, Chen DS. Transfusion-transmitted human T-cell lymphotropic virus type I infection in Taiwan: A true risk and occasional coinfection with hepatitis C virus shown in a prospective study. Blood. 1994; 84(3): 934-40.
8. Lee CC, Shih YL, Laio CS, Lin SM, Huang MM, Chen CJ, Chen CP, Chang CL, Chen LR, Tschen SY, Wang CH. Prevalence of antibody to hepatitis E virus among haemodialysis patients in Taiwan: Possible infection by blood transfusion. Nephron Clin Pract. 2005; 99(4): c122-7.
9. Vamvakas E. Is white blood cell reduction equivalent to antibody screening in preventing transmission of cytomegalovirus by transfusion? A review of the literature and meta-analysis. Transfus Med Rev 2005; 19: 181-99.
10. Nash T, Hoffmann S, Butch S, et al. Safety of leukoreduced, cytomegalovirus (CMV)-untested components in CMV-negative

allogeneic human progenitor cell transplant recipients. Transfusion 2012; 52: 2270-2.

11. Food and Drug Administration. Guidance for Industry: Bacterial Risk Control Strategies for Blood Collection Establishments and Transfusion Services to Enhance the Safety and Availability of Platelets for Transfusion. Silver Spring, MD: CBER Office of Communication, Outreach, and Development, 2020.

12. Rios J, Westra J, Dy B, Young PP. Adoption trends of point of issue Verax PGD rapid test for bacterial screening of platelets between 2013 and 2018 among hospitals supplied by the American Red Cross and impact on platelet availability. Transfusion. 2020; 60(7): 1364-1372.

13. Benjamin RJ, Braschler T, Weingand T, Corash LM. Hemovigilance monitoring of platelet septic reactions with effective bacterial protection systems. Transfusion 2017; 57: 2946-57.

14. Hsueh JC, Ho CF, Chang SH, Pan FZ, Chen SC, Shi MD, Chien ST. Blood surveillance and detection on platelet bacterial contamination associated with septic events. Transfus Med. 2009; 19(6): 350-6.

15. Barjas-Castro ML, Angerami RN, Cunha MS, et al. Probable transfusion-transmitted Zika virus in Brazil. Transfusion 2016; 56: 1684-8.

16. Motta IJ, Spencer BR, Cordeiro da Silva SG, et al. Evidence for transmission of Zika virus by platelet transfusion. N Engl J Med 2016; 375: 1101-3.

17. Sabino EC, Loureiro P, Lopes ME, et al. Transfusion-transmitted dengue and associated clinical symptoms during the 2012 epidemic in Brazil. J Infect Dis 2016; 213: 694-702.

18. Chen YY, Lu CT, Tsai MH, Yang CF, Shu PY, Wu CW, Chen JW, Hung CM, Wei ST, Hou SM, Chen PJ. Dengue Virus Ribonucleic Acid Detection Rates in Blood Donors Correlate With Local Infection Incidences During a Dengue Outbreak in Taiwan. J Infect Dis. 2022; 225(9): 1504-1512.

19. Kwon SY, Kim EJ, Jung YS, Jang JS, Cho NS. Post-donation COVID-19 identification in blood donors. Vox Sang. 2020; 115(8): 601-602.

20. Mawalla WF, Njiro BJ, Bwire GM, Nasser A, Sunguya B. No evidence of SARS-CoV-2 transmission through transfusion of human blood products: A systematic review. EJHaem. 2021; 2(3): 601-606.

21. Cappy P, Candotti D, Sauvage V, Lucas Q, Boizeau L, Gomez J, Enouf V, Chabli L, Pillonel J, Tiberghien P, Morel P, Laperche S. No evidence of SARS-CoV-2 transfusion transmission despite RNA detection in blood donors showing symptoms after donation. Blood. 2020; 136(16): 1888-1891.

22. Seghatchian J, Hervig T, Putter JS. Effect of pathogen inactivation on the storage lesion in red cells and platelet concentrates. Transfus Apher Sci 2011; 45:7 5-84.

第十四章 親子鑑定

李俊億

學習目標

1. 親子鑑定的原理。
2. 鑑定方法。
3. 親子指數計算。
4. 親緣關係研判。

14.1 前言

親子鑑定是少數會影響當事人命運的鑑定項目之一，例如明星巨賈之婚外情結晶，需要親子鑑定以決定龐大贍養費的歸屬；政治人物之婚外情結晶，需要親子鑑定以決定道德誠信；歷史人物之後代，需要親子鑑定以決定傳承道統；平民百姓之親子鑑定或為婚姻糾紛或為依親或為失散者證明身分等，雖無巨大標的之爭執，但提供單純的釐清血緣證明身分的功能，亦可維持和諧之家庭生活。目前親子鑑定方法雖然在新科技的應用下，已經可以達到相當高的鑑別能力了，但仍存在一些不確定性，因此必須嚴格遵守鑑定技術規範，以維持鑑定品質。

14.2 鑑定原理

人類經由有性生殖形成的個體，是由男性精子細胞與女性卵子細胞結合而成。這兩種配子細胞之細胞核內染色體或遺傳物質（DNA）的形成，是分別由其生殖母細胞在減數分裂時染色體複製一次後，細胞分裂兩次，產生 4 個子細胞。子細胞的染色體部分，因母細胞成對的染色體經複製一次，成為四套染色體，再經兩次分裂而成為單套染色體。在分裂過程中，第 1 至 22 對體染色體或稱常染色體（autosome），以及女性第 23 對之性染色體，其遺傳物質會發生重組，重組後的組合將成為精子與卵子之遺傳物質。因此，由精子與卵子結合成的受精卵，當成長為個體時，其細胞核內之遺傳物質，除男性性染色體之 X 染色體為母親提供與 Y 染色體為父親提供外，其餘染色體之遺傳物質均由父母之遺傳物質經個別重組後的平均貢獻。因此，當以基因為單位觀察子代體染色體某個基因之基因型時，即可發現該基因之兩個對偶基因（allele），一個來自父親、一個來自母親，其對偶基因型別應是一個與父親的兩個對偶基因型之一相同，另一個應是與母親的兩個對偶基因型之一相同。

男性第 23 對之性染色體含有 1 個 X 染色體與 1 個 Y 染色體，X 染色體來自母親，因此 X 染色體基因之對偶基因型，應與母親的兩個 X 對偶基因型之一相同。Y 染色體部分，由於在減數分裂時，絕大部分的基因並未與 X 染色體發生重組，因此這些不發生重組的 Y 染色體基因之對偶基因型，應與父親的 Y 染色體基因之 allele 相同。若沒有發生突變，具有父系血緣關係親戚的這些不發生重組的 Y 染色體基因之 allele 應完全相同。

人類細胞內的 DNA 遺傳物質，除了在細胞核外，細胞質中的粒線體也含有 DNA，稱為粒線體 DNA，簡稱 mtDNA。由於分化完成的精子細胞之粒線體位於精子之頸部，且數目大量減少至約 50 個，而卵子細胞粒線體數目大量增加，可能達 10^5 至 10^7 個。[1] 當精子與卵子結合時，有研究認為精子之細胞核、中心粒、粒線體甚至連尾巴之基軸，都進入卵子之細胞質中；然而，亦有研究認為，可能精子之粒線體並未進入卵子，或只有少數進入，才未在子代個體檢出精子之粒線體 DNA。[2]

儘管兩假說不同，但由於受精卵形成時，卵子與精子之粒線體數目太過懸殊，而被視為母系遺傳，即子代個體細胞內之粒線體來自母親之卵子。由於粒線體基因在遺傳過程並未發生基因重組，因此，若沒有發生突變，具有母系血緣關係親戚的粒線體 DNA 序列應完全相同。

14.3 遺傳標記

在科學不發達的年代，偶有流傳心靈相通、滴血認親的親子鑑定故事。待稍具科學觀念後，則以外貌特徵或長相的相似度，推論親子關係。直到 1900 年具有多型性的 ABO 血型抗原與其他如 MN、P、Rh、Kidd、Kell、Duff 等血型系統，逐漸被發現存在紅血球膜上後，檢驗這些抗原的表現型以研判親子關係，才開啟了科學化的親子鑑定方法。隨後在 1940 年代，電泳技術被發展出來後，具有多型性的血球酵素（phosphoglucomutase 1、acid phosphatase、adenosine deaminase、esterase D 等）與血清蛋白（haptoglobin、group-specific component、transferrin 等），也成為親子鑑定篩檢的遺傳標記。[3] 在 1980 年代，以 RFLP（restriction fragment length polymorphism）DNA 鑑定技術篩檢具有重複次數多型（variable number of tandem repeat, VNTR）的 DNA 基因座，證明可以應用在人別鑑定與親子鑑定。[4-6] 此後各種 DNA 鑑定方法（包含 polymerase chain reaction PCR 與定序法 Sequencing）紛紛被發展出來，以及各種遺傳標記（包含 single nucleotide polymorphism SNP 與 short tandem repeat STR）也被定義出來。目前使用多基因的 DNA 鑑定系統，其鑑別力已經可以達到除了同卵雙胞胎外，世上不會有兩個人具有相同的基因型組合。使用這種系統應用在親子鑑定上，除可達到極高的鑑別能力外，也可應用到其他親緣關係之鑑定。

14.4 鑑定方法

由於鑑定多型性基因幾乎是目前親子鑑定實驗室的鑑定標準，因此本文僅介紹目前最常用的鑑定方法，包含鑑定長度多型 DNA 之 STR 分型法與鑑定鹼基多型之 DNA 定序法。

14.4.1 STR 分型法

1980 年代以 RFLP 技術鑑定之長度多型 DNA 大都屬於迷你衛星 DNA（minisatellite DNA）之 VNTR，由於難以精確定義 DNA 長度與重複單位之重複次數，因此逐漸被屬於微衛星 DNA（microsatellite DNA）之 STR 所取代。STR 係一段完全相同（或相似）的 DNA 序列單位多重拷貝的連續排列，其重複序列的單位長度多數是 2 至 6 個鹼基。由於 STR 通常出現在基因區之外，重複單位的重複次數在個體間就可能出現很大的差異，因此 STR 的變異可以用來區別個體，用來辨別親子關係。目前常用 STR 分型方法之主要步驟為：以標記螢光染料之引子組進行多個 STR 基因 DNA 之 PCR 放大、以毛細管電泳分離經放大之 STR DNA、以雷射激發螢光染料偵測經電泳分離之放大 STR DNA 與判定 STR 對偶基因型。由於 STR 對偶基因型別是以重複單位的重複次數為命名，因此每個體染色體之 STR 基因之基因型即由兩組數字組成，即同合子（homozygote）有兩組相同數字，異合子（heterozygote）有兩組不同數字。常用在 STR 分型的系統多基因組裝為商用試劑檢驗套組（kit），目前一次分析可以檢驗 20 個 STR 基因以上，可以產生極高之親子鑑別力。[7,8] 常被分析之 STR 基因包含：CSF1PO、D2S1338、D3S1358、D5S818、D7S820、D8S1179、D13S317、D16S539、D18S511、D19S433、D21S11、FGA、TH01、TPOX、vWA、D1S1656、D2S441、D22S1045、D10S1248、D12S391、SE33、Penta D、Penta E。常被分析之 Y-STR 基因包含：DYF387S1A、DYF387S1B、DYS19、DYS385a、DYS385b、DYS389I、DYS389II、DYS390、DYS391、DYS392、DYS393、DYS437、DYS438、DYS439、DYS448、DYS449、DYS456、DYS458、DYS460、DYS481、DYS518、DYS533、DYS570、DYS576、DYS627、DYS635、GATA_H4。

圖 14-1 為親子鑑定 4 個樣本之 4 個 STR 基因的毛細管電泳訊號圖範例。甲為生母、乙為小孩、丙與丁為系爭父親。表 14-1 為圖 14-1 STR 基因型分析結果。

由圖 14-1 與表 14-1 結果顯示，D19S433 基因部分，小孩乙之對偶基因型 13 來自母親甲，對偶基因型 15.2 應來自生父，系爭父親丙具有對偶基因型 15.2，因此丙不排除可能為生父；系爭父親丁不具有對偶基因型 15.2，雖可排除為生父，但因未確定其為同合子 13,13 或為未檢出另一對偶基因型 15.2 之異合子，因此丁為間接排除。vWA 基因部分，小孩乙之對偶基因型 16 來自母親甲，對偶基因型 14 應來自生父，系爭父親丙與丁均具有對偶基因型 14，因此兩者均不排除可能為生父；TPOX 基因部分，小孩乙之對偶基因型 11 來自母親甲，對偶基因型 9 應來自生父，系爭父親丙具有對偶基因型 9，因此丙不排除可能為生父；系爭父親丁不具有對偶基因型 9，雖可排除為生父，但因未確定其為同合子 8,8 或為未檢出另一對偶基因型 9 之異合子，因此丁為間接排除。D18S51 基因部分，小孩乙之對偶基因型 13 來自母親甲，另一對偶基因型 13 應來自生父，系爭父親丙具有對偶基因型 13，因此丙不排除可能為生父；系爭父親丁不具有對偶基因型 13，且其為異合子，因此丁為直接排除。

14.4.2 DNA 定序法

鑑別鹼基變異之 SNP 分型法非常多，但在親子鑑定常用之方法為 DNA 定序法，常分析之對象為粒線體 DNA，尤其是大部分粒線體之 SNP 集中的控制區（Control region）DNA，或稱 mtDNA D-loop。此區域在粒線體 DNA 位置為相對於 rCRS（revised cambridge reference sequence）之編號第 16024 至 576 個鹼基，長度約為 1,100 個鹼基。為定序此區域之

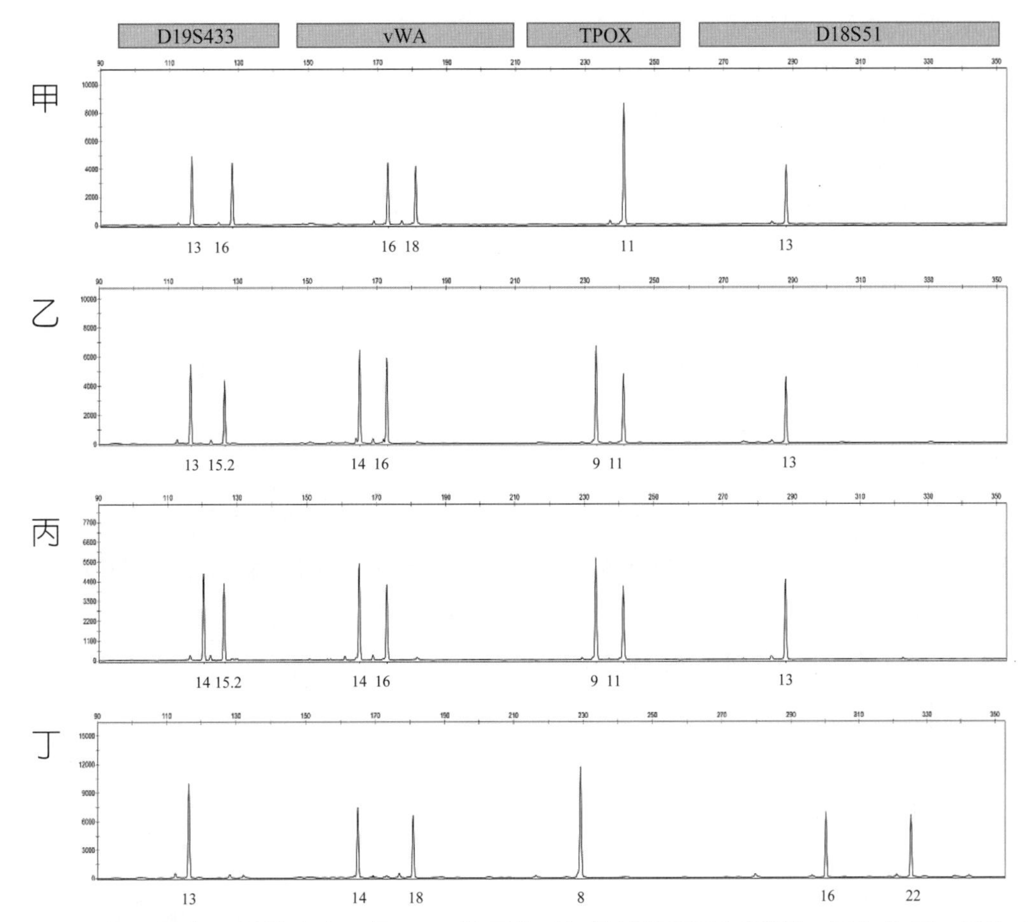

圖 14-1 親子鑑定 4 個樣本之 4 個 STR 基因的毛細管電泳訊號圖範例。甲為生母、乙為小孩、丙與丁為系爭父親

表 14-1 親子鑑定 4 個樣本之圖 14-1 STR 基因型分析結果

基因名稱	甲	乙	丙	丙比對結果	丁	丁比對結果
D19S433	13,16	13,15.2	14,15.2	不排除	13,13	間接排除
vWA	16,18	14,16	14,16	不排除	14,18	不排除
TPOX	11,11	9,11	9,11	不排除	8,8	間接排除
D18S51	13,13	13,13	13,13	不排除	16,22	直接排除

DNA 序列，可將引子設計在其外側，定序之主要步驟包含：以 PCR 放大 D-loop DNA、純化 PCR 產物、以定序引子進行循環 PCR、純化循環 PCR 產物、毛細管電泳分離定序產物與序列判讀。

mtDNA 序列型之呈現是只記錄與 rCRS 參考序列不同的鹼基，例如表 14-2 所列定序結果之序列型，其餘未標示的序列均與 rCRS 相同。若有插入序列，則在該序列位置以小數點表示，如表 14-2 之 315.1C，代表在 315 號鹼基位置有一個 C 的插入；若有缺失，則在該序列位置以 DEL 表示，如 523DEL，詳細規範請參考 ISFG 指引。[9,10]

想要定序 D-loop DNA 可使用 PCR 引子組 L15969 與 H638，定序引子為 L15969、H638、L16488 與 H29，其序列在 D-loop 區之位置如圖 14-2。[11] 詳細序列如下：

L15969：5’-GGACAAATCAGAGAAAAAGTC-3’

H638：5’-ACCAAACCTATTTGTTTATGG-3’.

L16488：5’-CTGTATCCGACATCTGGTTCC-3’

H29：5’-GTGGTTAATAGGGTGATAGACC-3’

表 14-2 為母系親子鑑定 4 個樣本之 D-loop DNA 序列之分析結果。甲與乙具有相同母系血緣，因此 D-loop DNA 序列完全相同。丙與丁則皆與甲不相符。圖 14-3 為表 14-2 數據中 D-loop DNA 部分序列的毛細管電泳訊號圖範例。

由圖 14-3 DNA 定序之電子訊號圖顯示，在範例序列從 16209 至 16318 間，甲與乙具有相同母系血緣，因此 D-loop DNA 序列完全相同。丙與丁則皆與甲不相符。

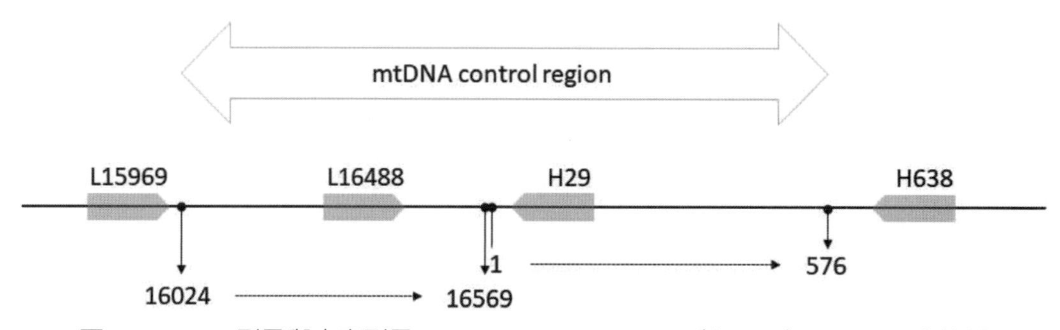

圖 14-2　PCR 引子與定序引子 L15969、H638、L16488 與 H29 在 D-loop 區之位置

表 14-2　親子鑑定 4 個樣本之 D-loop DNA 全部序列之分析結果。甲為小孩，乙、丙與丁為系爭母親

樣本	序列型
甲	16129A 16223T 16297C 16527T 73G 150T 199C 263G 315.1C 489C
乙	16129A 16223T 16297C 16527T 73G 150T 199C 263G 315.1C 489C
丙	16182C 16183C 16189C 16217C 16261T 16299G 16519C 73G 193G 263G 523DEL 524DEL
丁	16140C 16183C 16189C 16260T 16266A 16274A 16519C 73G 189G 200G 228A 263G 294C

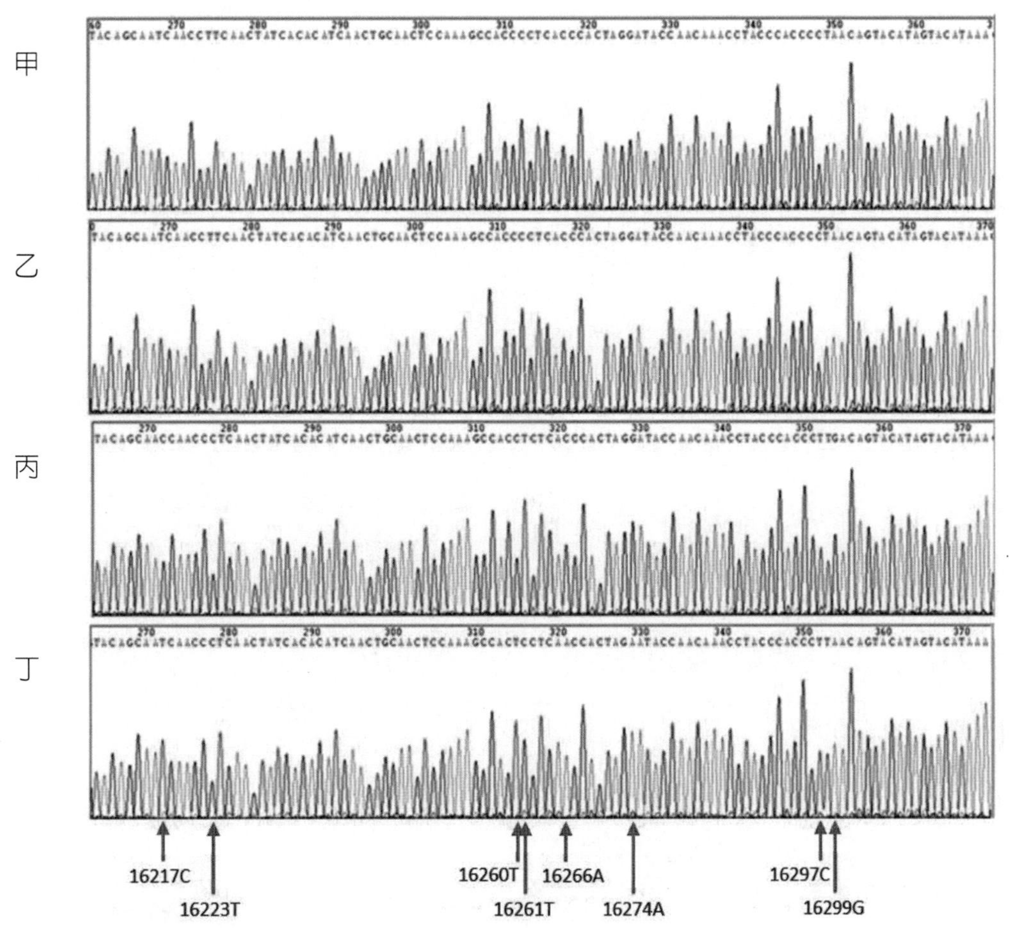

圖 14-3 親子鑑定 4 個樣本之 D-loop DNA 部分序列（從 16209 至 16318）的毛細管電泳訊號圖範例。箭頭指示為樣品間序列差異處

14.5 親子指數計算

14.5.1 體染色體多型基因

親子關係的相關性程度常以親子指數表示（paternity index, PI），親子指數或稱父子指數是親子鑑定中描述似然比（likelihood ratio, LR）的專有名詞。在親子鑑定時常用的兩個假設如下：

H_p：系爭父親是小孩的生父，此人提供生父必備的對偶基因之機率。

H_d：他人是小孩的生父，該人提供生父必備的對偶基因之機率。

若小孩基因型為 PQ、M 代表生母、AF 代表系爭父親、RM 代表隨機男子。則

$$\text{PI(LR)} = \frac{\Pr(\text{AF}: P)\Pr(M: Q) + \Pr(\text{AF}: Q)\Pr(M: P)}{\Pr(\text{RM}: P)\Pr(M: Q) + \Pr(\text{RM}: Q)\Pr(M: P)}$$

其中 AF 提供 P 的機率是 *Pr(AF: P)*、M 提供 Q 的機率是 *Pr(M: Q)*、AF 提供 Q 的機率是 *Pr(AF: Q)*、M 提供 P 的機率是 *Pr(M: P)*、RM 提供 P 的機率是 *Pr(RM:*

P)、RM 提供 Q 的機率是 *Pr(RM: Q)*。

若小孩、生母與系爭父親之基因型均為 PQ，對偶基因型 P 與 Q 之頻率分別為 p 與 q，則：

PI = [(1/2)×(1/2) + (1/2)×(1/2)]/[(p(1/2) + q(1/2)] = 1/(p+q)

若單親之小孩與系爭父親之基因型均為 PQ，則

PI = [(1/2)q + (1/2)p]/(pq + qp) = (p + q)/4pq

表 14-3 是各種可能組合之親子指數。[12] 在同時鑑定多個相互獨立基因之鑑定系統時，可以乘積法則將每個基因之親子指數相乘，即可獲得綜合親子指數。

14.5.2 ABO 血型

ABO 血型基因位於第 9 對染色體，以免疫學方法進行 ABO 血型分型所呈現的表現型有 4 種：A、B、AB 與 O 型。其中，A 型的基因型可能是 AA 或 AO 型，B 型的基因型可能是 BB 或 BO 型。因此，以血型數據在親子指數計算時，無法以上述基因型方法計算，而必須把各種可能存在的基因型列入考慮。例如母、子與系爭父親都是 A 型時，小孩有可能是 AA 或 AO 型，因此，必須將組成小孩為 AA 或 AO 型的 3 種父母組合情形都列入考慮，即系爭父親提供對偶基因型 A 與母親提供對偶基因型 A、系爭父親提供對偶基因型 A 與母親提供對偶基因型 O、系爭父親提供對偶基因型 O 與母親提供對偶基因型 A。若對偶基因型 A、B 與 O 之頻率分別為 a、b 與 r，依此可求出：

系爭父是 AA 之機率為：

$$\frac{a^2}{a^2+2ar}=\frac{a}{a+2r}$$

系爭父是 AO 之機率為：

$$\frac{2ar}{a^2+2ar}=\frac{2r}{a+2r}$$

表 14-3　以體染色體基因進行親子鑑定之各種可能組合之親子指數

母	子	系爭父親	親子指數	母	子	系爭父親	親子指數
A	A	A	1/a	BC	AB	AC	1/2a
AB	A	A	1/a	BD	AB	AC	1/2a
B	AB	A	1/a	AB	AB	AC	1/[2(a+b)]
BC	AB	A	1/a	AB	AB	A	1/(a+b)
A	A	AB	1/2a	AB	AB	AB	1/(a+b)
AB	A	AB	1/2a	無	A	A	1/a
B	AB	AB	1/2a	無	A	AC	1/2a
BC	AB	AB	1/2a	無	AB	A	1/2a
AB	A	AC	1/2a	無	AB	AB	(a+b)/4ab
B	AB	AC	1/2a	無	AB	AC	1/4a

系爭父提供 A 之機率為：

$$1\times\frac{a}{a+2r}+0.5\times\frac{2r}{a+2r}=\frac{a+r}{a+2r}$$

系爭父提供 O 之機率為：

$$0.5\times\frac{2ar}{a^2+2ar}=\frac{r}{a+2r}$$

母提供 A 與 O 之機率亦與父相同，因此：

$$PI=\frac{X}{Y}\text{ 親子指數}$$

$$X=\left(\frac{a+r}{a+2r}\right)^2+\left(\frac{a+r}{a+2r}\right)+\left(\frac{r}{a+2r}\right)+\left(\frac{r}{a+2r}\right)\left(\frac{a+r}{a+2r}\right)$$

$$Y=a\left(\frac{a+r}{a+2r}\right)+a\left(\frac{r}{a+2r}\right)+r\left(\frac{a+r}{a+2r}\right)$$

$$PI=\frac{X}{Y}=\frac{(a+r)(a+3r)}{[(a+r)^2+ar](a+2r)}$$

依此邏輯可計算出母子與系爭父親各種組合之 PI 值，如表 14-4。[12]

14.5.3 單倍型

多個相連鎖的 DNA 變異型或 DNA 多型的組合稱之，例如 Y-SNP 單倍型、Y-STR 單倍型或 mtDNA 單倍型。單倍型系統應用在親緣鑑定時，主要功能在排除，即在該親緣關係中應該具備相符的單倍型，但系爭兩人的單倍型卻不相符時，此時，親緣指數或似然比 LR=R/U，R=0，LR=0，應排除該兩人具有待證之親緣關係，除非可以確定不相符之單倍型係因突變所造成。在不排除時，兩人之單倍型相符，則 R=1，U= 該單倍型在族群中之頻率。若兩人之單倍型不相符，而要以突變處理時，則 R= 該單倍型之突變基因之突變率乘以兩人相隔之親等數或世代數，若為 STR 系統，則再乘上 1/2（重複次數增減各半），U 仍為該單倍型在族群中之頻率。[13] 單倍型若未出現在資料庫內，其 95% 信賴區間之上限重複率為 $1-(0.05)^{1/n}$，n 為資料庫內之樣本數量。[14]

14.5.4 其他親緣關係

以 Wenk 等人提出之親緣指數演算法為例，依據系爭二人的基因型相符情形，比較此二人分別在具有待證親緣關係（R）與不具待證親緣關係（U）下出現的機率之比值為似然比（或親緣指數）。[15] 以表 14-5 所列系爭二人各種基因型組合之手足指數計算為例，對偶基因型 A、B、C 與 D 的頻率分別是 a、b、c 與 d，以第一例而言，甲乙二人的基因型均為 AA，若兩者具有手足關係時，應分別計算：兩者已知具有兩個相同對偶基因型時組合出乙之基因型的機率，乘以具有手足關係者兩人具有兩個相同的對偶基因型的比例（即親緣係數 k_2）；兩者已知具有一個相同對偶基因型時組合出乙之基因型的機率，乘以具有手足關係者兩人具有一個相同的對偶基因型的比例（即親緣係數 k_1）；兩者已知具有另一個相同對偶基因型時組合出乙之基因型的機率，乘以具有手足關係者兩人具有一個相同的對偶基因型的比例（即親緣係數 k_1）；兩者已知不具有相同對偶基因型時組合出乙之基因型的機率，乘以具有手足關係者兩人不具有相同的對偶基因型的比例（即親緣係數 k_0）；將此 4 種狀況之機率相加，即為兩者具手足關係之機率，所得算式為 $1(k_2)+a(k_1)+a(k_1)+a^2(k_0)$。其次，計算若不具

表 14-4　以 ABO 血型進行親子鑑定之各種可能組合之親子指數

子	母	系爭父親	親子指數	子	母	系爭父親	親子指數
O	O	O	1/r	B	AB	B	1/(b+r)
O	O	A	1/(a+2r)	B	AB	AB	1/[2(b+r)]
O	O	B	1/(b+2r)	B	AB	A	r/(b+r)(a+2r)
O	A	O	1/r	B	AB	O	1/(b+r)
O	B	O	1/r	B	O	B	(b+r)/[b(b+2r)]
O	A	A	1/(a+2r)	B	O	AB	1/2b
O	A	B	1/(b+2r)	AB	A	B	(b+r)/[b(b+2r)]
O	B	B	1/(b+2r)	AB	A	AB	1/(2b)
O	B	A	1/(a+2r)	AB	B	A	(a+r)/[a(a+2r)]
A	A	A	$(a+r)(a+3r)/$ $[(a+r)^2+ar](a+2r)$	AB	B	AB	1/(2a)
A	A	AB	$(a+2r)/$ $2[(a+r)^2+ar]$	AB	AB	A	(a+r)/[(a+b)(a+2r)]
A	A	O	$(a+r)/[(a+r)^2+ar]$	AB	AB	B	(b+r)/[(a+b)(b+2r)]
A	A	B	$r(a+r)/$ $(b+2r)[(a+r)^2+ar]$	AB	AB	AB	1/(a+b)
A	B	A	(a+r)/[a(a+2r)]	O	無	O	1/r
A	B	AB	1/2a	O	無	A	1/(a+2r)
A	AB	A	1/(a+r)	O	無	B	1/(b+2r)
A	AB	AB	1/[2(a+r)]	A	無	O	1/(a+2r)
A	AB	B	r/(a+r)(b+2r)	A	無	A	$[(a+r)^2+ar]/$ $(a+2r)(a^2+2ar)$
A	AB	O	1/(a+r)	A	無	B	r/[(a+2r)(b+2r)]
A	O	A	(a+r)/[a(a+2r)]	A	無	AB	$(a+r)/[2(a^2+2ar)]$
A	O	AB	1/2a	B	無	O	1/(b+2r)
B	B	B	$(b+r)(b+3r)/$ $[(b+r)^2+br](b+2r)$	B	無	A	r/[(a+2r)(b+2r)]
B	B	AB	$(b+2r)/$ $2[(b+r)^2+br]$	B	無	B	$[(b+r)^2+br]/$ $(b+2r)(b^2+2br)$
B	B	O	$(b+r)/[(b+r)^2+br]$	B	無	AB	$(b+r)/[2(b^2+2br)]$
B	B	A	$r(b+r)/$ $(a+2r)[(b+r)^2+br]$	AB	無	A	(a+r)/[2a(a+2r)]
B	A	B	(b+r)/[b(b+2r)]	AB	無	B	(b+r)/[2b(b+2r)]
B	A	AB	1/2b	AB	無	AB	(a+b)/(4ab)

手足關係時之機率，若兩人不具手足關係而為一般隨機二人，則兩人間並無基因型相似的義務，因此另一人基因型出現的機率即為族群中出現該基因型的機率為 a^2。比較兩個機率即為兩者具有手足關係的似然比。常見親緣關係之親緣係數如表 14-6，將表 14-5 中之親緣係數以表 14-6 中特定親緣關係之親緣係數值代入，即可獲得系爭二人之該特定親緣關係之親緣指數。

14.6 親緣關係研判

早期使用血型與蛋白質型系統進行親子鑑定，對於親子型別不相符的鑑定結果，作為排除親子關係的判斷是毫無疑問的。但因鑑別力不高，對於型別相符而無法排除親子關係的個案，究竟系爭父親是否確實為生父則難以判斷。目前使用分子生物學方法進行的親子鑑定，由於鑑別力高，對於親子與親緣關係的研判已有相當高的準確度，也有明確的規範。如《親緣

表 14-5　系爭二人各種基因型組合之手足指數

甲 基因型	乙 基因型	兩者具手足關係之機率 （R）	兩者不具手足關係之機率（U）	手足指數或似然比 （R/U）
AA	AA	$1(k_2)+a(k_1)+a(k_1)+a^2(k_0)$	a^2	$(k_2+2ak_1+a^2k_0)/a^2$
AA	AB	$b(k_1)+b(k_1)+2ab(k_0)$	2ab	$(k_1+ak_0)/a$
AA	BB	$b^2(k_0)$	b^2	k_0
AA	BC	$2bc(k_0)$	2bc	k_0
AB	AB	$1(k_2)+a(k_1)+b(k_1)+2ab(k_0)$	2ab	$(k_2+ak_1+bk_1+2abk_0)/2ab$
AB	AA	$a(k_1)+a^2(k_0)$	a^2	$(k_1+ak_0)/a$
AB	AC	$c(k_1)+2ac(k_0)$	2ac	$(k_1+2ak_0)/2a$
AB	CD	$2cd(k_0)$	2cd	k_0

表 14-6　常見親緣關係的親緣係數

親緣關係	k_2	$2k_1$	k_1	k_0
父子	0	1	0.5	0
手足	0.25	0.5	0.25	0.25
半手足	0	0.5	0.25	0.5
祖孫	0	0.5	0.25	0.5
叔姪	0	0.5	0.25	0.5
堂表手足	0	0.25	0.12	0.75
二堂表手足	0	0.06	0.03	0.94

DNA 鑑定實驗室認證技術規範》第 7.2.4 條：「實驗室應使用各自獨立的多基因座法進行分析，親子鑑定中基因座之系統組合親子排除率應達 99.99% 以上，個案鑑定結果對於不能排除的系爭父親（或母親或子）之親子指數應達 10,000 以上。而其他親緣關係之鑑定，應先比對 X（或 Y）染色體基因座或粒線體 DNA，以研判其是否可排除親緣關係；當無法排除時，其親緣指數亦應達 10,000 以上，若未達 10,000 以上時，其偽陽性率應低於 0.0001。」。[16]

由此規範顯示，親緣關係之研判有五個順序：(1) 親子鑑定系統應具備組合親子排除率達 99.99% 以上；(2) 親子鑑定的個案鑑定結果對於不能排除的親子指數應達 10,000 以上；(3) 其他親緣關係之鑑定，應先篩檢可作為排除用的 X（或 Y）染色體基因座或粒線體 DNA；(4) 若無法排除時，其親緣指數亦應達 10,000 以上；(5) 若親緣指數未達 10,000 以上時，其偽陽性率應低於 0.0001。

其中順序 (3) 所提優先排除的篩檢項目，如具有同父系的手足、半手足、堂兄弟、叔姪、祖孫等，應優先比對 Y 染色體基因座；如具有同母系的手足、半手足、表兄弟姊妹、舅甥、祖孫等，應優先比對粒線體 DNA；應優先比對 X 染色體基因座的有同父同母之姊妹、同父異母之姊妹、祖母與孫女等。其中同父同母之姊妹的 X 染色體之對偶基因間，兩人之 X 染色體之對偶基因間至少應擁有 1 個相同的父親之 X 染色體之對偶基因型，否則將被排除。同父異母之姊妹間至少應擁有 1 個相同的父親之 X 染色體之對偶基因型，否則將被排除。祖母與孫女的 X 染色體之對偶基因間，祖母遺傳給其兒子（孫女之父親）的 X 染色體之對偶基因，將遺傳給其孫女，因此祖母與孫女兩人至少應共同擁有 1 個相同的 X 染色體之對偶基因型，否則將被排除。

研判順序 (5) 所提有關偽陽性率問題，若直接以親緣指數未達 10,000，而偽陽性率正好低於 0.0001 附近時，若以 95% 信賴區間計算，其偽陽性率將高於 0.0001，而有疑義。[17] 因此，若要以偽陽性率作為研判依據，則應考量其偽陽性率之信賴區間亦低於此閾值以符合此要求。

14.7 未來發展

親子鑑定方法隨著科技的發展不斷的演進，早期以免疫學方法鑑別多型性不高的抗原物質，開啟了科學化的親子鑑定里程碑。接著以電泳技術分離多型性的血球酵素與蛋白質，提高了親子鑑定的鑑別力，最後以分子生物技術分析多型 DNA，更使得親子鑑定之鑑別力大幅提升，亦可應用到親子以外的親緣鑑定。近年來，以次世代定序（next generation sequencing NGS）或稱平行巨量定序（massively parallel sequencing MPS）技術進行大量基因或全基因體定序已逐漸普及。[18, 19] 未來在定序準確度、定序效率與定序價格合乎需求時，以此方法進行親子鑑定或親緣鑑定，應指日可待。

學習評量

1. 親緣鑑定方法之原理與步驟。
2. 親緣指數計算方法。
3. 親緣關係研判方法。

參考文獻

1. Browder LW, Erickson CA, Jeffery WR: Developmental Biology, Saunders College Publishing, USA. 1991.
2. Barresi MJF, Gilbert SF, Developmental Biology, 12 edition, Sinauer Associates, USA. 2020.
3. Gaensslen RE: Sourcebook in forensic serology, immunology and biochemistry, National Institute of Justice, USA. 1983.
4. Jeffreys AJ, Wilson V, Thein SL: Hypervariable 'Minisatellite' regions in human DNA, Nature 1985; 316: 67-73.
5. Jeffreys AJ, Wilson V, Thein SL: Individual Specific 'Fingerprints' of human DNA, Nature 1985; 316: 76-9.
6. Jeffreys AJ, Wilson V, Thein S L, et al.: DNA 'Fingerprints' and Segregation Analysis of Multiple Markers in Human pedigrees, American Journal of Human Genetics 1986; 39: 11-24.
7. 李俊億、余玉貞、曾麗慧。臺灣漢人 22 個 STR 基因之分析，臺灣法醫學誌，第 5 卷第 2 期，第 1-8 頁。
8. 林俊彥、彭冠澄、余玉貞、李俊億。臺灣地區漢族之 STR 基因分析研究：Investigator 24plex QS Kit 之應用，臺灣法醫學誌，第 8 卷第 2 期，第 4-12 頁。
9. Grzybowski T, Pawłowski R, Kupiec T, Branicki W, Jacewicz R: Recommendations of the Polish Speaking Working Group of the International Society for Forensic Genetics for forensic mitochondrial DNA testing. Arch Med Sadowej Kryminol. 2018; 68(4): 242-58.
10. Parson W, Gusmão L, Hares DR, Irwin JA, Mayr WR, Morling N, Pokorak E, Prinz M, Salas A, Schneider PM, Parsons TJ: DNA Commission of the International Society for Forensic Genetics, DNA Commission of the International Society for Forensic Genetics: Revised and extended guidelines for mitochondrial DNA typing. Forensic Sci Int Genet 2014; 13: 134-42.
11. Yang FC, Tseng B, Lin CY, Yu YJ, Linacre A, Lee JC: Population inference based on mitochondrial DNA control region data by the nearest neighbors algorithm. Int J Legal Med. 2021; 135(4): 1191-9.
12. 李俊億、謝幸媚。親子鑑定的演算邏輯，臺大出版中心，臺北市，2008 年。
13. Rolf B, Keil W, Brinkmann B, Roewer L, Fimmers R: Paternity testing using Y-STR haplotypes: Assigning a probability for paternity in cases of mutations. Int J Legal Med 2001; 115(1): 12-5.
14. Butler J, Fundamentals of forensic DNA typing, Academic Press, USA. 2009.
15. Wenk RE, Traver M, Chiafari FA: Determination of sibship in any two persons. Transfusion 1996; 36(3): 259-62.

16.社團法人臺灣鑑識科學學會 92.09.05 公告 /109.05.12 第五次修訂。親緣 DNA 鑑定實驗室認證技術規範。

17.李俊億、謝幸媚、蔡麗琴、蘇志文。親緣關係鑑定偽陽性率之評估，臺灣法醫學誌，第 12 卷第 2 期，第 16-23 頁。

18.Jäger AC, Alvarez ML, Davis CP, et al.: Developmental validation of the MiSeq FGx Forensic Genomics System for targeted next generation sequencing in forensic DNA casework and database laboratories. Forensic Sci Int. 2017; 28: 52-70.

19.International Human Genome Sequencing Consortium: Finishing the euchromatic sequence of the human genome. Nature 2004; 431(7011): 931-45.

第十五章　捐血機構作業

何國維、林冠州、洪英聖、黎蕾

學習目標

1. 了解捐血中心作業。
2. 捐血者健康標準。
3. 全血捐血與分離術捐血之不同。
4. 血品製作、儲存與供應。
5. 血液安全。

醫療財團法人台灣血液基金會（簡稱：台灣血液基金會），是臺灣唯一的捐供血機構，向來致力於滿足臺灣國內的醫療用血需求，在全臺成立臺北、新竹、臺中、高雄等 4 個捐血中心，各中心轄下則規劃捐血站、捐血室、捐血點，提供親民便捷的捐血管道。台灣血液基金會成立 40 年以來，以「捐血快樂、用血安全、自我提升、永續精進」為己任，時時敦促組織與時俱進，全面把關血液安全，促成血液捐供平衡，為捐血人與用血人搭起安全友善的堅固橋梁。

107 年 8 月上線之「血液資訊管理系統」透過內、外部品管機制，經過嚴謹的功能驗證及資安監控，將分散式捐供血系統主機與資料庫，整合為集中化單一資料庫，使捐血人招募、血液採集、血液檢驗、血品製備以及供應到醫院，全程都能納入履歷追蹤；嚴密的控管機制串聯捐、供血流程，提高血液管理的效率，提升輸血治療的安全性。

15.1 捐血人資格篩選

保障血液安全及滿足供應需求是血液機構的最高使命，而挑選合適的捐血人既能保護捐血過程的安全又能保障血品的安全、品質、純度及效力，最終達到保護用血人的目的。作為保障血液安全關鍵步驟之一的捐血人資格篩選，包含捐血前教育、健康問卷、理學檢查、傳染性疾病篩檢、捐血後訊息管理。

15.1.1 捐血前教育

在進入捐血中心之前，捐血人可拜訪台灣血液基金會網站先了解捐血須知，判斷自身是否符合捐血資格；到捐血中心之後，也可先閱讀捐血中心提供的捐血前須知，同時採血人員會解釋捐血流程（圖 15-1）、注意事項、傳染性疾病篩檢項目、暫緩或拒絕捐血政策，和可能發生的捐血不適反應及預防方法。為保障血液安全，採血人員會特別強調，捐血人不應該以捐血作為免費篩檢人類免疫缺乏病毒的途徑，因此捐血中心雖然依法仍會篩檢人類免疫缺乏病毒，但不會提供愛滋篩檢報告給捐血人。

順利完成捐血之後，若捐血人雖有自身特定危險性行為或自覺有可能影響用血安全的因素，但捐血過程中未告訴工作人員，建議捐血人應盡速以「良心回電」宣傳單上之電話告知捐血中心，以對該袋血液做適當後續處理。

15.1.2 健康問卷、理學檢查

捐血資格評估過程包含健康問卷及理學檢查兩大步驟，捐血登記表（表 15-1）經衛生福利部食品藥物管理署核備，目的是從捐血人收集捐血資格的必要資訊，前段內容涵蓋捐血人基本資料、健康狀況、疾病史（含傳染病史）、藥物史、旅遊史、特定危險性行為，及其他會影響捐血人或用血人安全的因素。後段內容則是知情同意書，以確認捐血人已誠實回答問卷問題，且完全了解無償捐血的風險及注意事項，以及同意捐血中心蒐集捐血人個資

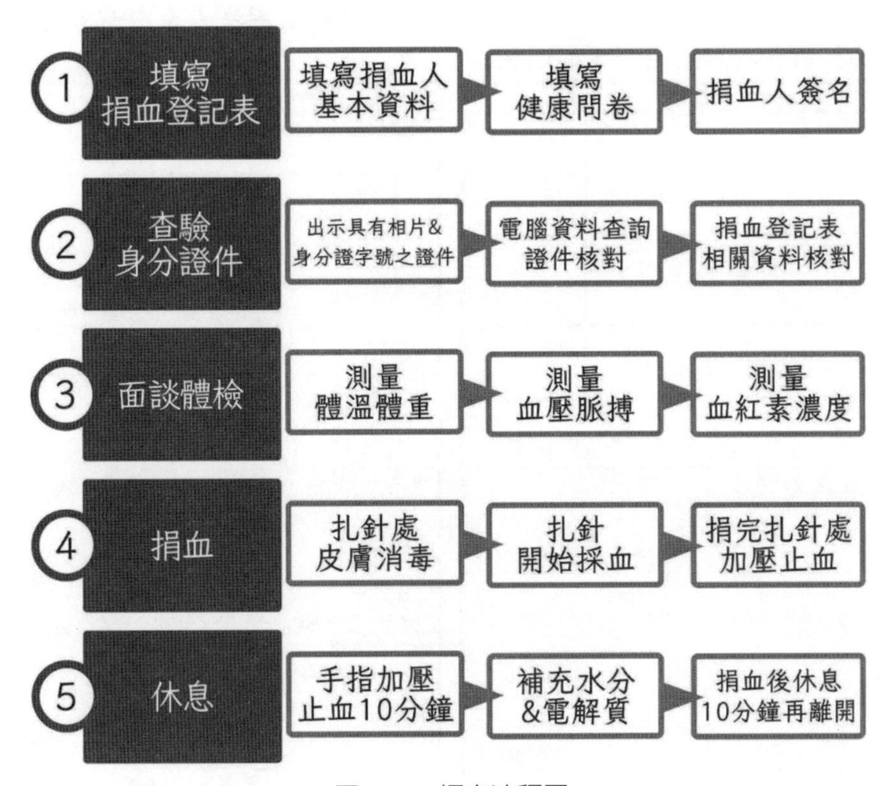

圖 15-1　捐血流程圖

及處理使用血液。

107 年 8 月上線之「血液資訊管理系統」已將捐血登記表數位化，簡單透過網頁介面及子題引導，捐血人即可清楚填寫完成。

經核對身分正確後，會對捐血人進行捐血面談，若條件皆符合捐血健康標準，即可接受理學檢查後順利捐血。若因為部分因素無法符合捐血健康標準，則會被列入「血液資訊管理系統」列管捐血的保密資料中，避免將來該捐血人在不符合捐血資格的情況下意外捐入，以至於影響捐血人或血液安全。「血液資訊管理系統」也會保留所有可能會影響血品安全和品質、捐血人健康、捐血人緩捐和拒捐的資料，作為未來追蹤回溯血品或捐血人的依據。

理學檢查包括測量血壓、體溫和體重、檢視扎針手臂、測量血紅素濃度，確保捐血人基本健康狀況及血紅素濃度都符合捐血標準。另外，針對分離術捐血人會加測完整血球數值，額外確認捐血人血小板濃度符合分離術捐血條件。

15.1.3 捐血者健康標準（含補充規定）

捐血人捐血資格是台灣血液基金會根

表 15-1 捐血登記表

捐血登記表

醫療財團法人台灣血液基金會

經報奉衛生福利部 103 年 12 月 1 日部授食字第 1039907138 號書函核備

捐血日期： 年 月 日

請填寫下列資料，字跡請勿潦草。

在本會中心編號：□首次捐血 □曾經捐血

血型

性別

身分證統一編號(外籍人士填居留證或護照號碼)

身高 公分

姓名

體重 公斤

生日： 年 月 日

是□，否□ 曾經懷孕 (本欄位限女性填寫)

通訊地址□□□-□□

戶籍地址□□□-□□ □同上

電子信箱

檢驗報告方式擇一勾選：□電子郵件□郵寄□不要寄發

電話（日） （夜）
（手機）

職業 □1.軍 □2.公教 □3.學生 □4.工 □5.商 □6.農漁 □7.專技 □8.家管 □9.服務業 □10.其他

本粗框線內資料由工作人員填寫

團體代碼（單位班別）

捐血方式：全血：□1. 500cc □2. 250cc；分離術：□3.血小板 1U □A.血小板 2U □其他____ □7.血小板(減白)1U □8.血小板(減白)2U

電腦查詢者

血袋：□單袋 □雙聯 □參聯

已建 HLA 檔 □Y □N
留置試管 □Y □N

體溫℃

血袋條碼黏貼處

血壓 mmHg
/

脈搏 次/分

複測
□規則 □不規則

血紅素 g/dl
□合格 □不合格

不適捐血原因：
□1.血紅素不足
□2.赴疫區
□3.血壓過低或高
□4.體溫偏高
□5.睡眠不足
□6.捐血間隔未滿
□ 7.體重不足
□ 8.過分緊張
□ 9.血管細
□10.其他____

判定結果
□可捐血 □不宜

判定者：

採血者：

採血時間：
____時____分

其他採血註記：
採血量:______克
其他:______

【健康問卷】

為保護捐血者及受血者的健康，請您務必詳閱後據實勾選，以免觸犯法律，並於閱後簽名，所填資料均依法嚴加保密。

為確保血液安全，請詳閱下列現在與過去生活健康問題，並在符合項目之 □ 處打「√」。

一、本人現在健康狀況：

1.是□，否□ 1.自覺身體狀況良好？

2.是□，否□ 2.感冒、發燒或服藥治療中？

3.是□，否□ 3.捐血前睡眠不足或8小時內曾喝酒？

4.是□，否□ 4.懷孕____個月或產後(含流產)未滿6個月？
生產(流產)日期：________(女性填寫)

5.是□，否□ 5. 7日內曾發生急性感染、傳染病或過敏？

6.是□，否□ 6. 7日內曾發生持續性腹瀉？

7.是□，否□ 7. 3個月內曾接受牙科治療？
內容：________日期：______

8.是□，否□ 8. 6個月內有不明原因體重驟減10%？

二、過去1年內有否以下情形：

9. 是□，否□ 9.曾注射、口服藥物？藥物名稱：__________停藥日期：________

10. 是□，否□ 10.曾罹患登革熱？罹患日期：________ 痊癒日期：________

11. 是□，否□ 11.曾接種疫苗？疫苗名稱：________ 注射日期：________

12. 是□，否□ 12.曾出國至____________(列出所有國名)。(離境/回國日期：________)

13. 是□，否□ 13.曾是矯正機關收容人？ (遷出日期：________)

14. 是□，否□ 14.曾刺青(包含紋身、紋/繡眉、紋唇)？ 日期：________

15. 是□，否□ 15.曾接受輸血或外科手術？ 手術類別：________日期：________

16. 是□，否□ 16.曾注射胎盤素、玻尿酸或免疫球蛋白？注射種類：________
注射日期：________

機密等級：密 《續背面》 QP-AA-020-5.1-13(至少保存10年)

三、其他生活健康問題：

17. 是□，否□	17.曾被告知不要捐血？原因________
18. 是□，否□	18.曾接受(或捐贈)器官、組織或骨髓移植？名稱：________日期：________
19. 是□，否□	19.曾發生出血不止、癲癇或昏迷現象？
20. 是□，否□	20.曾被診斷為蠶豆症(葡萄糖六磷酸脫氫酶 G6PD 缺乏症)？
21. 是□，否□	21. B 型肝炎帶原者、C 型肝炎感染者、2 年內罹患肝炎、或您在 6 個月內曾與病毒性肝炎病患有血液體液或性接觸？
22. 是□，否□	22.曾罹患心臟病、腎臟病、肺臟病、高血壓、糖尿病、消化道潰瘍出血、氣喘、癲疾或其他經醫師認為永久不得捐血者(如惡性腫瘤、白血病、…)？名稱：________ 日期：________
23. 是□，否□	23.曾罹患庫賈氏病者(CJD)，曾注射人類腦下垂體生長荷爾蒙者、人類腦下垂體親生殖腺素者、牛胰島素等生物製劑者，曾接受硬腦膜移植或家族二等親中有庫賈氏病患者？
24. 是□，否□	24.於民國 69 年至 85 年(1980-1996)間曾經在英國旅遊或居留時間合計超過 3 個月，或民國 69 年(1980)以後曾於歐洲旅遊或居留時間合計超過 5 年，或民國 69 年(1980)以後曾於英國或法國接受輸血。日期：________
25. 是□，否□	25.曾於國外居住 1 年以上？國家：________。居住日期：________

四、愛滋病毒感染初期具高傳染性，但目前檢驗方式可能檢驗不出來(簡稱空窗期)，故如有下列任何一項者，請勿捐血。

26. 是□，否□	26.曾有男男間性行為？發生日期：________ *(女性本題不答，請跳答第 27 條)*
27. 是□，否□	27.曾注射藥物成癮、吸食或注射管制藥品(如安非他命、大麻、搖頭丸等)或慢性酒精中毒？日期：________
28. 是□，否□	28.曾從事性工作？日期：________
29. 是□，否□	29.懷疑自己或自己的性伴侶感染愛滋病毒或 2 年內曾與可能感染愛滋病毒者發生性行為？
30. 是□，否□	30.為愛滋病患者或為愛滋病毒檢驗結果呈陽性反應？
31. 是□，否□	31. 1 年內曾有危險性行為（如與陌生人發生性行為、性交易、一夜情或有超過 1 位以上的性伴侶等）？最近一次日期：________
32. 是□，否□	32. 1 年內曾罹患性病（如梅毒、淋病、披衣菌、生殖器皰疹、軟性下疳、尖型濕疣等）？罹患日期：________ 治療完成日期：________
33. 是□，否□	33.長期使用血液製劑(如白蛋白、球蛋白、凝血因子)？

本人對於以上內容已詳細閱讀，確知若有隱瞞上列任一情事，致所捐血液使受血者感染愛滋病毒，本人願負民事損害賠償責任及相關刑事責任。

註：依據「人類免疫缺乏病毒傳染防治及感染者權益保障條例」第 21 條規定，明知自己為感染者，而供血給他人使用，致傳染於人者，處 5 年以上 12 年以下有期徒刑，未遂犯罰之。

同意事項

一、本人(捐血者)對捐血之目的、條件、過程、可能的風險及捐血注意事項等，已完全瞭解；所提出之問題，並經面談人員詳細說明。捐血前的「健康問卷」也已據實勾選，本人同意自願無償捐血，所捐出之血液提供醫療，捐血、輸血安全相關之研究或製造血液製劑之用，並同意捐血資料於台灣血液基金會及所屬捐血機構均可流通處理利用。

二、本人捐出之血液，如不適合輸給病人 □同意 □不同意 提供作資源再利用(包括供作生產血液製劑及檢驗試劑之原料)。

三、本人已充分瞭解個資蒐集聲明書內容，並□同意 □不同意 使用個人資料進行捐血邀約宣導；□同意 □不同意 使用個人資料進行捐血表揚。

本人(捐血者)確認，對以上內容已完全瞭解並勾選正確無誤。 捐血者簽名(全名)：________	面談人確定，已向捐血者解釋以上內容，並答覆其相關之問題。 面談結果：□合適捐血 □不合適捐血 面談人員簽章：________

據民國95年衛生福利部頒布的法規《捐血者健康標準》來執行，法規內容涵蓋捐血人條件、捐血量及捐血間隔、暫緩捐血及永久拒捐條件。此外，台灣血液基金會同時組織醫學專家，針對法規沒有涵蓋的捐血相關健康標準由專家會議訂定《捐血者健康標準：補充規定》，並記錄於台灣血液基金會的標準作業流程，以彌補醫學進步同時法規的不足。

針對《捐血者健康標準》沒有涵蓋到的細節，台灣血液基金會由醫學專家訂定《捐血者健康標準：補充規定》，內容除補充捐血人條件、捐血量及捐血間隔操作細節之外，更針對暫緩捐血及永久拒捐補充條件區分成六大類描述，包括：前往疫區、疫苗注射、醫美及注射處置、藥物、手術、疾病。

台灣血液基金會參考衛生福利部疾病管制署發布的國際瘧疾、西尼羅病毒、茲卡病毒及COVID-19病毒疫區範圍並定期更新，規定自捐血人離開瘧疾、西尼羅病毒、茲卡病毒或COVID-19病毒疫區起算，即使捐血人離境後無確診感染或疑似症狀，為保護血液安全，也必須依據疾病的潛伏期不同分別暫緩捐血1年、4個月、1個月時間，期滿後方能捐血。若捐血人自疫區返國之後，有確診感染或出現疑似症狀，除接受正規診斷治療之外，捐血人確診瘧疾感染者即永久拒捐，西尼羅病毒感者染痊癒後4個月後可捐，茲卡病毒感染者痊癒後4週後可捐和COVID-19病毒感染者痊癒後2週後可捐。

疫苗注射根據成分特性可分成四大類，包括：無傳染風險疫苗（類毒素、合成疫苗、不活化疫苗）、有傳染風險疫苗（活性減毒疫苗）、生物製劑疫苗（免疫球蛋白）、實驗性疫苗。由於無傳染風險疫苗成分不會透過血品造成用血人感染，所以捐血人注射後無需暫緩捐血，但B型肝炎疫苗是特例，由於B型肝炎疫苗成分會干擾B型肝炎篩檢出現偽陽性結果，所以含有類似成分的疫苗注射後必須暫緩捐血2週時間，避免影響捐血人捐血資格。而有傳染風險疫苗，因為疫苗成分具有傳染性可透過血品傳染給用血人，所以疫苗注射後必須暫緩捐血4週時間。另外，使用生物製劑疫苗或實驗性疫苗則注射後必須緩捐1年時間。

醫美及注射處置涵蓋醫美、刺青穿孔、針灸、輸血、生物製劑注射等相關暫緩捐血規定。任何生物製劑注射、輸血（含PRP、玻尿酸注射）、體內植入異物（含埋線、刺青紋眉）、體表穿孔，考量注射成分汙染或無菌技術不足可能造成捐血人意外感染，自最後一次醫美或注射處置後必須暫緩捐血1年時間。然而，玻尿酸、顯影劑及類固醇注射，考量醫療院所注射成分及無菌技術的安全性，自最後一次玻尿酸注射後只需暫緩捐血1週時間即可捐血。

部分藥物經血品進入用血人體內仍保有致畸胎性，或影響凝血和血小板功能的效果，由於藥物動力學特性不同，台灣血液基金會參照美國FDA的建議內容訂出藥物暫緩捐血表，使用藥物暫緩捐血表中藥物的捐血人必須自最後一次服用該藥物日期開始暫緩捐血，例如服用抗血小板製劑或抗凝血劑的捐血人，依藥物特性應暫緩捐血 7 至 14 天；其餘有致畸胎性疑慮的藥物，依藥物特性應暫緩捐血 1 個月甚或永久拒捐。

除此之外，為保護捐血人安全，經歷大規模手術或罹患特定疾病的捐血人也必須暫緩捐血或永久拒捐，暫緩捐血者待身體健康狀況恢復後方可捐血。大規模手術定義包含住院過程有輸血、手術有進入體腔且住院天數（含）7 天以上，符合大規模手術的捐血人，建議休養 1 年時間至身體恢復健康後方能捐血；若非大規模手術，則捐血人只要傷口復原、無須回診且恢復活動力即可捐血。至於罹患特定疾病的捐血人，從保護捐血人健康為出發點，根據疾病特性差異也有不同的暫緩捐血期限。

15.1.4 捐血不適

全血或分離術捐血過程可能發生的捐血不適反應，常見的有血管迷走神經反應、皮下瘀血。血管迷走神經反應，捐血人通常表現出暫時性虛弱、頭昏與噁心，此反應可能由於捐血人緊張不安或體內血液循環量減少而導致，建議捐血前需吃正餐且多喝水，捐血後休息至少 10 分鐘並補充水分後再行離開。皮下瘀血可能因為扎針角度偏差刺穿血管壁、血管壁脆弱或捐血後扎針部位加壓止血不足，導致血液滲出血管外。瘀血時，除確認加壓止血成功之外，可於 48 小時內先給予冷敷以減少血液滲出、血腫形成及疼痛；並於 48 小時後再熱敷，瘀血約 2 週左右便會逐漸消退。

分離術捐血過程由於使用檸檬酸鈉作為抗凝血劑，可能引起低血鈣的生理現象，部分捐血人會出現嘴唇或指尖發麻等輕微低血鈣現象，甚至出現手腳發麻等中度低血鈣現象，由於檸檬酸鈉代謝迅速，此現象會在捐完血後迅速消失。分離術捐血人可在捐血前或是捐血過程出現不適現象時服用鈣片，以減少此反應，同時工作人員也會調整檸檬酸鈉進入捐血人體內的速度，避免引發更嚴重的低血鈉反應。

15.2 血品製備

輸血是醫學治療的一種技術及方法。在過去，無法輸血，外科手術往往無法進行，或是導致死亡率提高，也會使許多急性或慢性的內科疾病患者的治癒希望減低。醫療科技進步到現在，手術方法的進步，輸血或許可以儘量避免，但若是大失血或急迫需要，輸用血液仍是無法取代的。

為能針對病人的需求提供各種不同的血液成分，不但可以達到最好的療效；同時也充分運用寶貴的血液資源。捐血中心通常將一袋「全血 Whole Blood」分成「血漿」、「紅血球」及「血小板」，分別提供不同的病人輸用。

15.2.1 全血收集與成分血製備

全血採集後經過離心處理後，視採血聯袋數可分離製備 2～3 種成分血品（表 15-2），主要包括紅血球濃厚液、血小板

表 15-2　全血血袋聯袋數與製備的成分血品

血袋種類	血品1（主袋）	血品2（副袋）	血品3（副袋）
單袋	全血（不做分離，含所有的血液成分）		
二聯袋	紅血球濃厚液 或減白紅血球濃厚液	新鮮冷凍血漿（採血後8小時內製備）	
		冷凍血漿（採血後8小時至全血末效前製備）	
		血漿原料（24小時內製備）	
三聯袋	紅血球濃厚液 或減白紅血球濃厚液	新鮮冷凍血漿／血漿原料	血小板濃厚液
		新鮮冷凍血漿	白血球濃厚液
		冷凍血漿	冷凍沉澱品

濃厚液、血漿、冷凍沉澱品等成分。經過成分分離後產生不同成分血提供不同病患使用，可避免輸注不需要的血液成分，造成病人的循環負擔。在臺灣，捐血人所捐獻的熱血，每年有 99% 以上製備為成分血品，所以捐血人的一袋熱血，經由成分分離製備後，可以幫助更多的人。

其中減除白血球之紅血球濃厚液是全血於儲存前先使用白血球過濾器過濾白血球之後，再經離心分離去除大部分血漿後的成品，或將紅血球濃厚液於儲存前先以白血球過濾器過濾白血球之後的紅血球成品。台灣血液基金會自 110 年 8 月 1 日起全面供應「儲存前減除白血球之紅血球濃厚液」血品。同時為提升精準輸血服務，也針對該項血品全面加測並標示 C, c, E, e, Jk^a, Jk^b, Mi^a 等紅血球抗原，更利於醫院血庫取得抗原陰性血品進行合血作業。

15.2.2 分離術血品收集

分離術捐血是一種特殊的捐血方式，目前捐血中心僅收集血小板，原理是將捐血人的血液抽出後，在密閉無菌的離心裝置內，藉由血液分離機分離出血小板血液成分；其他不須收集的成分（如紅血球及大部分的血漿）則送回捐血人體內。因須連續反覆操作，以獲取濃厚之血小板成分，所以捐血時間較長，且必須使用分離機設備，目前僅在捐血中心、捐血站和捐血室才能提供這項服務。

現行捐血中心規定，只要 1 年內曾捐過血，檢驗報告正常且血球計數符合標準，即可參與「分離術捐血」，然因受限現行使用之機型，分離術捐血者尚須符合以下條件：

1. 捐分離術血小板，捐血人體重 60 公斤以上才符合捐血資格。
2. 每次分離術捐血至少間隔 2 週後始可再捐，1 年以 24 次為上限。

在收集過程，為能收集足夠之血小板量，需反覆操作 6～8 個循環，所以捐血總時間約 90～120 分鐘。

基本上分離術捐血過程中，為避免血液凝固，必須加入適量抗凝血劑以便收集所需要的血液成分。目前捐血中心在分離術捐血時所使用之抗凝血劑含有檸檬酸鈉（sodium citrate）；該成分會結合游離鈣可能造成暫時性血中游離鈣下降情形，以致部分捐血人有嘴唇或指尖發麻現象，但由於檸檬酸鈉代謝很快，通常此現象在捐血完成後很快會消失。所抽出的血液成分（血小板）在短時間內自身可重新生成，只要依規定的捐血間隔，不會造成血液成分的不平衡。

由一單位（袋）全血（250 c.c.），分離製備而得之血小板濃厚液其血小板數量約為 3×10^{10}，一般病人每次輸用的血小板量需從 10～12 單位全血分離而得。然分離術血小板捐血時，每次捐出的分離術血小板數一袋（1 單位）就含有 3×10^{11} 血小板，可減少病人因輸用來自不同捐血人血品所產生的不良反應。

15.2.3 血品保存

捐血中心目前提供的「成分血」有：「紅血球濃厚液（red blood cells, RBCs）」、「洗滌紅血球（washed RBCs）」、「減除白血球之紅血球濃厚液（RBCs leukocytes reduced）」、「血小板濃厚液（platelets）」、「分離術血小板（apheresis platelets）」、「減除白血球分離術血小板（apheresis platelets leukocytes reduced）」、「白血球濃厚液（white blood cells）」、「新鮮冷凍血漿（fresh frozen plasma）」、「冷凍血漿（frozen plasma）」、「冷凍沉澱品（cryoprecipitate）」等血品，相關血品照片如圖 15-2。

全血通常儲存於 1～6℃經過 24 小時後血小板已失去凝血功能。所以，捐血中心必須在採血後 8 小時內分離全血並將血小板濃厚液儲存於 20～24℃，可以保持 5 天效期。所有製備完成的血品依照不同條件暫時儲存於成分課，等待檢驗結果的傳送；檢驗報告一完成，即經由電腦逐袋確認檢驗結果是否為合格可供出使用，而合格的血品即送往供應課等待出庫供應到各醫療院所。各項成分血品的製備時效、保存溫度與保存期限，參見表 15-3。

15.3 感染性疾病篩檢

所有血品皆源自於捐血人，若將血品視為藥物製劑，則捐血人就如同製藥關鍵原料一樣必須通過安全認證。由於捐血人或所捐出血品有可能攜帶傳染性致病原，所以每一次捐血的每一項血品都必須經過篩檢，又由於製備血品並不會經過消毒、滅菌或其他病原體去活化的程序再被輸注，所以篩檢步驟才會如此重要，傳染性致病原若是在捐血之初沒有被篩檢出來，極有可能會直接傳染給用血人。

15.3.1 篩檢歷史

捐血中心在民國 63 年成立之初，就引進梅毒血清學、B 型肝炎表面抗原以及肝臟血清麩胺酸丙酮酸（ALT）轉胺酶篩檢，藉此三項檢驗便可涵蓋大多數疑似性傳染病或病毒性肝炎患者，並將此類病人排除在捐血族群之外，保障血液安全。接著，人類免疫缺乏病毒被發現且證實

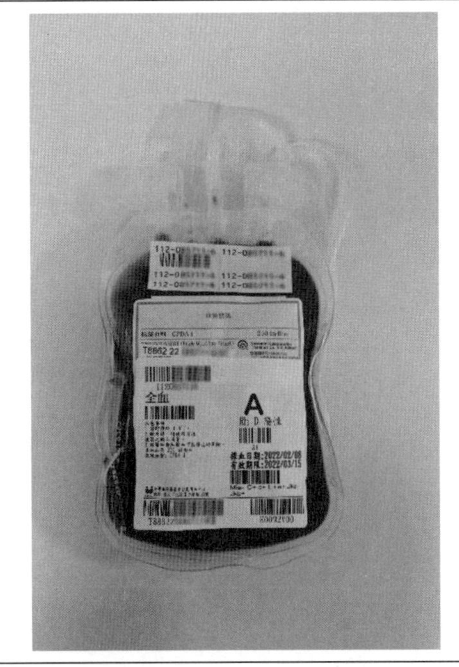

全血

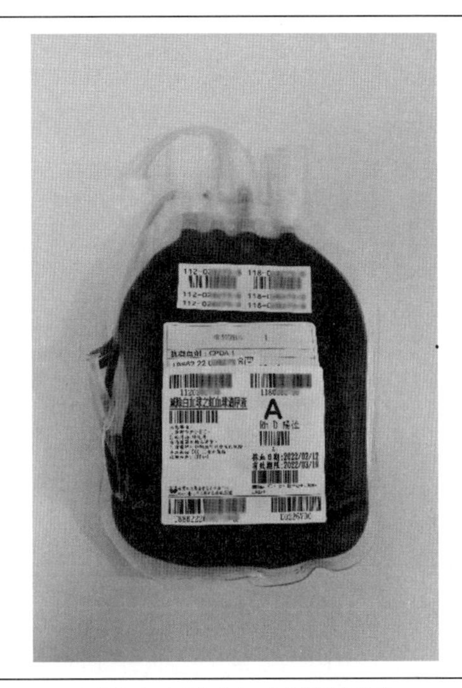

減除白血球之紅血球濃厚液

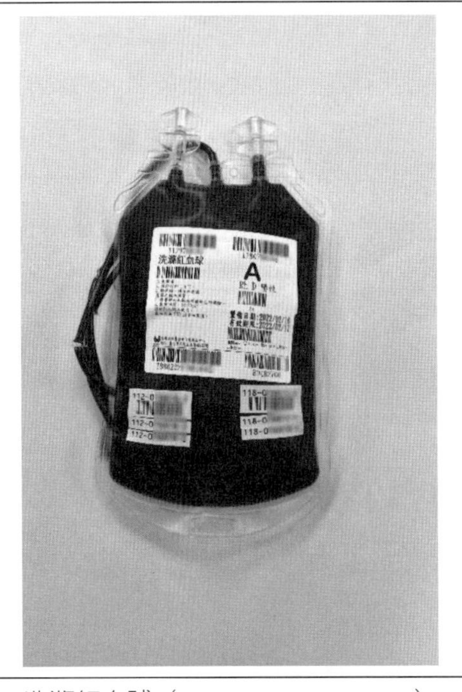

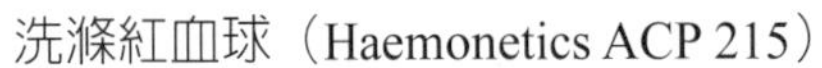

洗滌紅血球（Haemonetics ACP 215）

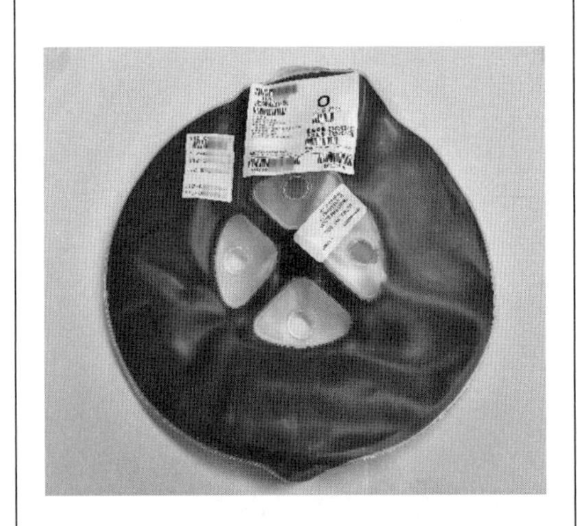

洗滌紅血球（Terumo COBE 1991）

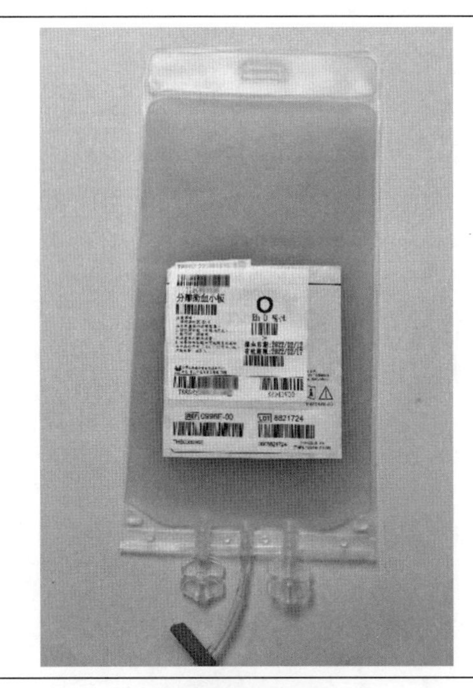	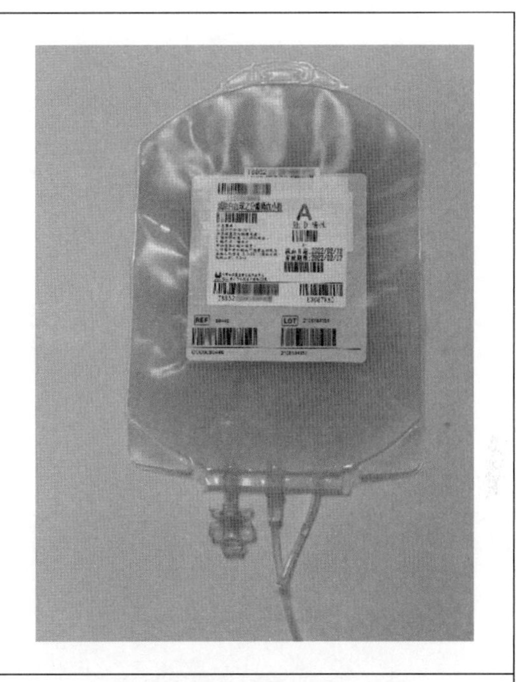
分離術血小板	減除白血球之分離術血小板
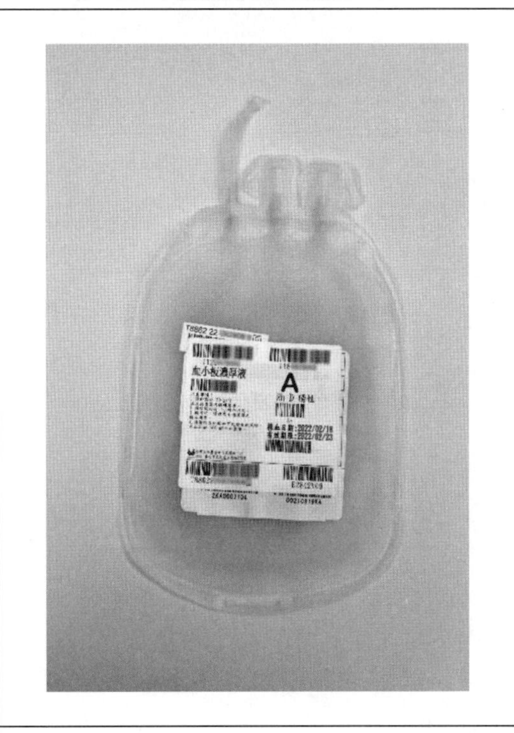	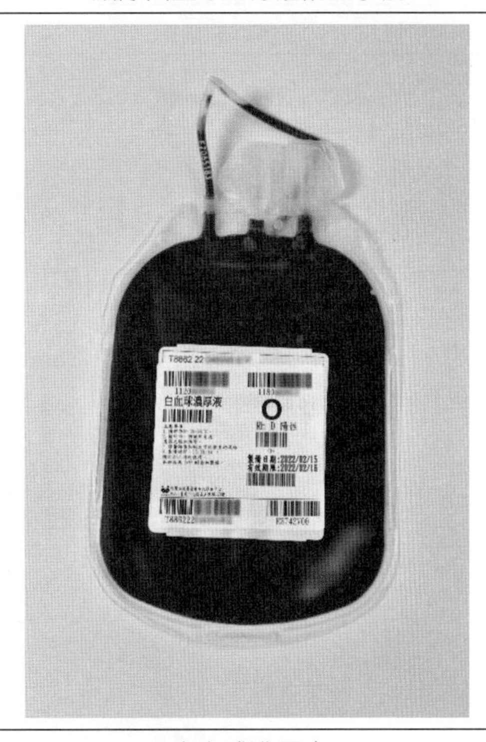
血小板濃厚液	白血球濃厚液

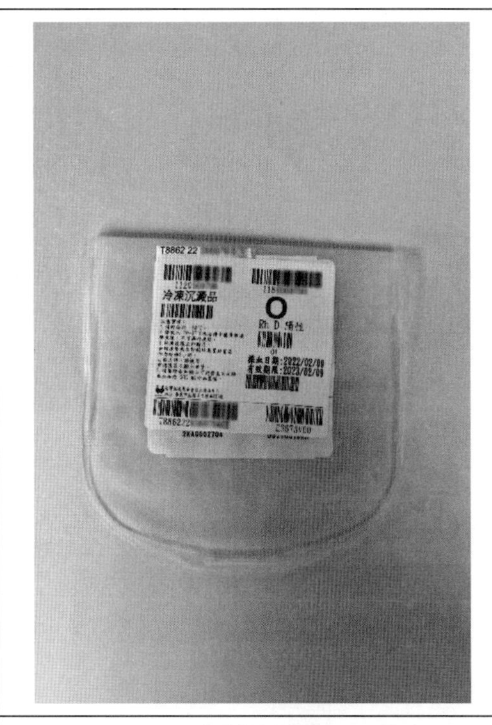

冷凍沉澱品

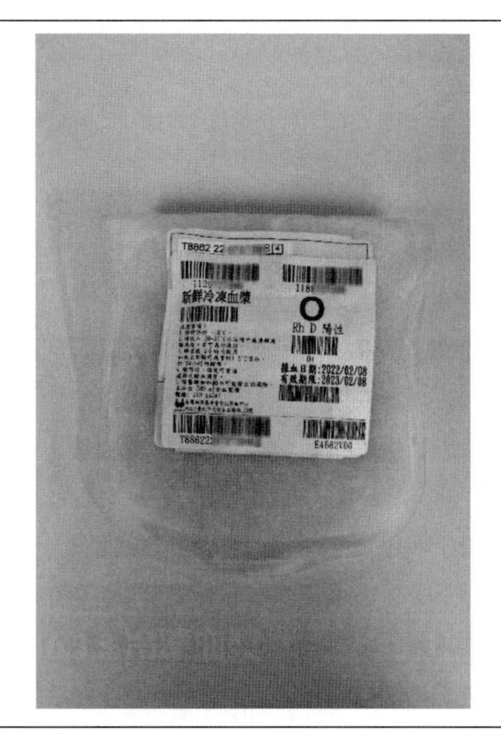

新鮮冷凍血漿

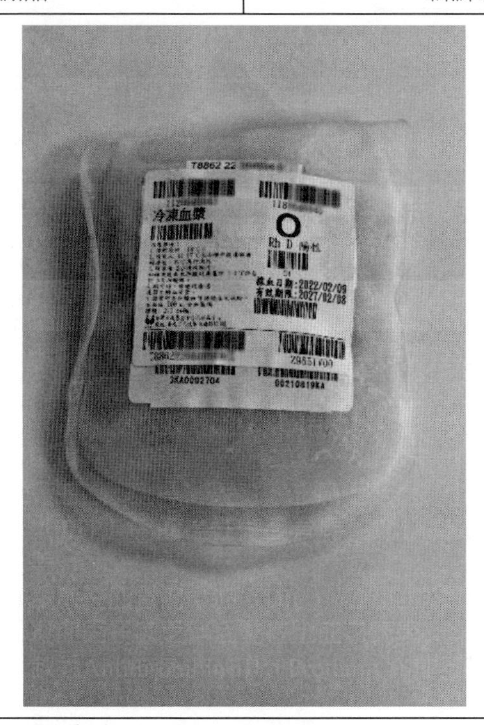

冷凍血漿

圖 15-2　血品圖示

表 15-3　各項成分血品的製備時效、保存溫度與保存期限

血品種類	製備時效	保存溫度	保存期限
全血	（直接收集自捐血人）	1～6℃	35天
紅血球濃厚液	採血後至全血末效前		35天
洗滌紅血球濃厚液	紅血球濃厚液末效前		1天
減白紅血球濃厚液			35天
白血球濃厚液	採血後6小時內	20～24℃	1天
分離術血小板	（直接收集自捐血人）	20～24℃ 持續搖盪	5天
減除白血球分離術血小板			
血小板濃厚液	採血後8小時內		
冷凍沉澱品	採血後8小時內	≦-18℃	1年
新鮮冷凍血漿	採血後8小時內		
冷凍血漿	採血後8小時至全血末效前	≦-18℃	5年

能透過輸血傳染後，在民國 77 年捐血中心便引入人類免疫缺乏病毒抗體篩檢；C 型肝炎病毒被鑑定出能輸血傳染後，在民國 81 年加入 C 型肝炎抗體篩檢；人類嗜 T 淋巴球病毒也在民國 85 年納入捐血篩檢項目當中。民國 102 年台灣血液基金會更引進敏感度極佳的三項病毒核酸試驗（nucleic acid test, NAT），縮短人類免疫缺乏病毒、B 型肝炎病毒及 C 型肝炎病毒的檢驗空窗期，進一步降低捐血人感染空窗期捐入的風險，達到提升血液安全的目的（表 15-4）。

此外，由於血小板乃是室溫儲存，此溫度條件使得血小板若遭受細菌汙染，細菌容易在血袋內迅速滋生，若輸注給用血人恐造成細菌性敗血症的嚴重輸血反應，於是在民國 92 年起台灣血液基金會開始抽測血小板細菌篩檢，更在民國 96 年對分離術血小板進行全面細菌篩檢。

15.3.2 篩檢試驗

如前述所說，捐血篩檢固然是血液安全重要的把關手段，但畢竟捐血中心無法針對每一項潛在血液傳染性病原體都進行篩檢，所以不同血液傳染病有不同的篩檢邏輯（表 15-5）。部分具風險血液傳染病但缺少有效篩檢方法就單純以問卷方式做篩選，像是瘧疾或庫賈氏症等；部分血液傳染病則是症狀不明，但有有效檢驗方法，像是人類嗜 T 淋巴球病毒；而盛行率高或感染後遺症強的血液傳染病就同時採取問卷及篩檢的方式做篩選，像是人類免疫缺乏病毒、B 型肝炎病毒及 C 型肝炎病毒等；至於血小板細菌汙染可能與捐血人無直接相關，更重要的是確認血品無菌狀態，所以只需要對血袋做細菌篩檢而

表 15-4　台灣血液基金會捐血傳染性致病原篩檢歷史

篩檢項目	台灣血液基金會 篩檢啟用時間	備註
Syphilis	63.07.01	
HBsAg	63.07.01	
ALT	63.07.01	
Anti-HIV-1	77.01.01	
Anti-HCV	81.07.01	
Anti-HIV-1/2	84.07.01	
Anti-HTLV-I/II	85.01.26	
Bacteria	92.10.01	傳統及分離術血小板抽測
Bacteria	96.01.01	分離術血小板全測
HIV/HCV/HBV NAT	102.02.01	

表 15-5　捐血傳染性致病原篩檢邏輯

	篩選描述	範例
僅問卷	具風險傳染病，但缺少高敏感性或高特異性檢驗	瘧疾、庫賈氏症
僅檢驗	有有效捐血篩檢方法，但問卷無法區分傳染病	人類嗜T淋巴球病毒
問卷及檢驗	傳染病同時具有風險，也有有效捐血篩檢方法	人類免疫缺乏病毒、B型肝炎病毒、C型肝炎病毒
血品檢驗	傳染病無法由捐血人檢體篩檢	細菌汙染

不必對捐血人檢體做篩檢。

一般捐血血液傳染病篩檢都是從血清學試驗開始，台灣血液基金會從原採用酵素免疫試驗（enzyme immunoassays, EIA）至 111 年 9 月轉換為化學冷光微粒免疫分析法（chemiluminescent microparticle immunoassay, CMIA），但無論使用何種方法篩檢皆不混合其他檢體，只採取單獨試驗。當初次血清學試驗結果無反應時，結果判為陰性；若初次血清學試驗結果有反應時，需複測兩次，共 3 次檢驗結果以三戰兩勝判定，也就是兩次複測只要 1 次有反應，結果判為重複陽性，兩次複測皆無反應，結果判為陰性。

血清學試驗必須具備高敏感性才能符合捐血篩檢試驗的需求，意即幾乎要能偵測到所有感染者，而為了使假陰性率降到最低，假陽性率上升便無法避免。但由於

表 15-6　捐血傳染性致病原篩檢試驗及補充試驗

致病原	篩檢試驗	補充試驗
梅毒血清試驗	螺旋體抗體試驗（TP, CMIA）	螺旋體抗體免疫層析法（TP, ICT）
		快速血漿反應素試驗（RPR）
B型肝炎病毒試驗	表面抗原篩檢試驗（HBsAg, CMIA）	HBsAg中和試驗（HBsAg Neutralization）
		B型肝炎病毒核酸試驗（HBV DNA）
C型肝炎病毒試驗	病毒抗體篩檢試驗（Anti-HCV, CMIA）	Anti-HCV西方墨點（Western Blot）
		C型肝炎病毒核酸試驗（HCV RNA）
人類免疫缺乏病毒試驗	病毒抗體篩檢試驗（HIV Ab/Ag combo, CMIA）	HIV 1/2免疫層析法（Immunochromatographic assay）
		人類免疫缺乏病毒核酸試驗（HIV-1,2 RNA）
人類嗜T淋巴球病毒試驗	病毒抗體篩檢試驗（Anti-HTLV, CMIA）	Anti-HTLV西方墨點（Western Blot）

捐血人都是經面談體檢篩選，皆屬低感染風險者，所以大多數血清學試驗重複陽性的捐血人，並非真正感染者，為區分真正感染與偽陽性，必須加入補充試驗。

篩檢流程會選擇特異性較高的試驗作為補充試驗（表 15-6），目的是將真正感染與偽陽性的捐血人做區分，若血清學試驗為陽性但補充試驗結果為陰性，兩者結果不一致，此時不確定捐血人是否真的遭受感染，血品會被銷毀不供醫療使用，但捐血人只會列入追蹤，待追蹤期滿即可接受複檢，若複檢合格便可以再次正常捐入，若複檢不合格則根據檢驗確診程度不同，捐血人可能接受繼續追蹤或永久拒捐。若血清學試驗為陽性且補充試驗結果也是陽性，兩者結果一致的情況下，捐血人便依照該傳染病的特性，判定暫緩捐血或是永久拒捐。

自本世紀初期，歐美先進國家血液中心逐步採用核酸試驗（nucleic acid test, NAT），來篩檢捐贈血液所含之輸血傳播感染原，包含 HIV 與 HCV。比起血清學試驗，NAT 試驗的優點包括：檢驗空窗期較短與偽陽性率較低（對健康捐血者族群，血清試驗的偽陽性率相當高）。我國對捐血者之核酸試驗始於 2008 年，初期透過小規模試驗來分析捐血者 NAT 試驗對輸血安全之效益。我國自 2013 年起全面對捐血者加測 NAT 試驗；在血清學與 NAT 試驗雙重把關之下，來降低輸血

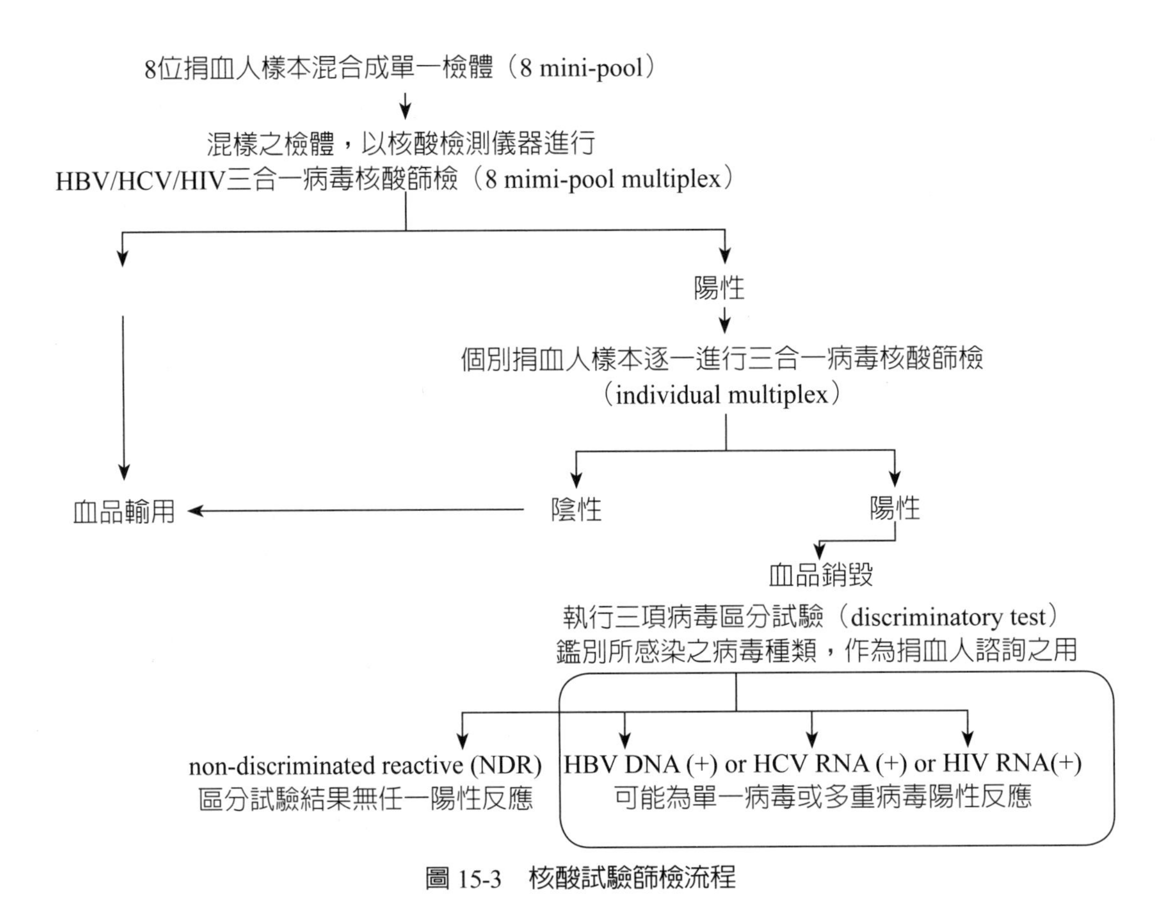

圖 15-3　核酸試驗篩檢流程

傳播感染症之風險。考慮到成本效益與血品供應之時效性，捐血者 NAT 試驗之設計有二項特點：(1) 同時對多種病毒株合併篩檢；(2) 對捐血者樣本合併篩檢。我國之捐血者核酸試驗採用 HIV/HCV/HBV 三合一試劑，並以 8 位捐血者合併之檢體（8 mini-pool multiplex）進行病毒核酸篩檢（圖 15-3）。混樣之檢體篩檢若呈陽性反應，即對個別捐血者樣本逐一篩檢（individual multiplex）；個別捐血者樣本篩檢呈陽性反應者，便進一步對各病毒株逐一執行區分試驗（discriminatory test），以鑑別捐血者所感染之病毒種類（HIV, HCV 或 HBV）。對多種病毒株合併篩檢往往會觀察到有一種情況，稱為非區分性反應（non-discriminated reactive, NDR）。NDR 指的是血液樣本於多株病毒合併篩檢呈陽性反應，但於鑑別病毒種類時，其區分試驗結果均無任一病毒陽性反應。造成 NDR 案例的主要原因是血液樣本含有低濃度、接近 NAT 偵測極限的 HBV 病毒。血液樣本所含之 HBV 濃度接近 NAT 偵測極限的情況下，不是每次都能驗出感染，重複多次試驗將有助於鑑別捐血者之感染狀態。比起 HBV 感染，HIV 與 HCV 病毒在人體的增殖速度較快，一旦感染在短時間內病毒量便超過 NAT 的偵測極限，因此目前尚無報導

HIV 與 HCV 感染所致之 NDR 案例。不論病毒株區分試驗之結果為何，單一捐血者樣本於三合一病毒篩檢呈陽性反應，其所捐出之血液便不供應臨床輸血用途，病毒株區分試驗旨在對捐血者提供針對性之追蹤複檢與感染症諮詢服務。

三項病毒的血清學試驗與核酸試驗空窗期各有不同，但 8 個樣本合併的核酸試驗其空窗期仍舊比血清學試驗縮短許多，篩檢流程加入核酸試驗篩檢後可使用血人剩餘感染風險更低（表 15-7）。

原則上捐血人依照篩檢結果，若篩檢結果皆陰性，則捐血人正常可捐；若初次篩檢與補充試驗結果不一致，捐血人可再進行後續追蹤複驗；若複驗結果皆陽性，則捐血人永久拒捐，從捐血人開始為血液安全把關。此外，血品管理條件甚至比捐血健康標準更嚴格，無論是血清學試驗重複陽性，或個別病毒核酸篩檢（individual multiplex）陽性，任一條件成立，則血品不得供給異體輸血治療使用，以保障用血安全。同時，捐血中心會依據傳染病特性考慮捐血人空窗期捐入的可能，對該捐血人已捐出的血品進行清查與回溯。上述捐血資格與血品安全的邏輯皆已寫入「血液資訊管理系統」，系統可綜合檢驗結果自動對捐血資格與血品安全做正確判定，減少產生人為操作的失誤，為血液品質把關。

上述捐血資格與血品安全的邏輯皆已寫入「血液資訊管理系統」，系統可綜合檢驗結果自動對捐血資格與血品安全做正確判定，減少產生人為操作的失誤，為血液品質把關。

15.4 血品供應與調節

血液是生命的泉源也是無價之寶。每一種血液成品都有其保存期限，例如紅血球在攝氏 1～6 度的環境中可以保存 35 天（或 42 天）；血小板在攝氏 20～24 度的環境中可以保存 5 天；血漿製品在攝氏零下 20 度最多可保存 5 年。此外，為充裕並及時供應醫療用血，各捐血中心血庫都會努力維持 7 天的安全庫存血量，因此，維持捐血供血平衡就是捐血中心最重要的任務之一。

每當有重大災難發生時（例如 921 大地震），熱心民眾往往為了搶救受難者。在短時間內大量湧入各地的捐血車或捐血點捐血，造成血液庫存量遽增。由於各種血品均有一定的保存期限，如果沒有及時運用就會造成血液的浪費。因此，希望捐

表 15-7 三項病毒血清學試驗與核酸試驗空窗期比較

空窗期（天）	血清學試驗	8-MP核酸試驗
人類免疫缺乏病毒	22	11
C型肝炎病毒	82	23
B型肝炎病毒	56	36

血者平常養成定期捐血習慣，做好個人健康管理，才能讓血液有效的運用。

每年的寒暑假期間是各捐血中心較易缺血的時候，特別是寒假的農曆過年期間缺血最嚴重。因此，台灣血液基金會在過年前 1 個月舉辦「捐血月」活動，希望提升捐血量，充裕醫療用血。有些時候血液的庫存量偏高，各捐血中心會視情況調整作業時間，讓捐供血達到平衡。血液基金會所轄捐血中心平均一天要供應 6,500 袋血液給全國的醫院輸用。各捐血中心網站都會有血液安全庫存量的紅綠燈號顯示目前血液庫存狀況，讓民眾了解並積極參與。

如果有血液短缺的時候，各捐血中心也可互相調撥血液，達到互助的功能；如果是季節性的缺血，這時候就要呼籲民眾踴躍捐血。血液是寶貴的醫療資源，到目前尚未有完全的替代品。安全的血液來自健康的捐血者，希望民眾養成固定捐血習慣，幫助需要幫助的受血病患。

另外紅血球上除了 ABO 血型抗原外，尚有其他血型系統抗原。舉個例子：常聽人說 A 型陽性或 A 型陰性，這個陽性、陰性乃是指 Rh（D）血型。其實 Rh 陰性這還算不上稀有，只是較少，國人約有 99.67% 是屬於陽性；而有 0.33% 是屬於陰性。另外，一些其他血型系統抗原陰性出現在國人的頻率約為萬分之一或更低，這樣的抗原我們稱為稀有血型。

因稀有血型出現在國人頻率約為萬分之一或更低，若需要輸用時，只能由資料庫中查詢並通知特定捐血人回來捐血。但有時碰到捐血人出國到疫區，服用藥物等等情形，雖然有接到通知，但也不一定能捐血，所以對這些稀有血型紅血球之庫存就變得非常重要。

檢測其他血型系統（即非 ABO 血型系統）抗原的試劑非常昂貴，因很多血型系統在不同人種之間（白人、黑人、黃種人、原住民）出現的頻率差異很大，例如 Fy(a-) 在臺灣人出現頻率約為 0.3%；在白種人則為 34%；在非洲黑人約為 90%。

當病人有某種特殊抗原陰性血品的需求，但國內實在無法捐得時，若時間許可，可能需要從國外調撥血液，但這之間的申請動作及文件往返，常常緩不濟急。為了讓稀有血型病患能及時得到適合的血液輸用，近年來台灣血液基金會每年對國人其他血型系統（非 ABO 血型）進行檢測以擴展資料庫，並對其他血型系統中之稀有血型積極建檔。此外，也將特殊抗原血品製成冷凍紅血球使保存期限得以延長（保存於 -65℃以下，保存效期 10 年），以備不時之需，對目前臨床特殊抗原血品的需求有著一定程度的幫助。例如：針對外國籍捐血人加測 Fya 抗原、利用尿素法的大量檢測，藉以發現 Jk(a-b-)；利用血型自動檢驗儀器大量篩檢 Rh 血型系統之 CcEe 抗原等。除增加資料庫中稀有抗原之建檔數量外，並因此發現 RzRz 等等；另外極少數捐血人因含不規則抗體而被發現是稀有血型如：成人 i 血型、s(-)、p、Knull 等等。

未來，隨著世界地球村時代的來臨，國與國之間的距離逐漸縮小；異國聯姻的情形漸漸普遍，以往國內較少發現的稀有血型，也將隨之越來越多。目前台北及高雄兩捐血中心稀有血型製成冷凍紅血球庫存的種類，計有：para-Bombay、Jk(a-b-)、Fy(a-)、Fy(a-b-)、成人 i 血型、s(-)、p、Knull 及 RzRz 等。

學習評量

1. 我國醫療用血主要來源為何？
2. 血液檢查項目有哪些？
3. 血液儲存的條件為何？
4. 為何需要製備冷凍紅血球？
5. 分離術血小板血品與全血製作之血小板血品的差異為何？

參考文獻

1. 血液成分精要，2018 年版，醫療財團法人台灣血液基金會出版。
2. 精實輸血手冊，2022 年版，醫療財團法人台灣血液基金會出版。

第十六章　輸血療法

劉大智

學習目標

1. 了解輸血療法的血液成分種類。
2. 了解輸血療法的各種適應症。
3. 了解大量輸血方案。

16.1 輸血的目的

輸血醫學屬於近代醫療過程中的一環，1907 年第一例 ABO 相容輸血成功迄今只不過 115 年。血液及其成分對受血者（病人）有益處但也有一定的副作用，所以輸血可以挽救生命，但也會帶來風險和併發症，所以血液及其成分是藥品的一種而不是營養品。[1] 輸血是可快速而有效的矯正病人缺血情況，但病人可能因為人為或其他因素，引起輸血副作用，嚴重的輸血反應甚至會危及生命安全或死亡，是可以救命但具一定副作用的醫療處置。建立輸血照護標準流程，訂定臨床輸血作業指引，提供醫護人員遵守與執行，可以提升輸血安全與品質，避免不必要的輸血，以確保受血者安全之輸血環境。

16.2 血液成分的使用

血液及其成分的安全使用需要臨床醫師和護理人員、血庫醫檢師和其他各輔助服務單位之間的多學科合作。輸血政策和標準程序必須由執行輸血的護理人員、外科醫師、麻醉醫師、急診及重症醫師、初級照顧醫師、血庫顧問醫師、血庫和運輸人員來共同制定。血庫主任或指定代理人須每年審查和批准輸血政策和程序。輸血執行護理師通常提供最後一道防線，即在輸血開始之前檢測可能的錯誤。所有參與準備輸送和輸血的人員都必須接受適當的培訓，以確保提供最安全的輸血。[2,3]

16.2.1 輸血前的考量、計畫和準備包括下列事項

1. 受血者（病人）輸血知情同意書，以及告知輸血風險、益處和替代方案。血庫和輸血服務標準規定，「血庫或輸血服務醫療主任應參與製定有關受血者輸血知情同意書的政策、流程和程序。」受血者知情同意書必須說明以下適應症；風險、益處和可能的副作用；以及不輸異體血液成分的替代品。受血者有權選擇或拒絕輸血，並且在提供同意書之前必須有機會向有相關學識的專業人士提問。同意過程的文件必須記錄在病歷上。
2. 受血者的病史及基礎身體評估。
3. 臨床醫師關於血液成分和輸血的醫囑。
4. 輸血前血液樣本。
5. 準備輸血前的預防性藥物及設備，靜脈（IV）通路。
6. 血液成分的輸送。
7. 受血者給藥時身分的確認。
8. 輸血速率的設定和輸血過程中的監測。
9. 輸血反應文件紀錄。

16.3 輸血療法的適應症

病人是否符合輸血適應症（indication），輸血時首先要考慮的是病人安全問題，不能對病人造成傷害（do no harm）。其實最好的輸血策略是不要輸血，輸血的決定應基於風險、益處和其替代方案。關於輸血適應症的數據有些不可用或是尚有爭論，並且受血者常處於

過度輸血的風險。關於使用血液成分的共識聲明有助於指引輸血治療，但並不能取代醫師的臨床判斷。指引的目的在於協助有關輸血的臨床決策，許多傳統和廣泛被教的輸血適應症並沒有可靠的臨床效益證據的支持。輸血給病人帶來的最大且可以避免的風險可能是因不適當或未經證實的臨床適應症而輸注，尤其是新鮮冷凍血漿（fresh frozen plasma, FFP）。[2,4] 輸血治療之基本適應症有以下四項：(1) 急性出血或其他原因造成低血球容積時恢復血球容積；(2) 於其他治療無法改善之貧血時，藉以恢復病人血液之攜氧能力及補充紅血球；(3) 治療特殊血液成分缺乏如血小板、白血球及血漿蛋白；(4) 治療性血漿置換術，其用於新生兒溶血症、血栓性血小板減少性紫斑症（thrombotic thrombocytopenic purpura, TTP）。由於我國全國各地捐血中心能提供各種血液成分為臨床廣泛應用，雖然部分臨床醫師對全血甚至所謂新鮮全血仍有部分錯誤認知而開立輸全血或新鮮全血的醫囑，目前輸全血或新鮮全血的適應症幾乎已被紅血球濃厚液／減除白血球之紅血球濃厚液完全取代，所以在本章節我們就不再討論全血或新鮮全血輸血。

16.3.1 減除白血球之紅血球濃厚液／紅血球濃厚液

輸血的目的在於恢復或維持攜氧能力以滿足身體組織的需求。受血者輸血需求首先需評估受血者的心臟功能、血色素水平或血球容積和當前氧氣需求，但血紅素水平或血球容積比並無法準確評估受血者輸血需求。原則上在我國兩單位的紅血球濃厚液（歐美的 1 單位）可使成人的平均血色素濃度提高 1 g/dl。在急性出血中，建議輸血閾值為設為 30～40% 的失血量。當血紅素大於 10g/dl 時很少需要輸血，當小於 6 g/dl 時，通常需要輸血，尤其是急性貧血時。而血紅素介於 6～10 g/dL，輸血與否的評估需基於氧合不足可能導致併發症的風險來判斷。有證據顯示，住院期間病人的血紅素水平的變化比絕對最低血紅素水平更能預測不良預後。輸血的決定必須是個人化的，除了血紅素水平外、病人臨床的貧血症狀及癥候、還有對貧血的耐受及代償能力都是要考量的。

自由輸血策略與限制性輸血策略（liberal vs restrictive transfusion strategy）：兩個大型隨機臨床試驗 (1) 重症加護輸血需求試驗（Transfusion Requirements in Critical Care trial）顯示血紅素水平 <9 g/dL 的危重病人被隨機分配接受紅血球輸注，血紅素 <10 g/dL（自由組）或 <7 g/dL（限制組），研究結果發現 30 天整體死亡率，在研究組之間沒有顯著差異。(2) FOCUS 試驗顯示有心血管疾病病史（或危險因素）的髖部骨折手術患者被隨機分配接受術後紅血球輸注，血紅素 <10g/dL（自由組）比較 <8 g/dL（限制組）在隨機化後 60 天死亡率沒有差異。[5] 後續的關於不同的住院病人族群包括心臟手術、敗血性休克、急性上消化道出

血、腫瘤外科、產後出血，和腦部外傷都顯示自由輸血策略並無臨床的益處。[2] 一項 2016 年的綜合分析評估了 31 篇比較自由和限制性輸血策略的臨床試驗。總體而言，與自由輸血策略相比，使用限制性紅血球輸血閾值（通常為 7.0～8.0 g/dL 的血紅素）可使不輸血的病人比例降低 43%，而不會造成傷害。在此基礎上，包括 2016 年 AABB 輸血指引都建議住院病人限制性輸血策略。依據前述隨機臨床試驗及綜合分析目前建議的輸血閾值為 7～8 g/dL，低於以前使用的閾值 10 g/dL。[2,6] 紅血球濃厚液／白血球減除紅血球濃厚液適應症見表 16-1。

16.3.2 紅血球緊急輸血

紅血球輸血通常需要 ABO 和 RhD 血型相配合的紅血球。但在大出血緊急情況下，可能沒有足夠的時間來完成標準的輸血前檢驗及交叉合血測試驗（cross matching）。在來不及做配合試驗且必須緊急輸血的情況，可使用未交叉合血的 O 型紅血球。在臺灣因為 RhD 陰性的人口極為少數（0.33%，而白種人約 15% 的人口為 RhD 陰性），可使用未交叉合血的 O 型 RhD 陽性紅血球。[3,7] 我們要注意的是米田堡血型（Miltenberger）。'Mi^{a}' 血型，臺灣捐血人 'Mi^{a}' 陽性頻率為 4.5%，而 Anti-Mi^{a} 是重要的異體抗體。[3,8,9] 依據馬偕醫院血庫及台灣血液基金會資料顯示臺灣紅血球抗體最常見為 Anti-'Mi^{a}'，第二常見則是 anti-E，緊急輸血後的追蹤是必須的，以後臺灣紅血球緊急輸血除了考慮 O 型 'Mi^{a}' 陰性血球以外，還必須考慮 E 抗原陰性的血球。

16.3.3 血小板

16.3.3.1 預防性血小板輸注

大多數血小板輸注用於化療或幹細胞移植（HSCT）引起的骨髓增生低下性（hypoproliferative）血小板減少的無出血病人。這種做法開始於 1960 年代，在當

表 16-1　減除白血球之紅血球濃厚液／紅血球濃厚液適應症

項目	輸血適應症
減除白血球之紅血球濃厚液／紅血球濃厚液（leukocyte reduction packed RBC/ packed RBC）	• 急性失血超過全身血量的15%（500～1000 ml） • 急性失血併血壓下降，脈搏 >100/min • 急性失血併改變姿勢引起血壓或脈搏的改變 • 貧血的症狀不能用內科治療（鐵劑、葉酸或Vit B12）或外科治療（脾切除或傷口縫合法）改善之情況 • 開刀麻醉前必須矯正的貧血（血紅素 < 9 g/dL或血比容< 27%） • 血比容 < 30%且有症狀的心臟衰竭病人，或心絞痛病人及慢性肺阻塞病人 • 癌症病人血紅素 < 9 g/dl，且有症狀者。若病人有特殊情況得依醫師決定 • 長期慢性貧血病人血紅素 < 8 g/dL

時致命性腦出血是嚴重血小板減少病人接受化療時的常見死因。1990 年代，對於血小板數目 <20,000/μL 的預防性輸注血小板已成為標準做法。隨後在隨機對照試驗的基礎上，血小板預防性輸注的閾值降至 10,000/μL。一項觀察性研究顯示甚至更低的血小板計數閾值 5,000/μL 也是安全的，[10] 但 10,000/μL 的閾值最常用，目前已被多個臨床指引推薦。[2, 11] 2010 年以來，在預防性血小板輸注試驗（the Trial of Prophylactic Platelets）的隨機對照研究中，600 名接受化療或自體造血幹細胞移植的血小板 <10,000/μL 病人被隨機分配到血小板預防組或不預防組，50% 的無預防病人與 43% 的接受預防病人發生世界衛生組織出血評量（WHO bleeding scale）2 級（皮膚紫斑直徑大於 2.54 cm，咳血，血便，巨觀性血尿，24 小時內流鼻血超過 30 分鐘）或 2 級以上的出血。[12] 在 Wandt 及其同事的一項研究中，391 名接受化療的急性骨髓性白血病（AML）或接受自體造血幹細胞移植的病人血小板數目等於或低於 10,000/μL 被隨機分配接受或不接受預防性血小板輸注。無預防組的病人僅在發生出血時才接受血小板。42% 的非預防組病人觀察到發生世界衛生組織出血評量 2 級或 2 級以上的出血，而接受預防性血小板輸注的病人為 19%（$p < 0.0001$）。[13] 在最近的一項綜合分析中包括前述兩項隨機對照試驗，該分析得出結論，在骨髓增生低下性血小板減少的情況下提供血小板預防輸注可以顯著減少出血（勝算比 odds ratio，0.53）。[2]

一項關於血小板輸注劑量的研究，1,272 名患有骨髓增生低下性血小板減少的血液病住院病人血小板 <10,000/μL 被隨機分配接受低劑量（1.1×10^{11} 血小板／m^2）、中劑量（2.2×10^{11} 個血小板／m^2，接近一單位分離術血小板數目 3×10^{11}）或高劑量血小板（4.4×10^{11} 個血小板／m^2）。[2] 每組中發生世界衛生組織出血評量 2 級或 2 級以上出血的病人比例，沒有顯著差異（分別為 71%、69% 和 70%）。迄今為止，被廣泛採用為標準的最佳劑量血小板是一單位分離術血小板（3×10^{11} 個血小板），但使用血小板時不僅要考慮輸注的血小板數量，還要考慮病人的體表面積。輸注後血小板計數增加值可用校正計數增量（corrected count increments, CCI）作為基準指標，來比較某一病人的輸注效果。CCI 結果可以由一個簡單計算公式得出：受血者輸注後血小板增加數除以輸注的血小板數（$\times 10^{11}$）再乘以受血者的的體表面積〔BSA（m^2）〕。CCI 的值大於 10,000/uL，則可認為有效的輸血，如果在輸注後 10 到 60 分鐘內，重複測定 CCI 的值均低於 7500/uL，可以判定為無效的輸血。計算公式如下：

血小板增加數 ×BSA（m^2）/ **輸注的血小板數**（$\times 10^{11}$）

BSA（m^2）= [**身高**（cm）× **體重** /3,600$]^{1/2}$

例：病人身高 160 cm，體重 60 kg，體表面積約為 $1.63 m^2$。輸注一單位分離術血小板（3×10^{11} 個血小板）後血小板數增加 30,000/uL。

CCI = 30,000 × 1.63/3 = 16,300/uL

16.3.3.2 侵入性操作前預防性血小板輸注

血小板輸注通常在較小手術（即床邊）和主要手術侵入性操作前執行，以降低有血小板減少症或功能性血小板缺陷的患者的出血風險。2015 年，AABB 發布了血小板輸注臨床實施指引；對於中央靜脈導管放置術，AABB 建議血小板數值 <20,000/μL 時可考慮預防性血小板輸注。對於腰椎穿刺和主要擇期非中樞神經手術，建議預防性血小板數值閾值為 50,000/μL。[2]2018 年美國臨床腫瘤學會（ASCO）臨床實踐指引更新包含針對腫瘤病人的類似建議。[10] 這些建議包括：對於主要侵入性操作，血小板數值最低為 40,000 至 50,000/μL；對於侵入性較小的操作，包括中心靜脈導管插入或移除以及骨髓穿刺和切片，將血小板數值下限降至 20,000/μL。對於正在出血的血小板減少症患者，通常建議輸注血小板以維持血小板計數值於 50,000/μL 以上。對於血小板功能異常的出血病人（例如服用抗血小板藥物或接受體外循環的病人），即使血小板數值正常也建議輸注血小板。儘管血小板數值很重要，但也需要注意這並不能提供有關血小板功能或內皮功能障礙的信息，在決定是否輸注血小板時，臨床判斷而非特定的血小板數值閾值是最重要的。侵入性操作前預防性血小板輸注適應症見表 16-2。

16.3.3.3 ABO和Rh配合的血小板輸注

ABO 配合在血小板（或血漿）不像紅血球那樣的絕對要求。但血小板確實會表現 ABH 抗原，其中有 4% 到 7% 表現量很高。[14] 病人血液中如果有抗 A 或抗 B 抗體可能會破壞輸注的大交叉不配合的血小板（例如 A 型捐贈者，O 型受血者）。輸入大交叉不配合的血小板通常會導致血小板增加較少。相反的輸注 ABO 小交叉不配合的血小板（例如 O 型捐贈者，B

表 16-2　侵入性操作前預防性血小板輸注適應症

臨床情況	血小板輸注適應症
骨髓增生低下性血小板減少	血小板數值 < 10,000/μL
中央靜脈導管放置術、骨髓穿刺和切片	血小板數值 < 20,000/μL
腰椎穿刺（診斷性）*	血小板數值 < 50,000/μL
主要擇期非中樞神經手術	血小板數值 < 50,000/μL
心臟手術合併體外循環	手術期間出血或有血小板功能異常證據。 不建議常規預防性血小板輸注
腦實質出血（服用抗血小板藥物）	無足夠證據

*血小板數值介於20,000/μL到50,000/μL須依據臨床判斷

型受血者）由於受血者血漿中抗 A 或抗 B 抗體可能會引起溶血性輸血反應，儘管在成人中非常少見。多項研究顯示 ABO 不配合的血小板輸血可以影響病人輸注後 24 小時的血小板數，但其他方面並無任何差異。血小板並不會表現 Rh 抗原，而且如前述臺灣 RhD 陰性的人口極為少數，所以血小板輸注可以不考慮 Rh 因素。如果無法獲得 ABO 配合的血小板，可以選用減少血漿或低抗 A 或抗 B 抗體的 ABO 不配合血小板。

16.3.4 新鮮冷凍血漿

新鮮冷凍血漿（fresh frozen plasma, FFP）包含所有凝血因子（穩定凝血因子和 70% 不穩定凝血因子 V 和 VIII）、白蛋白、免疫球蛋白和天然凝血抑製蛋白。新鮮冷凍血漿通常用於多種凝血因子缺乏的病人，包括肝硬化、華法林（warfarin）治療、稀釋性和消耗性凝血功能障礙。PT 和 APTT 如果超過正常上限的 1.5 倍極有可能需要輸注新鮮冷凍血漿。

侵入性手術的預防性血漿輸注，在進行侵入性操作之前，臨床醫師為了減少病人出血的危險，通常會向凝血測試有輕微異常〔例如，PT／國際標準化比值（PT/INR）或 aPTT〕的病人預防性血漿輸血。在大多數情況下，這種做法使病人面臨輸血的各種風險，但沒有提供真正的益處，隨機臨床試驗和觀察性研究並未能證明預防性血漿輸血會影響出血結果。[15]

新鮮冷凍血漿輸血治療出血和其他疾病包括多種凝血因子缺乏〔如肝硬化、彌散性血管內凝血（disseminated intravascular coagulation, DIC）、稀釋性和消耗性凝血病變〕的出血病人。它還適用於所有的凝血因子缺乏症病人及特定凝血因子缺乏症（例如因子 V、XI 缺乏症）的病人。新鮮冷凍血漿輸注對接受心臟手術的出血病人影響的研究大多局限於非隨機臨床試驗；在這種情況下輸血的臨床療效尚未確定。治療性血漿置換術被認為是治療血栓性血小板減少性紫斑（TTP）的第一線療法，新鮮冷凍血漿可以補充 TTP 導致的 ADAMTS13（具有血小板反應蛋白基序 1 型的去整合素和金屬蛋白酶，a disintegrin and metalloproteinase with thrombospondin type 1 motif, member 13）缺乏。血栓性血小板減少性紫斑症是血栓性微血管病的一種，後來對於其他的血栓性微血管病臨床試驗亦證實治療性血漿置換術也有效，這種療法已擴展應用於所有血栓性微血管病（thrombotic microangiopathy, TMAs）的病人。[16]

維生素 K 拮抗劑逆轉治療，在血栓凝塊形成過程中，多種凝血因子包括 II、VII、IX 和 X，透過稱為 γ- 羧基谷氨酸（Gla）結構域的疏水蛋白結構域與活化的血小板表面結合。Gla 結構域有助於確保在激活時，凝血因子定位於需要它們的位置以提供止血功能。在此過程中需要還原形式的維生素 K。華法林和其他類型的維生素 K 拮抗劑（VKA）在結構上與維生素 K 相似，當其存在時會導致對環氧化物還原酶的競爭性抑制。因此，VKA 攝入會導致維生素 K 缺乏，進而導致因子 II（凝血酶）、VII、IX 和 X 以及抗血栓形成因子蛋白 C 和蛋白 S 的功能活性降低。有幾種方法可以逆轉 VKAS 的影響，[17] 對於需要緊急逆轉（例如出血或侵入性手術的緊急適應症）的病人，選擇的治療方法是四因子凝血酶原複合物濃縮物（4-factors prothrombin complex concentrate, PCC）。四因子 PCC 含有高濃度的非活化狀態的凝血因子 II、VII、IX 和 X，以及蛋白質 C 和 S。同時給予維生素 K 注射亦是被建議的。如果在不易取得或不能使用凝血酶原複合物濃縮物之情況下（肝素導致之血小板減少症，heparin-induced thrombocytopenia）新鮮冷凍血漿是最好的替代療法。新鮮冷凍血漿使用適應症見表 16-3。

新鮮冷凍血漿在以前經常被不當的使用和濫用，包括被用作體積擴張劑，營養來源或增強傷口癒合，可是血漿輸注具有傳染病傳播和過敏反應的風險。臺灣在過去也有輸血浮濫的情形，尤其是新鮮冷凍血漿更是如此，大多數新鮮冷凍血漿輸血申請是針對患有嚴重肝硬化和出血傾向的病人。高雄醫學大學附設醫院一項研究發現，在醫院的教育計畫之後，不適當的新鮮冷凍血漿使用僅略有減少，只有在醫院管理部門的干預下，在輸血指南電子化和即時稽核之後，新鮮冷凍血漿的不當的使用才有更顯著的減少。[4] 這 15 年來臺灣的不當輸血持續減少和改善當中，也大大改善臺灣的血荒狀況。

16.3.5 冷凍血漿

冷凍血漿（frozen plasma, FP）包含所有穩定凝血因子，但不包括凝血因子 V 和 VIII。冷凍血漿主要適應症是：(1) 穩定凝固因子缺乏合併有明顯出血現象，或在開刀及侵襲性檢查前的預防性輸注。(2)

表 16-3　新鮮冷凍血漿適應症

項目	輸血適應症
新鮮冷凍血漿（fresh frozen plasma, FFP）	• 明顯出血現象或已安排開刀與侵襲性治療之情況合併有PT，和APTT延長超過正常值1.5倍 • 病患接受大量輸血時的稀釋性凝血病變（幾個小時內大於一倍全身性血量時） • 行血漿交換術治療之病患；血栓性血小板減少性紫斑（TTP）、血栓性微血管病（TMA, hemolytic uremic syndrome 等） • 瀰散性血管內凝血（DIC）之出血病患 • 凝血因子缺乏伴活動性出血之病患 • 缺乏Antithrombin III、Protein C/S並安排開刀與侵襲性治療之病患 • 使用肝素（Heparin）、華法林（Warfarin）等抗凝劑治療有出血傾向需緊急逆轉抗凝劑功能之病患 • 心臟手術或其他大手術後有出血現象之病患，無法及時取得PT及APTT報告者

低血清蛋白（白蛋白 <2.5 gm/dL，或總蛋白 <5.5 gm/dL）引起之水腫或腹水。[2,18]

紅血球輸血和血漿輸注之血型選擇基本上是需要 ABO 配合，O 型紅血球因為沒有 A 和 B 抗原所以可以輸給不同血型的病人，稱為全能供血者（universal donor）。ABO 配合輸血之血型選擇見表 16-4。

16.3.6 冷凍沉澱品

冷凍沉澱品（cryoprecipitate）是血漿的一種衍生物，相對富含纖維蛋白原（fibrinogen）、凝血因子 VIII、von Willebrand factor（vWF）、纖連蛋白（fibronectin）和凝血因子 XIII。每單位約含 45 國際單位的第八凝血因子，125mg 纖維蛋白原及存在於原單位約 40～70% 的 vWF 及 20～30% 的第十三因子。目前冷凍沉澱品的適應症相當有限，因為以前使用冷凍沉澱品幾種適應症都已有基因重組蛋白產品可用（纖維蛋白原濃厚液、凝血因子 XIII）。冷凍沉澱品在我國的適應症主要包括後天性低纖維蛋白原血症，例如肝臟移植、瀰散性血管內凝血和產後出血、先天性低纖維蛋白基因血症、異常纖維蛋白原血症、von Willebrand 氏病與先天性凝血因子 XIII 缺乏症。[2,18]

16.4 大量輸血方案（MTP）

大量輸血方案（Massive transfusion protocols, MTP）是因應嚴重出血狀況下提供快速血液替換而建置。大量輸血方案因應不同出血狀況分成創傷性及非創傷性的 MTP。大量輸血定義為在創傷 24 小時內輸注病人超過 1 個全身性血液容量（全身性血液容量的算法是男性每公斤體重有 70ml 血量，女性每公斤體重有 65 ml 血量，所以 60 公斤男性有 4,200ml 女性有 3,900ml 全血量）的紅血球，3 小時內輸注 1/2 個全身性血容量，或為 24 小時內輸注大於 20 單位紅血球（我國 1 單位紅血球為 250 ml 血液的紅血球），其他定義是 1 小時內輸注大於 8 單位紅血球。[2,3] 初期最理想的輸血之基本要素是維持器官血流灌注及組織氧氣飽和度。建置大量輸血方案必須考慮很多因素，利用事先評估不同出血狀況及不同病人群體（戰爭受傷士兵或醫院內老弱病人）之研究以建立最佳方案。建置並使用最佳大量輸血方案對

表 16-4　ABO 配合輸血之血型選擇

受血者ABO血型	ABO相容紅血球	ABO相容血漿	ABO相容血小板
O	O	A, B, O, AB	A, B, O, AB
A	A, O	A, AB	A, AB
B	B, O	B, AB	B, AB
AB	A, B, O, AB	AB	AB

假如沒有相容血小板可使用時，任何血型血小板均可使用

急救一個病情不斷變化的病人是一個很大的挑戰，創傷導致死亡的最常見原因是嚴重出血，而如果有好的大量輸血方案是可以預防嚴重出血導致的病人死亡。在以前因為沒有大量輸血方案指引，需要大量輸血的創傷病人，臨床醫師在忙碌和緊張的環境下常常只記得紅血球濃厚液的輸血，但往往遺忘其他血液成分製品的輸血而導致治療失敗。有預先準備的大量輸血方案，才可以及時將適當的血液成分組合從血庫交付給臨床單位，以搶救病人生命。

臨床研究顯示透過制定大量輸血方案可以改善病人預後結果。[19] 近 15 年來，大量出血創傷病人的初期復甦及大量輸血主要是早期輸注固定比例（即 1：1：1）的血漿、血小板和紅血球濃厚液。這些固定比例旨在透過成分的組合近似於全血的輸血，以防止稀釋性凝血病變。固定比率或「基於公式」的方法是依據 Borgman M 等在 2000 年代的伊拉克和阿富汗戰爭期間的回溯性研究。[2] 該論文描述了伊拉克戰爭的 246 名受傷美軍士兵，他們按照血漿與紅血球的比例進行了回溯性分析，結果發現低血漿比 RBC 組病人（紅血球：血漿 8：1）的死亡率為 65%，而高血漿比 RBC 組病人（紅血球：血漿 1.4：1）的死亡率為 19%。而一般醫院的大量輸血方案也同樣可以改善大出血病人的 6 小時、24 小時及 30 天的存活率。[20] 目前，血庫通常將固定比例的血液成分（即 1：1：1 或 1：1：2 血漿、血小板和紅血球濃厚液）納入醫院的大量輸血方案（MTP）。雖然很難從文獻的數據中判斷這種方法的有效性，但它確實提高了啟動輸血的速度和簡單性。基本上第 1 個輸血冷藏箱／包裝的血液成分輸血到病人身上通常要在 15 分鐘內，入院後應儘快獲取並檢測病人檢體，以便及時輸注特定血型的血液成分。在病人情況穩定後，通常使用基於實驗室報告、有針對性的特定成分輸注。值得注意的是，儘管 MTP 的大部分數據與創傷有關，但在一般醫院中，大量輸血實際上更可能發生在其他患者人群中（例如，實體器官移植患者和心臟手術病人）。[2]

創傷性大量輸血方案在血型確定前的首選血液成分是 O 型紅血球濃厚液、血小板和 AB 型新鮮冷凍血漿（不含抗 A 和抗 B）。然而，由於 AB 型血漿的低流行率（約 6% 左右）導致 AB 血漿供不應求，因此 A 型血漿也可以用作 AB 型血漿的替代品。當方案啟動後，需要有團隊配合，並且要有合格的其他專業人員支持。控制出血源（手術、血管栓塞術）和及時用加溫液體和成分輸血進行血容積擴張仍然是創傷後大量輸血治療的基礎。大量輸血的風險亦必須考慮，例如多器官功能衰竭（multiple organ failure）、全身炎症反應綜合徵（systemic inflammatory response syndrome）、輸血相關循環過載（transfusion associated circulatory overload）、輸血相關急性肺損傷（transfusion related acute lung injury）、血品汙染導致增加感染和電解質嚴重失衡等。一旦出血已被控制，後續應採取限制性輸血的方式以避免輸血相關併發症的發生。因應各國捐血制度及系統不一，醫療體系及保險制度不同，最佳大量輸血方案也不同。大量輸血方案因機構而異，不同醫院會有不同的方案，不過基本上是大同小異。大量輸血方案可以包括基於實驗室測試結果，大量輸血方案一般會使用預先準備好的輸血冷藏箱／包裝，基本上都包括血小板、新鮮冷凍血漿和紅血球濃厚液。

學習評量

1. 請說明減除白血球之紅血球濃厚液／紅血球濃厚液的輸注適應症。
2. 請說明紅血球緊急輸血時之血型選擇
3. 請說明血小板的輸注適應症以及 CCI 計算公式。
4. 請說明新鮮冷凍血漿的輸注適應症。
5. 何謂大量輸血方案。
6. 請說明大量輸血方案的適應症。

參考文獻

1. Carson JL, Triulzi DJ, Ness PM. Indications for and adverse effects of red-cell transfusion. N Engl J Med 2017; 377: 1261-72.
2. AABB.TechnicalManual.Editor, Claudia S. Cohn. 20thed. Bethesda, Maryland, USA. 2020.
3. 輸血醫學，第五版，林媽利，2021 年。
4. Yeh CJ, Wu CF, Hsu WT, et al. Transfusion audit of fresh-frozen plasma in southern Taiwan. Vox Sang2006; 91; 270-4.
5. Carson JL, Terrin ML, Noveck H, et al. Liberal or restrictive transfusion in high-risk patients after hip surgery. N Engl J Med 2011; 365: 2453-62.
6. Carson JL, Stanworth SJ, Roubinian N, et al. Transfusion thresholds and other strategies for guiding allogeneic red blood cell transfusion. Cochrane Database Syst Rev 2016; 10: CD002042.
7. Mollison PL, Engelfriet CP, Contreras M. Blood transfusion in clinical medicine. 9th ed. Oxford: Blackwell, 1993.
8. Broadberry RE, Lin M. The distribution of the MiIII (GP.Mur) phenotype among the population of Taiwan. Transfus Med1996; 6: 145-8.
9. Broadberry RE, Lin M. The incidence and significance of "Anti-Mi[a]" in Taiwan. Transfusion 1994; 34: 349-52.
10. Gmür J, Burger J, Schanz U, et al. Safety of stringent prophylactic platelet transfusion policy for patients with acute leukaemia. Lancet 1991; 338: 1223-6.
11. Schiffer CA, Bohlke K, Delaney M, et al. Platelet transfusion for patients with cancer: American Society of Clinical Oncology clinical practice guideline update. J Clin Oncol 2018; 36: 283-99.
12. Stanworth SJ, Estcourt LJ, Llewelyn CA, et al. Impact of prophylactic platelet transfusions on bleeding events in patients with hematologic malignancies: A subgroup analysis of a randomized trial. Transfusion 2014; 54: 2385-93.

13. Wandt H, Schaefer-Eckart K, Wendelin K, et al. Therapeutic platelet transfusion versus routine prophylactic transfusion in patients with haematological malignancies: An open-label, multicentre, randomised study. Lancet 2012; 380: 1309-16.
14. Cooling L. ABO and platelet transfusion therapy. Immunohematology 2007; 23: 20-33.
15. Karam O, Tucci M, Combescure C, et al. Plasma transfusion strategies for critically ill patients. Cochrane Database Syst Rev 2013; 12: CD010654.
16. Winters JL. Plasma exchange in thrombotic microangiopathies (TMAs) other than thrombotic thrombocytopenic purpura (TTP). Hematology ASH 2017; 633-8.
17. Presnell SR, Stafford DW. The vitamin K dependent carboxylase. Thromb Haemost 2002; 87: 937-46.
18. 高雄醫學大學附設醫院輸血作業指引，第十版，黃尚志，劉益昌，2019 年。
19. Gunter Jr. OL, Au BK, Isbell JM, et al. Optimizing outcomes in damage control resuscitation: Identifying blood product ratios associated with improved survival. J Trauma 2008; 65: 527-34.
20. Holcomb JB, Tilley BC, Baraniuk S, et al. Transfusion of plasma, platelets, and red blood cells in a 1:1:1 vs a 1:1:2 ratio and mortality in patients with severe trauma: The PROPPR randomized clinical trial. JAMA 2015; 313: 471-82.

第十七章 臺灣造血幹細胞移植及移植病人的血庫輸血作業，細胞治療

陳淑惠

學習目標

1. 了解異體造血幹細胞移植ABO血球不相容，各種處置來減少併發症，以及移植不同階段病人血品血型的選擇。
2. 了解免疫力低下的造血幹細胞移植病人，如何使用安全與放射的血品，避免感染和發生移植物對抗宿主疾病。
3. 了解預防性紅血球濃厚液與血小板濃厚液的輸注閥值。
4. 了解細胞治療的製程，原理與應用。

臺灣自 1983 年開始造血幹細胞移植治療，包括自體與異體，自 2009 到 2019 年約有 5,000 位病人接受造血幹細胞移植，自體約占 42.8%；異體約占 57.2%。造血幹細胞的來源包括骨髓及周邊血液和臍帶血。異體造血幹細胞移植為治療各類型白血病、再生不良性貧血、骨髓化生不良症候群等嚴重血液病不可或缺的醫療技術，我國每年約執行 300 例。過去 20 年來，世界上的異體造血幹細胞移植數目有顯著的成長。而且越來越多移植後的病人回到社區。所以移植病人的輸血問題已不再是只侷限於醫學中心。異體造血幹細胞移植病人的輸血作業對血庫是一大挑戰。必須考慮病人本身的狀況與是否有 alloantibody、捐者的 passenger lymphocytes 和不同的血型系統。這章介紹異體移植病人最常見與重要的血庫輸血作業。除此也提到近年蓬勃發展的細胞治療。

17.1 異體幹細胞移植

17.1.1 ABO 和 non-ABO 不相容骨髓移植

與固態器官移植不同，捐者與病人的 ABO 血型並不需要相合也能做骨髓移植。因為 pluripotent 和 early committed hematopoietic progenitor cells（HPCs）缺乏 ABO 抗原，所以不會阻止異體造血幹細胞植入。但是捐者與病人的 ABO 和 non-ABO 不相容是一個很重要的議題，也使得病人的輸血問題更加複雜。

異體骨髓移植捐者與病人的 ABO 血型可以區分為 4 類；相容、大交叉不相容、小交叉不相容、雙向交叉不相容。表 17-1 列出此 4 類的血型組合。ABO 不相容占異體移植 25～50%。包含 ABO 血型大交叉不相容、小交叉不相容、雙向交叉不相容。不相容同樣適用於 alloantibodies 存在於捐者與病人的血漿裡，在臺灣可見 anti-E、anti-Mi[a] 等。

表 17-1　捐者與病人的 ABO 血型相容組合

病人ABO血型	捐者ABO血型			
	O	A	B	AB
O	相同（相容）	大交叉不相容	大交叉不相容	大交叉不相容
A	小交叉不相容	相同（相容）	雙向大小交叉不相容	大交叉不相容
B	小交叉不相容	雙向大小交叉不相容	相同（相容）	大交叉不相容
AB	小交叉不相容	小交叉不相容	小交叉不相容	相同（相容）

*大交叉不相容是因爲受贈者血漿中有原本具有的抗體與捐者的紅血球抗原不相合，例如O型受贈者血漿中有Anti-A，捐者是A型。小交叉不相容是因爲捐者血漿中有原本具有的抗體與受贈者的紅血球抗原不相合，例如O型捐者血漿中有Anti-A，受贈者是A型。雙向交叉不相容則是因爲捐者與受贈者均有原本具有的抗體，例如捐者爲A型而受贈者是B型

17.1.1.1 ABO大交叉不相容

ABO 大交叉不相容會發生兩件事：

1. 當捐者不相合的紅血球輸進受贈者血液中，和受贈者血液中的 Anti-A 或 Anti-B 結合就會發生血管內溶血。所以一般是在骨髓造血幹細胞收集後，馬上去除紅血球。臍帶血內的紅血球則可能在冷凍與解凍過程中已經溶血。成人受贈者可以容忍輸入不合紅血球的量是多少？沒有公認的答案。目前可被接受的為兒童 10～30 ml 或受贈者體重每公斤 0.4 ml。如同 Staley 等人意見，受贈者的抗體效價也是考慮因素。如果沒有移除紅血球或冷凍保存的情況下，某些病人，在輸注捐者幹細胞成品前，病人必須使用治療性血漿交換（TPE, therapeutic plasma exchange）來減低抗體量。
2. 受贈者體內的免疫細胞繼續製造 Anti-A 與 Anti-B，會對抗植入的造血幹細胞所分化產生的成熟紅血球或紅血球先驅細胞。受贈者體內的免疫細胞會在幹細胞輸注後長達 3～4 個月能持續製造 Anti-A 與 Anti-B，導致紅血球的造血會延長到 40 天後。如果是採用化療強度減低或非骨髓淨除式準備療法，紅血球的植入則可能更延後。有些更嚴重的抗體，病人則會產生 pure red cell aplasia，治療的方法包含盡速停掉免疫抑制劑 calcineurin inhibitors、使用 erythropoietin、steroid、rituximab、bortezomib、donor lymphocyte infusion、mesenchymal stem cells、TPE。

17.1.1.2 ABO小交叉不相容

如同大交叉不相容的情形，去除捐贈者骨髓造血幹細胞收集成品的血漿，即使沒有完全去除 Anti-A 與 Anti-B，發生溶血症狀也很輕微。另一個麻煩的問題是捐贈者淋巴球產生的 Anti-A 與 Anti-B 會結合受贈者本身還存在的 A 或 B 紅血球造成溶血；這就是所謂的「passenger lymphocyte syndrome」，發生在異體幹細胞輸注後 5 至 16 天。病人會表現急性溶血，也有可能致命；但大部分病人的溶血不嚴重，隨著抗體的清除，溶血就漸漸改善與消失。如果溶血太嚴重，就使用治療性紅血球置換術（therapeutic red cell exchange）用與捐贈者相合的紅血球取代受贈者不相合的紅血球。

17.1.1.3 ABO雙向大小交叉不相容

大小交叉不相容的情形都會出現在受贈者。

17.1.1.4 非ABO抗原之不相容

雖然不是很常見，非 ABO 血型系統的不相合也是會發生並造成問題。要小心受贈者血中的抗體（較常見）與捐贈者血中的抗體（較少見），處理的方法比照 ABO 血型大小交叉不相容。最近一篇研究認為 D 抗原不相容不會造成嚴重後果。由於受贈者可能有異體抗體，在減低強度或非骨髓淨除式準備療法的捐贈者的選擇還是小心，要儘量避免選擇不相合的捐贈者。臺灣 Anti-K 幾乎是沒有，Anti-D 也很少；較常見的是 Mi[a], E. c 和 Jk[a]。

17.1.2 成分血品考量

17.1.2.1 成分血品的選擇

血庫必須有受贈者移植前的 ABO 血型和 ABO antibody titer，捐贈者的 ABO 血型的詳細紀錄。同樣重要的要知道目前是移植前、移植時、已經植入成功但還有受贈者的紅血球和抗體、已經植入成功且沒有受贈者的紅血球和抗體哪一個階段。各個階段血品的選擇列在表 17-2。

在白種人捐贈者與受贈者 Rh 血型不相同時，必須避免發生 alloimmunization，特別是 D antigen 很容易發生 alloimmunization，在臺灣不太可能發生 D alloimmunization 的問題，而在臺灣 Mi[a] 才是繼 ABO 血型最重要血型，因很容易發生 alloimmunization，所以移植前後受贈者需避免使用 Mi[a] 陽性的紅血球濃厚液，輸血小板時並不需要一定要 Mi[a] 陰性的，因為發生 alloimmunization 的危險性很低。

17.1.2.2 紅血球濃厚液輸注

大部分的病人都會接受紅血球濃厚液輸注，輸的總量取決於許多因素，包括移植單位訂定的標準、ABO 血型相容組合、性別、疾病狀況、造血幹細胞的來源、準備療法等。有一個含 169 移植中心的研究，病人第 1 年的輸紅血球濃厚液量的中位數是 6 單位；移植後達到不需要輸

表 17-2　不相容血型各個階段輸血血品的選擇

相容狀況	移植階段	ABO血型的選擇		
		紅血球濃厚液	血小板*	血漿
大交叉不相容	移植前	受贈者	捐贈者	捐贈者
	移植時	受贈者	捐贈者	捐贈者
	移植後仍測到受贈者抗體	受贈者	捐贈者	捐贈者
	移植後已無受贈者抗體	捐贈者	捐贈者	捐贈者
小交叉不相容	移植前	捐贈者	受贈者	受贈者
	移植時	捐贈者	受贈者	受贈者
	移植後尚有受贈者紅血球	捐贈者	受贈者	受贈者
	移植後已無受贈者紅血球	捐贈者	捐贈者	捐贈者
雙向大小交叉不相容	移植前	O型血	AB型血	AB型血
	移植時	O型血	AB型血	AB型血
	移植後尚有受贈者抗體與紅血球	O型血	AB型血	AB型血
	移植後已無受贈者抗體與紅血球	捐贈者	捐贈者	捐贈者

*因爲AB型血小板不易取得，所以無法取得時，少量的其他血型的血小板是可以接受的，也可以使用anti-A、anti-B titer低的其他血型的血小板，還有也可以使用去除血漿的其他血型的血小板

血的時間中位數是移植後第 12 天。輸血後的鐵質沉積是移植成績不好的預後因子。有貧血症狀是輸紅血球濃厚液的最常見的原因。移植中心多依照自己的準則來決定輸血。例如穩定的病人輸血可以訂在 Hb 7g/dL 以下，不穩定的病人例如有心臟疾病或手術後等，就會調高到 Hb 8 g/dL 以下。The Transfusion of Red Cells in Hematopoietic Stem Cell Transplantation（TRIST）研究發現不論標準訂在嚴格的 Hb 7～9 g/dL 或寬鬆的 Hb 9～11 g/dL；預後是沒有差別的。另外法國進行標準訂在 Hb 8 g/dL，比較使用 1 單位或 2 單位的差別。

有別於其他情況，移植後的較長時間的貧血其機轉有其獨特性，需有特別的考量；一般來說，病人接受強力化療後；1 週內血液的 erythropoietin（EPO）就會快速上升。雖然自體幹細胞移植的病人治療過程保持足夠的 EPO，但是異體造血幹細胞移植病人的 EPO 會低相當的時間，所以需要輸注紅血球濃厚液的時間就會拉長。

17.1.2.3 血小板濃厚液輸注

異體移植後血小板恢復的速度和變成不需要輸注血小板的速度有許多研究進行探討。影響因子包含：(1) 捐者是親屬或非親屬；(2) 準備療法；(3) 有無移植物對抗宿主疾病和有無巨細胞病毒感染；(4) 輸注的幹細胞的來源與數量。整體來說，研究發現使用非親屬捐者或有嚴重移植物對抗宿主疾病或有巨細胞病毒感染這些其況，病人血小板恢復的較慢；幹細胞的來源使用周邊血，血小板恢復的最快，其次是骨髓，最慢的是臍帶血。

血小板濃厚液含有相當量的 plasms，袋袋含有不同量的 Anti-A 或 Anti-B，在非移植情況下的輸注都不堅持要同血型，但異體移植的情況就要嚴格了，盡可能輸 ABO 血型相合的血小板。在 ABO 不相合移植，血小板濃厚液含有的 plasm 要與受贈者相合。血小板濃厚液血型的選擇請見表 17-2。

除了溶血的風險外，還有其他的危險。例如，1 個小孩移植的研究，使用 melphalan 藥物，使用不相合的血小板會造成發生肝臟靜脈阻塞性疾病〔veno-occlusive disease（VOD），或稱 sinusoidal obstruction syndrome（SOS）〕，因為 Anti-A 或 Anti-B 會與肝臟血管內皮細胞的 A 或 B 的抗原結合。所以有些移植中心規定只能使用相合的血小板。有 1 個研究認為這樣可以增進病人的存活率。

關於血小板輸注還有些要討論包括：(1) 預防性或治療性輸注；(2) 輸注的閾值（threshold，低限）；(3) 輸注的量；(4) HLA 和血小板抗體。

1. 預防性或治療性輸注

大多的移植中心是採用預防性輸注。有兩個研究報告在只做治療性輸注那組，雖然有發生病人出血但是沒有危及生命的嚴重出血而且讓用血量明顯下降。相反的也有支持預防性輸注的報告，Trial of Prophylactic Platelets（TOPPS）隨機研究認為對於血液惡性疾病，預防性輸注可以預防出血。但是再細分病人發現自體移植的病人預防性或治療性輸注二者出血率差不多。分析發現女性異體造血幹細胞移植、高強度化療、發燒都會增加出血風險。所以有關預防性或治療性輸注；還需要更多實證醫學的研究來回答這個問題。

2. 輸注的閾值

過去的一個研究認為對於接受化療或移植的病人，血小板輸注的閾值訂在小於 20,000/μl。接下來許多研究認為沒有風險（沒有發燒、出血、菌血症、休克）穩定的病人血小板輸注的閾值訂在小於 10,000/μl 就可以了。但是有研究指出對於移植的病人閾值訂在小於 10,000/μl 的病人與訂在小於 20,000/μl 相比；發現前者有較高的非出血死亡率與較低的存活率。

3. 輸注的量

過去的 3 個大型研究再加上個別研究的 meta-analysis 發現低劑量與標準劑量的血小板輸注，低劑量沒有增加出血風險。Platelet Dosing（PLADO）研究在兒童低與標準劑量相比，低劑量沒有增加出血風險。但是低劑量有個缺點，因為輸注後上升的血小板數目較低所以輸注的次數可能會增加。

4. HLA和血小板抗體

有些病人血中有抗 HLA 或血小板抗體，二者都會造成血小板輸注的效果不好，會有低的 CCIs（corrected count increments）。關於此免疫造成的血小板輸注無效；請另外參考第 11 章。抗 HLA 抗體除了造成血小板輸注的效果不好，還會造成捐贈者的造血幹細胞無法植入成功；這是很嚴重的併發症，所以對於受贈者與捐贈者 HLA-ABC DR DQ 沒有 10/10 完全相合的情況時，需檢查病人是否有 Donor specific antibody（DSA），如果有這抗體，並且一定要使用這位捐者，就要做 desensitization，包括使用治療性血漿交換（TPE, therapeutic plasma exchange），IVIG，Rituximab 來減低抗體量，可以幫助植入。

17.1.2.4 血漿、冷凍沉澱品、凝血因子濃縮液和其他

移植病人的此部分，如同非移植病人，還是依據輸血醫學的專家意見與準則。血型的選擇請參照表 17-2。

17.2 自體移植病人的輸血

自體移植的情況下原則上血品的輸注還是根據標準的輸血準則執行。因為病人的免疫力低下（包含自體與異體移植病人），所以還有以下另外的步驟與特殊的考量。如以下的事項：中性球低下病人併發感染且對抗生素治療反應差。

絕對中性球小於 500/μl 患者，發生抗生素無效的細菌或黴菌感染時，會輸注新鮮中性球。這部分的進一步討論；請另外參考第 11 章。最近一個多中心隨機對照研究，無法證明中性球輸注能有效控制感染。

17.3 移植病人的輸血支持另外必須的步驟

為了抑制捐贈者的淋巴球在免疫力不全的病人身上增生造成致命的移植物對抗宿主疾病（graft-vs-host disease, GVHD）；含有細胞的所有血液製品都需要接受放射。血品需接受放射的時間是移植時與移植後最少 1 年。1 年後則沒有定論。但是許多移植中心因為考慮到病人的免疫力可能還沒恢復，所以還是使用放射後的血品。

免疫力不全的移植病人很容易受到感染，其中包括巨細胞病毒（CMV, cytomegalovirus）。使用貯存前過濾白血球的血液製品可以有效減少巨細胞病毒的感染，效果與使用 CMV 陰性血品相同。有 3 個研究比較使用貯存前過濾白血球的血液製品和使用 CMV 陰性血品，前者沒有增加 CMV 感染的風險。但是有一個 meta-analysis 829 位病人接受 CMV 陰性的血品和 878 位病人接受貯存前過濾白血球的血液製品的比較，感染 CMV 的風險分別為 1.63% 和 3.01%。成人血液捐贈者在臺灣約 90% 是 CMV positive，所以使用 CMV 陰性血品的最大問題是取得困難。[4] 另外 CMV 陰性血品的捐贈者也有可能最近感染 CMV，血液有 CMV 但是血清學檢查還無法偵測出。

17.4 移植兒童病人的輸血支持

基本上移植兒童病人的輸血支持與成人差不多。不過移植的適應症，造血幹細胞來源、捐贈者的選擇有些不同。適應症部分，有些遺傳性疾病（例如重度海洋性貧血，鐮刀型貧血）的病人比成人多。高劑量化療與自體造血幹細胞移植常使用於一些較困難的固態惡性腫瘤，例如神經母細胞瘤、腦部髓芽細胞瘤等。造血幹細胞來源部分，由於臍帶血所含的幹細胞數有限，不足以給成人使用，所以大部分使用在兒童。最近一個網路的調查，兒童病人輸紅血球濃厚液的閾值，60% 的移植中心採用 8 g/dL，25% 採用 7g/dL。血小板輸注的閾值，47% 採用 20,000/µl；44% 採用 10,000/µl。

最好是不要使用帶有病人紅血球異體抗體會結合的抗原的捐贈者；這種要求特別是在減低強度或非骨髓淨除式準備療法時更重要，因為這樣的準備療法會有長期的 mixed chimerism（嵌合體，接受異體造血幹細胞移植後的病人體內存在的捐贈者及受贈者細胞比例）。在受贈者與捐贈者 HLA 不合的情況下，對於捐贈者的選擇，檢查有無 HLA 異體抗體很重要。

重度海洋性貧血和再生不良性貧血患者要儘早移植，因為輸血次數增加會造成植入失敗和結果不好，原因可能和因為輸血發生 humoral 和 cellular immunization（針對 HLA antigens 或 minor histocompatibility antigen）。多次輸紅血球濃厚液會造成鐵質沉積也會使得移植成績不好。

17.5 移植病人輸血資訊的可通性

移植前病人在家鄉所有關於輸血的資訊（包含紅血球、血小板和白血球的異體抗體檢查），家鄉的醫療院所需和移植中心充分溝通。當病人返鄉時，移植中心也必須提供家鄉的醫療院所充分完整的資訊，包含：(1) 是自體還是異體移植；(2) 如果是異體移植，捐贈者的 ABO 血型和病人在住院治療中是否發生了自體或異體抗體。病人也要隨身攜帶有以上資訊的卡片。[1]

17.6 捐者淋巴球輸注（DLI）

異體造血幹細胞移植捐者與受贈者的免疫細胞的互動是造成移植物對抗宿主疾病（graft-versus-host disease, GVHD）和移植物對抗血癌（graft-versus-leukemiat, GVL）最主要的原因。捐者淋巴球輸注（donor lymphocyte infusion, DLI）提供許多免疫細胞，主要是 T 細胞，可以對抗血癌細胞。最有力的證明是接受異體造血幹細胞移植的 chronic myeloid leukemia 患者，當疾病復發時接受 DLI，可以達到長期疾病緩解。GVL 對抗癌症的效果，依疾病不同也有差異，最有效的是 chronic myeloid leukemia, myelofibrosis, low-grade non-Hodgkin lymphoma；其次是 acute myeloid leukemia, myelodysplasia syndrome, multiple myeloma, Hodgkin lymphoma；最差的是 acute lymphoblastic leukemia, diffuse large B cell lymphoma。DLI 的風險是發生 GVHD 和骨髓不造血 marrow aplasia，這都是致命的併發症。DLI 的收集可以在收集經白血球生長激素 Granulocyte colony stimulating factor（G-CSF）驅動的周邊血幹細胞的時候，同時經由血液分離機收集，再分裝冷凍，以便將來使用。也可以要使用時請捐者捐新鮮淋巴球。一般是會計算要使用幾次 DLI，一次收完分包冷凍。效果是以新鮮淋巴球最好。

DLI 使用時機，必須在患者沒有組織的破壞和發炎的情況；換言之就是沒有無法控制的感染和 GVHD，才能給予。臨床上分為：(1) 預防性（prophylactic）；(2) 搶先性（preemptive）；(3) 明顯復發時（over relapse）。

1. 預防性（Prophylactic）：對於易復發的高危險病人，當他們做完異體造血幹細胞移植後，在沒有任何復發跡象時，已經停用免疫抑制劑，沒有 GVHD 1 個月了；約在移植後 90～100 天給予 DLI。劑量依捐者不同有所差異。請見表 17-3。一般是給 1 次；但是也有給超過 1 次的做法。
2. 搶先性（Preemptive）：當發生復發跡象時，如檢驗發現殘存癌細胞（minimal residual disease, MRD）陽性或嵌合體（chimerism）捐者的比例下降，這時可以給予如預防性的劑量，每 4～12 週再給予前次 5～10 倍的劑量或是直接給予 5～10 倍預防性劑量。一般是給予 3 到 4 次。如果發生 GVHD 就不再給予。

表 17-3　DLI 使用時機與劑量（CD3+ 細胞）

	時間（移植後）	相合親屬	非親屬	半相合親屬
預防性和搶先性	3個月	1～5×10^5/kg	1×10^5/kg	
	6個月	1×10^6/kg	1×10^6/kg	1×10^4/kg
明顯復發	化療後	1×10^7/kg	1×10^7/kg	

3. 明顯復發時（Over relapse）的合併治療：明顯復發時單獨使用 DLI 效果是不好的，所以要並用化療。劑量使用 CD3+ 細胞 1×10^7/kg。[2]

17.7 細胞治療

細胞治療（cell therapy）是指將病人自己（自體）的細胞或是別人（異體）的細胞取出，經過體外加工處理與培養後，再輸回病人體內，達到治療的目的。細胞治療依目的，可分為兩類：

1. **癌症治療**：擴增病人自己的免疫細胞，再回輸病人體內，以殺死癌細胞。
2. **再生醫學**：利用幹細胞具有自我增生及分化特性，來修補組織，可以使用自體細胞，也可以使用異體細胞。

臺灣衛生福利部於 107 年 9 月發布特管辦法，開放自體免疫細胞、自體脂肪幹細胞、自體骨髓間質幹細胞、自體纖維母細胞及自體軟骨細胞等六類細胞治療技術於國內核准之醫療機構施行。本文僅討論癌症治療部分。[5]

17.7.1 癌症細胞治療

免疫細胞包括 T、Nature Killer NK 自然殺手及樹突細胞（dendritic）等，有些負責巡邏與啟動免疫警報，有些負責清除微生物和癌細胞。癌症細胞治療利用免疫細胞的擴增及回輸來治療癌症。

1. T 細胞及 NK 細胞：2000 年，日本發展出培養及擴增自體 T 細胞及 NK 細胞的方法，然後輸回病人體內，作為化學治療之外的輔助療法。約有 20～30% 的病人會看到效果，但只是部分改善，並非完全痊癒。[6]
2. 樹突細胞：2010 年，美國的樹突細胞治療公司以擴增單核球分化而成的樹突細胞來治療前列腺癌。但這種單純的自體樹突細胞擴增療法，成效有限。所以已經不再使用。[6]
3. CIK 細胞：細胞因子誘導的殺傷細胞（cytokine-induced killer cells）稱為 CIK 細胞，1991 年，德國 Schmidt-Wolf 醫生首次介紹 CIK 細胞，並在 1999 年進行癌症臨床實驗。CIK 細胞除了含有 NK 細胞外，還多了一種 CD3+CD56+ 的細胞，稱為 NKT 細胞，因此 CIK 細胞會比 NK 細胞具有更強與更廣的抗癌能力。但是對於癌細胞的辨識能力較差，並且腫瘤有高度免疫抑制的腫瘤微環境，造成 CIK 單獨使用療效不佳。因此 CIK 細胞需

配合化學治療、標靶藥物或其他免疫療法（例如 PD-1 抑制劑）合併使用，才能達到療效。[6,7]

4. 腫瘤內浸潤型 TIL 細胞（tumor-infiltrating lymphocytes, TIL）：1988 年，美國國家癌症中心發表使用 TIL 成功治療黑色素細胞癌臨床案例。由手術切除新鮮腫瘤組織中來分離擴增 TIL 細胞，患者在進行 TIL 回輸之前必須先進行一次前導性化療，用來降低淋巴球數目，可以增加腫瘤萎縮機率。分離 TIL 細胞是很高端的技術。[6]
5. T 細胞基因改造之 Chimeric Antigen Receptor T cells CAR-T 細胞：2011 年發展出來，經過基因修飾，將 T 細胞載入特定抗原辨識基因（CAR-T）改造病人 T 淋巴球基因的「嵌合抗原受體 T 細胞」療法，簡稱 CAR-T。最常用的標靶抗原為 CD19 和 CD22。抽出病人血液，將 T 細胞製成 CAR-T 細胞，經數天的培養和擴增，再回輸病人體內執行消滅癌細胞任務。CAR-T 在 B 淋巴球所衍生出來的癌症，包括急性淋巴性白血病、瀰漫性 B 細胞淋巴瘤及慢性淋巴性白血病等，有很好的治療效果，有可能完全痊癒。副作用包含 cytokine release syndrome（CRS）和神經毒性，會危及生命。所以需要很好的醫療照顧。CAR-T 製程非常複雜，所以價格非常昂貴。[5,6]

17.7.2 重點小結

1. 異體造血幹細胞移植患者因為 (1) 免疫力的低下 (2) 之前疾病的影響 (3) 血型可能被改變這 3 個因素，他們的輸血作業比較複雜。
2. 因為 pluripotent 和 early committed hematopoietic progenitor cells（HPCs）缺乏 ABO 抗原，所以捐贈者和受贈者血型可以不相同。但是捐者與病人的 ABO 不相容是會使得移植時病人的輸血問題更加複雜，必須選擇相合的血型血品。
3. ABO 不相容占約 25～50% 的病人／捐者組合，包含大交叉不相容、小交叉不相容、雙向交叉不相容。會發生不相容急性溶血；在大交叉不相容時，會發生血管內溶血和 pure red cell aplasia。在輸注骨髓的造血幹細胞成品前，將袋子中紅血球或血漿去除減量可以減輕這些併發症。
4. 處理兒童病人的輸血問題方法與成人差不多。不過移植的適應症，造血幹細胞來源、捐贈者的選擇有些許的不同。
5. 血庫必須有受贈者移植前的 ABO 血型和 ABO antibody titer，捐贈者的 ABO 血型等的詳細紀錄文件。這樣才能正確備血。
6. 移植中心多採用預防性輸注血小板來預防出血，異體移植的病人如果情況穩定就可以把輸注的閾值定在 10,000/μl。
7. 為了抑制捐贈者的淋巴球在免疫力不全的病人身上增生造成致命的移植物對抗宿主疾病（graft-vs-host disease）；含有細胞的所有血液製品都需要接受放射。有些移植中心對移植患者甚至無限期的使用放射後血品。

8. 一般認為使用貯存前過濾白血球的血液製品與使用 CMV 陰性血品對於減少巨細胞病毒的感染。二者效果差不多。
9. 捐者淋巴球輸注可以用來預防或治療復發，但是也會發生致命的併發症 GVHD 和骨髓不造血 marrow aplasia。需小心使用。
10. 細胞治療可以有抗癌與再生的效果，為過去醫療的困境帶來曙光，需要很優質的技術，費用很高，患者要充分了解製程，療效與副作用等，才能決定是否接受治療。

參考文獻

1. Ph.D. Fung, Mark K., M.D. Ph.D., Ph.D. Eder, Anne., M.D., M.D. Spitalnik, Steven L, Ph.D. Westhoff, Connie M Editors: Technical Manual. 19 th. Bethesda, Maryland, AABB U.S.A. 2017.
2. Enric Carreras, Carlo Dufour, Mohamad Mohty, Nicolaus Kröger Editors: The EBMT Handbook Hematopoietic Stem Cell Transplantation and Cellular Therapies Springer Open 2019.
3. 2020 Annual Report of Taiwan Blood and Marrow Transplantation Registry.
4. Lu SC, Chin LT, Wu FM, Hsieh GJ, Haung SP, Chen JC, et al. Seroprevalence of CMV antibodies in a blood donor population and premature neonates in the south-central Taiwan. KaohsiungJ Med Sci 1999; 15: 603-10.
5. 陳耀昌醫師。細胞治療是什麼？衛生福利部細胞治療技術資訊專區專家觀點。
6. 李冠德醫師。癌症自體免疫細胞治療跟化療等之差異。衛生福利部細胞治療技術資訊專區專家觀點。
7. Schmidt-Wolf, IG; Finke, S; Trojaneck, B; Denkena, A; Lefterova, P; Schwella, N; Heuft, HG; Prange, G; Korte, M; Takeya, M; Dorbic, T; Neubauer, A; Wittig, B; Huhn, D. Phase I clinical study applying autologous immunological effector cells transfected with the interleukin-2 gene in patients with metastatic renal cancer, colorectal cancer and lymphoma. British Journal of Cancer. 1999, 81; 1009-16.

第十八章　分子生物技術在血庫的應用——以血型爲例

張建國

學習目標

1. 了解分子診斷在血庫的運用。
2. 了解高通量分子診斷方法應用在血庫。
3. 了解高通量分子診斷在輸血醫學的未來應用。

18.1 血型的基因檢測

18.1.1 血型基因檢測的目的

傳統上，我們利用檢驗捐血者及受血者的血型，來評估他們之間的相容性，這些方法主要是利用抗原抗體的反應，而決定抗原的血型可以是醣類，也可以是蛋白質。一般而言，醣類的變化由酵素決定，而酵素也是一種蛋白質，比如說 ABO 血型是醣類的變化產生，而決定血型是 ABO 酵素的不同基因型，造成酵素的功能不同因而產生 ABO 血型及各種亞型，而 Rh（Rhesus）血型則是因基因的鹼基差異而產生 Rh 蛋白質中的胺基酸不同，而有不同的 Rh 血型，總之，血中抗原，包括血球及血漿，它的源頭是基因，若我們能了解基因的變化，就可預測出可能的抗原，因而就可選出最相容的血品。

由於傳統血清學的方法，需要利用抗體才能決定血型的型別，若沒有相關抗體就無法辨識血型。對於這些個案就必須利用其他的方法，才能獲得血型的型別，可利用蛋白質體分析純化的抗原中相關的胺基酸變化，但費時費工，執行不易。利用分子診斷的方法就更容易而快速，又由於以基因為基礎的方法，發展非常快速，可偵測所有的血型變異，因此未來將可常規使用，取代傳統以血清學為基礎的血型檢測方法[1,2]。

18.1.2 血型的基因檢測

關於血型有關基因檢測的分析，傳統以 PCR（polymerase chain reaction）及定序的方法來分析每種血型的基因[3]。一個基因就要花費相當大的費用，因此若同時檢驗幾十種血型，其花費是需要大量篩選最佳供血者無法承擔的。要以基因為基礎，找出最相容的供血受血配對，首先必須解決的，就是基因檢驗方法及費用，再來就是要能快速及高通量，也就是符合現在捐血中心的運作模式，因大部分的血品都有使用期限，若基因檢驗的結果，不能在使用期限的早期產生，不管多精準，還是無法使用在輸血醫學的實務，又捐血中心每天有大量的供血及受血者的檢體，需要評估及找出最優配對，若整個系統能自動化，除了提供血型的結果外，也提供最佳配對的順序，同時也可減少人為的誤差，將使輸血醫學進入精準輸血的時代。

18.1.3 血型基因檢測的樣本

所有的基因檢測皆以核酸為基礎，而檢測其中的變化，可以去氧核醣核酸（Deoxyribonucleic Acid, DNA）或核醣核酸（Ribonucleic Acid, RNA）為樣本。只要檢體中含有這些成分皆可萃取其中的核酸，再進行基因檢測，因此人體的各種組織細胞、血液、毛髮、指甲、唾液分泌物、排泄物中，只要含有核酸皆可進行血型分析。一般血型分析是萃取血液中白血球的 DNA 或 RNA 進行分析，也可利用紅血球的 RNA（或有核紅血球的 DNA），或血漿或血清中的 DNA〔小片段，一般小於 150 鹼基（150bp）〕。利用 RNA 為檢測的樣本時，一般會先利用反轉錄酶（reverse transcriptase），將 RNA 轉變成 cDNA（complementary DNA），再進行相關的基因檢測，而利用三代定序的方法就可直接以 RNA 為樣本，進行定序分析血型的變化。

18.1.4 血型基因檢測的方法

基因檢驗技術能大量檢驗血型型別的方法，可分以 PCR 為基礎增多已知血型相關變異區域，及涵蓋所有已知及未知血型所有基因分析二類。其相關的檢測技術如下：

18.1.4.1 利用DNA晶片檢測血型

將所有已知血型的變異，固定在晶片上，這是相當成熟的技術，有相當多的廠商可提供這方面的服務。取得個案的 DNA 後，利用多重 PCR 的方法（multiplex PCR）增多所有已知血型的區域，然後與 DNA 晶片進行反應（hybridization reaction），進行標準化的試驗及分析流程，即可獲得各種已知的血型。這種方法，只能檢測已知的血型，但因技術相當成熟，而且可大量檢測及精確度高，檢測時間也符合需求，自動化也不難。自從西元 2000 年以來，已有不少的學者發展 DNA 晶片在輸血醫學的應用[4-7]。我們也利用它來分析臺灣人 HLA（human leukocyte antigen）的基因型，其結果如（圖 18-1）[8]。

18.1.4.2 利用MALDI-TOF-MS的方法檢測血型

MALDI-TOF-MS（matrix assisted laser desorption ionization/time of flight MS）是利用分子量的大小，來區分被檢測物的可能組成，因此，除了傳統上用來分析蛋白質的組成外，也可用來偵測 DNA 片段中的差異。有一些研究利用它來檢測血型的變異[9]，基本上，它只能檢測已知變異所在，而且一次只能測一種變異，無法像 DNA 晶片可測所有已知的變異，因此用它來常規篩選所有已知的血型，還是不容易執行。

18.1.4.3 利用次世代定序（Next generation sequencing, NGS）分析血型

次世代定序的方法，不僅可檢驗已知的抗原變異，也可檢測未知的抗原，可以分檢測幾十種基因的可能抗原的基因組定序（Panel sequencing 或 Target sequencing），也可以檢測所有的抗原，包括已知及未知抗原的全外顯子定序（Whole exome sequencing, WES）[2, 10-12]。全外顯子定序可定序所有產生蛋白質的基因，就輸血醫學而言，是較好的方法，但也有弱點，如血型是因基因重組而產生，如區分各種米田堡血型（Miltenberger blood type）[13]，或複雜重組的 Rh 血型，利用常用的第二代 NGS 短片段的定序方法，就很難辨識，因此就必須再利用特殊的方法或利用第三代 NGS 可定序長片段的方法，才能精確的定出血型[14]。另外一種方法是全基因體定序（Whole genome sequencing, WGS），它可定序人類基因體的每一個鹼基，當然任何一種已知或未知的抗原，結果皆可得到。但因花費大

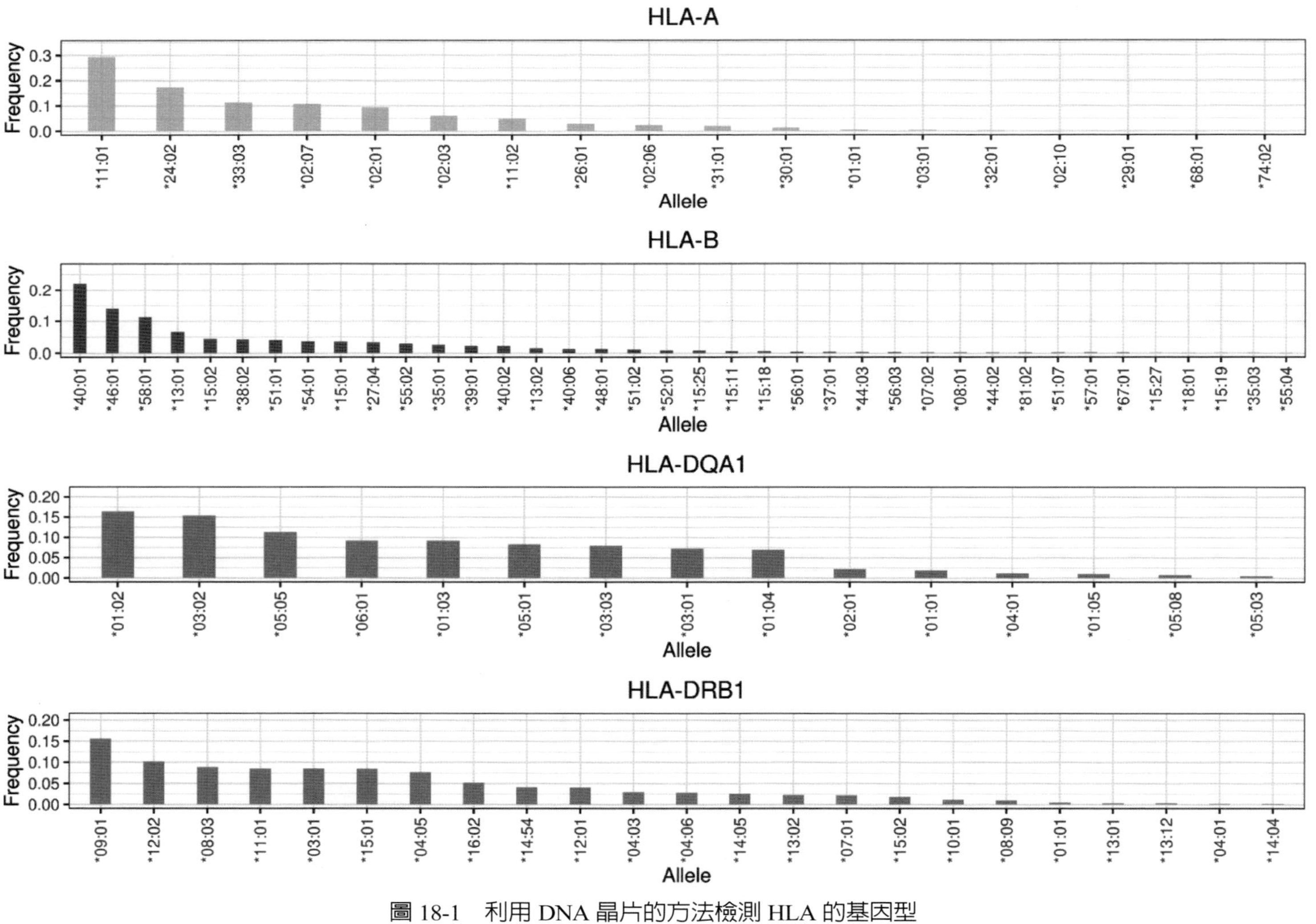

圖 18-1　利用 DNA 晶片的方法檢測 HLA 的基因型

及分析不容易，其中絕大部分與輸血無關（只 1% 左右是蛋白質相關序列），因此，短時間內還較難用於輸血醫學，但有些血型是因血型基因的重組造成，無法由 WES 檢測，就必須利用 WGS，甚至於有時還必須利用三代定序，才能獲得精確的血型。

1. 次世代定序的原理

次世代定序與 Sanger 定序方法不同，主要在 Sanger 定序是利用 dideoxy terminator（ddATP、ddATTP、ddCTP、ddGTP 標上不同螢光以使區分），使用定序時產生不同的 DNA 片段，然後利用電泳，因小片段速度較快，就可以螢光偵測器偵測到的時序及螢光種類而了解 DNA 的序列，但因必須利用電泳跑膠，因此就占有相當的空間，而第二代定序就不需要電泳，它的方法是將 DNA 片段放在一個很小的區域進行反應，同時也不加入 dideoxy terminator，每次給標記螢光的鹼基作用後，再偵測螢光的變化，就可知道每一個區域的 DNA 序列是什麼，最後再利用電腦運算，將所有區域的 DNA 片段組合一起，即可獲得從一個基因到整個生物基因體的序列。因整個序列過程，不需要先知道基因或基因體的序列，不管已知或未知的生物基因體，皆可獲得完整的基因體序列。除了偵測螢光的變化外，也可以利用 DNA 合成過程中，所釋放出的離子，如 H^+ 離子等，偵測其變化來了解所提供的去氧核醣核酸是否有參與 DNA 的合成，第二代定序，因偵測訊息靈敏度的限制，必須先在每條 DNA 片段所在的區域，進行 PCR，然後再進行 DNA 定序過程，而第三代定序因偵測的靈敏度增加，只要一條 DNA 就可偵測到變化，不需要利用 PCR，因此就可一次定序很長的 DNA 片段，可以長到百萬鹼基（megabase）。其詳細的原理可參讀 Reuter JA 等的相關論文 [15]。

2. 次世代定序的檢驗流程

次世代定序的儀器隨著實驗室的需求，可選擇不同的廠家及儀器通量，其相關的資訊如表 18-1。最重要是定序下機以後的分析，其流程一般是下機以後，會產生 FASTQ 檔，依參考基因體序列組合後產生 BAM（Binary Alignment Map）檔，然後再與標準參考序列比對後產生 VCF 檔（Variant Call Formate file），找出與標準序列不同的變異（Variant），是否在資料庫已有註解，沒有註解的再進行一系列的分析，探討這些變異的重要性（圖 18-

表 18-1　第二代及第三代全基因體定序的功能及費用評估

	定序長度	精確度	產能	費用	PCR	最適用變異
第三代定序	5～200Kb	87～99%	0.5～160Gb	21～933 USD/Gb	不需要	長片段重複及結構異常
第二代定序	0.05～0.25Kb	99～99.9%	16～>3000Gb	10～63 USD/Gb	需要	點突變或少數鹼基的變異

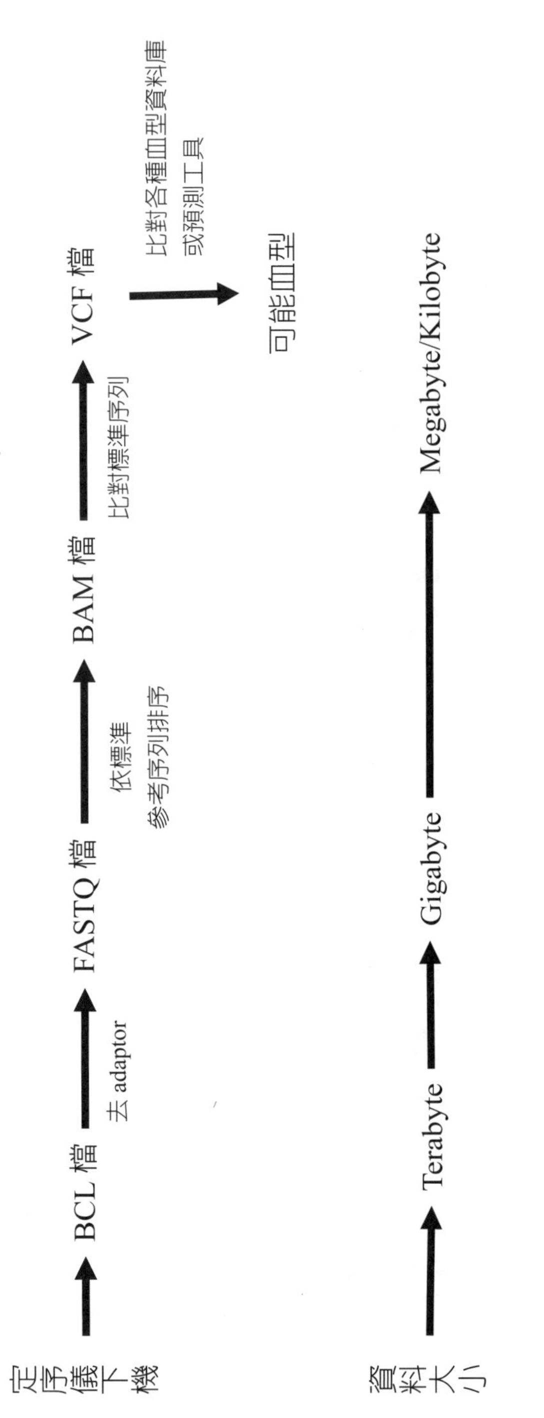

圖 18-2　次世代定序的簡化流程圖

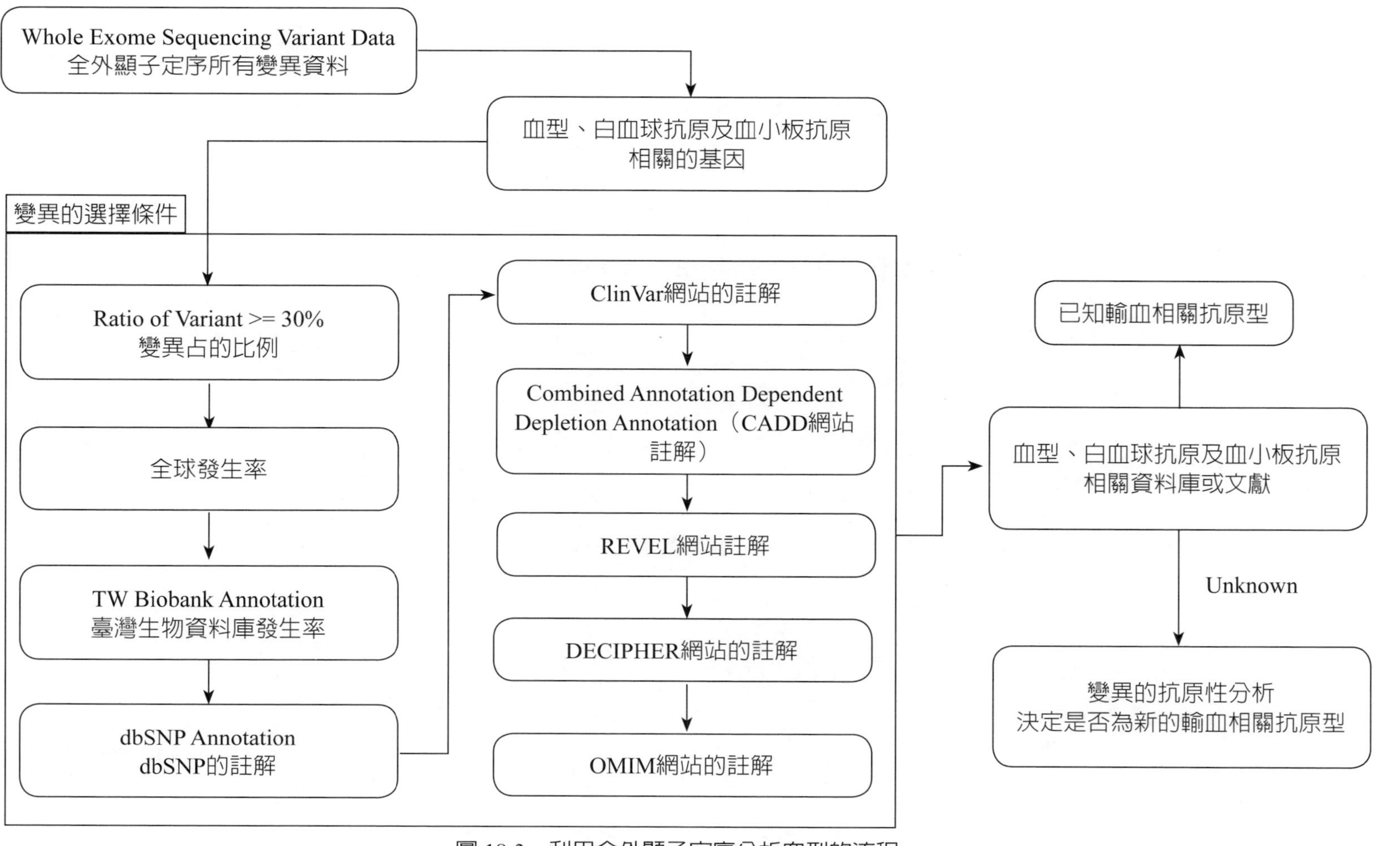

圖 18-3　利用全外顯子定序分析血型的流程

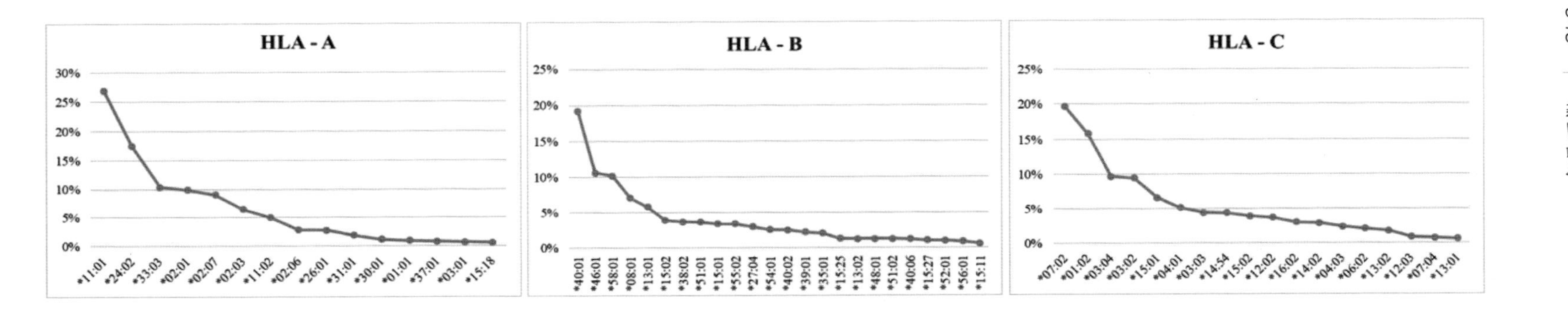

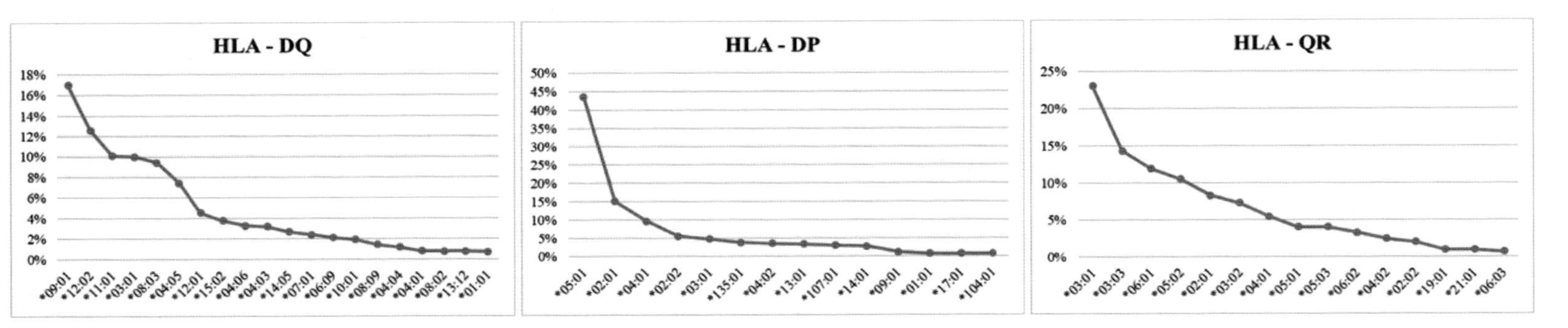

圖 18-4　利用次世代定序分析臺灣人的 HLA 基因型

2）。由於次世代定序的資料龐大又複雜，結果的分析已超出醫檢師及醫師的能力範圍，因此必須要有生物資訊專門人員協助，才能快速得到精準又精確的結果。以 WES 分析為例，利用下機以後的 VCF 檔再進行一系列的分析，找出已知及未知的血型（圖 18-3）。目前已有一些分析血型的生物資訊工具可被使用[16,17]。

3. 以HLA分型的次世代定序爲例

HLA 的基因分型，可以利用 WGS、WES、RNA-Seq（RNA Sequencing）或利用 multiplex PCR 先增多 HLA 區 DNA 片段的量，再進行 HLA 的 Target Sequencing，各種 NGS 方法定序完的資料，再利用生物資訊的方法分析，一般而言，基因定序的方法，可分析到至少 4 碼的血型，常用的生物資訊工具有 HLA-HD（HLA typing from High-quality Dictionary）、OptiType、HLAreporter、xHLA、POLYSOLVER、Kourami 等[18]。中醫大過去 3 年，利用自己開發 NGS 分析 HLA 的方法，分析了 1,314 例個案，結果顯示與晶片的結果相似（圖 18-4），如 HLA-A 的基因型以 HLA-A11：01 最多等，但也有些微小的差異，因晶片分析有一部分靠 imputation 推算出，會有些誤差。

4. NGS在輸血醫學的未來

WES 在輸血醫學的應用，已有不少的研究，最近幾年，由於次世代定序的價錢越來越便宜如 WGS 降到約 500 美金，而 WES 降到 200 美金左右，因此次世代定序用於輸血醫學是遲早的事，特別是有些國家開始利用 WES 或 WGS 作為新生兒的篩選工具，這些國家的國民一出生就有 WES 或 WGS 的定序資料，只要將這些資料加以血型分析，每個人在輸血時所須的資料，就可很快地獲得。WES 或 WGS 成為常規的新生兒篩檢是遲早的事，目前的問題是花費及生物資訊分析所需的時間及醫學倫理，這些問題將會很快的解決。

至於血型及 HLA 以外的抗原，如血小板、白血球或血漿中蛋白質的基因變異，也可經由 WES 或 WGS 的分析而得知[16,19]，未來這些可能的抗原，將成為病人電子病歷的一部分，需要輸血時，也如血型一樣可自動的分析及配對選取最佳供血者。

學習評量

1. 血型與哪些基因有關？
2. 罕見血型及新的血型如何發現？
3. 如何利用 DNA 晶片檢測血型？
4. 次世代定序如何用在輸血醫學？

參考文獻

1. Westhoff, C. M., Blood group genotyping. Blood, 2019. 133(17): p. 1814-1820.
2. Möller, M., et al., Erythrogene: a database for in-depth analysis of the extensive variation in 36 blood group systems in the 1000 Genomes Project. Blood Adv, 2016. 1(3): p. 240-249.
3. Chang, J. G., et al., Molecular analysis of mutations and polymorphisms of the Lewis secretor type alpha(1,2)-fucosyltransferase

gene reveals that Taiwan aborigines are of Austronesian derivation. J Hum Genet, 2002. 47(2): p. 60-5.

4. Boccoz, S.A., et al., Development and Validation of a Fully Automated Platform for Extended Blood Group Genotyping. J Mol Diagn, 2016. 18(1): p. 144-52.
5. Paris, S., et al., Flexible automated platform for blood group genotyping on DNA microarrays. J Mol Diagn, 2014. 16(3): p. 335-42.
6. Avent, N. D., Large-scale blood group genotyping: clinical implications. Br J Haematol, 2009. 144(1): p. 3-13.
7. Denomme, G.A. and W.Q. Anani, Mass-scale red cell genotyping of blood donors: from data visualization to historical antigen labeling and donor recruitment. Transfusion, 2019. 59(9): p. 2768-2770.
8. Lu, H.F., et al., Comprehensive characterization of pharmacogenes in a Taiwanese Han population. Front Genet, 2022. 13: p. 948616.
9. Yang, M. H., et al., The efficacy of ethnic specific blood groups genotyping for routine donor investigation and rare donor identification in Taiwan. Vox Sang, 2022. 117(1): p. 99-108.
10. Wu, P. C., et al., ABO genotyping with next-generation sequencing to resolve heterogeneity in donors with serology discrepancies. Transfusion, 2018. 58(9): p. 2232-2242.
11. Boccoz, S. A., et al., Massively parallel and multiplex blood group genotyping using next-generation-sequencing. Clin Biochem, 2018. 60: p. 71-76.
12. Fürst, D., et al., Next-Generation Sequencing Technologies in Blood Group Typing. Transfus Med Hemother, 2020. 47(1): p. 4-13.
13. Shih, M. C., et al., Genomic typing of human red cell Miltenberger glycophorins in a Taiwanese population. Transfusion, 2000. 40(1): p. 54-61.
14. Zhang, Z., et al., Accurate long-read sequencing allows assembly of the duplicated RHD and RHCE genes harboring variants relevant to blood transfusion. Am J Hum Genet, 2022. 109(1): p. 180-191.
15. Reuter, J. A., D. V. Spacek, and M. P. Snyder, High-throughput sequencing technologies. Mol Cell, 2015. 58(4): p. 586-97.
16. Lane, W. J., et al., Automated typing of red blood cell and platelet antigens: a whole-genome sequencing study. Lancet Haematol, 2018. 5(6): p. e241-e251.
17. Jadhao, S., et al., RBCeq: A robust and scalable algorithm for accurate genetic blood typing. EBioMedicine, 2022. 76: p. 103759.
18. Li, X., et al., Benchmarking HLA genotyping and clarifying HLA impact on survival in tumor immunotherapy. Mol Oncol, 2021. 15(7): p. 1764-1782.

19. Bariana, T. K., et al., Dawning of the age of genomics for platelet granule disorders: improving insight, diagnosis and management. Br J Haematol, 2017. 176(5): p. 705-720.

第十九章 血庫檢驗方法

陳瀅如、張鳳娟

學習目標

1. 熟悉血庫凝集試驗操作要領與價數判讀。
2. 知曉抗球蛋白試驗原理、操作與臨床應用。
3. 可完成常規ABO與RhD分型檢驗。
4. 辨別ABO Discrepancy情境，分析對應策略。
5. 可完成紅血球不規則抗體篩檢及初步鑑定。
6. 了解血庫特殊檢驗方法如吸附沖出、唾液實驗的應用時機。

19.1 血庫凝集試驗操作要領與價數判讀

凝集價數的判定提供反應強度比較基準，有助於 ABO 亞型的篩檢或抗體特異性分析。熟練價數判讀手法與準則，達到良好的操作再現性及與同儕之一致性，為血庫入門人員最優先的功課。

19.1.1 試管法

相當普及且應用最為廣泛與彈性的方法，臨床作業多使用 12×75mm 康氏管（玻璃或塑膠材質）與塑膠滴管操作。

19.1.1.1 血庫專用離心機

可固定或設定相當 1000×g 之離心轉速。一般而言，用於判讀凝集價數時離心 15 秒，於洗滌血球時離心 60 秒（可視定期功能測試結果微調）。

19.1.1.2 操作步驟與判讀

1. 依實驗需求加一滴 2～5% 紅血球懸浮液與適量病人血清或試劑，輕搖混勻。
2. 於血庫專用離心機，以標準離心速度（相當於 1000×g）離心 15 秒。
3. 離心後立刻取出試管觀察：先檢視有無溶血現象，若有則標記 H，若無則繼續傾斜試管輕輕搖動，重懸試管底部的紅血球團（cell button）。
4. 觀察血球被搖散時呈現的狀態，記錄價數（見表 19-1 與圖 19-1，國內多採用價數判讀）。[1]
5. 必要時可輔以顯微鏡低倍鏡觀察，尤其於懷疑有緡錢狀反應、極弱反應或混合視野型反應時。

19.1.1.3 注意事項與補充說明

1. 從試管底部的紅血球團大小，可見 2～5% 紅血球懸浮液是否正確泡製。初學者可取 1 滴離心後的紅血球濃厚液加 32 滴生理食鹽水（約 1.6 mL），即可泡出適當濃度。
2. 反應管中滴加血清與血球的順序，基本上不影響結果，但以先加血清為宜。因為若先加血球，後續較難用肉眼檢視是否漏加血清，且置放稍久後會沉降於管底。加入之血清與血球務必混合均勻，否則抗原抗體無法充分反應。
3. 完全或部分的溶血現象標記「H」或「PH」，表示試管內已活化補體，視為陽性反應（但應排除人為因素）。偶見於以病人血清檢體操作 ABO 血清分型或間接抗球蛋白試驗，罕見於使用血漿檢體。
4. 常規實驗是否均於肉眼判讀後再以顯微鏡觀察仍有爭議，經驗不足者有時誤把血清中纖維塊導致的紅血球團誤判為陽性，但在懷疑有極弱反應或混合視野型反應時又非常有幫助。而某些試劑如酵素處理過的血球或抗血清，由於會引起極微弱或緡錢狀凝集現象，特別於試劑說明書中強調限用肉眼觀察。

19.1.2 管柱凝集分析法或凝膠測試

不同廠牌的卡片尺寸，填充物質均有不同，需搭配特定的離心條件，亦多發展

表 19-1　試管法凝集價數判讀基準

價數（Grade）	分數（Score）	肉眼觀察結果
4+	12	一個大凝集塊，背景清澈
3+[s]	11	介於3+與4+間
3+	10	數個大凝集塊，背景清澈
2+[s]	9	介於2+與3+間
2+	8	中型凝集塊，背景清澈
1+[s]	6	介於1+與2+間
1+	5	許多小型凝集塊，背景已顯混濁
1+[w]	4	非常小的凝集塊，背景混濁
w+或±	2	幾乎看不出的凝集塊，背景混濁。以顯微鏡輔助則明顯可見細胞凝集
0	0	試管底部的紅血球平順而均勻地被搖散，無任何凝集塊
mf		有凝集與未凝集的紅血球混合（mixed field）
H		完全溶血
PH		部分溶血（partial hemolysis），試管底仍見部分紅血球

表 19-2　管柱凝集分析法凝集價數判讀基準

價數（Grade）	外觀和肉眼判讀結果
++++	凝集塊位於管柱中介質頂端
+++	凝集塊主要分布於管柱中介質的上半部
++	凝集塊散布於整個管柱介質內
+	凝集塊主要分布於管柱中介質的下半部
-	紅血球均被離心至管柱介質底部
dp	有凝集與未凝集的血球（double population）

為搭配自動化機台使用。

1. 基本操作步驟和判讀（以某廠牌卡片手工操作 DAT 為例）
   (1)泡製 1% 紅血球懸浮液：10μL 離心過的檢體之紅血球，與 1 mL 專用稀釋液混合。
   (2)取抗球蛋白試劑卡片，撕開封口鋁箔，每反應管柱加入 50μL 上述紅血球懸浮液，於卡片專用離心機離心 10 分鐘（參見特定廠牌說明）。
   (3)取出卡片肉眼觀察，記錄價數（見表 19-2 與圖 19-2）。
2. 注意事項與補充說明

   管柱凝集分析法相較於傳統試管法，有適合發展自動化機台、操作標準化、新進人員容易上手、凝集結果於

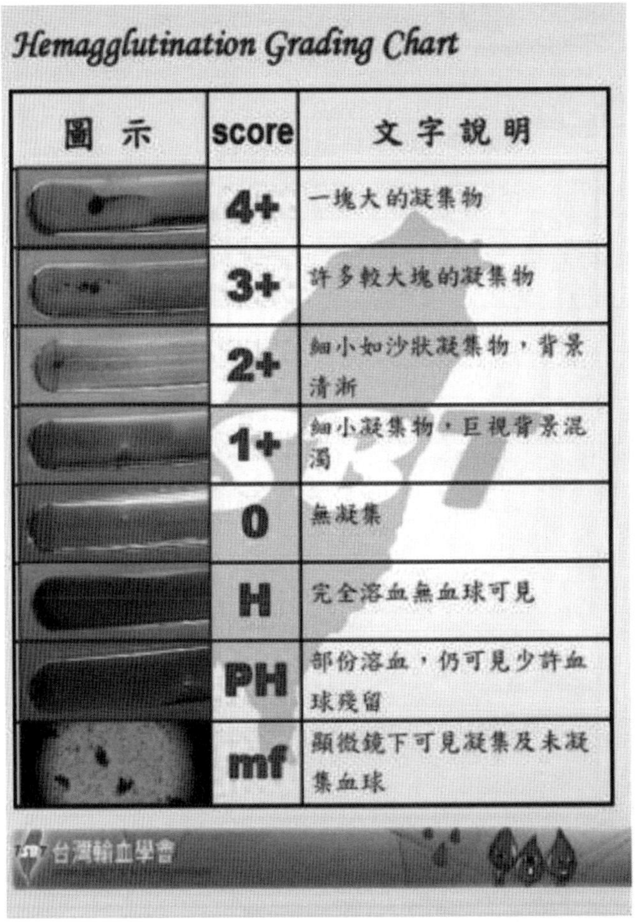

Hemagglutination Grading Chart

圖示	score	文字說明
	4+	一塊大的凝集物
	3+	許多較大塊的凝集物
	2+	細小如沙狀凝集物，背景清淅
	1+	細小凝集物，巨視背景混濁
	0	無凝集
	H	完全溶血無血球可見
	PH	部份溶血，仍可見少許血球殘留
	mf	顯微鏡下可見凝集及未凝集血球

台灣輸血學會

圖 19-1　試管法凝集價數判讀圖示（台灣輸血學會提供）

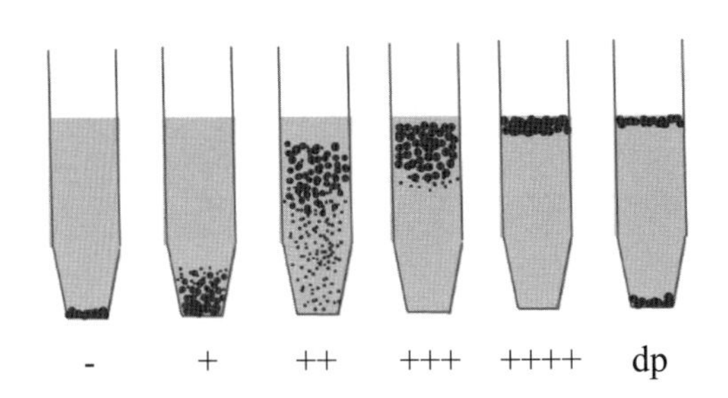

圖 19-2　管柱凝集分析法凝集價數判讀圖示

管柱中可穩定保存一段時間等優點，應用於抗球蛋白試驗更可免除洗滌多餘抗體的動作，增加檢測敏感度。但注意血漿檢體務必經充分離心後取用，因檢體中若有纖維塊等干擾易於管柱中「卡」住血球造成偽陽性。

19.2 抗球蛋白試驗

19.2.1 DAT 及 IAT 的原理與臨床應用

抗球蛋白試驗在 1908 年發現，1945 年 Coombs 才將這方法應用在臨床診斷上，偵測病人血清中是否有不完全抗體對抗 RBC 抗原，稱為間接抗球蛋白試驗（IAT, indirect antiglobulin test, indirect Coombs test）。另外，也可用來檢測RBC是否在體內已和抗體反應（致敏化），稱為直接抗球蛋白試驗（DAT, direct antiglobulin test, direct Coombs test）。抗體與血球凝集的關係如圖 19-3。

1. DAT：直接檢測檢體紅血球上是否有附著 IgG 或補體，顯示在體內（*in vivo*）是否曾有抗原抗體反應，見圖 19-4。臨床應用於：
   (1)新生兒溶血症診斷。
   (2)輸血反應調查（因異體抗體引起）。
   (3)自體免疫溶血性貧血之診斷。
   (4)藥物引起溶血之調查。
2. IAT：檢測體外（*in vitro*）反應，即利用特定紅血球或（抗）血清，檢測在試管中是否有對應的抗原抗體反應，見圖 19-5。臨床應用於：

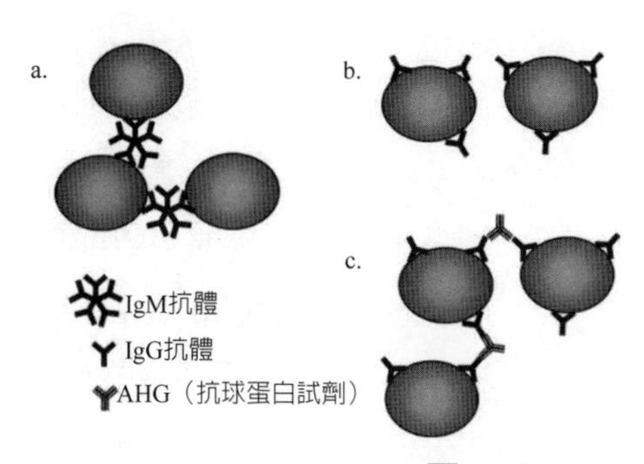

圖 19-3 RBC 的凝集

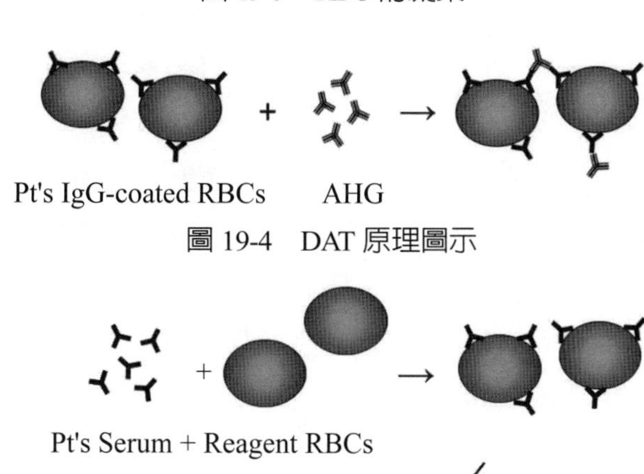

圖 19-4 DAT 原理圖示

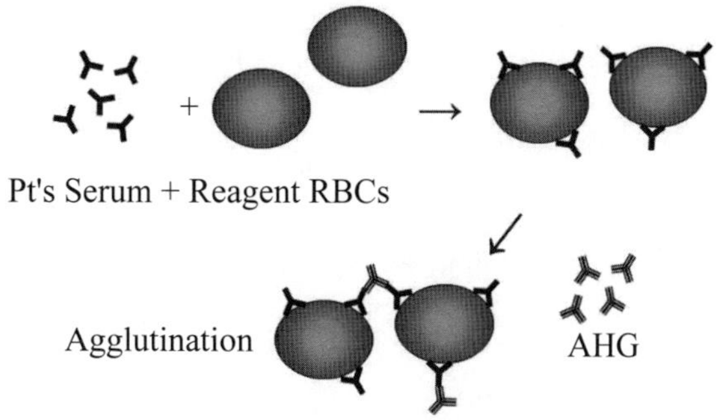

圖 19-5 IAT 原理圖示

(1)紅血球抗體篩檢。

(2)紅血球抗體鑑定。

(3)紅血球血型抗原測定。

(4)交叉試驗。

本章節血庫檢驗中使用的檢體，如無特別說明，紅血球可取自含 EDTA 或 citrate 抗凝固劑的血，血清係指使用不含抗凝劑的血液凝固後取出之血清（serum），但也可使用 EDTA 或 citrate 抗凝固劑檢體來源的血漿（plasma），於大部分的實驗並無差別。

19.2.2 抗球蛋白試劑

常規使用的 AHG 為多特異性（polyspecific AHG），含有 anti-IgG 及 anti-C3d，亦可能含有少量 anti-C3b、anti-C4b、anti-IgA 等成分，是經由人類球蛋白（主要 IgG 及 C3d）免疫動物（常用兔子及山羊），然後從免疫的動物血清製造出來。在血庫所使用的 AHG 有多種，如表 19-3，可因檢驗的目的而選用不同的試劑。

19.2.3 DAT 實驗方法（試管法）

19.2.3.1 操作步驟

1. 以生理食鹽水製備 2～5% 病人紅血球懸浮液少許。
2. 分別標示兩支試管「Test」與「Control」，各加入 1 滴待測紅血球懸浮液。
3. 加入 3～4 mL 生理食鹽水混合，離心 1 分鐘，立即取出並快速倒掉，輕搖開試管底部之紅血球。（此即為抗球蛋白實驗中之「洗滌」動作）
4. 重複以上步驟 2～3 次，最後一次須盡可能把所有生理食鹽水倒乾。
5. 於「Test」管加入 2 滴 AHG 試劑，「Control」管加入 2 滴 6% albumin 或生理食鹽水，混勻後離心 15 秒。
6. 判讀凝集價數記錄結果，陰性反應管或弱反應管再輔以顯微鏡觀察。
7. 若使用多特異性或 anti-C3 之 AHG 試劑，為加強 anti-C3 的反應，陰性反應管須於搖散血球後繼續於室溫反應 5 分鐘，再次離心判讀。
8. 於陰性結果反應管加入 1 滴 Coombs control cells（CCC，為 IgG-coated RBCs），離心 15 秒後判讀，應有 $1+^{s}$～2+ 的凝集，才為有效試驗。如沒有看到凝集，表示 AHG 沒作用（可能為忘記加入、過期失效或者操作過程洗滌不完全造成 AHG 被殘餘的血清中和掉），整個過程必須重做。
9. 如果 DAT 呈陽性反應，可進一步以單特異性 AHG（對抗 IgG 或 C3d）重做 DAT，鑑別受測者血球表面附著蛋白為 IgG 或補體。（參見表 19-4）

19.2.3.2 注意事項與補充說明

1. 對照組若有凝集則表示此病人有強的冷凝集素或血球有自發性凝集現象，實驗組之陽性結果不可信。
2. DAT 陰性結果，並不意味著紅血球上絕對未附著球蛋白分子。多特異性 AHG 和 anti-IgG 試劑只能在每個細胞上有 100 至 500 個 IgG 分子時方可測得，因此 IgG 附著分子若少於此值的

表 19-3　抗球蛋白試劑

試劑	成分
Polyspecific AHG	含anti-IgG及-C3d，也可能含對抗別的補體或免疫球蛋白的抗體
Anti-IgG	只含anti-IgG，無對抗補體之抗體
Anti-IgG (heavy chain)*	只含對抗人類抗體γ鏈的抗體
Anti-C3d,-C3b; Anti-C3d	只含對抗特定補體的抗體

*除heavy chain specific的anti-IgG外，AHG之anti-IgG均對抗IgG之Fc portion

表 19-4　DAT 結果判讀

Polyspecific AHG	**Anti-IgG**	**Anti-C3**	**Control**	**RBC上附著蛋白**
+	+	+	0	IgG+C3
+	+	0	0	IgG
+	0	+	0	C3
+	+	+	+	無法證實

AIHA 病人，亦會測得陰性反應。[1]

3. 若與 anti-IgG 呈陽性反應，可做抗體沖出及沖出液鑑定，釐清病人血球上附著抗體之特異性。

19.2.4 IAT 實驗方法——傳統三相法

19.2.4.1 操作步驟：（以抗體篩檢爲例）

1. 取三支試管，分別標示病人姓名及 S I～SIII（抗體篩檢細胞 I～III）。
2. 各加 2 滴病人血清（或血漿）。
3. 於 S I～S III 管分別加入 1 滴對應的抗體篩檢細胞（2～5% RBCs），輕搖混勻。
4. 離心 15 秒後判讀，目測有無凝集或溶血現象，記錄結果。（immediate spin, IS phase）
5. 將試管底部紅血球完全搖開後，於 37℃放置 30～60 分鐘。

   此步驟亦可於每管再添加 2 滴低離子濃度介質（low ionic strength solution, LISS），在 37℃只需放置 10～15 分鐘，此即為 LISS-IAT 法，可縮短實驗時間且提高敏感度。
6. 離心 15 秒，目測有無凝集或溶血現象，記錄結果。（37℃ phase）
7. 將試管底部紅血球完全搖開後，洗滌紅血球 3～4 次。

   (1)加入 3～4 mL 生理食鹽水，離心 1 分鐘，立即取出並快速倒乾生理食鹽水。輕搖重懸紅血球。

   (2)重複以上步驟 2 或 3 次，最後一次需儘量把生理食鹽水移除倒乾（圖

19-6）。

8. 加 2 滴 AHG 試劑，混合均勻。
9. 離心 15 秒，目視及顯微鏡觀察有無凝集反應，記錄結果。（AHG phase）
10. 陰性結果反應管加入 1 滴 CCC，離心 15 秒後判讀，應有 1+[s]～2+ 陽性結果，才為有效試驗，否則需重做。

19.2.4.2 判讀結果

1. 在操作步驟 4、6、9 任一管有陽性反應即視為陽性結果。
2. 由不同反應期的結果可推測檢體中抗體的臨床意義（參見表 19-5）。

19.2.4.3 注意事項與補充說明

1. 操作步驟 6～9 需連續不間斷。
2. 於 37℃反應期加入增強試劑可縮短反應時間及提升抗體檢測敏感度。常用的試劑有數種，一般而言，以 LISS 與 PEG 的效果較佳。但若使用 PEG 增強反應，須略去 37℃反應期後的離心判讀，且抗球蛋白試劑僅可使用 anti-IgG（參見表 19-6，但用法及作用時間以個別試劑說明書為準）。
3. IS 期與 37℃反應期的凝集需注意是否為緡錢狀反應。由於血清中球蛋白濃度異常造成的緡錢狀反應，於 37℃反應後的洗滌過程即可去除。故此類檢體以手工三相法的抗球蛋白試驗測試，可較 MP 法與管柱凝集分析法更不受干擾。
4. 此法以使用新鮮血清檢體最佳，配合多特異性 AHG 試劑，可檢出具固定補體能力的抗體。相對的，如果使用血漿檢體，則無法測出試管中補體的活化，抗球蛋白試劑也僅需使用 anti-IgG 即可。
5. 應用於配合試驗或抗體鑑定時，若欲減除無臨床意義的冷型抗體反應，可略去室溫立即離心步驟（19.2.4.1 之步驟 4），直接執行 37℃加溫反應。

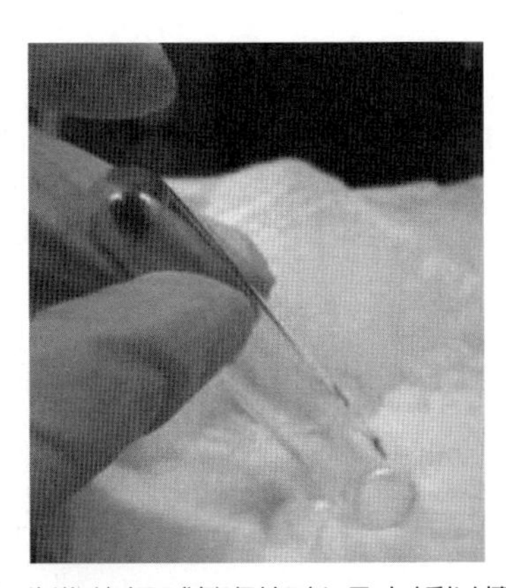

圖 19-6　最後一次洗滌後把試管倒扣於吸水紙以儘量移除生理食鹽水

表 19-5　以 IAT 實驗方法——傳統三相法推斷抗體之臨床意義

IS	37℃	AHG	抗體特性分析
+	0	0	冷型抗體，主要為IgM，除ABO抗體外多無臨床意義
0	+	+	溫型抗體，主要為IgG，具臨床意義
0	0	+	
+	+	+	冷型抗體+溫型抗體，或是強冷型抗體反應留存到37℃（視反應強度及血球抗原判斷）

表 19-6　常用之 IAT 反應增強試劑

試劑類別	用量	參考作用時間
22% Albumin	2滴	30～60分
LISS	2滴	10～15分
20% PEG	4滴（有的廠製試劑僅須使用2滴）	15分

19.2.5 IAT 實驗方法——手工凝聚胺法[2]

19.2.5.1 試劑配製：（或直接使用市售試劑套組）

1. 低離子溶液 Low ionic strength medium（LIM）：25 g Dextrose + 1 g Disodium EDTA，加 dH_2O 至 500 mL，pH 4.6（保存在 4℃）。
2. 凝聚胺 Polybrene（存放在塑膠瓶內，室溫保存）
   (1)10% Stock solution：1 g Polybrene +10 mL 生理食鹽水。
   (2)0.05% Working solution：2.5 mL 10% stock solution + 497.5 mL 生理食鹽水。
   注意：粉末狀的 Polybrene 需儲存於 0～4℃有乾燥劑處。開封後易潮解，故建議開封後全部泡成 10% stock solution，再分裝成2.5 mL 冷凍保存。
   因為每一批 Polybrene 的濃度會不同，所以每次換新試藥時，需重新配成幾個不同的濃度測定稀釋之 anti-D，觀察何種濃度反應最佳，一般以 0.05% 最佳。
3. 重懸液 Resuspending solution（存放在玻璃瓶內，於 4℃保存）
   (1)0.2 M Trisodium citrate：19.64 g Trisodium citrate+300 mL dH_2O。
   (2)5% dextrose：10 g Dextrose + 200 mL dH_2O。
   (3)混合(1) 300 mL與(2) 200 mL即成。

19.2.5.2 操作步驟：（以抗體篩檢爲例）

1. 取三支試管，分別標示病人姓名及 I～III。

2. 各加 2 滴病人血清（或血漿）。
3. 於 I～III 管分別加入 1 滴對應的抗體篩檢細胞（2～5% RBCs），輕搖混勻。
4. 各加 1 mL（或 0.6 mL，依據試劑說明書或自行配製之驗證結果調整）LIM 混合，置室溫 1 分鐘。
5. 加 2 滴 0.05% Polybrene，混合，靜置 15 秒。
6. 離心 15 秒。
7. 把上清液倒掉，目測有無凝塊（即聚合反應）。如果沒有凝塊，則必須重做。
8. 加 2 滴 Resuspending solution，輕輕混合 10 秒。若為 Polybrene 引起的聚合應該在 10 秒內散開，若為抗原抗體引起的凝集則不易（或較慢）散開，視為陽性反應。
9. 以肉眼與顯微鏡觀察有無凝集，記錄反應結果。
10. 若需續做至抗球蛋白期（國內常規不須做，除非為了測 anti-K）。
    (1) 再加 1 滴 Resuspending solution。
    (2) 以 10 mM sodium citrate solution 洗滌 3 次。（泡製 10 mM sodium citrate solution：1 份 Resuspending solution 加 19 份生理食鹽水）
    (3) 把最後一次的上清液完全去除。
    (4) 加 2 滴 anti-IgG，離心 15 秒。
    (5) 以肉眼與顯微鏡觀察有無凝集。
    (6) 陰性結果反應管加入 1 滴 CCC，離心 15 秒後判讀，應有 $1+^{s}$～2+ 陽性結果，才為有效試驗，否則需重做。

19.2.5.3 注意事項與補充說明

1. 當 Resuspending solution 加入後，應儘速觀察結果（不要超過 1 分鐘，否則凝集反應仍會消失）。
2. 此法抗球蛋白試劑應以 anti-IgG 代替 AHG，以避免於 LIM phase 時紅血球非特異性吸附補體所引起的弱偽陽性反應。[4]
3. Polybrene 是一種 anti-heparin 之藥物，所以不應使用含 heparin 抗凝管之檢體。若是檢體遭微量 heparin 汙染，導致操作步驟 7. 目視無聚合反應，重做時可能需加 Polybrene 至 4～6 滴才會有凝塊形成，若再無凝塊，則應請臨床重新採檢。

19.3 輸血前檢查

19.3.1 ABO 血型測定

19.3.1.1 原理

使用 monoclonal anti-A 及 anti-B 試劑偵測紅血球上的 A 抗原、B 抗原，使用 A_1 及 B cells 試劑偵測血清中的 Anti-A、Anti-B 抗體。綜合紅血球上的抗原和血清中的抗體反應，判定 ABO 血型。

19.3.1.2 操作步驟

1. 偵測紅血球抗原（Forward typing，又稱血球分型或正向分型）
    (1)取二支試管，標示病人姓名，再分別標示 anti-A 及 anti-B。
    (2)各對應加入 1 滴 anti-A 與 anti-B 抗血清。
    (3)分別加入 1 滴 2～5% 待測紅血球懸

浮液。

(4)輕搖試管混合，離心 15 秒。

(5)離心後立刻取出觀察，輕輕搖動試管，目測凝集現象，記錄價數。

2. 偵測血清中抗體（Reverse typing，又稱血清分型或反向分型）

(1)取 2 滴血清至二支分別標示 A cell 與 B cell 之試管。

(2)各對應加入一滴已知 2～5% A 型與 B 型血球。

(3)輕搖試管混合，離心 15 秒。

(4)離心後立刻取出觀察是否有溶血，再輕輕搖動試管，目測凝集現象，記錄價數。

19.3.1.3 判讀結果

1. 依 Landsteiner's Rule 判定 ABO 血型：當檢體紅血球上帶有 A 或 B 抗原時，其血清不會產生相對應 anti-A 或 anti-B 抗體。（參見表 19-7）
2. 若紅血球上的抗原和血清中的抗體反應結果不一致，必須調查可能的原因，以免誤判 ABO 血型結果。
3. 若有混合視野凝集反應，必須盡可能釐清原因。臨床上除了亞型（例如 B_3）外，尚需考量的可能性包括病人近期輸過 O 型紅血球血品、病人近期接受不同血型的造血幹細胞移植、急性白血病病人的血球抗原減弱等等因素。

19.3.1.4 注意事項與補充說明

1. 一般執行分型時檢體紅血球可不需洗滌，直接以生理食鹽水泡成懸浮液，除非須排除血清物質的干擾，才會洗滌過再泡成 2～5%。
2. 血球分型以市面上 anti-A、anti-B 試劑檢測應為 4+；血清分型相對反應可能較弱，且 O 型人血清分型與 A／B 血球反應多數不會差異過大。若需增強反應，可將所有反應原管內血球搖散後，在室溫下反應 5 至 10 分鐘後再次離心判讀。
3. 有的實驗室於常規作業即加測「病人血清 + O 型血球」或／及「病人血清 + 自體血球」，可及早發現非典型冷型抗體或自發性凝集血球的狀況。
4. 自行配製 A 型與 B 型血球懸浮液的方法：

(1)取 3 個 A 型及 B 型紅血球濃厚液血

表 19-7　典型之 ABO 分型結果與反應價數

血球分型		血清分型		血型
Anti-A	Anti-B	A cells	B cells	
4+	0	0	2+～4+	A型
0	4+	2+～4+	0	B型
4+	4+	0	0	AB型
0	0	2+～4+	2+～4+	O型

品，各取 1～2 截血段。

(2)將同血型的血球混合一起，以生理食鹽水洗 3 次。

(3)取 1 滴洗過的 A 或 B 型紅血球濃厚液，加 32 滴生理食鹽水，泡成 3% 的 A 或 B 血球。

(4)複驗血型無誤後，於冰箱可保存 2～3 天。

19.3.2 ABO discrepancy 的處置

引起 ABO discrepancy 的可能原因不少，醫檢師需綜合多方因素判斷。以下是一般調查 ABO 血型不一致的步驟。

19.3.2.1 初步調查

1. 以原有之檢體重做 ABO 血型檢驗，確認無技術失誤，此時通常會先將檢體血球洗滌數次，以完全排除血清的影響。
2. 若此次的結果與之前的血型紀錄不一致，或懷疑檢體汙染，則重採檢體測試。
3. 檢視病人的醫療史，有些醫療狀況會改變或干擾 ABO 血型，檢視項目包括：

   (1)受測者年紀與歷史血型紀錄。

   (2)疾病診斷：例如 AML 病人偶有抗原減除現象（Ag depleted）、腸道腫瘤或感染者偶見後天 B 抗原、多發性骨髓瘤病人血清反應有時出現緡錢狀反應、免疫球蛋白濃度低下者血清分型減弱等等。

   (3)輸血史：注意有無輸注過不同血型的紅血球、血小板或血漿成分，或新生兒換血等狀況。

   (4)移植史：造血幹細胞移植的捐者與受者血型不同，可能造成數個月間，或長至數十年的非典型血型結果（例如不少 minor-incompatible 的 A 型受者及 O 型捐者，移植後數月血球分型可轉為 O 型，但血清分型仍長期呈現 A 型）；器官移植者可能產生之 passenger lymphocyte syndrome（PLS）亦應注意。

   (5)最近用藥
4. 加測病人血清和自體細胞及 O 型抗體篩檢細胞反應結果，需包括與 ABO 分型方法一致之室溫立即離心法，以客觀評估是否有冷型自體抗體和異體抗體引起的血型干擾。必要時加做 DAT 測試。

19.3.2.2 綜合分析

從以上訊息分析可能的不一致原因，擬定追加的實驗策略。一般而言 ABO 分型判讀價數多有 3+～4+，不如預期的弱反應往往為問題所在。初學者可從減弱的血球分型、多餘的血球分型、混合視野型、減弱的血清分型、多餘的血清分型各別推敲著手。（參見表 19-8）

19.3.3 RhD 血型測定

19.3.3.1 原理

使用 monoclonal anti-D 試劑偵測紅血球上的 D 抗原。

表 19-8 ABO Discrepancy 分析

分型	異常表現	可能原因	可能的追加實驗
血球分型	減弱或無反應	ABO亞型／亞孟買血型 Leukemia患者於急性活動期之血型抗原表現暫時減弱（Ag depleted） 新生兒血球上ABO抗原未發展完全 不同血型之周邊血幹細胞移植後血型轉換	• 室溫反應10分鐘後離心加強凝集 • 加驗血球與anti-A,B反應 • 加驗血球與anti-H反應 • 加驗血球與anti-A_1反應（當與anti-A有陽性反應時） • 吸附沖出法 • 唾液試驗
	多餘反應	血球上附著冷型自體抗體故有自發性凝集現象 A型者帶後天B抗原 B(A)特殊血型 緡錢狀反應干擾 多重凝集（polyagglutination） 不同血型之周邊血幹細胞移植後血型轉換	• 溫鹽水洗滌紅血球移除冷型自體抗體 • 生理食鹽水洗滌血球去除緡錢狀反應干擾 • 與AB型成人血清反應
	混合視野型反應	B_3亞型／A_3亞型 輸注不同血型血球（例如急救時輸O型PRBC） 不同血型之周邊血幹細胞移植後血型轉換 胎兒子宮內輸血或胎兒母體間出血 Chimera狀態	• 持續性凝集（sequential agglutination）試驗分離混合血球 • 分離自體年輕紅血球 • 親合力試驗
血清分型	減弱或無反應	年紀太大、新生嬰兒小於6個月 免疫不全者球蛋白濃度過低 病人經特定血型血漿之置換（例如AB型）或輸入過多的輸液	• 室溫反應10分鐘後離心加強凝集，甚至加做4℃反應（務必取抗體篩檢血球做對照組）
	多餘反應	冷型自體抗體或異體抗體 緡錢狀反應 A亞型者（例如A_2者）產生anti-A_1抗體 暫時性PLS 被動輸入抗A抗B抗體（例如不同血型血小板）	• 不規則抗體篩檢（含括室溫期） • 鹽水取代或稀釋血清 • 確認A_2或弱A亞型者產生的非預期抗體是否為anti-A_1 • 預溫技術

19.3.3.2 操作步驟

1. 取一標示試管加入 1 滴 anti-D 及 1 滴待測 2～5% 紅血球懸浮液。
2. 混合試管，離心 15 秒。
3. 離心後立刻取出觀察，輕輕搖動試管，目測凝集現象，記錄價數。

19.3.3.3 判讀結果

1. Anti-D 管凝集且有陰性對照，表示受試者為 RhD 陽性。

(1)現今常規作業使用的 anti-D 多為低蛋白試劑，若與 anti-A、anti-B 一起測試，anti-A、anti-B 有陰性反應，可視為有效陰性對照。

(2)若並行自體對照陰性亦為有效陰性對照。

(3)或使用廠商提供之試劑對照溶液做平行測試。

2. Anti-D 管無凝集，可續做弱 D 試驗（19.3.4）。或依據實驗室政策，對輸血病人直接發 RhD 陰性報告。

(1)根據 AABB 規範，若受測者為輸血病人，實驗室可直接視其為 RhD 陰性，給予 RhD 陰性紅血球輸注。

(2)若為捐血者或評估 Rh 免疫球蛋白使用之孕婦及新生嬰兒檢體，仍需進一步執行弱 D 試驗，以檢出帶弱 D 抗原的受測者，視為 RhD 陽性作後續處置。

3. 若對照管或自體對照有凝集，須小心判讀 D 抗原結果，將 IgM 與 IgG 抗體從紅血球上移除後重測。

19.3.4 弱 D 試驗

19.3.4.1 原理

以 IAT 法驗出微弱 D 抗原。

19.3.4.2 操作步驟

1. 取 1 滴 Anti-D 至一標示試管（實驗組），另取 1 滴生理食鹽水或 6% albumin 或廠商提供之試劑對照溶液至另一試管（對照組）。
2. 於上述每一試管各加 1 滴 2～5% 紅血球懸浮液。
3. 輕輕混合試管；根據試劑說明書進行 37℃反應，一般反應時間為 15 分鐘。
4. 混合試管，離心 15 秒。
5. 離心後立刻取出觀察，再輕輕搖動試管，目測凝集現象，記錄價數。（37℃ phase）
6. 每管以食鹽水洗滌至少 3 次，最後一次需儘量倒乾上清液。
7. 每管加 2 滴 anti-IgG，輕輕混合試管。
8. 離心 15 秒後立刻取出觀察，輕輕搖動試管，目測凝集現象，記錄價數。（AHG phase）
9. 如果為陰性反應，則加 CCC，離心 15 秒後判讀，應有 $1+^{s}$～2+ 陽性結果，以確認抗球蛋白試驗有效性。

19.3.4.3 判讀結果

1. 實驗組有凝集且對照組呈陰性，則報告發 RhD 陽性。

   註：報告發「D^{u} 陽性」或「RhD 陰性，D^{u} 陽性」都不正確。

2. 實驗組無凝集且對照組亦呈陰性，報告發 RhD 陰性
3. 對照組只要有凝集，就為無效測試！須將紅血球上的抗體移除後重測。

19.3.5 抗體篩檢

19.3.5.1 原理

以廠製抗體篩檢細胞組和病人的血清反應，適用的抗體篩檢細胞組應包含出現在人口頻率大於 3% 的抗原，可以篩檢到

絕大部分有臨床意義的紅血球抗體。

19.3.5.2 抗體篩檢細胞組

通常由三瓶 O 型 2～5% 紅血球懸浮液組成，美國 FDA 規定，必須含有 18 種主要紅血球抗原，包括 D、C、E、c、e、M、N、S、s、P_1、Le^a、Le^b、K、k、Fy^a、Fy^b、Jk^a、Jk^b。國產抗體篩檢細胞組另有 Mi^a 與 Di^a，但缺乏 K，故可檢出國人較常見之 anti-'Mi^a' 與 anti-Di^a，雖然 anti-K 可能漏失，但見於國人血清中的機會微乎其微。（參見表 19-9）

19.3.5.3 操作步驟

1. 取三支試管分別標示 I、II、III，於各管中加入 2 滴受測者血清。或也可選擇多加一支自體對照管 AC（Autocontrol）。
2. 各加入 1 滴對應血球 I、II、III，AC 管則加入受測者自體紅血球懸浮液。
3. 以選擇的 IAT 方法操作（MP 法、凝膠法或傳統三相法）。

19.3.5.4 判讀結果

與 I～III 均無反應為陰性，與任何一支有反應即為陽性。

19.3.5.5 注意事項與補充說明

1. 若有陽性反應，則務必於接續的鑑定步驟加做自體對照（若常規篩檢步驟未做時），有助於釐清紅血球抗體為異體或自體抗體。
2. 國內多選擇以 MP 法或凝膠法作為常規抗體篩檢方法。MP 法優點為敏感、快速且檢驗成本較低，但易連同不具臨床意義的冷型抗體也一併檢出。凝膠法優點為操作及判讀均標準化，且有配合之自動化機台，於 37℃加熱且搭配抗球蛋白卡片，以檢出溫型抗體為主。
3. 若欲區分檢出之抗體為溫型或冷型，通常可再以傳統三相法測試。

19.3.6 抗體鑑定

19.3.6.1 原理

以廠製抗體鑑定細胞組和病人的血清反應，再從陽性與陰性反應管系統性分析可能的抗體特異性。

19.3.6.2 分析步驟

1. 標示試管 1～11 及 AC，根據抗體篩檢結果選擇適當實驗方法（MP 或傳統三相法或 CAT），將病人血清與鑑定細胞組反應。
2. 仔細記錄每一管的反應價數，不同反

表 19-9　國內使用之抗體篩檢細胞組範例

抗體篩檢細胞組合	Rh-hr					Kell		Duffy		Kidd		Lewis		MNS				P	other	
	D	C	E	c	e	K	k	Fy^a	Fy^b	Jk^a	Jk^b	Le^a	Le^b	S	s	M	N	P_1	Mi^a	Di^b
S I	+	0	+	+	0	0	+	+	+	0	+	0	+	+	+	+	+	+	0	0
S II	+	+	0	0	+	0	+	+	0	+	+	0	0	0	+	+	+	+	+	0
S III	+	+	0	0	+	0	+	+	+	+	0	+	+	0	+	+	0	0	0	+

應期及不同的強度均可能成為抗體鑑定的線索。

3. 參照細胞組所附的抗原分型表，針對陰性反應管，以 rule-out 法排除部分抗體特異性。注意於 Duffy、Kidd、MNS 建議僅排除雙劑量（double dose）抗原而保留單劑量（single dose）抗原，更可確保不會遺漏弱反應抗體。[3]
4. 推測可能的不規則抗體特異性（參見表 19-10）。
   (1) 先觀察是否有常見的單一特異性抗體可完全符合反應型態（價數與反應期），再推測是否有多重特異性抗體的可能組合。
   (2) 若在不同反應期有相異的特異性，可能有多重抗體，須各別分析。
   (3) 此步驟可先針對較常見的抗體分析，暫不理會一些極少見的抗體。
5. 檢視所有陽性反應管是否與推測得出之抗體特異性相符，有否遺漏。但要特別留意是否有非預期反應強度的某些反應管，可能意味有被遮蔽的抗體。
6. 必要時再選擇其他血球或利用其他技術輔助特異性分析。
7. 鑑定出抗體特異性之後，進行病人的對應紅血球抗原測試。於典型的異體抗體反應，病人應缺乏此抗體的對應抗原。注意最好能取得輸血前的檢體檢測以避免干擾。

19.3.6.3 注意事項與補充說明

1. 自體對照於抗體鑑定時十分必要。一般而言若自體對照為陰性，則為典型的異體抗體反應。若自體對照與鑑定細胞組均有陽性反應，則極可能為自體抗體造成。但需特別注意輸血後檢體的混合視野型陽性反應，可能表示輸了不合的血品。
2. 雖從鑑定細胞組的陽性與陰性反應管完全符合來判斷抗體特異性，亦應考量計算統計學上的可能性 p 值（p value）是否 <0.05，以證實非屬巧合。故血庫實驗中經常以挑選對應抗原「三正三負」的血球來確定某種抗體之特異性，若抗原陽性或陰性血球少見，也以尋找二正五負或二負五正的血球代之（參見表 19-11）。
3. 主要的 RBC 異體抗體有其常見特性可供參考比對，但非絕對。
4. 其他有助於分析抗體特異性的訊息：
   (1) 呈劑量效應（dosage effect）的抗原系統：Rh、Duffy、MN 與 Kidd。部分弱反應抗體可能只與抗原同合子血球作用，於 rule-out 時須注意。
   (2) 有的抗原於不同個體的紅血球表現強度差異較大：例如 I、P_1、Le^a、Le^b 與 Sd^a，弱反應案例可能與 1～2 個對應抗原陽性血球不反應，於 rule-out 時應予考量。
   (3) 會被酵素破壞的抗原：M、N、S、Fy^a、Fy^b、Rg、Xg^a、Yt^a 和 Pr，部分案例可比較血清和酵素處理／未處理之紅血球的反應輔助鑑定。

表 19-10　抗體鑑定細胞組與 rule-out 舉例

	D	C	c	E	e	f	V	C^w	K	k	~~Kp^a~~	Kp^b	Js^a	Js^b	~~Fy^a~~	Fy^b	Jk^a	Jk^b	Le^a	Le^b	P_1	M	~~N~~	S	s	Lu^a	Lu^b	Xg^a	MP
1	+	+	0	0	+	0	0	0	0	+	0	+	0	+	+	+	+	+	+	0	+	+	0	+	+	0	+	+	0
2	+	+	0	0	+	0	0	+	0	+	0	+	0	+	+	+	0	+	+	0	0	+	+	+	+	0	+	+	0
3	+	0	+	+	0	0	0	0	0	+	0	+	0	+	+	+	+	0	+	0	+	+	0	0	+	0	+	+	2+
4	+	0	+	0	+	+	0	0	0	+	0	+	+	+	0	0	+	0	0	0	+	0	+	+	+	0	+	0	1+
5	0	+	+	0	+	+	0	0	+	+	0	+	0	+	0	+	0	+	+	0	+	+	+	+	+	0	+	+	1+
6	0	0	+	+	+	+	0	0	0	+	0	+	0	+	+	0	+	0	0	+	0	+	0	+	+	0	+	0	2+
7	0	0	+	0	+	+	0	0	+	+	0	+	0	+	0	+	0	+	0	+	+	0	+	+	+	0	+	0	1+
8	0	0	+	0	+	+	0	0	0	+	0	+	0	+	+	0	+	0	0	+	+	+	0	+	0	0	+	0	1+
9	0	0	+	0	+	+	0	0	0	+	0	+	0	+	+	+	+	+	+	0	+	+	0	+	0	+	+	+	1+
10	+	+	0	0	+	0	0	0	+	+	+	+	0	+	0	+	+	0	0	+	+	+	+	0	+	0	+	+	0
11	0	0	+	+	+	+	0	0	0	+	0	+	0	+	+	+	0	+	0	+	+	0	+	0	+	0	+	0	2+

本例爲臨床上常見的典型anti-c+E反應，但要注意此panel未能完全排除弱Kp^a、Fy^a與N抗體的可能性（以橫刪除線表示），而f、V、Js^a與Lu^a抗體雖不能排除，但爲極少見的抗體暫不予考慮

表 19-11　陽性與陰性血球組合之 p 值對照表

No. Tested	No. Positive	No. Negative	p (Fisher)	p (Harris and Hochman)
5	4	1	0.200	0.082
5	3	2	0.100	0.035
6	4	2	0.067	0.022
6	3	3	0.050	0.016
7	5	2	0.048	0.015
9	8	1	0.111	0.043
10	9	1	0.100	0.039

19.4 其他血庫檢驗方法

19.4.1 吸附沖出法檢測弱血型抗原（鑑定 ABO 亞型）[1]

19.4.1.1 原理

一些 ABO 之亞型因抗原太弱無法直接測得凝集反應，甚至經過低溫和抗體加強反應亦無法測得；欲證實存在的弱 A 抗原、B 抗原，需先吸附 anti-A 或 anti-B 至紅血球上，再利用沖出法獲得吸附的抗體。沖出液若有 anti-A 或 anti-B 則可間接證實血球上有微量 A 或 B 抗原表現（圖 19-7）。

19.4.1.2 試劑準備

1. 本實驗中使用的 anti-A 與 anti-B，以人類來源的多株抗體最佳，但因目前無市售人類來源的 anti-A 或 anti-B，可自行篩檢效價高的血漿（選擇稀釋 100

倍後與 A_1 及 B cells 室溫作用 15 分鐘，反應價數 2+ 以上之血漿）[4]。

2. 單株抗體試劑對 pH 和滲透壓的改變很敏感，有可能不適用於吸附沖出試驗。若要採用，需以已知亞型血球評估其適用性。實驗時以生理食鹽水稀釋 2 倍後再使用。

19.4.1.3 操作步驟

1. 取受測者紅血球 1 mL，以生理食鹽水洗滌至少 3 次，將最後一次上清液取出並丟棄。
2. 加 1 mL anti-A（如懷疑弱 A 型）或 anti-B（如懷疑弱 B 型）至上述已洗滌之紅血球。
3. 充分混合後，將其放置於 4℃的冰箱孵育 1 個小時，期間偶而加以混合，同時另準備一瓶生理食鹽水放入 4℃備用。
4. 將 3. 之混合液離心至少 1 分鐘後，移除上清液（即 anti-A 或 anti-B 試劑）。
5. 將紅血球移至另一乾淨試管後，再分成 2 或 4 管，以充分洗滌血球。
6. 每管用 4℃生理食鹽水，至少洗滌 8 次。最後一次可匯集血球於同一管後，再加生理食鹽水，洗滌 1 次，離心至少 1 分鐘。
7. 移出生理食鹽水，此為最後一次清洗液（即 last wash），保留少許備用，以便與沖出液做平行測試。
8. 取等量之 6% albumin 加至上述已洗滌過之紅血球中。
9. 混合均勻後，置於 56℃作用 10 分鐘，經常混合或至少每兩分鐘攪動 1 次。
10. 離心 2～3 分鐘，儘快取出淡紅色沖出液（eluate）至另一乾淨試管。
11. 沖出液及最後一次清洗液分別與 3 個 A 或 B 型紅血球及 3 個 O 型對照紅血球作用：首先室溫立即離心判讀，若為陰性則加作室溫反應 15～30 分鐘後離心判讀，若還是陰性則於 37℃反應 15 分鐘後，洗滌 3 次繼續做到抗球蛋白試驗。

19.4.1.4 判讀結果

1. 血球上有微量 A 或 B 抗原存在：必須符合以下 3 個條件，即沖出液在任一反應期與 3 個抗原陽性之 A 或 B 型血球有反應、沖出液與 3 個 O 型血球皆無反應、最後一次清洗液與 A / B / O

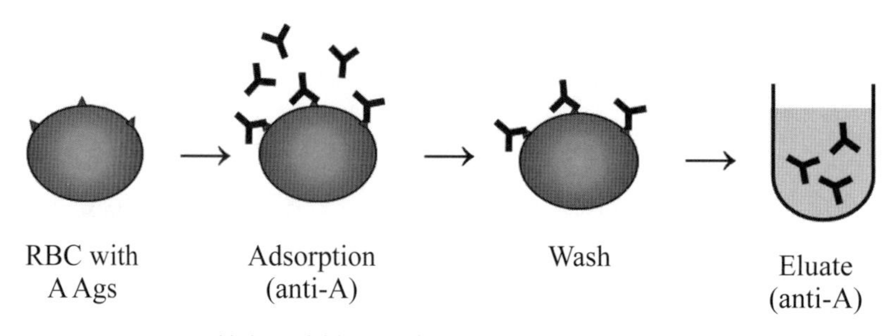

圖 19-7　吸附沖出法檢測弱血型抗原之圖示（以 A 亞型為例）

血球皆無反應。

2. 血球上無 A 或 B 抗原：沖出液與抗原陽性之血球皆無反應。但也可能是沖出過程不正確而導致無反應。
3. 若最後一次清洗液與 3 個抗原陽性之血球反應，則表示洗滌不完全，沖出結果無效。
4. 沖出液與 O 型血球有反應，可能表示血球上原本即有其他抗體。

19.4.1.5 注意事項與補充說明

若無亞型檢體可評估抗血清或做平行測試，可取 O 型紅血球濃厚液中混入少許 2～5% A_1 或 B 型紅血球作為陽性對照，以 O 型紅血球作為陰性對照，同時進行測試。[4]

19.4.2 唾液試驗 [1]

19.4.2.1 原理

大約 78% 的人擁有 *Se* 分泌型基因，其除脊髓液外，體液皆含水溶性 ABH 抗原，利用 hemagglutination inhibition（HI）的方法，把唾液中水溶性的 A、B、H 物質和已知對抗這些抗原的抗體中和，然後加入 A_1、B 或 O 型紅血球，如果有凝集就表示唾液中不含該抗原。A 型分泌型者（secretor）口水中應該有 H 及 A 抗原，B 型者有 H 及 B 抗原，O 型者有 H 抗原。

19.4.2.2 唾液處理

1. 受測者漱口後，收集 5 mL 唾液至廣口容器。
2. 移至試管以 1000×g 離心 10 分鐘。吸出上清液至玻璃試管，於沸水煮 10 分鐘破壞酵素活性。（或用等同功能可加熱的微量反應管與加熱器）。
3. 再次離心 10 分鐘，取出上清液，並以等量生理食鹽水稀釋。
4. 若實驗在數小時內進行，可先置於 4℃ 冷藏，若當天無法進行測試，則將處理後唾液冷凍，可保存數年。

19.4.2.3 試劑準備：適當稀釋之抗血清

1. 以生理食鹽水將 anti-A 與 anti-B 做兩倍系列稀釋至 1,024 倍（最好用 human 來源的血清，或經評估適用之單株抗體試劑）；市售或自製之 anti-H lectin 一般稀釋至 2 或 4 倍即可。
2. 各取 1 滴稀釋過的抗血清與 1 滴對應 A 或 B 型 2～5% 紅血球懸浮液，稀釋的 anti-H 則與 O 型血球作用。
3. 離心並觀察記錄凝集反應，選擇達 2+ 反應之最高稀釋倍數。
4. 記錄此稀釋倍數，可作為下次使用同樣試劑時的參考。

19.4.2.4 操作步驟

1. 每項血型物質測試個別標示 4 組試管：陽性對照、陰性對照、實驗組及空白對照。各加 1 滴已適當稀釋之 anti-A、anti-B 及 anti-H 血清。
2. 實驗組各加 1 滴處理過的唾液，空白對照各加 1 滴生理食鹽水。陽性與陰性對照組則加入已知分型用於品管之唾液。
   (1)陽性對照：已知分泌型者，例如 AB 型，含對應抗原物質之唾液。

(2)陰性對照：非分泌型者之唾液。若無法取得，可權宜以弱分泌型者之唾液，或以 B 型與 A 型者唾液做 anti-A 與 anti-B 組的陰性對照。

(3)建議已知分型者唾液可於平日即處理備妥，分裝冷凍保存。

3. 輕搖試管混合，於室溫反應 10 分鐘。
4. 加 1 滴 2～5% 對應分型紅血球至各試管（作為指示血球）。
5. 輕搖試管混合，於室溫反應 30～60 分鐘。
6. 離心並以肉眼觀察凝集反應。

19.4.2.5 判讀結果

1. 空白對照組應有凝集反應，並作為測試組反應強度比較參考。若無凝集反應，表示此實驗無效，通常是因為血清稀釋太過，需重新配製稀釋血清及進行唾液試驗。
2. 品管組及實驗組有凝集反應，則表示唾液無該對應抗原；無凝集反應（或反應較對照組明顯減弱），則表示唾液含有該對應抗原（參見表 19-12）。

19.4.2.6 注意事項與補充說明

1. 抗血清須適當稀釋，以避免因唾液物質無法中和掉全部的抗體（反應管中剩餘的抗體與指示血球反應），而誤判為無抗原物質。
2. 若唾液中均無法測得 A、B、H 抗原物質，受測者可能為非分泌型或弱分泌型。國人中最可能的狀況為弱分泌型，唾液中 ABH 抗原物質含量極低，進一步證實的方法：

(1)測其血球上的 Lewis 抗原。

(2)測其唾液中的 Lewis 抗原物質（方法與測 H 物質相同）（參見表 19-13）。

(3)提高 anti-A、anti-B、anti-H 的稀釋倍數，或加上縮短指示血球的反應時間，獲取對照組陽性但實驗組陰性的反應條件，證實唾液中有極微量的 ABH 血型物質。

19.4.3 Citric acid 沖出 [2]

19.4.3.1 原理與應用

酸沖出是利用降低 pH 值，使抗原抗體之間靜電吸引力喪失、改變蛋白質三級結構使抗原抗體之間結構互補性喪失。此法從紅血球解離 IgG，但不影響 RBC 細胞膜抗原之完整性。適用於自體溶血性疾病及輸血反應之探討、DAT 陽性血球之抗原分型或自體吸收。

19.4.3.2 配製試劑

1. 沖出劑：

(1)Citric acid $C_6H_8O_7 \cdot H_2O$（monohydrate）：1.3 g。

(2)KH_2PO_4：0.65 g。

加生理食鹽水至 100 mL，pH 2.7，保存於 4℃。

2. 中和液：

$Na_3PO_4 \cdot 12H_2O$ 30 g（或 Na_3PO_4 13 g），加去離子水至 100 mL，保存於 4℃。

19.4.3.3 檢體

取紅血球濃厚液 1 mL，以生理食鹽水

表 19-12　唾液試驗結果判讀

實驗組 Anti-A + 唾液 + A cells	空白對照組 稀釋Anti-A + 唾液 + A cells	判讀
不凝集	凝集	有A抗原物質
凝集	凝集	無A抗原物質
不凝集	不凝集	操作有誤

以檢測唾液中是否有A抗原物質為例（若檢測B抗原物質，則改用Anti-B與B cells；檢測H抗原物質，則改用Anti-H與O cells）

表 19-13　*Le*、*Se* 基因型與 RBC 及唾液的 Lewis 抗原物質檢測關聯

*Le*基因型	*Se*基因型	紅血球分型	唾液試驗
Le/Le 或 *Le/le*	*Se/Se*或*Se/se* （分泌型）	Le(a-b+)	有Le^a與Le^b物質
	Se^w/Se^w或Se^w/se （弱分泌型）	Le(a+b+)	有Le^a與Le^b物質
	se/se （非分泌型）	Le(a+b-)	只有Le^a物質
le/le	任何型別	Le(a-b-)	無Lewis物質

清洗 6 次，保存最後一次清洗液做對照。

19.4.3.4 操作步驟

1. 所有試劑保存於 4℃不需回溫。
2. 取 1 mL 紅血球濃厚液於乾淨試管中。
3. 加入 1 mL 沖出劑，上下混合並開始計時 90 秒（要準確勿超時，否則 RBC 容易溶血）。
4. 離心 1 分鐘。
5. 將上清液（即沖出液）移至乾淨的試管。（紅血球立刻用 6% albumin 洗 2 次後，再用生理食鹽水洗 2 次，測 DAT 若為弱陽性或陰性，則可用來做紅血球phenotyping及自體抗體吸收）。
6. 測定 pH 值，將沖出液用中和液一滴一滴調至 pH 7。
7. 離心 2 分鐘，除去沉澱物。
8. 每 1 mL 沖出液約加 6 滴 22% albumin，續做抗體鑑定。
9. 保留的最後一次清洗液同步作抗體篩檢。

19.4.3.5 判讀結果

1. 最後一次清洗液應無抗體檢出，否則此沖出試驗無效。
2. 沖出液與所有血球反應：極有可能為廣範圍自體抗體（尤其當病人近期內未輸過血）。
3. 沖出液與部分血球反應：具特異性之不規則抗體。
4. 沖出液與所有血球均無反應：有可能

為非特異性吸附的球蛋白，亦有可能為藥物相關的抗體、低頻率 RBC 抗原的對應抗體或 anti-A/anti-B。需再從相關病史及追加實驗中推測可能原因。

19.4.3.6 注意事項與補充說明

1. 此方法處理過的血球不適用於測 Kell 血型抗原，因為被 citric acid 處理過後，Kell 抗原的表現會變弱。
2. 在新生兒溶血症或溶血性輸血反應案例，DAT 小於 1+（IgG coated）的血球上往往即可沖出血清中測不到的抗體。
3. 必要時亦可將沖出後的血球以酵素處理後進行自體吸收實驗，但血球的溶血狀況會比較嚴重。
4. 市面上亦有酸沖出試劑組可選購，操作不難且效果佳，操作前請詳讀試劑說明書，注意使用限制及可能被破壞的抗原。

19.4.4 抗體力價測定[1]

19.4.4.1 原理

力價測定是半定量評估血清中抗體的含量，以兩倍系列稀釋的血清和對應紅血球作用，以最高稀釋倍數發生紅血球凝集來表示抗體的含量。

19.4.4.2 操作步驟

1. 取 10 支試管標明 1～10（即 2 倍、4 倍、8 倍、16 倍……到 1,024 倍）。
2. 每支試管分別加入 0.5 mL 生理食鹽水。
3. 第「1」管中放入 0.5 mL 病人血清。
4. 充分搖盪混合（或另取乾淨滴管吸取混勻）後，從第 1 管取出 0.5 mL 混合好的血清放入第 2 管。
5. 重複步驟 4.，如此類推繼續從第 2 管做到第 10 管。
6. 再取 10 支試管標明 1～10，各別自對應之 1～10 管以微量吸管取出 100 μL 稀釋血清置入。
7. 每支試管加入 50 μL 對應的 2～5% 紅血球懸浮液。
8. 以選定的血清學實驗方法測試，記錄結果。
9. 取看到凝集 1+ 的最高稀釋倍數為抗體力價。例如第 5 管（1：32）為 1+ 最高稀釋倍數，則記錄 titer = 32。
10. 若最後一管尚有 1+ 或 1+ 以上之凝集，則必須再繼續稀釋下去。

19.4.4.3 注意事項與補充說明

1. 為降低誤差，至少取 0.5 mL 血清做系列稀釋，且務必以微量吸管操作。
2. 為達最佳實驗再現性，應儘量控制的影響因素：
   (1) 最好從同一個供血者準備新鮮血球。
   (2) 每管間務必換用新的微量吸管尖，正確操作避免沾染血清。
   (3) 從稀釋倍數最高那一管開始觀察凝集（即從 1,024 倍）。
   (4) 同一案例的力價追蹤，應採用同樣的反應時間、溫度及離心條件。
3. 如兩個血清要做力價比較，必須同時進行稀釋與反應。若第 1 次的血清可能以後需再拿出來比較時，必須保存在 -30℃。力價的結果要有兩支試管以上的差異才有意義。
4. 若為篩選特定條件樣本而非精確測定力價，例如挑選小兒輸用的 anti-A、

anti-B 力價小於 32 的 O 型紅血球血品為例，可簡化操作程序為：

(1)取 50 μL 血段血漿與 1,550 μL 生理食鹽水混合（或 1 滴血漿與 31 滴生理食鹽水）。

(2)取 2 支試管，各加入上述稀釋血漿 100 μL（或 2 滴），及分別對應的 50 μL 2～5% A 型與 B 型血球。

(3)立即離心，肉眼判讀結果。若兩管均無凝集則為力價低的血品可供輸用。

19.4.5 DTT 處理血球 [1]

19.4.5.1 原理與應用

DTT 可藉還原雙硫鍵破壞蛋白質的三級結構，因此使某些紅血球抗原被破壞無法結合對應抗體，包括 Kell、Cartwright、LW、Dombrock 與 Knops 等血型抗原，也包括 CD38 分子。故此技術常應用於排除以上抗原抗體的反應，或由陰性反應來間接證實檢體含有某種特異性抗體。對 anti-CD38 用藥病人，以 DTT 處理對應的試劑及血袋血球，亦可在抗球蛋白試驗下消除 CD38 干擾。

19.4.5.2 試劑準備

1. pH 7.3 與 pH 8.0 的 PBS。
2. 0.2 M DTT：1g DTT 溶解於 pH 8.0 的 PBS 32 mL，可分裝冷凍保存於 -18℃以下。

19.4.5.3 操作步驟

1. 將待處理紅血球洗滌 3 次。
2. 混合 4 份 DTT 及 1 份紅血球濃厚液。
3. 於 37℃反應 30～45 分鐘。
4. 以 pH 7.3 PBS 洗滌 4 次後泡成 2～5% 紅血球懸浮液。

   處理完的血球可能有輕微溶血；若溶血非常嚴重，建議選用較新鮮的血球重新處理，並使用較少量的 DTT（2 或 3 份）。
5. 以 anti-k 測試處理效果，應為陰性。

19.4.5.4 注意事項與補充說明

1. 若使用更低濃度的 DTT 則選擇性破壞部分抗原（例：0.002 M DTT 僅破壞 Js^a 與 Js^b，其餘 Kell 抗原不受影響），利用此特性可輔助鑑定特定抗體。
2. 使用 pH 7.3 的 PBS 泡製或稀釋為 0.01M 的 DTT，會破壞 IgM 抗體的雙硫鍵，在血庫可應用於去除 IgM 抗體造成的紅血球自發性凝集，或釐清血漿內的特定抗體屬性為 IgG 或 IgM。

學習評量

1. 如何操作血庫試管法？如何判讀凝集價數 1+～4+ 及陰性反應？
2. 直接與間接抗球蛋白試驗的原理及應用？
3. ABO 血型檢驗為何需包括血球分型與血清分型？若遇分型矛盾應做何處理？
4. 於 ABO 血型檢驗的血球分型發現混合視野型反應的可能原因？
5. 如何以手工凝聚胺法，執行常規紅血球不規則抗體篩檢？
6. 若不規則抗體篩檢結果為陽性，如何進一步分析受測者血清中的紅血球抗體特異性？

參考文獻

1. AABB. Technical Manual. 20th ed. 2020. Bethesda, Maryland, USA.
2. 林媽利：輸血醫學，第三版。臺北，健康文化事業公司，2005 年。
3. Basic & Applied concepts of blood banking and Transfusion Practices. 4th ed. 2019.
4. Judd's Methods in Immunohematology. 4th ed. 2022.

第二十章　輸血醫學的品質管理

黃仰仰、林惠淑

學習目標

1. 說明捐血機構作業主要的品管。
2. 解釋備血檢體評估要件。
3. 描述血庫輸血前檢驗項目的試劑品管。
4. 列舉血庫儀器設備與管理要項。
5. 敘述臨床輸血作業的流程。
6. 列舉血庫參與外部評定的事項。

臨床上病人輸血是從醫師視需求開立輸血醫囑，病人的血液檢體送到血庫，經一系列作業後，符合的血品送到病人單位輸用，並由醫護人員監控是否有輸血反應。此一臨床輸血作業流程如圖 20-1 所示。而輸血作業中使用的血品，在臺灣皆由台灣血液基金會所屬的捐血中心提供。故本章以捐血機構和醫院血庫作業的品質管理為主題，沿用美國 AABB 技術手冊和 ISO 15189 規範要求說明。

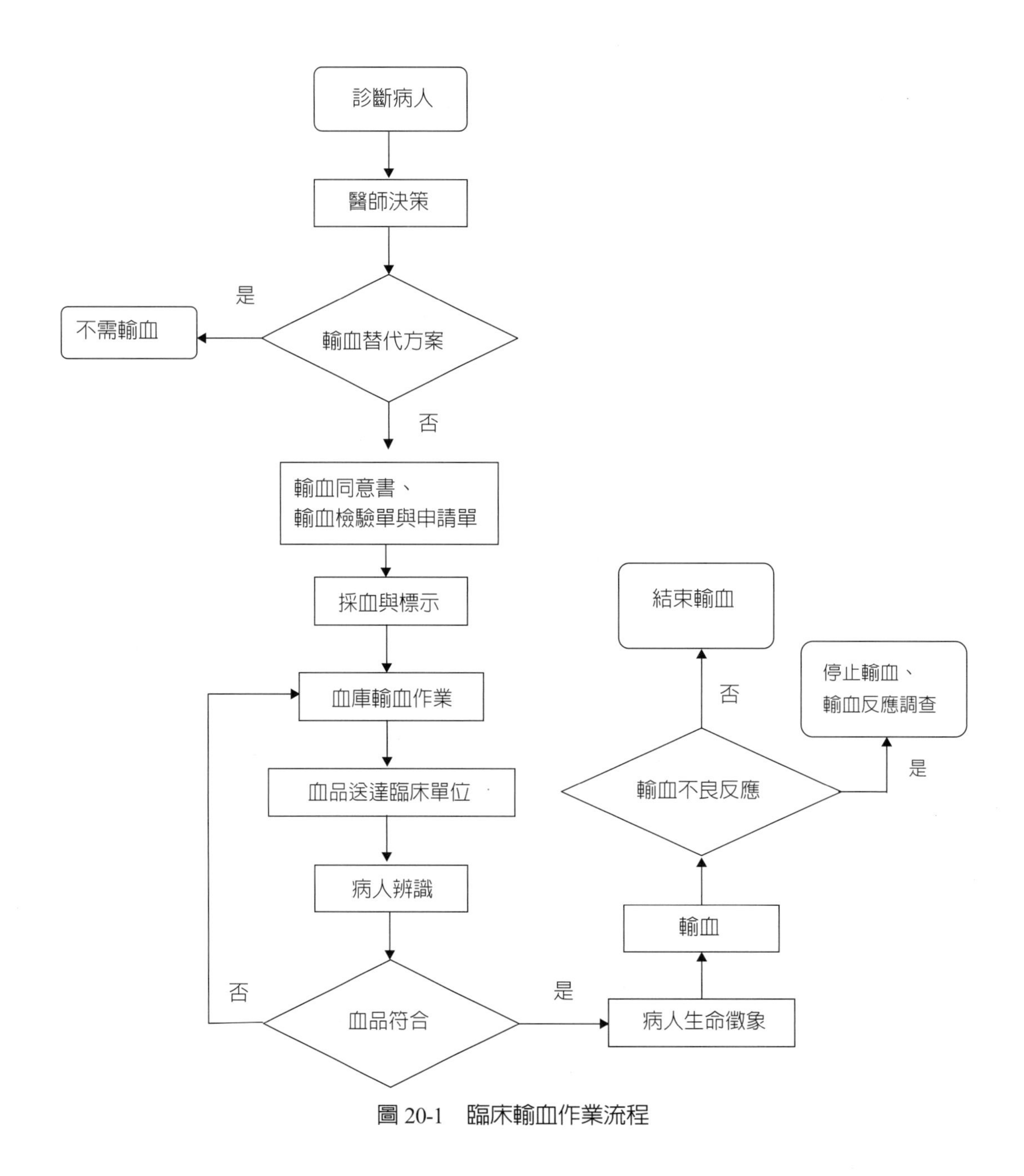

圖 20-1　臨床輸血作業流程

20.1 捐血機構作業流程的品質管理

捐血機構的作業流程包括招募、捐血、成分分離、檢驗、供應、庫存管理等作業，為達成優良的品質管理，各部門密切的聯繫與合作極為重要。

採血部門與血品供應部門針對所需血品種類、數量與血型、甚至使用的血袋種類（如雙聯袋、三聯袋、成分分離血袋等）與數量須有密切的溝通。採血部門在採集捐血人血液後，須在規定的時間內運送血液到成分部門處理，分離成不同的血品。而捐血人的血液檢體經由檢驗部門的血型測試與法定傳染性疾病相關檢驗後，合格者才經由供應部門將血品發放給各醫療機構病人使用。其間的各項檢驗作業，或儀器設備的操作均須遵循機構的標準操作程序，此為捐血機構主要作業程序的品管之一。圖20-2顯示捐血機構作業流程。

以下說明捐血機構各種作業流程與品質管理。[1]

20.1.1 捐血人血液招募與庫存管理

捐血機構對血品種類與數量的庫存係依據以往經驗、醫療機構用血需求、季節變化與過去某段期間使用量的趨勢分析而訂定。招募捐血人的人數、採集血液的數量與血袋量、檢驗試劑與耗材、工作人員名額的需求皆依此規劃執行。當庫存量降低時，就增加招募或召回捐血人，以防止庫存血品的短缺；當庫存量過多時，即減少血液採集，避免血品過期報廢。而血品在此供應端（捐血）與需求端（供血）的動態平衡須有文件化的持續評估與監控。良好血品的庫存管理須達到有足夠的捐血人血液，以進行成分分離，方能有足夠的不同血品以供應醫療機構病人的需求。捐血機構對於血品的安全庫存量統計，通常以單日安全庫存量（全年轄區醫院供應量/365）為基底，計算各類血品的安全庫存量（包含尚未處理的血液），如全血、紅血球製品：7～10 天；血小板製品（傳統 + 分離術）：1.5～3 天。

20.1.2 捐血作業

20.1.2.1 捐血人的資格篩選

捐血人捐血前須填寫個人基本資料與健康問卷，並接受理學檢查。採血部門人員則依據捐血人持有照證件正本核對其身分，並確認符合表 20-1 資格後，再提供捐血人衛教資訊、告知捐血人如何在捐血過程讓自己更為安全，方可接受採血。

20.1.2.2 採集血液

在臺灣一般捐血採集每單位為 250mL 血液或一次採集兩單位 500mL 血液在同一血袋內；或依用血需求執行成分分離術採血。採血時，捐血人先接受皮膚消毒，然後針扎採血。當捐到足夠血量時，採血人員即拔除針頭並要求捐血人按壓針扎處 5～10 分鐘以利止血，並採用彈性繃帶加壓止血。

20.1.2.3 捐血人的照護

在採血同時，採血人員會給捐血人自

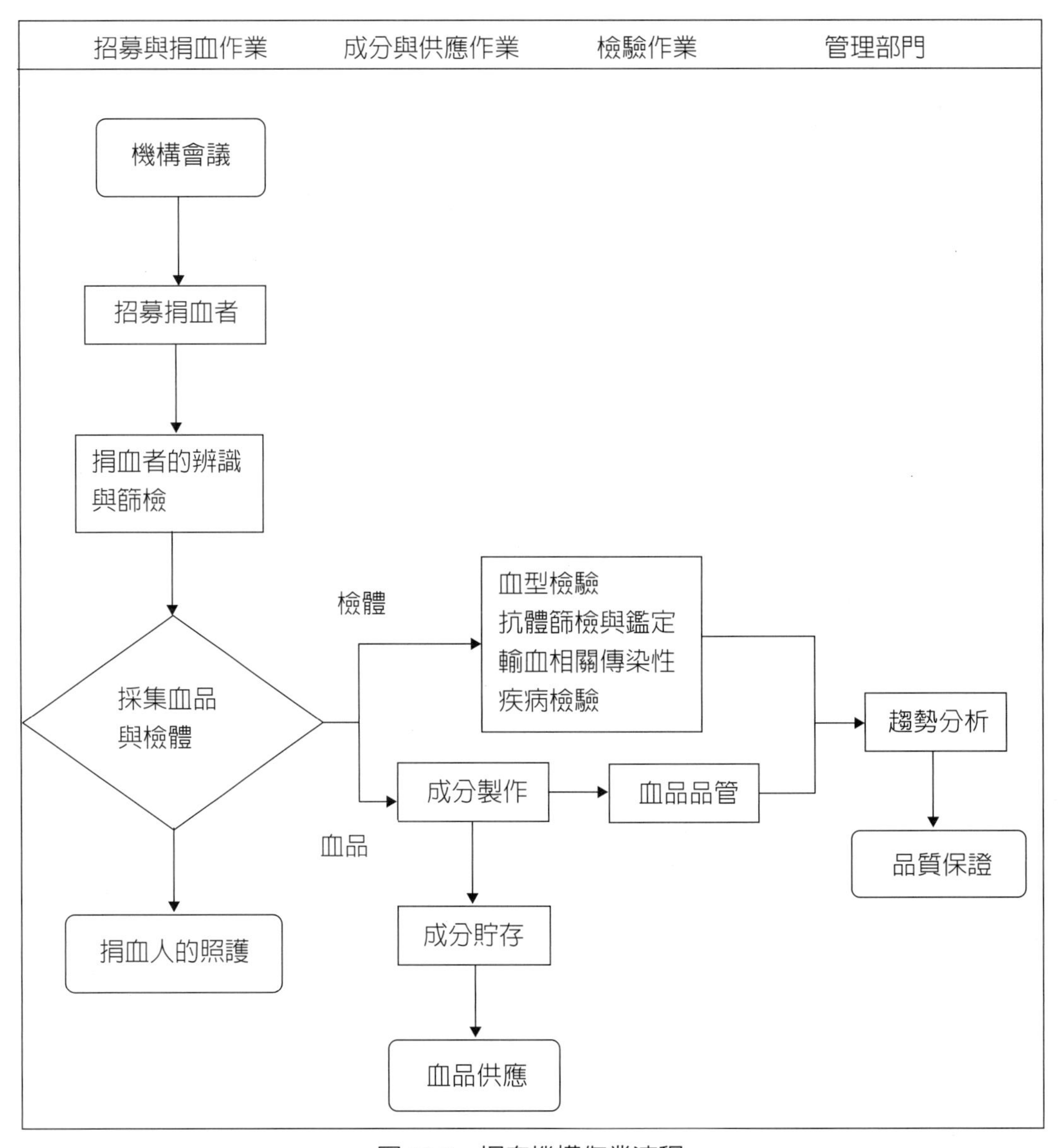

圖 20-2　捐血機構作業流程

我照顧的衛教，並要求捐血人在採血後至少休息 10 分鐘方能離開。此等對待捐血人的照護，對於捐血人再次捐血意願有極大的影響。在捐血作業中，捐血人的資格篩選與正確的血液採集即是血品品質管理的起點。

20.1.3 成分作業

捐血機構根據醫院端病人用血需求提供各類血液成分。捐血人所捐出的全血經送到成分部門後，由工作人員執行點收、電腦輸入、成分分離、以及核對作業後方完成「成分血」的製作。目前台灣血液基金會提供的血品有「全血」與「成

表 20-1　捐血前篩檢檢查標準

捐血前篩檢檢查項目	標準值
年齡	1. 17歲以上，65歲以下，一般健康情況良好 2. 未滿17歲者，應視體能狀況，並經法定代理人之同意，始得捐血 3. 逾65歲者，除應健康情況良好外，並應取得醫師之同意，始得捐血
體重	1. 女性45公斤以上、男性50公斤以上 2. 捐分離術血小板、分離術白血球及分離術血漿者應50公斤以上
體溫	口溫37.5°C以下
血壓	收縮壓90～160 mmHg、舒張壓為50～95mmHg，如兩者之距離低於30或高於90mmHg須經醫師同意
血色素	男性13.0 gm/dL以上、女性12.0 gm/dL以上
血小板	捐血小板者，其血小板數目應在15 × 10^4/mm^3以上
白血球	捐白血球者，其絕對顆粒球數目應在3,000/mm^3以上
總蛋白	血漿總蛋白應在6g/dL以上

資料源自捐血者健康標準（中華民國95年03月15日）

分血」。詳如第 15 章的表 15-3 和圖 15-2 所示。成分血各類血品製作的簡易流程，如圖 20-3 說明。

為確保血品的安全性與臨床輸血療效，在製造各類成分血的流程中須抽取檢體執行品質管制。此等血品的品管係針對各類血品以一定比例抽樣執行品管，以確保製作完成的血品能符合產品規格要求。

20.1.4 檢驗作業

捐血機構採集的每袋血液皆必須接受特定程序的檢驗品管。

捐血人的原始檢體以及各類血品的品管檢體運送到檢驗部門後，經工作人員核對無誤即執行電腦簽收作業，再分發給相關人員執行各項檢驗。每項檢驗的方法、試劑，儀器設備等都須有文件化程序，如檢驗標準操作程序或儀器標準操作程序，以作為人員執行的依據。在完成檢驗後，檢驗結果的評估與報告的核發亦須有文件化的程序說明。表 20-2 說明目前捐中執行捐血人血液篩檢合格標準。表 20-3 列舉臺灣成分作業流程的血品品管要求。

20.1.5 標示流程

在血液成品的製造過程中，從採血、中間產物、到最終成品，都有標示流程，而每一標示流程，都須有管制步驟，其主要的原則是雙重確認。通常係由兩位工作人員作確認，或由電腦系統再次確認。

每一流程皆必須要標示，其目的為確保每袋血液及其成分能完全從捐血人到輸

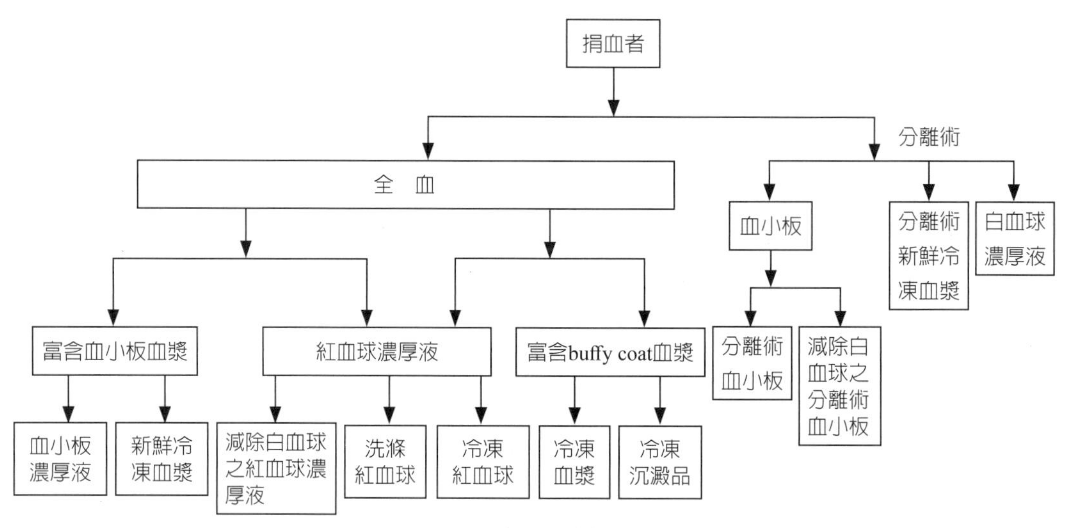

圖 20-3　成分血製作流程

表 20-2　臺灣捐血人血液篩檢合格標準

檢驗項目	合格標準
ABO血型檢驗與Rh血型檢驗	各種血型
紅血球異體抗體篩檢	陰性
血清轉胺酶檢驗（ALT）	≦40 U/L
血清反應素（RPR）檢驗與螺旋體試驗（TPPA）	Non-reactive
B型肝炎病毒表面抗原（HBsAg）	陰性
C型肝炎病毒抗體（Anti-HCV）	陰性
人類免疫缺乏病毒第一型、第二型抗體檢驗（Anti- HIV-1/2）	陰性
人類嗜T淋巴球病毒抗體檢驗（Anti-HTLV-I/II）	陰性
廣泛性的複合病毒核酸（Mutliplex NAT）試驗（HBV DNA, HCV RNA, HIV RNA）	陰性

表 20-3　臺灣血品品管檢驗的接受標準

血品種類		檢驗項目	接受標準
紅血球	紅血球濃厚液	Hct	55～80%（不含SAGM）
			50～70%（含SAGM）
	減除白血球之紅血球濃厚液	WBC count	＜5×10^{6}/unit

（續）

血品種類		檢驗項目	接受標準
血小板	傳統血小板濃厚液	Platelet count	≧2.75×10^{10} /unit
		pH	≧ 6.2
	分離術血小板	Platelet count	≧3.0×10^{11} /unit
		pH	≧ 6.2
		細菌培養	Not found
	減除白血球分離術血小板	WBC count	＜5.0×10^{6} /unit
		Platelet count	≧3.0×10^{11} /unit
		pH	≧ 6.2
血漿	新鮮冷凍血漿	Factor VIII	≧ 70%
		RBC count	＜6.0×10^{9} /L
		WBC count	＜0.1×10^{9} /L
		Platelet count	＜50×10^{9} /L
	冷凍沉澱品	Factor VIII	≧40 IU/unit
		Fibrinogen	≧75 mg/unit

血病人過程的追溯。在輸血醫學領域最常用的血液標示系統為ISBT 128標示系統。

ISBT 128標準

「ISBT 128」國際標準係由國際輸血學會（ISBT）於 1994 年 7 月核准，授權國際血庫自動化委員會（International Council for Commonality in Blood Banking Automation, Inc., ICCBBA）管理與維護。此標準提供全球輸血領域、細胞治療、組織產品與器官移植資訊轉換的統一編碼，其採用獨特設計之條碼編碼系統，如圖 20-4 所示。捐血機構採用此系統後，在某一國家採集的人體產品如血液、細胞、組織或器官，當運送到另一國家使用時，彼此之間即可提供相容的電子數據轉換。此為國際間對人體產品捐贈者提供的唯一身分辨識，且能滿足追溯需求的標準。

20.1.6 貯存與供應作業

血品的貯存須顧及如何維持其細胞活性與功能，不同的血品有不同的貯存條件，如第 15 章的表 15-3 說明各項血品的保存溫度與期限。

捐血機構在貯存與運送的管理包含：

1. 統計機構可貯存血品的容量，須考量萬一冰箱故障時，其他運作正常的冰箱須有足夠替代空間貯存血品。
2. 血品從製作完成、貯存到配送給醫院使用，其過程的溫控，必須查核。
3. 全血或成分血在不同的情況，如檢疫

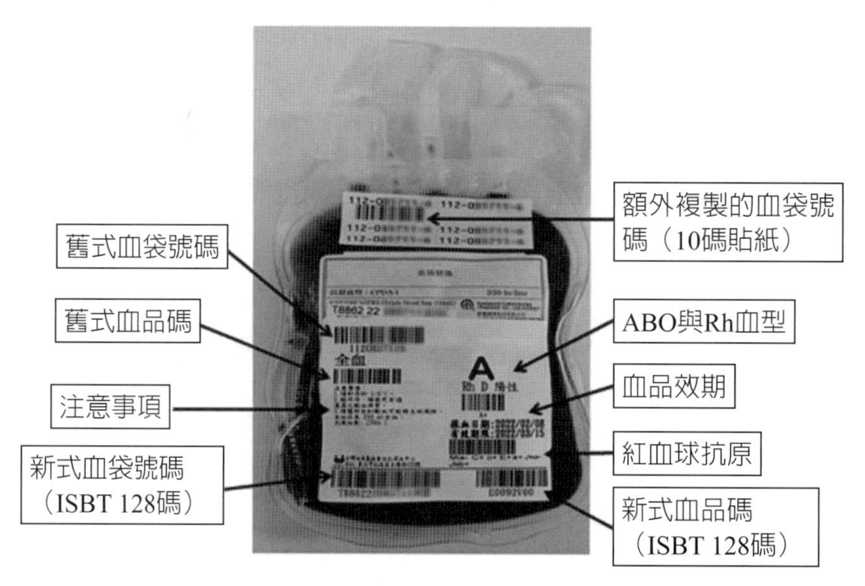

圖 20-4　捐中血品顯示 ISBT 128 標籤條碼

註：血袋圖片來自台灣血液基金會官網

中、合格、不合格或被退回的須貯存在不同的空間。

4. 持續監控庫存量。
5. 對於醫療機構的訂血或供應血品給醫療機構有文件化的流程管理。
6. 紅血球血品的安全庫存量足以提供給所有醫療機構 7～10 天使用。

捐血機構在供應血品給各醫療機構時，需有預防措施以避免血品遭遇不良狀況或被不正當的使用。因此其與醫院間須建立契約或協議，並據此執行下列工作：

1. 如何訂血。
2. 如何貯存血液。
3. 醫院如何處理血品。
4. 血品退回捐血機構的條件。
5. 要求醫院能提供每一單位血品最後的動向資訊，以作為追溯之用。

20.2　血庫的品質管理系統

WHO 依據 ISO 15189 和 CLSI GP-26 A3 文件出版實驗室的品質管理系統（Laboratory Quality Management System）手冊，提供實驗室品質原則與實務操作架構。[2] 血庫屬於臨床實驗室之一，故本節依據 WHO 針對實驗室的品質管理系統要素（Quality Management System essentials, QMS essentials）依序說明血庫的品質管理系統建構要素。

20.2.1 組織與職責

20.2.1.1 組織

不論血庫是獨立的科別，如輸血醫學科，或是隸屬於檢驗醫學部門，如血庫組，宜有組織圖，血庫的組織圖應能顯示：

1. 血庫人員不同職稱之間的關係。
2. 血庫與大實驗室之相關性。
3. 血庫與醫院之關聯性。
4. 血庫如何與醫院品質功能做連結。

圖 20-5 舉例說明血庫與檢驗醫學部門的組織關係。

20.2.1.2 職責

血庫或其管理部門需有品質政策與品質目標，定期召開品質管理會議，以改善輸血作業流程。血庫需積極參與醫院的輸血管理委員會，以監控輸血作業品質，亦需投入醫院輸血相關品質活動和持續改善計畫。

管理階層應提供血庫人員對病人或捐血人隱私及檢驗結果保密的聲明及簽署。

20.2.2 人員

血庫若只有品質政策與品質目標是無法確保輸血血品的安全與效益的，還需有具合乎資格的工作人員，方能確保檢驗與作業的順利運作。

20.2.2.1 人員的訓練

人員必須接受專業訓練、以熟悉工作流程與步驟。訓練內容包含下列各項：

1. 血庫臨床檢驗訓練

(1)血型檢驗：血球分型、血清分型。
(2)交叉試驗：手工凝聚胺法、低離子強度食鹽水間接抗球蛋白試驗法、傳統三相法、管柱凝集法等。
(3)直接抗球蛋白試驗。
(4)紅血球不規則抗體篩檢及鑑定。
(5)特殊血型抗原檢驗技術訓練。
(6)輸血反應調查。
(7)血庫品質管制作業。

2. 血庫作業流程訓練

(1)血品入庫出庫作業。
(2)採血／放血治療作業。
(3)緊急輸血作業。
(4)退血處理。
(5)血品庫存管理。
(6)血庫試劑耗材之庫存管理。

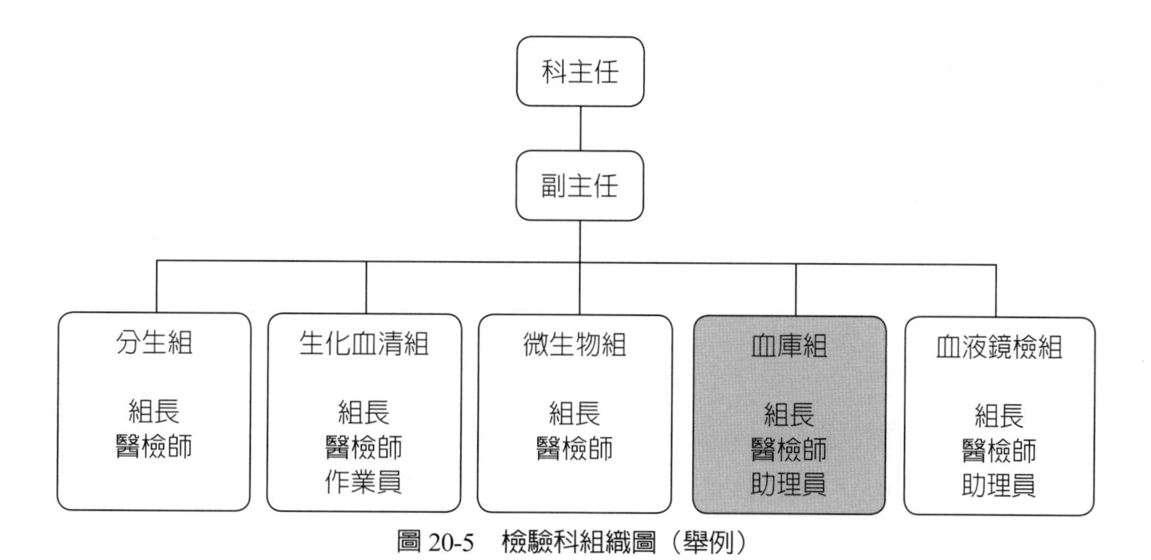

圖 20-5 檢驗科組織圖（舉例）

(7)儀器之操作與基本維護。

(8)實驗室資訊系統。

(9)輸血安全及不良反應通報。

3. 其他人員訓練

對於運送檢體和血品的人員，包含從捐血中心領回血品的運送人員，血庫應提供有關運送過程中安全和包裝要求的訓練。

血庫亦應能提供血品使用單位人員，對於供應血品相關諮詢的教育訓練，以共同提升輸血醫療的品質與安全。

20.2.2.2 人員能力的評估

應有文件說明血庫各類人員能力評估的內容大綱、方法、評估頻率和合格標準。亦應說明能力評估不合格後的再培訓及再評估機制。[3]

1. 新進人員

新進人員在各分項訓練結束時，應接受筆試、口試或實測等能力評估，以證明有能力執行工作。

2. 在職人員

需定期接受能力評估，此評估頻率至少每年 1 次，評估方式可包括直接觀察工作效率、審查紀錄、筆試、口試或實際操作測試等。

3. 一致性評估

針對血球凝集反應價數判讀，血庫應定期執行人員與人員間判讀結果一致性的評估。評估凝集反應的內容應含有陽性、陰性和混合視野反應。評估的結果要能符合血庫訂定的合格標準。

20.2.2.3 人員紀錄

人員應有文件說明其職務、學歷、證照與經驗，並留有訓練與能力評估紀錄，且應有授權說明。職務的說明需含有血品之保管、供應或訂購的職責。

20.2.3 儀器

新裝設的儀器在運作前須確保其功能。校正、預防性保養與品管都需顧慮的，其頻率依法規或認證標準而訂定。請參考本章 20.3.2.3 儀器設備管理。

20.2.4 採購與庫存

血庫為確保向供應商所採購的各項儀器、設備、耗材、試劑能符合品質管理系統之要求，應建立採購及庫存管理流程。依物品特性分別訂定允收標準。物品到貨時，由相關人員負責驗收，以管制其品質。試劑如血庫的抗血清試劑與紅血球試劑；或感染性疾病測試的套組試劑，尤其須通過品管測試才可正式執行檢驗。而物品之使用量或使用頻率，如使用的血袋過濾器、或血庫檢驗的試劑要訂有安全庫存量，管理階層依此定期抽查，以確保物品不致缺貨而影響作業。血庫試劑耗材的驗收和庫存管理，詳見本章 20.3.2.4 試劑耗材的管理。

20.2.5 流程管制

以流程管制輸血作業是建構輸血服務品質、安全與成效的工具，以下列出流程管制的要點。

20.2.5.1 流程圖

流程圖是一種以共通的符號繪製作業活動順序，以利探討分析作業流程中需要改善事項的圖表。人員在繪製輸血作業流程圖時，須對此項工作流程有充分的了解，則所製作的流程圖才有較高的可信度。

20.2.5.2 標準操作程序書

SOP 提供作業流程中每一活動的指示，如輸血前檢驗的程序，包括從醫師開單要求執行檢驗，採集血液並運送到血庫，執行檢驗到發出報告都應有 SOP。

20.2.5.3 確效

為確保新的流程能符合工作需求，這些流程必須先經確效才能建立使用。例如血庫將增設一項與輸血傳播疾病有關的檢驗，則與此檢驗相關的儀器設備，試劑套組、資訊系統與檢驗程序的效果皆須經確認，這些確效包括儀器的使用、人員的訓練、SOP 的呈現與資訊系統的運用，如此方能確保此項新的檢驗能如預期執行。

20.2.5.4 流程管控

常規的流程管控包括：

1. 檢驗方法與試劑的品管。
2. 審查品管紀錄。
3. 監控過程中未達預期目標的事件。

在血庫的流程管控有手工或自動化步驟以防止發生錯誤。如執行不規則抗體篩檢時，在 AHG 期加入綠色抗球蛋白試劑係為確保反應試劑有被加入。又如在 DAT 檢驗結果陰性時，最後須加入 IgG-coated RBC 試劑以確保抗球蛋白試劑有效。電腦的流程管控可自動比較病人現在檢驗出的血型與先前舊的血型紀錄是否符合，以避免 ABO 血型不合的輸血錯誤。另外電腦亦可管控當發出 ABO 不合的血品給病人時，電腦系統會顯示警告訊號。

20.2.6 資訊管理

血庫的資訊包括運用捐血人和病人及其檢驗結果的資訊，必須有文件化的程序以確保隱私與其傳輸的完整性。利用傳真、簡訊、電子郵件或經由儀器電腦等介面傳輸的資料，皆需與原始資料符合。而紀錄的保存期限係依醫療法規、認證要求或機構自身要求訂定。

20.2.7 文件與紀錄

文件與紀錄兩者皆須受管控以提供符合法規或認證標準的證據。文件管制系統包括建立書面或電子型式文件的說明、設立文件的識別與版本、確認新版本文件並建立文件一覽表以及維持過去舊文件檔案等。

20.2.8 不符合事項管理

血庫的檢驗與作業若偏離既定政策、流程或標準作業程序，以致運作發生異常，不能達成品質系統要求時，即產生不符合事項。這類不符合事項可經由工作人員在常規作業中、或血庫主管在審查紀錄的過程中被鑑定出來。此時，血庫人員應做調查，並經由報告、檢討，採取立即措施或矯正措施或預防措施，以提升血庫作業品質。

20.2.9 評定

評定係用以量測並監控機構的作業成效，以鑑定出改善的機會。可分為內部評定與外部評定。

20.2.9.1 內部評定

血庫定量的品質指標可作為內部評定的工具之一，但其無法涵蓋諸多作業的層面。而內部稽核則是非常有效的評定工具，稽核員依據查檢表經由查證文件與紀錄、或人員訪談、或現場觀察作業以審查血庫作業品質。當發現有不符合事項時，可要求血庫人員限期改善。

20.2.9.2 外部評定

外部評定有兩種：

1. 能力試驗

血庫參加能力試驗係根據其作業流程提供檢驗項目的測試結果給與能力試驗機構，俾便與其他機構的結果比較，用以證明其測試能力與確保檢驗的準確度。血庫參加能力試驗是法規的要求或認證必備條件。

在臺灣絕大多數的血庫參加台灣醫事檢驗學會所提供的能力試驗，每年執行兩次測試，測試的項目含有 ABO 血型檢驗、Rh 血型檢驗、不規則抗體篩檢與鑑定、交叉試驗與直接抗球蛋白試驗。

血庫參加能力試驗得到結果報告後，應有人員負責結果的監控，並在結果報告上簽字。若能力試驗結果有不合格時，應探討發生的原因，執行檢討改善，並留有紀錄。即便是屬於未計分的教育題，若檢驗結果與能力試驗辦理機構提供的參考答案不一致，仍應執行檢討並留紀錄。

2. 外部評鑑

血庫依法規或認證的需求接受外部評鑑，以維持其執業許可或認證資格。如在臺灣，當醫院評鑑時，血庫須同時接受評鑑；或血庫主動申請 ISO 15189 醫學實驗室的認可皆屬於外部評鑑。

20.2.10 持續品質改善

血庫的管理階層可從品質管理活動中收集到許多資訊，以了解血庫運作的功能。血庫管理階層針對血品供應，應訂有內、外部品管監測指標，利用品質指標以偵測血庫作業品質。表 20-4 列出血庫常見的品質指標。當發現品質指標結果異常時，應執行問題調查與原因分析。而在年度管理審查會議應針對品質指標之適用性進行審查，並針對其目標值進行檢討和必要之修正。

當發現有下列情形時，可針對品質管理系統或血庫技術作業推行持續改善。

1. 出現不符合事項。
2. 來自內外部顧客的回饋，如抱怨、建議或品質相關作業的提案。
3. 品質指標的結果出現重大異常。
4. 內部稽核與外部稽核所發現的缺失。

   當採取改善行動後，血庫管理階層應在內部稽核時執行審查，以評估改善成效。

20.2.11 顧客服務

血庫必須提供具有品質的服務給予

表 20-4　血庫常見的品質指標

項次	品質指標	分子	分母	目標值
1	備血檢體退件率	備血檢驗單退件的總數	備血檢驗單總數	< 1.0%
2	緊急輸血達成率	接受緊急輸血申請後，5分鐘之內給血的次數	申請緊急輸血且有用血總次數	100%
3	血庫能力試驗合格率	檢驗結果合格總項次	參加能力試驗的檢驗項目總項次	100%
4	血庫檢驗報告更改率	檢驗報告更改數	發出檢驗報告的總數	< 0.05%
5	成分紅血球使用率	使用紅血球血品總單位數	使用新鮮冷凍血漿與冷凍血漿總單位數	> 1.5
6	輸血單回報率	輸血後輸血單填送回血庫的張數	出庫且已輸血的輸血單總數	> 98%
7	血品報廢率	血品報廢單位數	實際輸用血品單位數 + 血品報廢單位數	< 1.0%
8	輸血反應發生率	發生輸血反應的次數	出庫且已輸血的輸血單總數	< 2.0%

註：品質指標目標值的設定，依各醫院血庫政策決定

顧客。如對內部顧客（醫護人員）提供正確的血品與檢驗報告，以及即時的供血服務；對外部顧客，例如給予病人安全有效的自體捐血服務、血漿交換治療，或提供令捐血人滿意的捐血經驗。

血庫提供給予顧客的輸血相關作業，皆須遵從當地的法規與認證標準。

20.2.12 設備與安全

醫院的血庫須參與設備管理與安全訓練，如設備的溫控、電源安全、火災防護、緊急應變、化學災害防護與感染管制等。血庫若執行血品照射，亦須有輻射安全計畫與人員訓練。

血庫執行品質管理，必須能確保有效的作業流程。持續監控實施的作業流程，可發掘問題之所在，並找出問題之根本原因，採取改善行動以根除問題，最後並導入文件執行。如此，方能符合品質政策並達成品質目標。

20.3 臨床輸血作業的品質管理

輸血為現代醫療照護重要的一環，但仍有其臨床的風險。因輸血而致死的最大原因是文書的錯誤，包括文字的寫錯、鍵錯或看錯等導致輸入 ABO 不合的血液。最常見的錯誤是受血者辨識錯誤，如抽血時、檢驗時、輸血時病人辨識錯誤。為防止採集到錯誤病人的血液，醫院通常使用

手環以辨識病人身分，此可與輸血申請單核對。

20.3.1 輸血的申請、檢體採集與保存

20.3.1.1 輸血的申請

輸血申請單係臨床醫師與血庫聯繫的工具。輸血申請單需有病人的基本資料（病人全名、病歷號碼、年齡或出生年月日、性別），並載明病人輸血原因、預期輸用的血品種類與數量、用血時間與申請醫師姓名等。若只有從資訊系統開立的電子申請而無書面申請單時，應能辨識開單醫師的身分。

20.3.1.2 檢驗項目的申請

1. 初次備血：病人此次來院就診，未曾輸過血品，初次備血應勾選輸血前檢驗，包括 ABO 血型檢驗或 RhD 血型檢驗（此為選擇性檢驗，依醫院規定執行）、不規則抗體篩檢。
2. 再次備血：病人此次來院已輸過血，再次備血時：
   (1)若病人需輸用含紅血球血品，且檢體保存已超過 3 天，則須再次採血。3 天的算法是抽血當日以第 0 天計算，如表 20-5 所示。檢驗單項目是否包括完整輸血前檢驗或只執行不規則抗體篩檢，依醫院規定執行。若檢體仍在 3 天效期內，則不需再次採血及開檢驗單。（註：目前有些醫院病人的檢驗單與輸血申請單已合併爲單一文件。）
   (2)若病人不輸用含紅血球血品，亦不需再次採血及開立檢驗單。

3. 病人辨識

核對病人手環的姓名與病歷號碼是否與輸血申請單、檢驗單相符合。若是門診病人未戴手環，則可詢問病人，要求其說出自己的姓名與出生年月日，以便雙重核對。若機構採用科技輔助工具，如讀碼機或無線射頻辨識系統（Radio frequency identification, RFID），亦可用以辨識病人。住院病人床上或牆壁上的名牌不能用來作為識別，因為病人可能轉床。重要的是需確定至少以兩種方式辨識病人，執行雙重確認，以免發生辨識錯誤。

20.3.1.4 輸血前檢體採集

血庫應有採檢手冊提供臨床醫護人員和病人參考使用。其內容包括：每項檢驗採檢所需試管（說明抗凝劑有無或種

表 20-5　病人檢體 3 天的算法

週五	週六	週日	週一	週二	週三	週四
下午2:00 抽血				再次抽血 (新檢體)		
第0天	第1天	第2天	第3天	第0天	第1天	第2天
檢體可用到週一夜間11:59						

類）、檢體種類、檢體量、運送檢體的條件要求、血庫拒收檢體準則等。

採血前需以兩種方式正確辨識病人，才可採集適當的血液量裝入試管。檢體標籤內容應含有病人姓名、病歷號碼、抽血日期及抽血人姓名或自述血型（此依醫院規定）。

部分血庫有自體儲血採集及治療性放血作業，應有採血不良反應發生的處理程序，並據此執行，以確保病人安全。

20.3.2 血庫輸血作業的品質管理

血庫輸血作業係從收到輸血申請至出庫血品給臨床單位，其作業流程如圖 20-6 所示。血庫輸血作業的品質管理，除血庫檢驗步驟的品管、試劑品管、儀器設備管理外，尚有血品的庫存管理、病人檢體的評估作業等。有關檢驗步驟的品管，請參考第 8 章輸血前配合試驗和第 19 章血庫檢驗方法。其餘項目在本章節說明如下。[4]

20.3.2.1 收件、檢體的評估與保存期限

1. 收件

血庫收到檢體，人員需查核檢驗單和輸血申請單的完整性，核對檢體標籤上的資料與檢驗單和輸血申請單是否符合。為確保輸血安全，避免因檢體錯誤或資料不全導致病人輸入不合的血液，備血檢體與檢驗單或輸血申請單的資料有不符合時，血庫應退件處理。血庫對退件需留有紀錄，此紀錄可包含退件日期和時間、病人姓名和病歷號、採檢單位和被通知人，以及退件標準、通知方式、後續處理和退件人姓名等。

2. 檢體的評估

(1) 血清、血漿的選擇：手工檢驗如試管法，常採用不含抗凝劑檢體，以血清和紅血球執行檢驗。而管柱凝集技術（column agglutination technology, CAT）、固相法（solid phase）的非試管法檢驗最好優先採用血漿（以 citrate、EDTA 或 CPDA 為抗凝劑），以免因不完全凝固產生微粒的碎片干擾凝集反應的判讀。但血漿檢體因含有抗凝劑，會與鈣離子結合，影響補體反應，所以會抑制或減弱需依賴補體反應的某些抗體的偵測，如 Kidd 血型抗體，較不易測出。

(2) 溶血：溶血的檢體可能影響凝集反應的判讀，或干擾具有溶血能力抗體的偵測，如 anti-A、anti-B、anti-A,B 等。

(3) 脂血：脂血有時會干擾血清溶血反應的偵測。有時也可能干擾凝膠法、固相法的檢測。

(4) 檢體拒收準則：檢體異常或檢體混淆會影響檢驗結果，故血庫應有檢體接受政策或拒收準則，以確保檢體品質。表 20-6 列舉血庫檢體拒收準則。

3. 檢體的保存期限

(1) 輸血前：若病人曾經懷孕或在最近 3 個月內輸過血，可能會刺激不規則抗體產生，為了確保用在配合試驗的檢體符合病人當時體內的不規

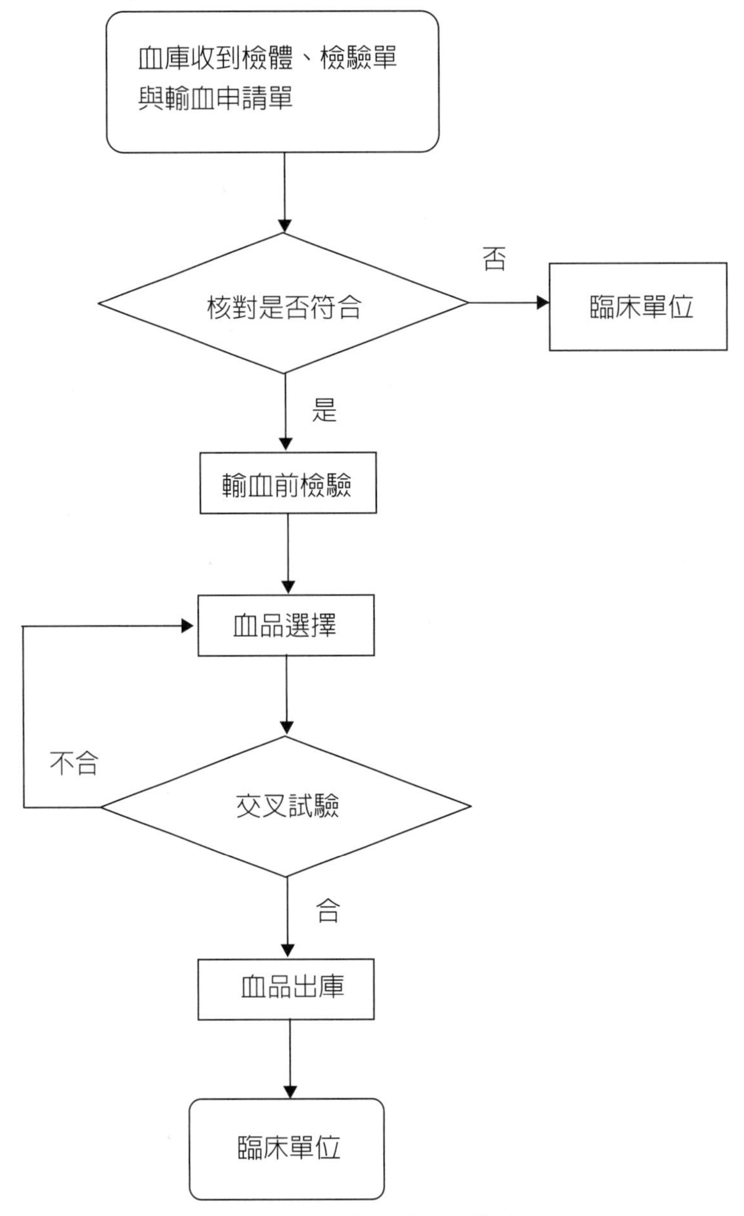

圖 20-6　血庫的輸血作業流程

表 20-6　血庫檢體拒收準則

1.缺輸血申請單	5.溶血	9.檢體無標籤	13.缺檢驗單
2.抽血人未簽名	6.凝固	10.採血管錯誤	14.其他
3.病人資料不全	7.檢體汙染	11.檢驗單與檢體不合	
4.缺自述血型	8.檢體量不足	12.檢驗單項目錯誤	

則抗體狀況，或不知其是否有輸過血，則病人的檢體用以執行不規則抗體篩檢與交叉試驗的效期至多 3 天。若病人未曾懷孕或在最近 3 個月內未輸血，其檢體保存效期可依各醫院政策適度延長。

(2)輸血後：輸血後病人檢體至少保存 7天，以備需要時，執行追蹤檢驗。

血庫輸血作業流程如圖 20-6 所示。

20.3.2.2 試劑品管

試劑在運送或貯存過程中可能處理不當，或其他因素影響其品質，為了確保試劑能符合實驗室品質管理系統之要求，血庫仍須對試劑執行品管以了解其活性與特異性。

試劑的品管時機為試劑驗收入庫時、使用當日或懷疑試劑品質時。

每次品管測試後須做紀錄。紀錄的內容包括試劑名稱、廠牌、批號與效期，是否有溶血或汙染、操作者姓名、操作時間與檢驗結果。如果有使用不同的檢驗方法執行品管，亦須記錄。

1. 驗收時，抗血清試劑力價的允收標準

(1)anti-A：以 A_1 cells 偵測，反應價數 1+，力價須≧ 256（IS 法）；anti-B：以 B cells 偵測，反應價數 1+，力價須≧ 256（IS 法）。

(2)anti-D：以 D(+) cells 偵測，反應價數 1+，力價須≧ 32（IS 法）。

(3)Polyspecific AHG：以 Coombs control cells 偵測，反應價數≧ 2+（IS 法），不必測力價。

美國 FDA 規定以試管法執行檢驗的其他抗血清試劑，其力價驗收的合格標準如表 20-7。[5]

2. 每日品管

(1)目的：測試抗血清與血球試劑當日反應的特異性。

(2)測試的方法：與常規方法相同。

每日執行品管時，先觀察各試劑外觀是否無汙染，注意抗血清是否混濁、血球試劑是否有溶血。若輕微的溶血，血球經洗滌後，上清液清澈且無溶血現象，試劑仍可使用。

表 20-8 說明抗血清與血球試劑每日品管所使用的陽性、陰性品管檢體，檢驗方法與反應標準。使用的抗血清除了用來測試篩檢細胞組的 anti-D 需要稀釋外，其餘試劑皆以原倍測試。Anti-D 稀釋的理由是藉由稀釋的 anti-D 與篩檢血球反應，如能達到預期的反應，代表當日紅血球的品質還是良好的，而把 anti-D 稀釋到與紅血球反應為 1+ 的邏輯是：使用弱的抗血清才有足夠的敏感度以確保紅血球的完整性。每批 anti-D 試劑稀釋的範圍為 1,000～4,000 倍，以 MP 法／三相法執行測試，選取反應為 1+ 的倍數，作為品管檢體。稀釋液以 6% albumin 為佳，儲存於冷藏冰箱備用，效期 1 個月。

3. 測試當日的品管

有些不是每日會使用到的試劑，只需在測試當日第 1 次使用時執行品管即可，例如偵測紅血球其他抗原的抗血清。執行品管時，陰性對照組使用的紅血球為不含該抗原之紅血球，陽性對照組則使用含單

表 20-7 試管法抗血清試劑驗收的允收標準

抗血清種類	稀釋倍數
Anti-A, Anti-B	1：256倍，反應力價至少為1+（IS法）
Anti-D	1：32倍，反應力價至少為1+（IS法）
Anti-K, Anti-k , Anti-Jk^a, Anti-Fy^a, Anti-C^w	1：8倍，反應力價至少為1+
Anti-S, Anti-s , Anti-P$_1$, Anti-M, Anti-I, Anti-e (saline), Anti-c(saline), and Anti-A$_1$	1：4倍，反應力價至少為1+
Polyspecific AHG	未稀釋時，反應力價至少為2+（IS法）
Anti-U, Anti-Kp^a, Anti-Kp^b, Anti-Js^a, Anti-Js^b, Anti-Fy^b, Anti-N, Anti-Le^a, Anti-Le^b, Anti-Lu^a, Anti-Lu^b, Anti-Di^a, Anti-M^g, Anti-Jk^b, Anti-Co^b, Anti-Wr^a, and Anti-Xg^a	未稀釋時，反應力價至少為2+

註：資料源自FDA, USA

表 20-8 血庫檢驗試劑的每日品管

檢驗項目	試劑	品管物質	品管時機	檢驗方法	反應的標準
ABO血型	Anti-A	陽性：A$_1$ cells	每日	IS法	4+
		陰性：B cells或篩檢細胞組			0
	Anti-B	陽性：B cells	每日	IS法	4+
		陰性：A$_1$ cells或篩檢細胞組			0
Rh D血型	Anti-D	陽性：D(+)篩檢細胞組	每日	IS法	≧ 2+
		陰性：D(-) cells			0
DAT檢驗	AHG	陽性：Coombs' control cells	檢驗當日	IS法	≧2+
		陰性：Screening cells			0
	Coombs control cells	陽性：AHG			≧ 2+
		陰性：6% bovine albumin			0
不規則抗體篩檢	D(+)篩檢細胞組	陽性：Anti-D（反應為1+的稀釋倍數）	每日	MP法／三相法	1+
		陰性：6% bovine albumin			0

一劑量抗原的紅血球，不可使用雙倍劑量的紅血球。

4. 輔助試劑的品管

輔助試劑如生理食鹽水、低張離子溶液於使用時，以目測觀察是否純淨無汙染，並確定在效期內即可使用。

20.3.2.3 儀器設備管理

1. 校正與查驗

血庫量測設備儀器需定期執行校正或查驗。

(1)校正：新購入之儀器經校正合格後才可正式使用。檢驗儀器亦應依廠商的標準校正程序定期執行校正，並留紀錄。

a. 外校：凡可追溯至國家標準之儀器設備，血庫可委外校正。外校的設備如溫度計、法碼、自動吸管等，需請委外單位提供其標準件量測追溯有效性的證明和校正人員的資格證明。

b. 遊校：由校正人員攜帶校正設備至血庫執行校正，如離心機的轉速、儲血冰箱的溫度等校正。除了留有校正紀錄外，亦需請校正人員提供其資格證明和其標準件量測追溯有效性的證明。

(2)查驗：由醫工或儀器負責人員依規定定期執行查驗，查驗人員亦需有資格證明，並留下紀錄，如工作溫度計等。自行查驗需有查驗標準作業程序，並設定合格標準，如溫度計自行查驗的合格標準。工作溫度計器差值的修正，除導入本身與外校的參考溫度計的器差值外，亦需導入參考溫度計外校的器差值，以符合量測追溯的要求。

2. 儀器設備的文件與管理紀錄

(1)儀器設備的標準操作文件：如儀器設備管理程序書、儀器設備標準操作程序書。

(2)儀器設備管理的紀錄：與血庫儀器設備管理有關的紀錄，如儀器設備一覽表、儀器設備履歷表、年度儀器設備校正維護計畫、儀器設備校正方法暨校正頻率一覽表、儀器設備保養紀錄表等。

有關血庫儲血設備的管理事項如表 20-9 所示，而其他儀器設備管理事項如表 20-10 所示。

3. 儀器設備故障的應變

(1)檢驗儀器設備、儲存血品或試劑的設備若發生故障，經修復後，其修復紀錄除要說明故障原因、維護對策之外，並要有執行品管監測結果紀錄以佐證驗收。

(2)供應緊急輸血相關之設施、設備若發生重大事故，無法因應緊急醫療服務的需求時，血庫應建立備援計畫或機制。如儲存血品或試劑的設備故障無法修復時，應有替代之儲存空間；如檢驗儀器設備無法及時修復時，應有方案安排檢體緊急外送，以免影響檢驗服務。

20.3.2.4 試劑耗材的管理

血庫為確保向捐血中心領取的血品，或向供應商所採購的各項試劑、耗材能符合品質管理系統之要求，應建立採購及庫存管理流程。依物品特性分別訂定合

表 20-9 血庫儲血設備管理

管理事項＼設備	冷藏冰箱	冷凍櫃	血小板振盪箱
溫度範圍	1～6℃	≦-20℃	20～24℃
振盪頻率	無	無	65～75 rpm
感溫棒系統（浸置的溶液）	10% propylene glycol	55% propylene glycol與45% methanol	
人工記錄高低溫度	至少每日1次	至少每日1次	至少每日1次（註1）
24小時連續溫度紀錄器	每日查核	每日查核	每日查核
溫度紀錄紙更換	每週，並記載更換日期與簽名	每週，並記載更換日期與簽名	每週，並記載更換日期與簽名
警報有效性檢查	每日查核	每日查核	每日查核
警報器警鈴測試（註2,3）	每季（AABB）（註4） 每月（TAF）	每季（AABB） 每月（TAF）	每季（AABB） 每月（TAF）
溫度計或感應棒的校正／查核	每年（TAF）	每年（TAF）	每年（TAF）

註1. 血小板若非儲存於專用振盪箱，至少應每4小時查核記錄溫度1次。

註2. 冷藏冰箱警報器警鈴測試方式：應測試上下層之低溫及高溫警報。
低溫警報測試：感溫棒置於冰水內，低溫警報鈴響溫度標準爲低溫加上0.5℃。
高溫警報測試：感溫棒置於冷水內，高溫警報鈴響溫度標準爲高溫減去0.5℃。
冷藏冰箱警鈴啓動的溫度應在設定的溫度範圍內，例如設定1～6℃，鈴響的溫度約在1.5℃和5.5℃，避免超過溫度範圍才響鈴，無法達到預警功能。

註3. 冷凍冰箱警報器警鈴：感溫棒放於溫度最易變化之處，如冰箱門邊。遇有正式警報產生，依SOP處理。

註4. AABB：早前爲Americian Association of Blood Banks。2021年更名爲Association for the Advancement of Blood & Biotherapies，簡稱AABB。

表 20-10 血庫儲血設備以外的其他儀器設備管理

儀器設備	項目	操作或查核
離心機	1. 轉速接受的標準： 電子式：設定的rpm ±2% 類比式：設定的rpm ±5% 2. 時間：設定值±5秒／分 3. 功能性查核	1. 每日有保養紀錄 2. 每季以光電式轉速計查核離心機轉速 3. 工作用轉速計每年校正1次 4. 定時器每年自行查核1次 （查核方式：依中原標準時間查核） 5. 每年執行1次功能查核（視離心機用途，例如血庫專用離心機需查核價數判讀與洗滌離心條件是否適當）

（續）

儀器設備	項目	操作或查核
乾式恆溫器	標準溫度： 1. 37±1℃ 2. 56±1℃	1. 每日或使用時測試溫度 2. 方式：裝水的試管置於試管槽內以溫度計測試水溫，記錄溫度 3. 每年比對每個試管槽溫度與標準溫度，相差1℃以上之試管槽，塞住並停用
溫度計	溫度校正允收標準 1. < 0℃（±2℃） 2. 0～20℃（±1℃） 3. > 20℃（±1℃）	1. 參考溫度計每3年外校1次 2. 工作溫度計每年內部查核1次 3. 溫度計校正或查核：誤差值超過合格標準者淘汰
微量吸管	合格標準（ISO 8655） 1. < 10 μL：設定值±1.2% 2. 10～100 μL：設定值±1% 3. 101～1000 μL：設定值±0.8%	1. 保養：每次使用後清潔外部 2. 每年外校1次 3. 每3個月查核常用的體積1次（TAF）
計時器	合格標準：設定值5秒／分	1. 每3個月自行查核1次 2. 查核方式：依中原標準時間查核
顯微鏡	依據原廠建議	至少每年校正／查核1次
血型自動分析儀	依據原廠建議	至少每年校正1次加樣系統、檢測系統、溫控系統及離心系統
血漿解凍儀	溫度校正查驗	1. 每日或使用時檢視並記錄溫度 2. 建議每季比對解凍溫度設定值與實際加熱溫度
血液照射儀	1. 照射時間校正 2. 劑量分布確認 3. 轉盤 4. 計時器 5. 照射檢查（用指示貼紙） 6. 洩漏輻射測試	1. 每半年1次，依據射源衰退特性調整 2. 銫-137射源每年測試1次，血品中心點照射劑量須達25 Gy，內部任一處劑量須達15 Gy，且不能大於50 Gy（AABB） 3. 每次使用需檢查，年度再由工程師檢查 4. 每季校正 5. 每批次檢查 6. 每年至少1次檢查儀器表面及擦拭樣本腔體表面
無菌接合器	1. 熔接密合度 2. 功能測試	1. 每次使用時檢查熔接密合度 2. 每年執行功能性測試至少1次
輸血加溫器	1. 血液流出溫度 2. 加熱器溫度 3. 警報測試	1. 每季測試，不超過37±2℃ 2. 每季測試（允收標準依據原廠建議） 3. 每季測試（允收標準依據原廠建議）

註：表中校正之可接受標準，血庫得視該設備的使用目的自行調整訂定

格標準。物品到貨時，由相關人員負責驗收，以管制其品質。並依照捐血中心和廠商之建議（室溫、冷藏或冷凍）進行儲存，且依既定的流程執行庫存管理。

1. 試劑耗材的驗收

(1)試劑驗收的性能查證

試劑如血庫的抗血清試劑與紅血球試劑、或感染性疾病測試的套組試劑，需進行性能查證，通過品管測試才可正式執行檢驗。

a. 試劑在運送或貯存過程中可能處理不當，或其他因素影響其品質，為了確保試劑能符合血庫品質管理系統之要求，血庫人員對入庫的新試劑應查證其性能，了解其活性與特異性。每次驗收測試後需留有紀錄。紀錄內容包括試劑名稱、廠牌、批號與效期，以及是否有溶血或汙染、操作者姓名、操作時間與檢驗結果。

b. 如果有使用不同的檢驗方法執行品管，均需留有紀錄。

c. 以試管法執行抗血清試劑驗收時，其力價的允收標準，若國家尚未有規範，則可參考美國 FDA 規定，如表 20-7 所示。

d. 自行配製的試劑（含品管物質），應有製備流程，並包括均勻性和穩定性評估方案，以及配製和評估紀錄。

(2)耗材的驗收

耗材的驗收，例如血袋、輸血器等，可採用目視法，觀察其品項名稱、規格是否與請購單相符合，檢視其外觀有無破損、變形或受潮等異常。需要時，請廠家提供產品規格分析證明書（Certificate of Analysis, COA）以佐證耗材品質。

2. 試劑耗材的庫存管理

(1)分區庫存：血庫應建立試劑耗材的庫存管理系統，以防止試劑耗材的過期或短缺。此庫存管理系統能將未經性能查證的試劑、不合格的試劑耗材與合格的分區庫存。

(2)安全庫存量：有關試劑耗材如抗血清、紅血球試劑、血袋過濾器或其他血庫檢驗的試劑，宜訂有安全庫存量。管理階層應依此定期抽查，以確保物品不致短缺而影響作業。至於血品的安全庫存量，則依各醫療機構使用的數量與經驗訂定。

3. 過期試劑的使用

(1)由於抗血清或紅血球試劑取得不易或成本昂貴，因此有些血庫政策上可以使用過期試劑。但過期試劑需經查證以證實試劑性能的效性。其處理方法為每次操作時，同時利用品管物質或能力試驗的測試件來證實該試劑反應結果在可接受範圍內。

(2)過期試劑若性能測試結果不合格，應立即停止使用。

20.3.3 臨床輸血

20.3.3.1 輸血前的查核

當血品送到病人所在的單位後，若紅血球血品暫不輸用，應貯存於血庫專用冰箱，不可存於一般冰箱，以免溫度不均勻導致溶血。

輸血前，執行輸血的醫護人員須檢視血品，觀察是否顏色異常、有凝塊或破損等。而輸血前的查核作業包括病人辨識與血品確認，須由兩名醫護人員雙重核對病人姓名、病歷號碼及血型。若機構採用科技輔助工具如個人數位助理（Personal Digital Assistant, PDA）亦可用以辨識病人與血品。核對內容包括：輸血單上病人姓名、病歷號碼、血型、血品種類、血品的血袋號碼、末效期限等。臨床的輸血作業流程如圖 20-1 所示。

20.3.3.2 輸血

1. 務必使用輸血器輸注血品，標準輸血器（In-line filters，孔徑的大小為 170～260 微米）。
2. 輸血前後均須測量病人生命徵象：體溫、脈搏、呼吸、血壓，並留有紀錄。
3. 輸血時，血袋中嚴禁添加任何藥物。
4. 每袋紅血球血品須在 4 小時內輸注完畢。
5. 若使用血液加溫器，應依廠商說明書使用，加溫器的溫度裝置須定期校正，以維持使用時的溫度在過 37±2℃ 範圍。
6. 嬰兒輸血速度較慢，不能使用成人的加溫器，會導致溶血。
7. 不得使用其他熱源加溫血品。

20.3.3.3 輸血反應探討

病人若發生輸血反應，臨床醫護人員、血庫人員與血庫醫師有責任處理，其相關職責如圖 20-7 所示。

20.3.3.4 輸血管理委員會

輸血管理委員為監控輸血作業品質管理的主要單位。

1. 目的

提升輸血服務的醫療品質。

2. 成員

成員至少包含熟悉輸血作業的醫療人員為主任委員，若干名主要用血科系的代表，如心臟外科、骨科、急診科、血液科、腫瘤科與婦產科等，另有血庫代表、護理代表與行政代表。

3. 任務

(1)制定輸血政策

提供輸血政策與標準作業程序、血液成分輸用指引。

(2)提供教育訓練以推廣輸血新觀念

舉辦輸血醫學教育課程並提供參與輸血作業有關醫、護與血庫人員的教育訓練與考核。

(3)稽核、審查不當輸血之案例

審查各種血液成分的應用，需要時針對不當輸血之案例執行矯正預防措施，以改善血品的利用。

(4)監控輸血作業流程並檢討改善

此流程從醫師端決定輸血、備血到血庫端的輸血作業，以及病人的輸血皆包含在內。

(5)監測並分析檢討輸血反應與不良輸血事件。

(6)針對醫護與血庫人員執行輸血作業稽核。

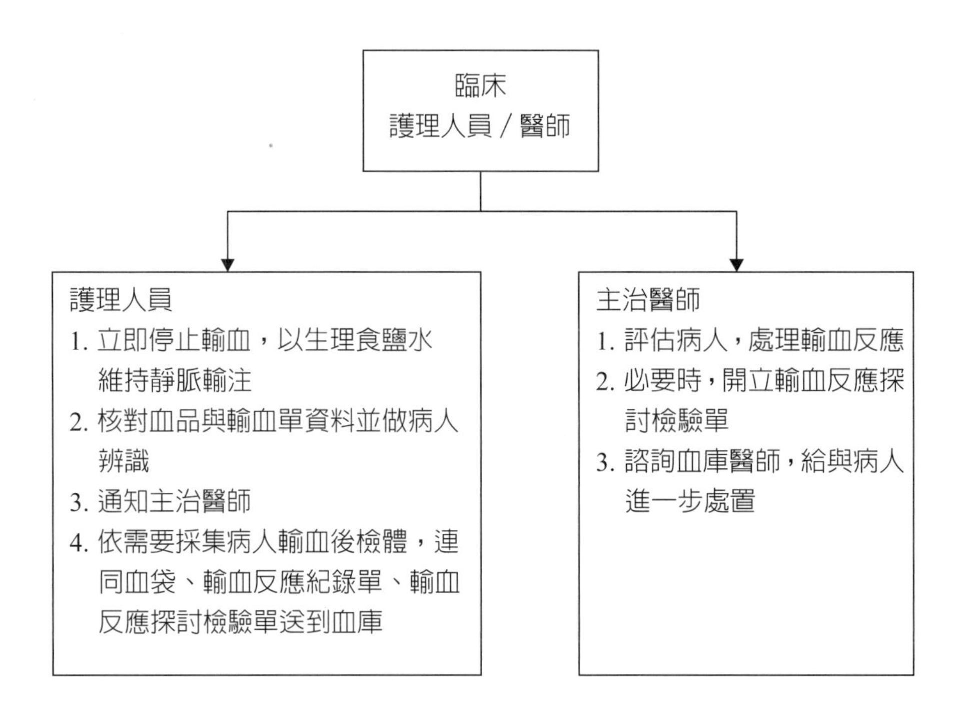

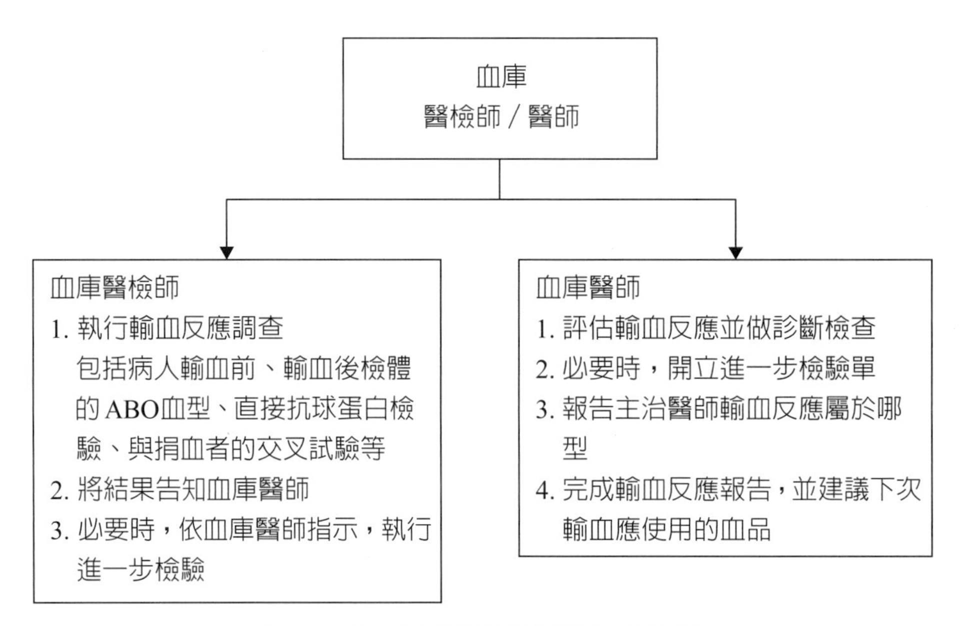

圖 20-7　輸血反應發生後相關人員的職責

輸血作業需要各職類人員能執行品質管理，持續監控實施的作業流程，能發掘問題之所在，並找出問題之根本原因，以採取改善行動根除問題，最後並導入文件執行。如此，才能確保病人輸血安全，且能符合機構的品質政策並達成品質目標的要求。

學習評量

1. 我國捐血者血液檢驗項目與篩檢合格標準為何？
2. 列舉血庫各類人員能力評估的內容大綱、方法、評估頻率。
3. 如何執行血庫檢驗試劑的每日品管？
4. 如何執行試劑驗收時的性能查證？
5. 血庫儲血冷藏冰箱的品管執行週期與管理項目為何？
6. 列舉五項血庫常見的品質指標。
7. 輸血管理委員會的任務為何？
8. 輸血反應發生後，血庫醫檢師的職責為何？

參考文獻

1. Cees Th. Smit Sibinga: Quality Management in Transfusion Medicine, Nova Science Publishers, Inc., USA. 2013.
2. WHO, CLSI, CDC USA: Laboratory Quality Management System Handbook. 2011 年。
3. TAF: ISO 15189，醫學實驗室—品質與能力要求，TAF-CNLA-R02(3)，2013 年。
4. AABB: Technical Manual. 20th ed. 2020. Bethesda, Maryland, USA.
5. CFR-Code of Federal Regulations Title 21, Mar 29 2022. FDA, USA.
6. TAF：生物／醫學實驗室設備校正或查核週期及評估指引。TAF-CNLA-G19(2)，2013 年。

附錄A 馬偕紀念醫院輸血醫學相關生物統計資料

A-1 馬偕醫院研究臺灣各族群遺傳標誌取樣地點

1. HLA, Secretorgene, HPA, HNA

族群	人數	取樣地點
泰雅	50～52	新北市烏來區，新竹縣五峰鄉、尖石鄉
太魯閣	57	花蓮縣秀林鄉
賽夏	50～62	新竹縣五峰鄉，苗栗縣南庄鄉
布農	52～99	南投縣信義鄉，新北市樹林區（移自南投縣）
鄒	51～57	阿里山鄉特富野、達邦、來吉、山美村
魯凱	49～50	屏東縣霧台鄉
排灣	51～54	屏東縣春日鄉、瑪家鄉、來義鄉
阿美	50～98	新北市汐止（移自東海岸），花蓮縣太巴塱
卑南	50～52	臺東縣下賓朗、南王村
雅美	50～63	蘭嶼紅頭村、朗島村、椰油村、東清村、漁人村
邵	43	日月潭
巴宰	81	南投縣埔里鎮，臺中市神岡區，苗栗縣三義鄉
西拉雅	55	臺南市左鎮區、頭社里、新化區（口埤教會）
客家	55	屏東縣萬巒鄉，新竹縣新埔鎮
阿卡族*	50	泰北清萊及緬北景洞
巴丹Ivatan*	50	菲律賓巴丹島

*為外國人

2. 紅血球血型抗原

族群	人數	取樣地點
泰雅	219	南投縣仁愛鄉，花蓮縣秀林鄉
賽夏	120	苗栗縣南庄鄉
布農	192	南投縣信義鄉，南投縣雙龍村
鄒	205	阿里山鄉達邦村
魯凱	95	屏東縣霧台鄉
排灣	165	屏東縣瑪家鄉，臺東縣太麻里
阿美	162	花蓮縣壽豐鄉，花蓮縣光復鄉
卑南	52	臺東縣下賓朗，達瑪拉告
雅美	67	蘭嶼
邵	30	日月潭
巴宰	70	

A-2.1　臺灣各族群組織抗原之基因頻率（HLA-A）

	HLA-A	閩南	客家	泰雅	太魯閣	賽夏	鄒	布農	魯凱	排灣	阿美	卑南	達悟	巴宰	西拉雅	邵
血清型	基因型\No	102	55	106	55	51	51	101	50	51	98	50	50	55	51	30
A1	A*01:01	0.005														
A2	A*02:01	0.093	0.055	0.066	0.191	0.108	0.029	0.040	0.030	0.039	0.026	0.020	0.020	0.055	0.049	0.067
	A*02:03	0.064	0.036	0.005		0.010						0.060		0.045	0.059	
	A*02:06	0.029	0.027	0.094	0.055	0.020		0.074	0.030	0.029	0.015	0.120		0.036	0.020	0.033
	A*02:07	0.108	0.082	0.005										0.064	0.059	0.017
A11	A*11:01	**0.309**	**0.400**	0.080	0.073	0.118	0.108	0.099	0.040	0.020	0.026	0.020	0.360	0.282	0.176	0.217
	A*11:02	0.039	0.045	0.052	0.018	0.127	0.029	0.010			0.087	0.070	0.030	0.109	0.069	
A24	A*24:02	0.186	0.145	**0.618**	**0.445**	**0.569**	**0.784**	**0.584**	**0.760**	**0.863**	**0.628**	**0.640**	**0.540**	**0.336**	**0.471**	**0.600**
	A*24:07	0.005											0.050			
A26	A*26:01	0.034	0.064	0.080	0.218	0.049	0.049	0.193	0.140	0.039		0.030		0.027	0.020	0.017
A29	A*29:01		0.027													
A30	A*30:01	0.010	0.018												0.010	
A31	A*31:01	0.025	0.009											0.009	0.020	
A32	A*32:01	0.005														
A33	A*33:03	0.083	0.082											0.036	0.049	0.050
A34	A*34:01		0.009							0.010	0.219	0.040				
A28	A*69:01	0.005														

Human Immunology 2004; 65: 1102-1181.

粗體字：各族群最高等位基因頻率

A-2.2 臺灣各族群組織抗原之基因頻率（HLA-B）

	HLA-B	閩南	客家	泰雅	太魯閣	賽夏	鄒	布農	魯凱	排灣	阿美	卑南	達悟	巴宰	西拉雅	邵
血清型	基因型\No	102	55	106	55	51	51	101	50	51	98	50	50	55	51	30
B7	B*07:05	0.005	0.027													
B8	B*08:01		0.009												0.010	
B13	B*13:01	0.074	0.064		0.009	0.029	0.176	**0.267**	**0.280**	0.255		0.170	0.040	0.118	0.127	0.217
	B*13:02	0.010	0.018												0.010	
B62	B*15:01	0.034	0.027					0.005	0.060	0.039				0.027	0.029	0.017
B75	B*15:02	0.059	0.027				0.010					**0.180**	0.120	0.036	0.010	
B72	B*15:03		0.009													
B75	B*15:11	0.005	0.018												0.010	
B76	B*15:12		0.009													
B71	B*15:18	0.005	0.018													
B75	B*15:21		0.009													
B62	B*15:25	0.005	0.009	0.028			0.049	0.064	0.070	0.010	0.026	0.070	**0.400**	0.109	0.049	0.117
B62	B*15:27	0.005													0.020	
B15	B*15:58		0.009													
B18	B*18:02	0.005														
B27	B*27:04	0.025	0.009	0.080	0.009		0.029				0.010	0.090	0.030	0.109	0.069	
	B*27:06	0.010														
B35	B*35:01	0.010	0.009							0.010				0.018	0.029	
	B*35:05	0.005												0.009		
	B*37:01	0.005														

（續）

	HLA-B	閩南	客家	泰雅	太魯閣	賽夏	鄒	布農	魯凱	排灣	阿美	卑南	達悟	巴宰	西拉雅	邵
B38	B*38:02	0.064	0.036			0.010						0.010	0.110	0.018	0.029	
B39	B*39:01	0.020	0.036	0.198	0.218	0.549	0.245	0.149	0.130	0.049	0.102	0.050		0.018	0.010	0.133
B60	B*40:01	**0.201**	**0.218**	**0.349**	0.355	0.314	0.176	0.213	0.190	**0.333**	**0.327**	0.170	0.030	**0.218**	0.127	**0.250**
B61	B*40:02	0.039	0.018	0.019	0.073	0.010	0.088	0.025	0.130	0.137	0.051	0.060	0.230	0.027	**0.196**	
	B*40:06	0.010	0.009	0.014										0.009	0.020	
B44	B*44:03	0.005	0.009												0.010	
B46	B*46:01	0.152	0.136	0.005										0.082	0.039	0.017
B48	B*48:01	0.020		0.170	0.191	0.039	0.088	0.089	0.070	0.088	0.260	0.120	0.040	0.055	0.049	0.083
	B*48:03		0.009													
B51	B*51:01	0.039	0.027			0.020								0.009	0.010	
	B*51:02	0.010	0.009											0.009		
	B*51:07	0.005														
B52	B*52:01	0.010														
B54	B*54:01	0.039	0.027					0.005						0.009	0.029	0.017
B55	B*55:02	0.029	0.036	0.118	0.145	0.020	0.118	0.134	0.060	0.059	0.020	0.040		0.036	0.029	0.100
	B*55:07	0.005														
B56	B*56:01		0.018	0.019			0.020	0.050	0.010	0.010	0.204	0.040				
	B*56:03	0.005	0.009			0.010								0.009	0.010	
	B*56:04														0.010	
B58	B*58:01	0.088	0.109							0.010				0.036	0.059	0.050
B67	B*67:01		0.018											0.009	0.010	
B81	B*81:01													0.027		

Human Immunology 2004; 65: 1102-1181.
粗體字：各族群最高等位基因頻率

A-2.3 臺灣各族群組織抗原之基因頻率（HLA-C）

	HLA-C	閩南	客家	泰雅	太魯閣	賽夏	鄒	布農	魯凱	排灣	阿美	卑南	達悟	巴宰	西拉雅	邵
血清型	基因型\No	102	55	106	55	51	51	101	50	51	98	50	50	55	51	30
Cw1	C*01:02	0.201	0.209	0.061	0.136	0.020	0.118	0.114	0.070	0.049	0.219	0.050		0.127	0.098	0.150
	C*01:03	0.005													0.010	
Cw10	C*03:02	0.093	0.109							0.010				0.036	0.049	0.050
Cw9	C*03:03	0.054	0.036	0.085	0.100	0.010	0.098	0.054	0.130	0.098	0.041	0.060	0.080	0.082	0.157	
Cw10	C*03:04	0.142	0.164	0.198	0.227	0.176	**0.304**	**0.337**	**0.470**	**0.520**	0.122	0.260	0.210	**0.191**	**0.206**	**0.383**
Cw4	C*04:01	0.034	0.027	0.071	0.018	0.039	0.010	0.114	0.020	0.088	0.209	0.030	0.010	0.009	0.069	0.067
	C*04:03	0.010	0.018	0.033			0.049	0.064	0.070	0.010	0.026	0.120	**0.400**	0.118	0.049	0.117
Cw6	C*06:02	0.015	0.018												0.010	
Cw7	C*07:01		0.009													
	C*07:02	**0.206**	**0.227**	**0.288**	**0.318**	**0.667**	0.275	0.178	0.160	0.118	0.107	0.090	0.110	0.145	0.108	0.150
	C*07:04	0.010														
Cw8	C*08:01	0.108	0.073	0.184	0.191	0.049	0.098	0.089	0.070	0.088	**0.260**	**0.300**	0.160	0.136	0.108	0.083
-	C*12:02	0.029	0.027	0.080	0.009	0.010	0.029				0.010	0.090	0.030	0.109	0.098	
-	C*12:03	0.010	0.009													
-	C*14:02	0.029	0.036			0.020								0.018	0.020	
-	C*15:02	0.049	0.009			0.010	0.020	0.050	0.010	0.020	0.005			0.027	0.010	
-	C*15:05		0.027													
-	C*16:01														0.010	
-	C*16:02	0.005														

Human Immunology 2004; 65: 1102-1181.

粗體字：各族群最高等位基因頻率

A-2.4 臺灣各族群組織抗原之基因頻率（HLA-DRB1）

	HLA-DRB1	閩南	客家	泰雅	太魯閣	賽夏	鄒	布農	魯凱	排灣	阿美	卑南	達悟	巴宰	西拉雅	邵
血清型	基因型\No	102	55	106	55	51	51	101	50	51	98	50	50	55	51	30
DR1	DRB1*01:01	0.005														
DR17	DRB1*03:01	0.054	0.082							0.010				0.036	0.039	0.050
DR4	DRB1*04:03	0.049	0.036	0.080	0.027	0.020	0.069	0.134	0.040	0.088		0.020		0.009	0.098	0.017
	DRB1*04:04	0.015					0.010				**0.388**	0.010				
	DRB1*04:05	0.064	0.064	0.014	0.036	0.020	0.029	0.010		0.010	0.168	0.040	0.020	0.036	0.127	0.017
	DRB1*04:06	0.015	0.027											0.009	0.010	
	DRB1*04:10	0.010	0.009													
	DRB1*04:36							0.005								
DR7	DRB1*07:01	0.010	0.027												0.020	
DR8	DRB1*08:02															0.017
	DRB1*08:03	0.118	0.100	0.193	0.127	0.167	**0.284**	0.173	0.240	0.167	0.010	0.040		0.064	0.049	0.150
	DRB1*08:09															
DR9	DRB1*09:01	**0.176**	**0.155**	0.118	0.045	0.059	0.020	0.059	0.030	0.020	0.036	0.020		0.118	0.098	0.050
DR10	DRB1*10:01	0.020	0.027													
DR11	DRB1*11:01	0.059	0.073	0.132	0.191	0.098	0.108	0.084	0.270	0.225	0.066	0.190	0.050	0.145	0.118	0.200
	DRB1*11:04													0.009		
DR12	DRB1*12:01	0.025	0.036	0.019	0.018	0.010			0.050	0.059		0.030		0.045	0.020	
	DRB1*12:02	0.103	0.055	0.080	0.045	0.255	0.186	**0.287**	**0.280**	**0.265**		0.050	0.130	0.082	0.098	**0.200**
DR13	DRB1*13:01	0.005	0.009													

（續）

	HLA-DRB1	閩南	客家	泰雅	太魯閣	賽夏	鄒	布農	魯凱	排灣	阿美	卑南	達悟	巴宰	西拉雅	邵
	DRB1*13:02	0.034	0.036												0.020	
	DRB1*13:12	0.005	0.018													0.017
DR14	DRB1*14:01g	0.034	0.064	**0.241**	**0.264**	**0.284**	0.206	0.084	0.010	0.127	0.107	0.150	**0.340**	**0.164**	**0.176**	0.117
	DRB1*14:03	0.005														
	DRB1*14:04	0.005														
	DRB1*14:05	0.010	0.018	0.042	0.127	0.010	0.049	0.035				0.060	0.030	0.036	0.020	0.033
	DRB1*14:07	0.005														
	DRB1*14:18		0.009											0.009		
	DRB1*14:43	0.005														
DR15	DRB1*15:01	0.078	0.073	0.042	0.118	0.069		0.064	0.030	0.010	0.005	0.100	0.010	0.064	0.039	0.017
	DRB1*15:02	0.010	0.045							0.010	0.194	**0.210**	0.120	0.018	0.020	
DR16	DRB1*16:02	0.083	0.036	0.038		0.010	0.039	0.064	0.050	0.010	0.026	0.080	0.300	0.155	0.049	0.117

Human Immunology 2004; 65: 1102-1181.

粗體字：各族群最高等位基因頻率

A-3　臺灣各族群10個最常見的HLA-A-C-B-DRB1單倍型的頻率

閩南(n=102)	HF
Haplotype	
A*02:07-C*01:02-B*46:01-DRB1*09:01	0.0441
A*33:03-C*03:02-B*58:01-DRB1*03:01	0.0392
A*33:03-C*03:02-B*58:01-DRB1*13:02	0.0343
A*11:01-C*07:02-B*40:01-DRB1*08:03	0.0294
A*02:03-C*07:02-B*38:02-DRB1*08:03	0.0196
A*02:03-C*07:02-B*38:02-DRB1*16:02	0.0196
A*11:01-C*07:02-B*40:01-DRB1*09:01	0.0196
A*11:01-C*01:02-B*46:01-DRB1*09:01	0.0196
A*24:02-C*03:04-B*40:01-DRB1*11:01	0.0196
A*02:06-C*08:01-B*15:02-DRB1*12:02	0.0147
總計	0.2597
客家(n=55)	
Haplotype	
A*33:03-C*03:02-B*58:01-DRB1*03:01	0.0545
A*11:01-C*03:04-B*13:01-DRB1*15:01	0.0273
A*11:01-C*07:02-B*40:01-DRB1*08:03	0.0273
A*11:01-C*01:02-B*46:01-DRB1*12:01	0.0273
A*29:01-C*15:05-B*07:05-DRB1*10:01	0.0273
A*33:03-C*03:02-B*58:01-DRB1*13:02	0.0273
A*02:01-C*07:02-B*55:02-DRB1*14:01	0.0182
A*02:07-C*07:02-B*40:01-DRB1*14:01	0.0182
A*02:07-C*01:02-B*46:01-DRB1*04:05	0.0182
A*11:01-C*04:01-B*15:01-DRB1*04:06	0.0182
總計	0.2638
泰雅(106)	
Haplotype	
A*24:02-C*07:02-B*39:01-DRB1*12:02	0.0755

（續）

A*02:06-C*08:01-B*48:01-DRB1*14:01	0.0737
A*24:02-C*07:02-B*40:01-DRB1*14:01	0.0708
A*24:02-C*03:04-B*40:01-DRB1*09:01	0.0682
A*24:02-C*08:01-B*48:01-DRB1*14:01	0.0558
A*24:02-C*04:01-B*40:01-DRB1*04:03	0.0519
A*24:02-C*07:02-B*39:01-DRB1*08:03	0.0470
A*11:02-C*12:02-B*27:04-DRB1*14:05	0.0377
A*24:02-C*12:02-B*27:04-DRB1*08:03	0.0377
A*24:02-C*03:03-B*55:02-DRB1*11:01	0.0376
總計	0.5559
太魯閣(n=55)	
Haplotype	
A*02:01-C*08:01-B*48:01-DRB1*11:01	0.0727
A*24:02-C*07:02-B*40:01-DRB1*14:01	0.0727
A*24:02-C*08:01-B*48:01-DRB1*14:01	0.0727
A*26:01-C*07:02-B*39:01-DRB1*14:05	0.0727
A*11:01-C*03:04-B*40:01-DRB1*15:01	0.0545
A*02:01-C*01:02-B*55:02-DRB1*11:01	0.0455
A*02:06-C*08:01-B*48:01-DRB1*14:01	0.0455
A*24:02-C*03:04-B*40:01-DRB1*14:05	0.0455
A*26:01-C*03:03-B*40:02-DRB1*08:03	0.0455
A*24:02-C*07:02-B*39:01-DRB1*08:03	0.0364
總計	0.5637
賽夏(n=51)	
Haplotype	
A*24:02-C*07:02-B*39:01-DRB1*12:02	0.2091
A*24:02-C*07:02-B*39:01-DRB1*08:03	0.1273
A*11:01-C*03:04-B*40:01-DRB1*14:01	0.0585
A*24:02-C*07:02-B*40:01-DRB1*14:01	0.0492
A*11:02-C*07:02-B*39:01-DRB1*14:01	0.0478
A*24:02-C*07:02-B*39:01-DRB1*14:01	0.0458

（續）

A*24:02-C*07:02-B*39:01-DRB1*15:01	0.0311
A*26:01-C*07:02-B*39:01-DRB1*08:03	0.0296
A*24:02-C*03:04-B*40:01-DRB1*09:01	0.0255
A*11:02-C*07:02-B*40:01-DRB1*11:01	0.0228
總計	0.6467
鄒(n=51)	
Haplotype	
A*24:02-C*07:02-B*39:01-DRB1*08:03	0.2157
A*24:02-C*03:04-B*13:01-DRB1*12:02	0.1667
A*24:02-C*01:02-B*55:02-DRB1*14:01	0.0784
A*24:02-C*03:04-B*40:01-DRB1*14:01	0.0686
A*24:02-C*03:03-B*40:02-DRB1*14:01	0.0490
A*24:02-C*08:01-B*48:01-DRB1*11:01	0.0490
A*11:01-C*04:03-B*15:25-DRB1*16:02	0.0392
A*24:02-C*01:02-B*55:02-DRB1*08:03	0.0392
A*02:01-C*03:03-B*40:02-DRB1*04:05	0.0294
A*11:01-C*07:02-B*40:01-DRB1*11:01	0.0294
總計	0.7646
布農(n=101)	
Haplotype	
A*24:02-C*03:04-B*13:01-DRB1*12:02	0.1885
A*24:02-C*08:01-B*48:01-DRB1*11:01	0.0742
A*24:02-C*07:02-B*39:01-DRB1*08:03	0.0567
A*02:06-C*01:02-B*55:02-DRB1*15:01	0.0495
A*11:01-C*04:03-B*15:25-DRB1*16:02	0.0495
A*24:02-C*04:01-B*40:01-DRB1*04:03	0.0487
A*26:01-C*15:02-B*56:01-DRB1*12:02	0.0446
A*24:02-C*03:04-B*13:01-DRB1*08:03	0.0383
A*26:01-C*07:02-B*39:01-DRB1*08:03	0.0351
A*11:01-C*04:01-B*40:01-DRB1*04:03	0.0341
總計	0.6192

（續）

魯凱(n=50)	
Haplotype	
A*24:02-C*03:04-B*13:01-DRB1*12:02	0.2021
A*24:02-C*03:03-B*40:02-DRB1*11:01	0.0938
A*24:02-C*08:01-B*48:01-DRB1*11:01	0.0700
A*24:02-C*03:04-B*40:01-DRB1*08:03	0.0686
A*24:02-C*07:02-B*39:01-DRB1*08:03	0.0483
A*24:02-C*03:04-B*13:01-DRB1*08:03	0.0400
A*24:02-C*04:03-B*15:25-DRB1*16:02	0.0400
A*24:02-C*01:02-B*15:01-DRB1*08:03	0.0328
A*26:01-C*03:04-B*40:01-DRB1*08:03	0.0314
A*02:06-C*03:04-B*55:02-DRB1*12:02	0.0300
總計	0.6570
排灣(n=51)	
Haplotype	
A*24:02-C*03:04-B*13:01-DRB1*12:02	0.2451
A*24:02-C*04:01-B*40:01-DRB1*04:03	0.0784
A*24:02-C*03:04-B*40:01-DRB1*11:01	0.0686
A*24:02-C*07:02-B*40:01-DRB1*11:01	0.0490
A*24:02-C*03:03-B*40:02-DRB1*11:01	0.0490
A*24:02-C*03:03-B*40:02-DRB1*14:01	0.0392
A*24:02-C*03:04-B*40:02-DRB1*14:01	0.0392
A*24:02-C*08:01-B*48:01-DRB1*11:01	0.0392
A*24:02-C*08:01-B*48:01-DRB1*14:01	0.0392
A*24:02-C*03:04-B*55:02-DRB1*12:01	0.0392
總計	0.6861
阿美(n=98)	
Haplotype	
A*34:01-C*01:02-B*56:01-DRB1*15:02	0.1783
A*24:02-C*08:01-B*48:01-DRB1*04:04	0.1661
A*24:02-C*04:01-B*40:01-DRB1*04:04	0.0939

（續）

A*24:02-C*04:01-B*40:01-DRB1*04:05	0.0713
A*24:02-C*03:04-B*40:01-DRB1*04:05	0.0701
A*24:02-C*08:01-B*48:01-DRB1*14:01	0.0436
A*24:02-C*07:02-B*39:01-DRB1*04:04	0.0359
A*11:02-C*04:01-B*40:01-DRB1*04:04	0.0337
A*11:01-C*04:03-B*15:25-DRB1*16:02	0.0153
A*11:02-C*07:02-B*39:01-DRB1*11:01	0.0153
總計	0.7235
卑南(n=50)	
Haplotype	
A*24:02-C*08:01-B*15:02-DRB1*15:02	0.1100
A*24:02-C*03:04-B*13:01-DRB1*14:01	0.0800
A*24:02-C*04:03-B*15:25-DRB1*16:02	0.0600
A*02:06-C*08:01-2-B*:48-1-DRB1*:15	0.0500
A*02:06-C*03:04-B*40:01-DRB1*15:01	0.0400
A*24:02-C*03:04-B*13:01-DRB1*11:01	0.0400
A*24:02-C*03:04-B*13:01-DRB1*12:02	0.0400
A*24:02-C*12:02-B*27:04-DRB1*14:05	0.0400
A*34:01-C*01:02-B*56:01-DRB1*15:02	0.0400
A*02:03-C*04:03-B*40:01-DRB1*15:02	0.0300
總計	0.5300
達悟(n=50)	
Haplotype	
A*11:01-C*04:03-B*15:25-DRB1*16:02	0.2525
A*24:02-C*03:04-B*40:02-DRB1*14:01	0.1400
A*24:02-C*07:02-B*38:02-DRB1*15:02	0.1100
A*11:01-C*04:03-B*15:25-DRB1*14:01	0.0857
A*24:02-C*03:03-B*40:02-DRB1*14:01	0.0800
A*24:02-C*08:01-B*15:02-DRB1*12:02	0.0596
A*24:02-C*04:03-B*15:25-DRB1*16:02	0.0475
A*24:07-C*08:01-B*48:01-DRB1*11:01	0.0400

（續）

A*11:02-C*12:02-B*27:04-DRB1*14:05	0.0300
A*24:02-C*03:04-B*13:01-DRB1*12:02	0.0286
總計	0.8739
巴宰(n=55)	
Haplotype	
A*11:01-C*04:03-B*15:25-DRB1*16:02	0.0818
A*24:02-C*03:04-B*13:01-DRB1*11:01	0.0727
A*24:02-C*08:01-B*48:01-DRB1*14:01	0.0455
A*11:01-C*07:02-B*40:01-DRB1*12:01	0.0364
A*11:02-C*12:02-B*27:04-DRB1*09:01	0.0364
A*33:03-C*03:02-B*58:01-DRB1*03:01	0.0364
A*11:01-C*03:04-B*13:01-DRB1*15:01	0.0273
A*11:02-C*07:02-B*40:01-DRB1*16:02	0.0273
A*24:02-C*01:02-B*46:01-DRB1*09:01	0.0273
A*02:03-C*07:02-B*40:01-DRB1*12:02	0.0182
總計	0.4093
西拉雅(n=51)	
Haplotype	
A*24:02-C*03:03-B*40:02-DRB1*14:01	0.0980
A*24:02-C*03:04-B*13:01-DRB1*12:02	0.0588
A*24:02-C*12:02-B*27:04-DRB1*04:05	0.0490
A*11:01-C*03:04-B*13:01-DRB1*09:01	0.0392
A*24:02-C*08:01-B*48:01-DRB1*11:01	0.0392
A*11:02-C*12:02-B*40:02-DRB1*14:01	0.0294
A*24:02-C*08:01-B*15:01-DRB1*04:03	0.0294
A*24:02-C*04:01-B*40:01-DRB1*04:03	0.0294
A*24:02-C*03:04-B*40:02-DRB1*11:01	0.0294
A*02:03-C*01:02-B*55:02-DRB1*11:01	0.0196
總計	0.4214
邵(n=30)	
Haplotype	

（續）

A*24:02-C*03:04-B*13:01-DRB1*12:02	0.1833
A*24:02-C*07:02-B*39:01-DRB1*08:03	0.1333
A*11:01-C*04:03-B*15:25-DRB1*16:02	0.1167
A*24:02-C*03:04-B*40:01-DRB1*11:01	0.0833
A*24:02-C*04:01-B*40:01-DRB1*14:01	0.0667
A*02:01-C*01:02-B*55:02-DRB1*11:01	0.0500
A*33:03-C*03:02-B*58:01-DRB1*03:01	0.0500
A*02:06-C*08:01-B*48:01-DRB1*14:01	0.0333
A*24:02-C*03:04-B*40:01-DRB1*14:05	0.0333
A*24:02-C*08:01-B*48:01-DRB1*11:01	0.0333
總計	0.7832
巴丹（n=50）	
Haplotype	
A*02:01-C*08:01-B*15:02-DRB1*12:02	0.1800
A*34:01-C*15:02-B*40:02-DRB1*15:02	0.0600
A*02:01-C*07:04-B*18:01-DRB1*15:02	0.0500
A*24:02-C*08:01-B*48:01-DRB1*15:02	0.0500
A*11:01-C*04:03-B*13:01-DRB1*15:02	0.0400
A*24:02-C*04:01-B*40:01-DRB1*04:03	0.0400
A*02:01-C*03:04-B*40:01-DRB1*14:01	0.0300
A*11:02-C*12:02-B*15:25-DRB1*16:02	0.0300
A*24:02-C*08:01-B*48:01-DRB1*11:01	0.0300
A*24:07-C*08:01-B*15:02-DRB1*12:02	0.0300
總計	0.5400

A-4 紅血球血型抗原頻率（phenotype frequency %）

	阿美	泰雅	排灣	布農	雅美	鄒	魯凱	賽夏	卑南	巴宰	邵	閩南人				客家人	外省人	
												西部	南部	北部	東部		長江以南	長江以北
人數	162	219	165	192	67	205	95	120	52	70	30	100	100	100	100	100	94	78
A	22.8	21.9	20.6	33.3	47.7	21.0	10.5	33.3	11.5	28.5	23.2	28.0	24.0	26.0	26.0	31.0	30.9	32.1
B	40.1	20.1	37.0	22.4	9.0	11.7	54.7	24.2	38.5	34.3	36.7	29.0	32.0	18.0	23.0	20.0	29.8	30.8
O	25.3	48.9	29.7	39.1	37.3	64.4	29.5	30.0	40.4	22.9	33.3	38.0	38.0	51.0	47.0	42.0	30.9	23.1
AB	11.7	9.1	12.7	5.2	6.0	2.9	5.3	12.5	9.6	14.3	6.7	5.0	6.0	5.0	4.0	7.0	8.4	14.0
P1	42.0	54.3	21.2	37.0	47.8	54.6	21.1	41.7	38.5	34.3	13.3	30.0	30.0	32.0	36.0	40.0	25.5	41.0
M	98.1	85.4	84.8	96.4	82.1	86.3	93.7	91.7	94.2	84.3	86.7	82.0	84.0	79.0	83.0	84.0	84.0	73.1
N	44.4	57.5	60.6	42.2	62.7	62.4	35.8	51.7	46.2	67.1	76.7	68.0	68.0	73.0	66.0	65.0	66.0	84.6
Le^a	20.4	22.0	22.4	41.1	9.0	33.2	21.1	10.0	13.5	22.9	53.3	21.0	16.0	16.0	16.0	22.0	18.1	23.1
Le^b	70.4	82.1	73.9	78.1	52.2	75.6	68.4	77.5	84.6	81.4	80.0	93.0	89.0	92.0	84.0	91.0	93.0	93.6
D	100.0	99.5	100.0	100.0	100.0	100.0	100.0	100.0	100.0	97.1	100.0	100.0	100.0	100.0	100.0	99.0	100.0	98.7
C	0.0	0.0	0.0	0.0	0.0	0.0	0.0	0.0	0.0	0.0	0.0	0.0	0.0	0.0	0.0	0.0	0.0	0.0
C	99.4	95.4	97.6	95.8	100.0	97.1	81.1	95.0	98.1	95.7	100.0	93.0	92.0	91.0	91.0	96.0	91.5	88.5
c	16.7	41.6	33.9	43.8	11.9	29.8	58.9	39.2	30.8	41.4	20.0	51.0	55.0	53.0	41.0	42.0	47.9	51.3
E	13.6	64.2	32.1	36.0	11.9	13.7	53.7	34.2	28.8	25.7	16.7	44.0	46.0	48.0	31.0	36.0	39.4	46.2
e	99.4	94.5	96.4	97.4	100.0	98.5	88.4	95.8	100.0	97.1	100.0	97.0	96.0	91.0	97.0	97.0	93.6	93.6
K	0.0	0.0	0.0	0.0	0.0	0.0	0.0	0.0	0.0	0.0	0.0	0.0	0.0	0.0	0.0	0.0	0.0	0.0
k	100.0	100.0	100.0	100.0	100.0	100.0	100.0	100.0	100.0	100.0	100.0	100.0	100.0	100.0	100.0	100.0	100.0	100.0

（續）

	阿美	泰雅	排灣	布農	雅美	鄒	魯凱	賽夏	卑南	巴宰	邵	閩南人				客家人	外省人	
												西部	南部	北部	東部		長江以南	長江以北
Fy^a	100.0	97.3	98.8	98.4	100.0	98.5	97.9	97.5	100.0	100.0	100.0	100.0	100.0	100.0	99.0	100.0	100.0	100.0
Fy^b	4.9	33.3	28.5	23.4	22.4	20.0	27.4	16.7	25.0	20.0	3.3	5.0	7.0	5.0	7.0	9.0	10.6	17.9
Jk^a	58.0	79.0	86.1	74.0	85.1	69.3	83.2	75.8	48.1	75.7	90.0	67.0	68.0	67.0	74.0	72.0	66.0	76.9
Jk^b	79.0	65.8	56.4	76.6	64.2	82.4	52.6	75.8	73.1	82.9	60.0	75.0	78.0	79.0	79.0	79.0	81.9	78.2
S	1.2	13.2	2.4	15.1	0.0	15.6	0.0	5.0	1.9	8.6	6.7	6.0	9.0	7.0	5.0	5.0	11.7	10.3
s	100.0	100.0	100.0	100.0	100.0	98.5	100.0	100.0	100.0	100.0	100.0	100.0	100.0	100.0	100.0	100.0	100.0	100.0
Mg	0.0	0.0	0.0	0.0	0.0	0.0	0.0	0.0	0.0	0.0	0.0	0.0	0.0	0.0	0.0	0.0	0.0	0.0
Mur	88.4	3.0	0.0	0.0	34.3	1.0	0.0	3.0	21.2	11.4	0.0	2.0	3.0	2.0	11.0	3.0	4.3	0.0
He	0.0	0.0	0.0	0.0	0.0	0.0	0.0	0.0	0.0	0.0	0.0	0.0	0.0	0.0	0.0	0.0	0.0	0.0
Di^a	0.0	1.0	0.0	1.0	0.0	1.0	0.0	1.0	1.9	0.0	0.0	3.0	5.0	0.0	3.0	7.0	3.2	10.3
Di^b	100.0	100.0	100.0	100.0	100.0	100.0	100.0	100.0	100.0	100.0	100.0	100.0	100.0	100.0	100.0	100.0	100.0	100.0
Co^a	0.0	0.0	0.0	0.0	0.0	0.0	0.0	0.0	0.0	0.0	0.0	0.0	0.0	0.0	0.0	0.0	0.0	0.0
Co^b	100.0	100.0	100.0	100.0	100.0	100.0	100.0	100.0	100.0	100.0	100.0	100.0	100.0	100.0	100.0	100.0	100.0	100.0
Kp^a	0.0	0.0	0.0	0.0	0.0	0.0	0.0	0.0	0.0	0.0	0.0	0.0	0.0	1.0	0.0	0.0	0.0	0.0
Kp^b	100.0	100.0	100.0	100.0	100.0	100.0	100.0	100.0	100.0	100.0	100.0	100.0	100.0	100.0	100.0	100.0	100.0	100.0
Js^b	100.0	100.0	100.0	100.0	100.0	100.0	100.0	100.0	100.0	100.0	1000	100.0	100.0	100.0	100.0	100.0	100.0	100.0
Ge	100.0	100.0	100.0	100.0	100.0	100.0	100.0	100.0	100.0	100.0	100.0	100.0	100.0	100.0	100.0	100.0	100.0	100.0
Lu^a		0.0	0.0	0.0		0.0	1.1	0.0		0.0	0.0							
Lu^b		100.0	100.0	100.0		100.0	100.0	100.0		100.0	100.0							

Transf Med Rev 1998; 12: 56-72.

A-5 紅血球血型抗原的基因頻率（%）

	阿美	泰雅	排灣	布農	雅美	鄒	魯凱	賽夏	卑南	巴宰	邵
dce	0.0000	0.0000	0.0000	0.0000	0.0000	0.0000	0.0000	0.0000	0.0000	0.1019	0.0000
dcE	0.0000	0.0000	0.0001	0.0001	0.0000	0.0000	0.0001	0.0001	0.0000	0.0003	0.0000
dCe	0.0003	0.0680	0.0003	0.0003	0.0003	0.0003	0.0002	0.0003	0.0003	0.0000	0.0003
dCE	0.0000	0.0000	0.0000	0.0000	0.0000	0.0000	0.0000	0.0000	0.0000	0.0000	0.0000
Dce	0.0217	0.0439	0.0185	0.0673	0.0000	0.0878	0.0688	0.0291	0.0393	0.0000	0.0340
DcE	0.0647	0.1867	0.1633	0.1617	0.0597	0.0756	0.3206	0.1916	0.1241	0.1265	0.0660
DCe	0.9070	0.6895	0.8025	0.7397	0.9400	0.8363	0.6047	0.7789	0.8161	0.7553	0.8824
DCE	0.0063	0.0119	0.0154	0.0309	0.0000	0.0000	0.0056	0.0000	0.0201	0.0161	0.0173
MS	0.0000	0.0126	0.0099	0.0800	0.0000	0.0191	0.0000	0.0065	0.0096	0.0295	0.0357
Ms	0.1660	0.7003	0.5891	0.7400	0.4003	0.5809	0.7873	0.6633	0.6194	0.5190	0.5179
NS	0.0000	0.0371	0.0000	0.0000	0.0000	0.0509	0.0000	0.0226	0.0000	0.0108	0.0000
Ns	0.1649	0.2352	0.4010	0.1800	0.4030	0.3441	0.2128	0.2929	0.2596	0.3738	0.4464
MSMiIII	0.0000	0.0000	0.0000	0.0000	0.0000	0.0000	0.0000	0.0000	0.0000	0.0000	0.0000
MsMiIII	0.6637	0.0000	0.0000	0.0000	0.1967	0.0050	0.0000	0.0147	0.1113	0.0321	0.0000
NSMiIII	0.0055	0.0048	0.0000	0.0000	0.0000	0.0000	0.0000	0.0000	0.0000	0.0000	0.0000
NsMiIII	0.0000	0.0101	0.0000	0.0000	0.0000	0.0000	0.0000	0.0000	0.0000	0.0347	0.0000
Ia(A)	0.1911	0.1673	0.1817	0.2171	0.3185	0.1273	0.0826	0.2619	0.1106	0.2434	0.1643
Ib(B)	0.3061	0.1565	0.2879	0.1499	0.0773	0.0758	0.3689	0.2026	0.2757	0.2821	0.2488

（續）

	阿美	泰雅	排灣	布農	雅美	鄒	魯凱	賽夏	卑南	巴宰	邵
I(O)	0.5029	0.6760	0.5303	0.6330	0.6042	0.7969	0.5485	0.5355	0.6136	0.4744	0.5869
MS	0.0062	0.0082	0.0122	0.0814	0.0000	0.0485	0.0000	0.0042	0.0097	0.0320	0.0339
Ms	0.7624	0.6310	0.6091	0.6895	0.5970	0.5710	0.7894	0.6957	0.7306	0.5537	0.5160
NS	0.0000	0.0604	0.0000	0.0000	0.0000	0.0329	0.0000	0.0211	0.0000	0.0118	0.0000
Ns	0.2315	0.3003	0.3788	0.2292	0.4030	0.3477	0.2106	0.2790	0.2596	0.4025	0.4500
Jk^a	0.3951	0.5663	0.6455	0.4870	0.6045	0.4342	0.6527	0.5000	0.3750	0.4643	0.6500
Jk^b	0.6049	0.4338	0.3485	0.5130	0.3956	0.5659	0.3474	0.5000	0.6250	0.5358	0.3500
Jk-	(0.0000)	0.0000	0.0061	0.0000	0.0000	0.0000	0.0000	0.0000	0.0001	0.0000	0.0000
Fy^a	0.9753	0.8197	0.8516	0.8750	0.8806	0.8927	0.8526	0.9042	0.8750	0.9000	0.9843
Fy^b	0.0247	0.1804	0.1484	0.1250	0.1194	0.1073	0.1474	0.0959	0.1250	0.1000	0.0167
Di^a	0.0000	0.0050	0.0000	0.0050	0.0000	0.0050	0.0000	0.0049	0.0096	0.0000	0.0000
Di^b	1.0000	0.9951	1.0000	0.9950	1.0000	0.9950	1.0000	0.9952	0.9904	1.0000	1.0000

Transf Med Rev 1998; 12: 56-72.

續A-5

閩南人				客家	外省人		太魯閣	西拉雅	泰北阿卡	菲律賓巴丹
西部	南部	北部	東部		長江以南	長江以北				
0.0000	0.0000	0.0000	0.0000	0.0402	0.0000	0.0000	0.0000	0.0000	0.0000	0.0000
0.0001	0.0001	0.0001	0.0001	0.0000	0.0001	0.0000	0.0001	0.0001	0.0001	0.0000
0.0003	0.0003	0.0003	0.0003	0.0531	0.0003	0.1124	0.0003	0.0003	0.0002	0.0003
0.0000	0.0000	0.0000	0.0000	0.0000	0.0000	0.0000	0.0000	0.0000	0.0000	0.0000
0.0556	0.0704	0.0353	0.0800	0.0000	0.0695	0.0650	0.0379	0.0094	0.0222	0.0404
0.2378	0.2445	0.2745	0.1699	0.1898	0.2070	0.2555	0.1935	0.2075	0.3472	0.0295
0.6964	0.6793	0.6794	0.7497	0.7117	0.7175	0.5533	0.7396	0.7827	0.6079	0.9192
0.0098	0.0054	0.0104	0.0000	0.0052	0.0056	0.0137	0.0287	0.0000	0.0222	0.0105
0.0367	0.0450	0.0350	0.0000	0.0250	0.0550	0.0392	0.0000	0.0189	0.0694	0.0000
0.5413	0.5199	0.4900	0.5340	0.5700	0.5405	0.3903	0.5277	0.6604	0.4741	0.6000
0.0000	0.0000	0.0000	0.0250	0.0000	0.0000	0.0121	0.1018	0.0000	0.0394	0.0200
0.4128	0.4200	0.4650	0.3850	0.3900	0.4148	0.5584	0.3611	0.3207	0.3955	0.3699
0.0000	0.0000	0.0000	0.0000	0.0000	0.0035	0.0000	0.0000	0.0000	0.0000	0.0000
0.0092	0.0151	0.0000	0.0560	0.0000	0.0179	0.0000	0.0093	0.0000	0.0000	0.0000
0.0000	0.0000	0.0000	0.0000	0.0000	0.0000	0.0000	0.0000	0.0000	0.0000	0.0000
0.0000	0.0000	0.0100	0.0000	0.0150	0.0000	0.0000	0.0000	0.0000	0.0217	0.0101
0.1833	0.1640	0.1688	0.1638	0.2119	0.2159	0.2656	0.2067	0.2614	0.0691	0.1628

（續）

閩南人				客家	外省人		太魯閣	西拉雅	泰北阿卡	菲律賓巴丹
西部	南部	北部	東部		長江以南	長江以北				
0.1890	0.2134	0.1221	0.1460	0.1451	0.2091	0.2570	0.1836	0.1999	0.3833	0.0942
0.6277	0.6226	0.7090	0.6902	0.6429	0.5750	0.4774	0.6097	0.5387	0.5471	0.7430
0.0327	0.0461	0.0356	0.0000	0.0253	0.0660	0.0396	0.0000	0.0191	0.0911	0.0000
0.5544	0.5339	0.4894	0.5900	0.5697	0.5297	0.3899	0.5370	0.6601	0.4524	0.6000
0.0000	0.0000	0.0000	0.0000	0.0000	0.0000	0.0131	0.1077	0.0000	0.0000	0.0000
0.4128	0.4200	0.4750	0.4100	0.4050	0.3936	0.5573	0.3552	0.3207	0.4566	0.4000
0.4633	0.4500	0.4400	0.4800	0.4650	0.4149	0.4936	0.6297	0.4905	0.2174	0.5300
0.5367	0.5500	0.5600	0.5200	0.5350	0.5851	0.5065	0.3704	0.5094	0.7826	0.4500
0.0000	0.0000	0.0000	0.0000	0.0000	0.0000	0.0000	0.0000	0.0001	0.0000	0.0200
0.9771	0.9650	0.9750	0.9600	0.9550	0.9468	0.9102	0.8889	0.9057	0.9565	0.9800
0.0230	0.0350	0.0250	0.0400	0.0450	0.0532	0.0898	0.1111	0.0944	0.0435	0.0200
0.0138	0.0250	0.0000	0.0150	0.0350	0.0160	0.0513	0.0000	0.0095	0.0218	0.0000
0.9863	0.9750	1.0000	0.9850	0.9650	0.9841	0.9487	1.0000	0.9906	0.9783	1.0000

A-6 Lewis血型在臺灣不同族群的頻率（%）

族群		Le(a+b-)	Le(a+b+)	Le(a-b+)	Le(a-b-)	人數
閩南人	1.臺灣北部	0.0	16.0	79.0	5.0	100
	2.臺灣南部	0.0	16.0	73.0	11.0	100
	3.臺灣西部	0.0	21.0	72.0	7.0	100
	4.臺灣東部	0.0	16.0	68.0	16.0	100
外人	1.長江以北	0.0	23.1	70.5	6.4	78
	2.長江以南	0.0	18.1	74.9	7.0	94
客家人		0.0	22.0	69.0	9.0	100
原住民	1.阿美族	1.9	18.5	51.2	28.4	162
（高山）	2.雅美族	0.0	9.0	43.3	47.7	67
	3.卑南族	0.0	13.5	71.1	15.4	52
	4.泰雅族	3.2	18.8	62.8	15.2	219
	5.賽夏族	0.0	10.0	67.5	22.5	120
	6.鄒族	7.8	25.4	50.2	16.6	205
	7.布農族	7.8	31.8	46.4	14.0	192
	8.排灣族	3.6	18.8	55.2	22.4	165
	9.魯凱族	5.3	15.8	52.6	26.3	95
原住民	1.巴宰族	1.4	21.4	60.0	17.2	70
（平埔）	2.邵族	16.7	36.8	43.3	3.2	30
香港*		0.0	26.6	62.0	11.4	
白種人*		20.0	0.0	72.0	6.0	
黑人*		19.5	0.0	52.0	28.5	

Transf Med 1996; 6: 255-260.

A-7 臺灣各族群Se基因的分布（%）

族群	*Se*	Se^{357}	Sew^{385}	se^{571}	se^{685}	se^{849}
閩南	11.0	49.0	40.0	0.0	0.0	0.0
客家	14.7	39.2	41.2	2.0	0.0	2.9

（續）

族群	*Se*	Se^{357}	Sew^{385}	se^{571}	se^{685}	se^{849}
原住民						
巴宰	11.8	30.4	44.1	11.8	0.0	2.0
西拉雅	8.3	41.7	35.2	7.4	0.0	7.4
泰雅	1.0	46.2	46.2	6.7	0.0	0.0
賽夏	6.0	55.0	35.0	4.0	0.0	0.0
鄒	12.7	25.5	20.6	13.7	0.0	27.5
布農	5.8	27.9	33.7	15.4	0.0	17.3
排灣	7.4	29.6	43.5	3.7	4.6	11.1
魯凱	18.0	24.0	29.0	7.0	0.0	22.0
阿美	8.8	34.3	33.3	14.7	2.9	5.9
卑南	10.8	36.3	40.2	2.0	1.0	9.8
雅美	11.0	50.0	23.0	15.0	0.0	1.0

Transfusion 2001; 41: 1279-1284.

A-8 臺灣各族群及外國人血小板特異抗原HPA-1、2、3、4、5的基因頻率（%）

	閩南	客家	泰雅	賽夏	布農	鄒	魯凱	排灣	阿美	卑南	雅美	巴宰	香港人	日本人	韓國人	丹麥人	德國人	荷蘭人
N	208	118	50	57	90	51	50	51	98	50	61	50						
HPA-1a	99.8	100.0	100.0	100.0	100.0	100.0	100.0	100.0	100.0	100.0	100.0	100.0	99.5	99.8	98.8	83.1	87.9	84.6
HPA-1b	0.2												0.5	0.2	1.2	16.	12.1	15.4
HPA-2a	95.7	97.0	93.0	95.6	98.9	100.0	97.0	100.0	99.5	99.0	100.0	96.0	97.5	89.8	92.3	91.7	86.6	93.4
HPA-2b	4.3	3.0	7.0	4.4	1.1		3.0		0.5	1.0		4.0	2.5	10.2	7.7	8.3	13.4	6.6
HPA-3a	55.0	60.2	50.0	45.6	41.7	24.5	57.0	66.7	49.5	56.0	56.6	61.0	52.5	59.4	55.5	62.6	56.2	55.5
HPA-3b	45.0	39.8	50.0	54.4	58.3	75.5	43.0	33.3	50.5	44.0	43.4	39.0	47.5	40.6	44.5	37.4	43.8	44.5
HPA-4a	99.5	99.6	100.0	100.0	100.0	100.0	100.0	100.0	100.0	100.0	100.0	99.0	100.0	98.9	99.0	100.0		100.0
HPA-4b	0.5	0.4										1.0		1.1	1.0			
HPA-5a	99.0	99.6	100.0	96.5	100.0	98.0	100.0	100.0	97.5	97.0	98.4	98.0	96.5	96.0	97.8	92.2	89.7	88.9
HPA-5b	1.0	0.4		3.5		2.0			2.6	3.0	1.6	2.0	3.5	4.0	2.2	7.9	10.3	11.1

Transfusion 2001; 41: 1553-1558.

A-9 臺灣各族群及外國人白血球（顆粒球）特異抗原HNA-1的基因頻率（%）

	閩南	客家	泰雅	賽夏	布農	鄒	魯凱	排灣	阿美	卑南	雅美	巴宰	日本人	印度人	丹麥人	德國人
N	208	118	50	57	90	51	50	51	98	50	61	50	400	92	200	309
HNA-1a	65.4	63.9	64.0	64.0	60.0	66.7	56.1	64.7	54.7	69.5	50.0	58.0	62.2	30.0	36.5	32.5
HNA-1b	34.6	30.4	36.0	36.0	40.0	33.3	40.6	35.3	25.5	27.0	50.0	40.3	37.8	70.0	63.5	64.8
HNA-1c	0.0	0.0	0.0	0.0	0.0	0.0	0.0	0.0	0.0	0.0	0.0	0.0	0.0	NT	3.0	2.5
HNA-1null	0.0	5.7	0.0	0.0	0.0	0.0	3.2	0.0	19.8	3.5	0.0	1.6				

*found HNA-1null individuals in this population NT: not test

Transfusion 2001; 41: 1553-1558

附錄B 台灣血液基金會捐血人血型抗原及血型抗體資料

B-1 臺灣捐血人的各種血型抗原頻率

1. 統計近20年資料

	抗原	%	總人數
RhD	D	99.66%	5,149,313
	d	0.34%	
RhCE	C	91.46%	220,725
	E	40.55%	
	c	49.54%	
	e	94.75%	
Kell	K	0.02%	4,239
	k	99.98%	
Duffy	Fy^a	99.86%	7,927
	Fy^b	8.54%	
Kidd	Jk^a	70.23%	219,850
	Jk^b	77.81%	
Lewis	Le^a	21.24%	5,961
	Le^b	90.25%	
MNS	M	82.66%	5,738
	N	70.58%	
	S	7.35%	
	s	99.84%	
P	P1	33.15%	7,370
Others	Mi^a	4.66%	1,444,541
	Di^a	3.73%	3,588

*各抗原檢驗總人數於表中

2. 臺灣捐血人Rh血型系統表現型之頻率

表現型	D	C	c	E	e	人數	%
DCCee	+	+	-	-	+	109,437	49.58%
DCcEe	+	+	+	+	+	69,910	31.67%
DCcee	+	+	+	-	+	19,095	8.65%
DccEE	+	-	+	+	-	10,949	4.96%
DccEe	+	-	+	+	+	6,158	2.79%
DCCEe	+	+	-	+	+	1,785	0.81%
DCcEE	+	+	+	+	-	617	0.28%
Dccee	+	-	+	-	+	538	0.24%
DCCEE	+	+	-	+	-	16	0.01%
Dcc**	+	-	+	-	-	1	0.00%
dccee	-	-	+	-	+	1,159	0.53%
dCcee	-	+	+	-	+	844	0.38%
dCCee	-	+	-	-	+	141	0.06%
dccEe	-	-	+	+	+	40	0.02%
dCcEe	-	+	+	+	+	29	0.01%
dCCEe	-	+	-	+	+	2	0.00%
dee***	-	-	-	-	+	2	0.00%
dCcEE	-	+	+	+	-	1	0.00%
dccEE	-	-	+	+	-	1	0.00%
總人數						220,725	

*2016～2017年篩檢計畫，總人數220,725人

**E及e抗原陰性

***C及c抗原陰性

3. 臺灣捐血人RhD陽性血型系統表現型之頻率

表現型		人數	%
DCCee	R_1R_1	109,437	50.08%
DCcEe	R_1R_2	69,910	31.99%
DCcee	R_1R_0	19,095	8.74%
DccEE	R_2R_2	10,949	5.01%
DccEe	R_2R_0	6,158	2.82%

（續）

表現型		人數	%
DCCEe	R_1R_z	1,785	0.82%
DCcEE	R_2R_z	617	0.28%
Dccee	R_0R_0	538	0.25%
DCCEE	R_zR_z	16	0.01%
Dcc**		1	<0.01%
總人數		218,506	

*2016～2017年篩檢計畫

**E及e抗原陰性

4. 臺灣捐血人RhD陰性血型系統表現型之頻率

表現型		人數	%
dccee	rr	1,159	52.23%
dCcee	rr'	844	38.04%
dCCee	r'r'	141	6.35%
dccEe	rr"	40	1.80%
dCcEe	r'r"	29	1.31%
dCCEe	r'ry	2	0.09%
dee**		2	0.09%
dCcEE	r"ry	1	0.05%
dccEE	r"r"	1	0.05%
總人數		2,219	

*2016～2017年篩檢計畫

**C及c抗原陰性

5. 臺灣捐血人Kidd血型系統表現型之頻率

表現型	Jk^a	Jk^b	人數	%
Jk(a+b+)	+	+	105,684	48.07%
Jk(a-b+)	-	+	65,379	29.74%
Jk(a+b-)	+	-	48,726	22.16%
Jk(a-b-)	-	-	61	0.03%
Total			219,850	

*2016～2017年篩檢計畫

6. 臺灣捐血人Duffy血型系統表現型之頻率

表現型	Fy^a	Fy^b	人數	%
Fy(a+b+)	+	+	666	8.40%
Fy(a+b-)	+	-	7,250	91.46%
Fy(a-b+)	-	+	11	0.14%
Fy(a-b-)	-	-	0	0.00%
總人數			7,927	

*2021～2022年篩檢計畫

7. 臺灣捐血人Kell血型系統表現型之頻率

表現型	K	k	人數	%
K+k+	+	+	1	0.02%
K+k-	+	-	0	0.00%
K-k+	-	+	4,237	99.95%
K-k-	-	-	1	0.02%
總人數			4,239	

*統計近約20年資料

8. 臺灣捐血人Lewis血型系統表現型之頻率

表現型	Le^a	Le^b	人數	%
Le(a-b+)	-	+	4,134	69.35%
Le(a-b-)	-	-	561	9.41%
Le(a+b+)	+	+	1,246	20.90%
Le(a+b-)	+	-	20	0.34%
總人數			5,961	

*2021～2022年篩檢計畫

9. 臺灣捐血人MNS血型系統表現型之頻率

表現型	M	N	S	s	人數	%
MNss	+	+	-	+	2,830	49.32%
MMss	+	-	-	+	1,527	26.61%
NNss	-	+	-	+	959	16.71%

（續）

表現型	M	N	S	s	人數	%
MNSs	+	+	+	+	220	3.83%
MMSs	+	-	+	+	157	2.74%
NNSs	-	+	+	+	36	0.63%
MMSS	+	-	+	-	4	0.07%
MNSS	+	+	+	-	5	0.09%
NNSS	-	+	+	-	0	0.00%
總人數					5,738	

*2021～2022年篩檢計畫

10. 臺灣捐血人ABO血型抗原頻率

	人數	%
A	1,371,505	26.63%
B	1,238,485	24.05%
O	2,227,207	43.25%
AB	312,116	6.06%
總人數	5,149,313	

*統計近約20年資料

11. 臺灣捐血人ABO亞型及亞孟買血型頻率

	型別	人數	占總亞型比例	占總捐血人比例
亞孟買型	O_{Hm}^{AB}	41	1.11%	0.00080%
	O_{Hm}^{A}	195	5.28%	0.00379%
	O_{Hm}^{B}	203	5.50%	0.00394%
	O_{Hm}	105	2.84%	0.00204%
A亞型	A_2	10	0.27%	0.00019%
	A_3	18	0.49%	0.00035%
	A_{el}	212	5.74%	0.00412%
	A_{int}	11	0.30%	0.00021%
	A_m	11	0.30%	0.00021%
	A_{mos}	1	0.03%	0.00002%
	AO chimera	1	0.03%	0.00002%
	A_x	12	0.33%	0.00023%

（續）

	型別	人數	占總亞型比例	占總捐血人比例
B亞型	B_3	1,927	52.19%	0.03742%
	B_{el}	129	3.49%	0.00251%
	B_m	1	0.03%	0.00002%
	BO Chimera	1	0.03%	0.00002%
	B_w	1	0.03%	0.00002%
AB亞型	A_2B	136	3.68%	0.00264%
	A_3B	20	0.54%	0.00039%
	A_3B_3	1	0.03%	0.00002%
	AB_3	589	15.95%	0.01144%
	AB_{el}	3	0.08%	0.00006%
	AB_m	7	0.19%	0.00014%
	AB_x	1	0.03%	0.00002%
	$A_{el}B$	24	0.65%	0.00047%
	$A_{int}B$	16	0.43%	0.00031%
	A_mB	6	0.16%	0.00012%
	A_xB	1	0.03%	0.00002%
	B(A)	1	0.03%	0.00002%
	cisAB	8	0.22%	0.00016%
總亞型人數		3,692		0.07170%
總捐血人數		5,149,313		

*統計近約20年資料

B-2　臺灣捐血人的各種血型抗體頻率

一、抗體分為五大類：MNS、Rh、Lewis、Kell Kidd Duffy 及其他血型、Auto 等抗體，依序排列。統計 2008～2017 年，含有紅血球抗體總捐血人數共 21,948 人。

1. MNS血型系統抗體

Anti-	人數	Anti-	人數
'Mi^{a}'	6,048	'Mi^{a}'+Le^{a}	37
'Mi^{a}'+E	224	'Mi^{a}'+Le^{a}+其他	6
'Mi^{a}'+E+其他	38	'Mi^{a}'+Le^{a}+Le^{b}	20
'Mi^{a}'+E+c	13	'Mi^{a}'+Le^{a}+Le^{b}+其他	9
'Mi^{a}'+E+c+其他	10	'Mi^{a}'+Le^{b}	9
'Mi^{a}'+D	5	'Mi^{a}'+Le^{b}+其他	4
'Mi^{a}'+c	7	'Mi^{a}'+其他	134
'Mi^{a}'+e	4	M	1,357
'Mi^{a}'+e+其他	5	M+I/HI	28
'Mi^{a}'+P1	119	M+P1	12
'Mi^{a}'+P1+其他	10	M+DAT	18
'Mi^{a}'+DAT*	110	M+其他	41
'Mi^{a}'+I/HI	77	N	24
'Mi^{a}'+M	53	N+其他	9
'Mi^{a}'+Wr^{a}	46	S	15
'Mi^{a}'+Di^{a}	12	S+DAT+其他	38
'Mi^{a}'+M+其他	15	S+I/HI+其他	44
		S+其他	15

*DAT: Direct antiglobulin test positive.

2. Rh血型系統抗體

Anti-	人數	Anti-	人數
E	1,578	D	102
E+DAT	38	D+E	6
E+I/HI*	16	D+其他	28

（續）

Anti-	人數	Anti-	人數
E+Di^a	12	D+E+其他	4
E+P1	16	C	18
E+Wr^a	38	C+e	35
E+其他	88	C+其他	8
E+c	163	C+e+其他	9
E+c+DAT	8	c	47
E+c+Wr^a	6	c+其他	5
E+c+其他	23	e	39
		e+ I/HI	6
		e+其他	11
		G	1

*DAT: Direct antiglobulin test positive

3. Lewis血型系統抗體

Anti-	人數	Anti-	人數
Le^a	1,037	Le^a+Le^b	1,017
Le^a+I/HI	53	Le^a+Le^b+I/HI	65
Le^a+P1	20	Le^a+Le^b+DAT*	17
Le^a+其他	46	Le^a+Le^b+I/HI+DAT*	17
Le^b	373	Le^a+Le^b+P1	11
Le^b+I/HI	36	Le^a+Le^b+其他	35
Le^b+其他	28		

*DAT: Direct antiglobulin test positive

4. Kell、Kidd、Duffy及其他血型系統抗體

Anti-	人數	Anti-	人數
Di^a	34	P1	2,773
Di^a+Wr^a	2	P1+I/HI	62
Jk^a+Jk^b+其他	4	P1+I/HI+其他	21
Jr^a+其他	1	P1+其他	57

（續）

Anti-	人數	Anti-	人數
Ku	1	PP1P^k	1
Lan	1	Pr	1
Wr^a	4	Fy^b	18
Wr^a+DAT*	1	Fy^b+其他	4
LW+DAT*	1		

*DAT: Direct antiglobulin test positive

5. Autoantibody, I/HI等抗體

Anti-	人數	Anti-	人數
Autoantibody	11	DAT*	9
Autoantibody+其他	32	DAT*+Unidentified	3
Autoantibody+DAT*	253	I/HI	3,530
Autoantibody+DAT*+其他	4	I/HI+DAT*	947
Cold Agglutinin	65	I/HI+Autoantibody+DAT*	280
Cold Agglutinin+其他	25	I/HI+其他	121
		Unidentified	6

*DAT: Direct antiglobulin test positive

二、臺灣捐血人紅血球抗體統計（2008～2017 年）

Anti-	No.*	%	Anti-	No.*	%
D	146	0.52%	Jk^a	8	0.03%
C	94	0.33%	Jk^b	4	0.01%
E	2,281	8.11%	Jk3	3	0.01%
c	283	1.01%	P1	3,159	11.24%
e	116	0.41%	PP1P^k	1	<0.01%
Ce	2	0.01%	Pr	2	0.01%
Cw	2	0.01%	Di^a	97	0.35%
G	13	0.05%	Di^b	2	0.01%
V	1	<0.01%	Wr^a	165	0.59%

（續）

Anti-	No.*	%	Anti-	No.*	%
‘Mi^{a}’	7,015	24.95%	Kp^{a}	1	<0.01%
M	1,537	5.47%	Ku	1	<0.01%
N	40	0.14%	Lan	1	<0.01%
S	138	0.49%	Jr^{a}	1	<0.01%
M^{g}	2	0.01%	LW	1	<0.01%
Vw	1	<0.01%	Lw^{a}	1	<0.01%
He	1	<0.01%	I/HI	5,484	19.51%
Le^{a}	2,440	8.68%	Cold agglutinin	184	0.65%
Le^{b}	1,660	5.90%	Autoantibody	775	2.76%
Le^{bh}	4	0.01%	DAT**	2,228	7.92%
Fy^{b}	43	0.15%	Unidentified	177	0.63%

*依抗體種類區分（No.表示鑑定數量）

**DAT: Direct antiglobulin test positive

附錄C 慈濟骨髓幹細胞中心自願捐髓者HLA的資料

C-1 捐髓者HLA等位基因頻率

1. HLA-A

	HLA-A*	frequency		HLA-A*	frequency		HLA-A*	frequency
1	11:01	0.283783	21	02:10	0.000931	41	11:03	0.000044
2	24:02	0.173046	22	24:03	0.000798	42	11:04	0.000044
3	02:07	0.117655	23	74:02	0.000754	43	11:127N	0.000044
4	02:01	0.106214	24	68:01	0.000533	44	11:77	0.000044
5	33:03	0.097875	25	24:64	0.000488	45	24:128	0.000044
6	02:03	0.064970	26	02:05	0.000399	46	24:153	0.000044
7	11:02	0.040711	27	02:28	0.000310	47	24:287	0.000044
8	02:06	0.028294	28	01:03	0.000222	48	24:333	0.000044
9	26:01	0.022218	29	23:01	0.000222	49	26:35	0.000044
10	30:01	0.019646	30	31:13	0.000222	50	31:30	0.000044
11	31:01	0.017828	31	33:01	0.000178	51	66:01	0.000044
12	11:53	0.004391	32	69:01	0.000178			
13	01:01	0.003592	33	03:02	0.000133			
14	32:01	0.002572	34	26:02	0.000133			
15	24:20	0.002528	35	24:08	0.000088			
16	03:01	0.002262	36	02:53N	0.000088			
17	34:01	0.001995	37	01:02	0.000044			
18	24:07	0.001863	38	02:02	0.000044			
19	29:01	0.001242	39	02:70	0.000044			
20	24:10	0.000976	40	02:90	0.000044			

人數：11364；51種alleles

慈濟骨髓幹細胞中心楊國梁主任提供

Tzu Chi Med J 2017; 29: 84-90

2. HLA-B

	HLA-B*	frequency		HLA-B*	frequency		HLA-B*	frequency		HLA-B*	frequency
1	40:01	0.210652	26	37:01	0.003192	51	18:01	0.000577	76	41:01	0.000088
2	46:01	0.140419	27	35:05	0.003015	52	27:06	0.000577	77	48:04	0.000088
3	58:01	0.096126	28	07:02	0.002660	53	07:06	0.000488	78	55:07	0.000088
4	13:01	0.065133	29	56:03	0.002616	54	15:19	0.000488	79	13:03	0.000044
5	15:02	0.054315	30	67:01	0.002217	55	55:01	0.000443	80	15:08	0.000044
6	51:01	0.044604	31	08:01	0.001907	56	15:58	0.000399	81	15:09	0.000044
7	38:02	0.041766	32	44:02	0.001818	57	50:01	0.000399	82	15:10	0.000044
8	15:01	0.040348	33	48:03	0.001596	58	15:03	0.000355	83	15:16	0.000044
9	54:01	0.032323	34	56:04	0.001552	59	27:07	0.000310	84	15:17	0.000044
10	55:02	0.028642	35	07:05	0.001464	60	40:48	0.000222	85	27:02	0.000044
11	27:04	0.027800	36	51:07	0.001464	61	39:15	0.000178	86	27:25	0.000044
12	39:01	0.024963	37	35:03	0.001330	62	15:13	0.000133	87	35:08	0.000044
13	35:01	0.023633	38	39:05	0.001153	63	40:11	0.000133	88	35:11	0.000044
14	13:02	0.022347	39	15:12	0.001108	64	40:40	0.000133	89	35:42	0.000044
15	40:02	0.016982	40	57:01	0.001064	65	40:55	0.000133	90	38:15	0.000044
16	40:06	0.015208	41	55:12	0.000975	66	40:76	0.000133	91	39:02	0.000044
17	48:01	0.013124	42	81:02	0.000975	67	45:01	0.000133	92	39:38Q	0.000044
18	51:02	0.012326	43	18:02	0.000931	68	51:06	0.000133	93	40:247	0.000044
19	15:11	0.007626	44	55:04	0.000887	69	81:01	0.000133	94	40:25	0.000044
20	52:01	0.007493	45	15:07	0.000798	70	14:02	0.000088	95	40:97	0.000044
21	15:27	0.007316	46	27:05	0.000753	71	15:05	0.000088	96	44:01	0.000044
22	15:25	0.006828	47	35:02	0.000709	72	15:109	0.000088	97	46:13	0.000044
23	56:01	0.006296	48	15:21	0.000621	73	27:01	0.000088	98	47:01	0.000044
24	15:18	0.006074	49	38:01	0.000621	74	27:24	0.000088	99	58:02	0.000044
25	44:03	0.004346	50	40:03	0.000621	75	39:09	0.000088	100	58:03	0.000044

人數：11364；100種alleles

慈濟骨髓幹細胞中心楊國梁主任提供

Tzu Chi Med J 2017. 29: p. 84-90

3. HLA-C

	HLA-C*	frequency		HLA-C*	frequency		HLA-C*	frequency
1	07:02	0.209173	26	16:04	0.000554	51	07:346	0.000092
2	01:02	0.190257	27	01:06	0.000462	52	07:375	0.000092
3	03:04	0.124931	28	08:22	0.000462	53	07:486	0.000092
4	08:01	0.089316	29	04:06	0.000370	54	08:02	0.000092
5	03:02	0.085532	30	07:66	0.000370	55	10:01	0.000092
6	03:03	0.055545	31	09:01	0.000370	56	15:03	0.000092
7	15:02	0.043182	32	12:01	0.000370			
8	04:01	0.041798	33	03:01	0.000276			
9	14:02	0.038477	34	03:17	0.000276			
10	12:02	0.034693	35	03:36	0.000276			
11	06:02	0.031187	36	04:05	0.000276			
12	04:03	0.016425	37	15:01	0.000276			
13	12:03	0.007289	38	07:56	0.000184			
14	07:04	0.005535	39	13:02	0.000184			
15	01:03	0.004060	40	14:05	0.000184			
16	08:03	0.003692	41	17:01	0.000184			
17	07:01	0.001846	42	02:04	0.000092			
18	15:05	0.001754	43	03:21	0.000092			
19	05:01	0.001660	44	04:07	0.000092			
20	07:06	0.001660	45	04:11	0.000092			
21	01:08	0.001568	46	06:01	0.000092			
22	14:03	0.001476	47	06:07	0.000092			
23	04:82	0.001016	48	07:12	0.000092			
24	02:02	0.000830	49	07:20	0.000092			
25	16:02	0.000646	50	07:27	0.000092			

人數：5472；56種alleles

慈濟骨髓幹細胞中心楊國梁主任提供

Tzu Chi Med J 2017. 29: p. 84-90

4. HLA-DRB1

	HLA-DRB1*	frequency		HLA-DRB1*	frequency		HLA-DRB1*	frequency		HLA-DRB1*	frequency
1	09:01	0.156992	26	14:18	0.001909	51	08:04	0.000088	76	14:10	0.000044
2	12:02	0.103995	27	14:03	0.001864	52	09:04	0.000088	77	14:141	0.000044
3	15:01	0.095340	28	11:04	0.001287	53	11:02	0.000088	78	14:15	0.000044
4	08:03	0.085664	29	04:10	0.001243	54	11:03	0.000088	79	14:84	0.000044
5	11:01	0.077143	30	11:06	0.001243	55	14:01	0.000088			
6	04:05	0.075100	31	12:10	0.000932	56	15:45	0.000088			
7	03:01	0.068221	32	14:07	0.000666	57	02:01	0.000044			
8	16:02	0.052064	33	13:50	0.000443	58	02:02	0.000044			
9	14:54	0.040924	34	04:07	0.000399	59	02:03	0.000044			
10	12:01	0.033777	35	16:01	0.000399	60	03:37	0.000044			
11	04:03	0.030226	36	01:02	0.000355	61	04:08	0.000044			
12	04:06	0.029117	37	13:07	0.000355	62	04:178N	0.000044			
13	07:01	0.028407	38	07:02	0.000311	63	04:36	0.000044			
14	13:02	0.023436	39	04:02	0.000266	64	04:60	0.000044			
15	15:02	0.021838	40	08:01	0.000222	65	05:01	0.000044			
16	14:05	0.020950	41	12:06	0.000178	66	06:01	0.000044			
17	04:04	0.011007	42	14:02	0.000178	67	07:03	0.000044			
18	10:01	0.008788	43	03:02	0.000133	68	08:32	0.000044			
19	08:09	0.004172	44	03:03	0.000133	69	11:08	0.000044			
20	01:01	0.003773	45	13:14	0.000133	70	11:129	0.000044			
21	13:12	0.003374	46	15:04	0.000133	71	12:08	0.000044			
22	08:02	0.003284	47	03:04	0.000088	72	12:11	0.000044			
23	04:01	0.002707	48	03:05	0.000088	73	12:15	0.000044			
24	13:01	0.002574	49	03:20	0.000088	74	13:03	0.000044			
25	14:04	0.002442	50	06:02	0.000088	75	13:05	0.000044			

人數：11354；79種alleles

慈濟骨髓幹細胞中心楊國梁主任提供

Tzu Chi Med J 2017. 29: p. 84-90

5. HLA-DQB1

	HLA-DQB1*	frequency		HLA-DQB1*	frequency
1	03:01	0.209029	26	15:01	0.000316
2	03:03	0.173081	27	01:02	0.000158
3	06:01	0.133017	28	02:03	0.000158
4	05:02	0.105148	29	02:04	0.000158
5	03:02	0.065877	30	02:05	0.000158
6	04:01	0.059857	31	03:04	0.000158
7	02:01	0.056058	32	03:06	0.000158
8	06:02	0.047189	33	03:26	0.000158
9	05:03	0.043390	34	04:03	0.000158
10	02:02	0.032781	35	04:05	0.000158
11	05:01	0.027080	36	06:05	0.000158
12	06:09	0.022645	37	06:07	0.000158
13	04:02	0.009184	38	08:01	0.000158
14	06:10	0.003642	39	13:02	0.000158
15	06:04	0.002375	40	14:05	0.000158
16	06:03	0.002217	41	16:01	0.000158
17	03:13	0.000793			
18	16:02	0.000793			
19	15:02	0.000635			
20	04:06	0.000474			
21	08:03	0.000474			
22	09:01	0.000474			
23	12:02	0.000474			
24	11:01	0.000316			
25	12:01	0.000316			

人數：3190；41 種alleles

慈濟骨髓幹細胞中心楊國梁主任提供

Tzu Chi Med J 2017. 29: p. 84-90

C-2 慈濟骨髓幹細胞中心自願捐髓者單倍型頻率（A-B, B-C,DRB1-DQB1及A-B-C-DRB1）

	HLA-A-B	frequency	HLA-B-C	frequency	DRB1 -DQB1	frequency	HLA-A-B-C-DRB1	frequency
1	02:07 46:01	0.090640	46:01 01:02	0.125178	09:01 03:03	0.168628	33:03 58:01 03:02 03:01	0.042730
2	33:03 58:01	0.081298	40:01 07:02	0.116974	12:02 03:01	0.098098	02:07 46:01 01:02 09:01	0.042442
3	11:01 40:01	0.078747	58:01 03:02	0.083147	08:03 06:01	0.085928	11:01 15:02 08:01 12:02	0.020492
4	24:02 40:01	0.051031	13:01 03:04	0.057473	11:01 03:01	0.067210	30:01 13:02 06:02 07:01	0.020422
5	11:01 13:01	0.036602	15:02 08:01	0.051946	04:05 04:01	0.057901	33:03 58:01 03:02 13:02	0.015967
6	02:01 40:01	0.036352	40:01 03:04	0.051423	03:01 02:01	0.054573	11:01 13:01 03:04 15:01	0.011554
7	11:01 15:02	0.036064	38:02 07:02	0.038544	16:02 05:02	0.047859	02:03 38:02 07:02 16:02	0.011379
8	02:03 38:02	0.030441	51:01 14:02	0.035086	15:01 06:02	0.044229	11:01 40:01 07:02 08:03	0.010984
9	11:01 46:01	0.018982	54:01 01:02	0.025876	15:01 06:01	0.042216	11:01 46:01 01:02 09:01	0.010462
10	30:01 13:02	0.018626	13:02 06:02	0.025513	07:01 02:02	0.032361	02:07 46:01 01:02 08:03	0.009701
11	11:01 15:01	0.018421	27:04 12:02	0.021973	14:54 05:02	0.031696	11:01 40:01 07:02 09:01	0.009570
12	11:02 27:04	0.014238	39:01 07:02	0.021416	12:01 03:01	0.029004	02:01 40:01 15:02 11:01	0.009164
13	24:02 54:01	0.013814	40:01 15:02	0.020051	04:06 03:02	0.025540	11:01 13:01 03:04 16:02	0.009130
14	02:03 40:01	0.013447	35:01 03:03	0.017845	04:03 03:02	0.022995	11:01 40:01 07:02 04:05	0.008612
15	11:01 51:01	0.013121	40:06 08:01	0.015733	13:02 06:09	0.022686	11:01 15:02 08:01 15:01	0.007961
16	11:01 55:02	0.012826	15:01 04:01	0.015672	14:05 05:03	0.021044	02:07 46:01 01:02 14:54	0.006807
17	24:02 13:01	0.011497	55:02 01:02	0.014461	15:02 05:01	0.014908	11:02 27:04 12:02 12:02	0.006615
18	24:02 51:01	0.010552	15:01 03:03	0.011008	14:54 05:03	0.014179	11:01 40:01 07:02 11:01	0.006569
19	11:01 54:01	0.010279	51:02 15:02	0.009618	15:01 05:02	0.012547	24:02 46:01 01:02 09:01	0.006125
20	02:01 13:01	0.009029	48:01 08:01	0.008194	04:04 03:02	0.008565	11:01 15:01 04:01 04:06	0.006099
總計		0.606009		0.767131		0.902168		0.272785

慈濟骨髓幹細胞中心楊國梁主任提供

Tzu Chi Med J 2017. 29: p. 84-90

C-3　HLA

HLA-A*							
02:01:01:09	11:01:06	24:02:31	26:35	30:109	31:68	32:34	33:03:31
02:06:21	11:01:69	24:141	26:160	30:114	31:195		33:146
02:56:02	11:01:111	24:255					33:176N
02:99:01	11:32:01	24:287					33:200
02:119	11:77	24:333					
02:294	11:85	24:334					
02:346	11:119:02	24:353					
02:402	11:165	24:386					
02:462	11:166						
02:466	11:167						
02:474	11:196						
02:510	11:231						
02:541	11:235Q						
02:570	11:255						
02:575	11:256Q						
02:586	11:263						
02:610	11:280						
02:611	11:292						
02:614	11:417N						
02:621							
02:672Q							
02:684							
02:935							

HLA-B*														
07:249	13:01:12	15:01:37	18:116	27:112	35:01:23	38:15	39:36	40:01:44	44:55	46:01:20	51:185	52:33	55:02:10	58:01:12
07:269	13:02:13	15:35		27:120	35:307	38:35	39:77	40:01:45		46:01:22	51:209			58:19
	13:63N	15:56		27:168	35:368			40:33		46:60				58:41
	13:95	15:86			35:518			40:36		46:65				58:45
	13:173	15:109						40:55		46:87				58:72N
		15:140						40:62						58:74
		15:141						40:221						58:77
		15:146						40:306						58:80
		15:192						40:326						58:92
		15:327						40:327						
		15:349:02						40:329						
		15:360						40:400						
		15:388						40:483N						
		15:404												
		15:414												
		15:436												

HLA-C*									
01:02:34	03:03:54	04:30	06:195	07:18:01:01	07:375	08:03:05	12:109	14:20	15:02:01:04
01:02:43	03:04:37	04:82		07:27:01	07:393N	08:22:02	12:130	14:51	15:29
01:22	03:04:71	04:212		07:154		08:147		14:87	15:134
	03:36	04:247		07:160		08:178			15:151
	03:85			07:199:01					
	03:88			07:341					
	03:187			07:359					
	03:227			07:375					
	03:258			07:393N					
	03:467			07:465					
				07:486					
				07:544					
				07:566					
				07:595					

HLA-DRB1*										
03:20	04:01:10	07:13	08:71	09:01:08	11:01:47	12:01:06	13:50:01	14:22	15:01:37	16:35
	04:05:14	07:129N		09:25	11:259	12:60N		14:25:02	15:02:11	16:39
	04:05:15	07:136		09:28		12:67		14:44:01	15:11	16:53
	04:36			09:31		12:68		14:84	15:116	
	04:68			09:31:02				14:119	15:140	
	04:80							14:141	15:149	
	04:90							14:208	15:158	
	04:178N							14:227		
	04:207									

HLA-DQB1*		
03:01:40	05:05:02	06:02:43
03:13	05:217	
	05:254	

國家圖書館出版品預行編目資料

輸血醫學／朱正中, 朱芳業, 李俊億, 余榮熾, 何國維, 林冠州, 林惠淑, 林尊湄, 林媽利, 洪英聖, 孫建峰, 涂玉青, 張小琳, 張志昇, 張建國, 張鳳娟, 陳定平, 陳淑惠, 陳瀅如, 程仁偉, 黃仰仰, 楊孟樺, 楊國梁, 萬祥麟, 葉庭吉, 詹詠絮, 劉大智, 黎蕾, 闕宗熙, 羅仕錡作. ——六版. ——臺北市：五南圖書出版股份有限公司, 2023.08
面； 公分
ISBN 978-626-366-362-6(平裝)
1.CST: 輸血醫學
415.652 112011856

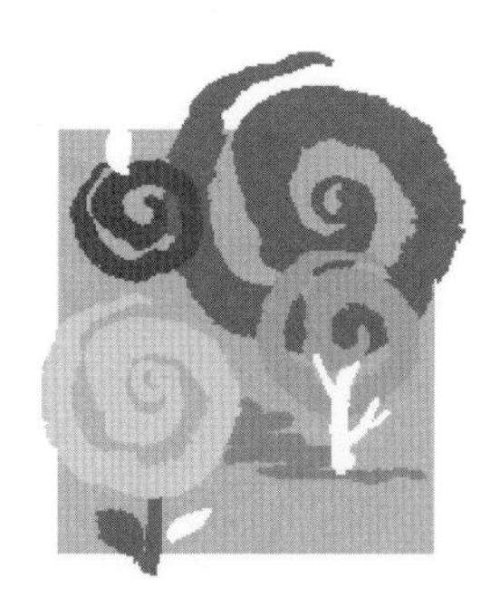

5J83

輸血醫學

總 校 閱— 林媽利（117.9）
作　　者— 朱正中、朱芳業、李俊億、余榮熾、何國維、林冠州、林惠淑、林尊湄、林媽利、洪英聖、孫建峰、涂玉青、張小琳、張志昇、張建國、張鳳娟、陳定平、陳淑惠、陳瀅如、程仁偉、黃仰仰、楊孟樺、楊國梁、萬祥麟、葉庭吉、詹詠絮、劉大智、黎蕾、闕宗熙、羅仕錡
（依姓名筆畫排序）
發 行 人— 楊榮川
總 經 理— 楊士清
總 編 輯— 楊秀麗
副總編輯— 王俐文
責任編輯— 金明芬
封面設計— 姚孝慈
出 版 者— 五南圖書出版股份有限公司
地　　址：106台北市大安區和平東路二段339號4樓
電　　話：(02)2705-5066　傳　真：(02)2706-6100
網　　址：https://www.wunan.com.tw
電子郵件：wunan@wunan.com.tw
劃撥帳號：01068953
戶　　名：五南圖書出版股份有限公司

法律顧問　林勝安律師

出版日期　2018年10月四版一刷
2021年 2 月五版一刷（共二刷）
2023年 8 月六版一刷
2024年 3 月六版二刷
定　　價　新臺幣850元